手術動画とシェーマでわかる

外傷外科手術スタンダード

TEXTBOOK OF TRAUMA OPERATION
STRATEGY & PROCEDURES

編　集｜日本Acute Care Surgery学会

編集委員｜真弓俊彦・大友康裕・北野光秀・
益子邦洋・山下裕一

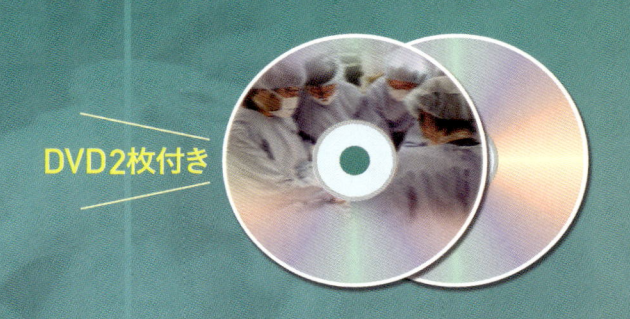

DVD2枚付き

羊土社
YODOSHA

謹 告
　本書に記載されている診断法・治療法に関しては，発行時点における最新の情報に基づき，正確を期するよう，著者ならびに出版社はそれぞれ最善の努力を払っております．しかし，医学，医療の進歩により，記載された内容が正確かつ完全ではなくなる場合もございます．
　したがって，実際の診断法・治療法で，熟知していない，あるいは汎用されていない新薬をはじめとする医薬品の使用，検査の実施および判読にあたっては，まず医薬品添付文書や機器および試薬の説明書で確認され，また診療技術に関しては十分考慮されたうえで，常に細心の注意を払われるようお願いいたします．
　本書記載の診断法・治療法・医薬品・検査法・疾患への適応などが，その後の医学研究ならびに医療の進歩により本書発行後に変更された場合，その診断法・治療法・医薬品・検査法・疾患への適応などによる不測の事故に対して，著者ならびに出版社はその責を負いかねますのでご了承ください．

序

　厚生労働省の2009年死因統計によれば，不慮の事故による死亡は，全年齢層では死因原因の第6位であるが，将来の日本を担うべき1歳〜19歳では第1〜2位である．また，2010年におけるわが国の交通事故発生件数は724,811件，負傷者数は894,281人であり，24時間死者数は4,863人で前年に比べて51人減少した．しかしながら，毎年5,000人近くの尊い命が交通死亡事故で失われていることは憂慮すべきである．2011年3月に国が定めた第9次交通安全基本計画では，2015年までに24時間交通事故死者数を3,000人以下とする数値目標を定めたことから，外傷診療関係者には，さらなる取り組み強化が求められている．

　一方，厚生労働科学研究で，生命徴候を有して救命救急センターに搬送され，その後死亡した症例の約4割が，防ぎ得た外傷死亡（preventable trauma death：PTD）の疑いであったのを受け，2000年以降，わが国にも外傷診療体制（外傷システム）の整備が進められている．具体的には，救急隊員のためのJapan Prehospital Trauma Evaluation and Care（JPTEC™）プログラムの開発，ドクターヘリ事業の推進，医師に対するJapan Advanced Trauma Evaluation and Care（JATEC™）プログラムの開発，病院内における外傷診療機能の向上を目的とした外傷登録制度の発足が挙げられる．

　これら外傷診療体制の整備に伴い，交通事故や労災事故等により生命の危機に瀕した重症外傷患者が，救命の可能性を残しつつ緊急手術などの根本治療（definitive care）に引き継がれることになった．そのことはすなわち，初療や根本治療の適否によって負傷者の生死が決定されることを意味し，根本治療を担う外科医，特にAcute Care Surgeonがきわめて大きな役割を担うことになった．

　このような時代の流れを受け，2009年2月に「外傷外科医のための全国規模の研究会」として，Acute Care Surgery研究会が発足し，現在は日本Acute Care Surgery学会として活動するに至っている．本書は本学会のコアメンバーが，外傷外科手術に関する内外の知見を集積し，自らの豊富な臨床経験をもとに，精魂込めて執筆した書である．イラストを多用し，DVDによる動画も大変充実しているので，ビジュアル面からの理解がしやすくなっている．

　Acute Care Surgeonに求められる知識と技能は，外科手術手技はもとより，心停止が切迫した重症患者に対する，救命を最優先にした外科治療戦略である．外傷診療に携わる全国の外科医や救急医の方々が，本書を明日からの外傷診療に活用し，一人でも多くの外傷患者の命が救われることを切に願っている．

2012年10月

日本医科大学千葉北総病院救命救急センター

益子邦洋

手術動画とシェーマでわかる 外傷外科手術スタンダード contents

TEXTBOOK OF TRAUMA OPERATION —STRATEGY & PROCEDURES—

序 　　　　　　　　　　　　　　　　　　　　　　　　　　　益子邦洋　　*3*

第1章　外傷外科治療総論

1. 外傷外科の治療概念　　　　　　　　　　　　　　　　益子邦洋　　*16*

①外傷外科の特徴　　　　　　　　　　*16*　　④Damage control戦略と damage
②外傷患者のプレホスピタルケア　　*17*　　　control resuscitation　　*20*
③多発外傷の特徴と優先順位　　　　*19*　　⑤おわりに　　*22*

2. 周術期管理　　　　　　　　　　　　　　　　　　齋藤伸行，真弓俊彦　　*24*

①重症外傷患者の病態生理　　*24*　　③周術期管理の実践　　*29*
②救急室における治療戦略　　*27*

3. 出血性ショック時の大動脈遮断手技　　　　　　　　　松本　尚　　*39*

①緊急開胸と大動脈遮断　　*39*　　③おわりに　　*42*
②IABO　　*41*

DVD 1　1-3

2章 外傷ごとの戦略と手術手技

A. 頸部

1. 頸部損傷
角山泰一朗，藤田 尚　44

　①診断と戦略　44　　④IVRのコツとポイント　49
　②手術のタイミング　45　　⑤周術期管理のポイント　49
　③手術手技　46　　⑥長期的な注意点　49

DVD 1　2-A1

B. 胸部

1. 開胸時のcritical decision，ダメージコントロール
溝端康光　51

　①適応と戦略　51　　③手術手技　52
　②手術のタイミング　52　　④その後の管理　60

2. 大血管損傷
本竹秀光　62

　①診断と戦略　62　　③手術手技　63
　②手術のタイミング　63　　④周術期管理　65

DVD 1　2-B2

3. 心損傷，心膜開窓術
飛永 覚，明石英俊，坂本照夫，田中啓之　66

　①診断と戦略　66　　④手術手技　68
　②手術のタイミング　67　　⑤周術期管理のポイント　71
　③手術のアプローチ　68　　⑥長期的な注意点　71

DVD 1　2-B3

4. 肺・肺血管損傷，肺門部遮断
平 泰彦　73

　①診断と戦略　73　　④手術体位と開胸における皮膚切開　75
　②開胸手術の適応　73　　⑤肺損傷に対する手術術式　77
　③緊急時の気道確保　74　　⑥肺門部処理，肺門部遮断　81

DVD 1　2-B4

5. 気管・気管支損傷
栗本義彦，渡辺 敦　84

　①診断と戦略　84　　④手術手技　86
　②保存治療選択の可能性　84　　⑤周術期管理のポイント　89
　③手術のタイミング　86　　⑥長期的な注意点　90

DVD 1　2-B5

contents

6. 食道損傷 　　　　　　　　　　　　　　　　　　　　　　　田中寿明，藤田博正　*92*

- ①診断と戦略　*92*
- ②手術のタイミング　*94*
- ③手術手技　*94*
- ④周術期管理のポイント　*97*
- ⑤長期的な注意点　*98*

7. 横隔膜損傷　　疋田茂樹，坂本照夫，森 眞二郎，高松学文，高須 修，山下典雄　*99*

- ①診断と戦略　*99*
- ②手術手技　*102*
- ③周術期管理のポイント　*106*
- ④長期的な注意点　*106*
- ⑤おわりに　*106*

DVD 1　2-B7

8. 胸郭損傷　　　　　　　　　　　　　　　　　　　　　　　　　　加地正人　*107*

- ①診断と戦略　*107*
- ②手術手技　*108*
- ③IVRのポイント　*114*
- ④周術期管理のポイント　*114*
- ⑤長期的な注意点　*114*

DVD 1　2-B8

C. 腹部

1. 開腹時の critical decision 　　　　　　　　　　　　　　　　　　大友康裕　*116*

- ①術前の critical decision　*116*
- ②開腹時の critical decision　*119*
- ③おわりに　*123*

2. ダメージコントロール　　　　　　　　　　　　　　　　　　　　久志本成樹　*124*

- ①重症外傷に対する外科治療：定型的術式から damage control surgery への転換　*124*
- ②Damage control surgery の実際　*126*
- ③Open abdomen management　*131*
- ④Abdominal compartment syndrome　*136*

3. 肝損傷　　　　　　　　　　　　　　　　　　　　　　　北川喜己，梛野正人　*144*

- ①診断と戦略　*144*
- ②手術のタイミング　*146*
- ③手術手技　*146*
- ④IVRのコツとポイント　*151*
- ⑤周術期管理のポイント　*152*
- ⑥長期的な注意点　*152*

DVD 2　2-C3

4. 膵損傷　　　　　　　　　　　　　　　　　　　　　　　　　　　栗栖 茂　*153*

- ①診断と戦略　*153*
- ②手術のタイミング　*153*
- ③手術手技　*154*
- ④IVR・内視鏡治療のコツとポイント　*164*
- ⑤周術期管理のポイント　*165*
- ⑥長期的な注意点　*165*

DVD 2　2-C4

5. 十二指腸損傷　　　　　　　　　　　　　　　　　　　　　　　　　　　袴田健一　*167*

　①診断と戦略　　　　　*167*　　④IVRのコツとポイント　　*176*
　②手術のタイミング　　*169*　　⑤周術期管理のポイント　　*176*
　③手術手技　　　　　　*169*　　⑥長期的な注意点　　　　　*176*　　DVD2 2-C5

6. 脾損傷　　　　　　　　　　　　村尾佳則，横山恵一，松島知秀，丸山克之，坂田育弘　*177*

　①診断と戦略　　　　　*177*　　④IVRのコツとポイント　　*184*
　②手術のタイミング　　*179*　　⑤周術期管理のポイント　　*185*
　③手術手技　　　　　　*180*　　⑥長期的な注意点　　　　　*185*　　DVD2 2-C6

7. 胃・腸管・腸間膜損傷　　　　　　　　　　　　　　　　　　　　　　　　北野光秀　*187*

　①診断と戦略　　　　　*187*　　③IVRのコツとポイント　　*195*
　②手術手技　　　　　　*187*　　④周術期管理のポイント　　*195*　　DVD2 2-C7

8. 腎・尿管・膀胱損傷　　　　　　　　　　　　　　　　　　　　　　　　　金子直之　*196*

　①診断と戦略　　　　　*196*　　③手術手技と管理　　　　　*200*
　②手術のタイミング　　*199*　　　　　　　　　　　　　　　　　　　DVD2 2-C8

9. 血管損傷　　　　　　　　　　　　　　　　　　　　　　　　　　　　　横田順一朗　*210*

　①診断と戦略　　　　　*210*　　④IVRのコツとポイント　　*222*
　②手術のタイミング　　*211*　　⑤周術期管理のポイント　　*222*
　③手術手技　　　　　　*211*　　⑥長期的な注意点　　　　　*223*　　DVD2 2-C9

D. 骨盤部

1. 骨盤骨折　　　　　　　　　　　　　　　　　　　　　　　　　　　　　　小林誠人　*224*

　①診断と戦略　　　　　*224*　　④TAEのコツとポイント　　*228*
　②手術のタイミング　　*225*　　⑤周術期管理のポイント　　*228*
　③手術手技　　　　　　*225*　　⑥長期的な注意点　　　　　*228*　　DVD2 2-D1

E. 末梢血管

1. 四肢の主幹動脈損傷　　　　　　　　　　　　　　　　　　　　　　　　　岡本雅雄　*230*

　①診断と戦略　　　　　　*230*　　④手術手技　　　　　　　　*231*
　②手術のタイミング　　　*231*　　⑤周術期のポイント　　　　*236*
　③IVRのコツとポイント　*231*　　⑥長期的なポイント　　　　*236*　　DVD2 2-E1

3章 外傷外科手術に必要なその他の手技・トピックス

1. 救急室での開胸術と開腹術 　　　　　阪本雄一郎　240

　①初療室における緊急手術の適応　240
　②救急室開腹術　241
　③救急室開胸術　241
　④重症肺損傷に対する救急室における緊急処置の概略と注意点　245

2. 外傷における内視鏡手術の応用 　　　　　山下裕一　246

　①適応　246
　②内視鏡ビデオカメラ装置とエネルギーデバイス　246
　③胸部外傷　247
　④腹部外傷　248
　⑤小児　249
　⑥まとめ　250

DVD2 3-2

3. 外傷外科におけるIVRのポイントとコツ 　　　　　船曳知弘　251

　①外傷におけるIVRの種類　251
　②TAE（経カテーテル的動脈塞栓術）　251
　③血管形成術　260

DVD2 3-3

4. デブリードマン，植皮 　　　　　河野元嗣　262

　①デブリードマン　262
　②植皮術　265
　③デブリードマン，植皮に関連した最近の進歩　267

DVD2 3-4

5. 外傷外科手術のチームアプローチ 　　　　　渡部広明　268

　①外傷外科（外傷診療）におけるチームの重要性　268
　②チームワークとその構築　269
　③おわりに　272

6. 外傷外科トレーニングコース 　　　　　久志本成樹，山内 聡，佐藤格夫　273

　①はじめに　273
　②各コースの概要紹介（背景，目的とコース内容）　274

付　録〈日本外傷学会臓器損傷分類2008〉　282

索　引　286

DVDのメニューと内容

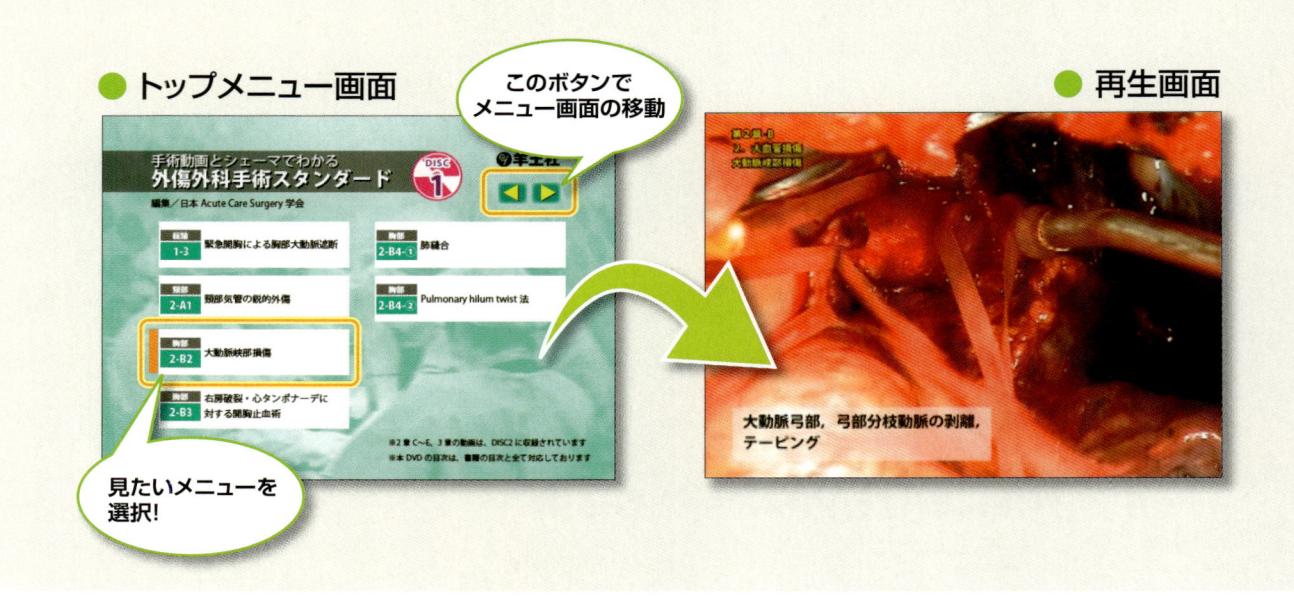

● トップメニュー画面　　このボタンでメニュー画面の移動　　● 再生画面

見たいメニューを選択!

収録内容

DVD DISC 1

1章　外傷外科治療総論

	〔動画タイトル〕	〔執筆者〕	〔動画提供者〕	〔本文頁数〕
3	緊急開胸による胸部大動脈遮断	松本　尚	松本　尚	40

2章　外傷ごとの戦略と手術手技

A. 頸部

1	頸部気管の鋭的外傷	角山泰一朗, 他	益子邦洋	49

B. 胸部

2	大動脈峡部損傷	本竹秀光	本竹秀光	63
3	右房破裂・心タンポナーデに対する開胸止血術	飛永 覚, 他	益子邦洋	68
4-①	肺縫合	平　泰彦	安松比呂志　齋藤伸行	77
4-②	Pulmonary hilum twist 法	平　泰彦	安松比呂志　齋藤伸行	82
5-①	右開胸アプローチ気管支再建修復	栗本義彦, 他	栗本義彦	87
5-②	右開胸アプローチ気管分岐部付近の視野	栗本義彦, 他	栗本義彦	87
5-③	胸骨正中切開アプローチ胸腔内気管再建修復	栗本義彦, 他	栗本義彦	87
7-①	左横隔膜損傷	疋田茂樹, 他	北野光秀	103
7-②	心嚢損傷を伴う左横隔膜損傷	疋田茂樹, 他	益子邦洋	103
8-①	肋骨骨折に対する観血的整復固定術	加地正人	加地正人	108
8-②	胸骨骨折を合併するフレイルチェストの奇異運動	加地正人	加地正人	111
8-③	胸骨骨折に対する観血的整復固定術	加地正人	加地正人	111

DISC 2

2章　外傷ごとの戦略と手術手技

C. 腹部

	〔動画タイトル〕	〔執筆者〕	〔動画提供者〕	〔本文頁数〕
3	肝損傷	北川喜己, 他	北野光秀	146
4-①	ERP映像の動画記録	栗栖　茂	栗栖　茂	153
4-②	主膵管再建手術	栗栖　茂	北野光秀	154, 158
4-③	自動縫合器による膵切離	栗栖　茂	北野光秀	154
4-④	一期的緊急膵頭十二指腸切除（PD）	栗栖　茂	栗栖　茂	154, 160
4-⑤	DCS後 staged PD	栗栖　茂	渡部広明	154, 164
4-⑥	術中膵管ステント挿入による主膵管修復	栗栖　茂	栗栖　茂	154, 163
5-①	十二指腸部分切除，Roux-en-Y再建	袴田健一	北野光秀	171
5-②	十二指腸損傷に対するpyloric exclusion	袴田健一	益子邦洋	175
6	脾部分切除術	村尾佳則, 他	北野光秀	180
7	小腸破裂	北野光秀	北野光秀	187
8-①	腎門一括遮断	金子直之	金子直之	201
8-②	腎全摘術	金子直之	北野光秀	202
8-③	腎半切除術	金子直之	北野光秀	202
8-④	膀胱修復術	金子直之	金子直之	207
9-①	大動脈損傷	横田順一朗	渡部広明	218
9-②	下大静脈損傷	横田順一朗	渡部広明	220

D. 骨盤部

1	後腹膜ガーゼパッキング（右後腹膜腔へのtransrectal approach）	小林誠人	小林誠人	226

E. 末梢血管

1	膝窩動脈損傷に対する血管修復術	岡本雅雄	岡本雅雄	231

3章　外傷外科手術に必要なその他の手技・トピックス

	〔動画タイトル〕	〔執筆者〕	〔動画提供者〕	〔本文頁数〕
2-①	外傷性肺囊胞に対する胸腔鏡手術	山下裕一	益子邦洋	247
2-②	外傷性横隔膜ヘルニアに対する胸腔鏡手術	山下裕一	益子邦洋	247
2-③	外傷性凝固血胸に対する胸腔鏡手術	山下裕一	益子邦洋	247
3-①	骨盤骨折に対するTAE（80歳代女性）	船曳知弘	船曳知弘	255
3-②	脾損傷に対するTAE（30歳代男性）	船曳知弘	船曳知弘	256
3-③	骨盤骨折に対するTAE（40歳代男性）	船曳知弘	船曳知弘	259
4	デブリードマン，植皮	河野元嗣	河野元嗣	262, 265

執筆者一覧

編集委員長

真弓　俊彦	一宮市立市民病院救命救急センター

編集委員（五十音順）

大友　康裕	東京医科歯科大学大学院医歯学総合研究科救急災害医学分野
北野　光秀	済生会横浜市東部病院救命救急センター
益子　邦洋	日本医科大学千葉北総病院救命救急センター
山下　裕一	福岡大学病院消化器外科

執筆者（掲載順）

益子　邦洋	日本医科大学千葉北総病院救命救急センター
齋藤　伸行	日本医科大学千葉北総病院救命救急センター
真弓　俊彦	一宮市立市民病院救命救急センター
松本　尚	日本医科大学大学院医学研究科外科系救急医学分野
角山泰一朗	Johannesburg Hospital, University of the Witwatersrand
藤田　尚	帝京大学医学部附属病院救命救急センター
溝端　康光	大阪市立大学大学院医学研究科救急生体管理医学
本竹　秀光	沖縄県立中部病院心臓血管外科
飛永　覚	久留米大学医学部外科学講座心臓血管外科
明石　英俊	久留米大学医学部外科学講座心臓血管外科
坂本　照夫	久留米大学医学部救急医学講座
田中　啓之	久留米大学医学部外科学講座心臓血管外科
平　泰彦	聖マリアンナ医科大学救急医学
栗本　義彦	札幌医科大学救急医学
渡辺　敦	札幌医科大学呼吸器外科
田中　寿明	久留米大学医学部外科学講座
藤田　博正	久留米大学医学部外科学講座
疋田　茂樹	久留米大学医学部救急医学講座
森　眞二郎	久留米大学医学部救急医学講座

高松　学文	久留米大学医学部救急医学講座
高須　　修	久留米大学医学部救急医学講座
山下　典雄	久留米大学医学部救急医学講座
加地　正人	東京医科歯科大学医学部附属病院救命救急センター
大友　康裕	東京医科歯科大学大学院医歯学総合研究科救急災害医学分野
久志本成樹	東北大学大学院医学系研究科外科病態学講座救急医学分野
北川　喜己	名古屋掖済会病院救命救急センター
梛野　正人	名古屋大学大学院医学系研究科腫瘍外科学
栗栖　　茂	兵庫県立淡路病院外科
袴田　健一	弘前大学大学院医学研究科消化器外科学
村尾　佳則	近畿大学医学部附属病院救命救急センター
横山　恵一	近畿大学医学部附属病院救命救急センター
松島　知秀	近畿大学医学部附属病院救命救急センター
丸山　克之	近畿大学医学部附属病院救命救急センター
坂田　育弘	近畿大学医学部附属病院救命救急センター
北野　光秀	済生会横浜市東部病院救命救急センター
金子　直之	東京医科大学救急医学講座
横田順一朗	市立堺病院
小林　誠人	公立豊岡病院但馬救命救急センター
岡本　雅雄	大阪府三島救命救急センター
阪本雄一郎	佐賀大学医学部救急医学講座
山下　裕一	福岡大学医学部消化器外科
船曳　知弘	済生会横浜市東部病院救命救急センター
河野　元嗣	筑波メディカルセンター病院救命救急センター
渡部　広明	大阪府立泉州救命救急センター／ りんくう総合医療センター Acute care surgery センター
山内　聡	東北大学大学院医学系研究科外科病態学講座救急医学分野
佐藤　格夫	京都大学大学院医学研究科初期診療・救急医学分野

（動画提供）

安松比呂志	日本医科大学千葉北総病院救命救急センター

1章

外傷外科治療総論

1章 外傷外科治療総論

1. 外傷外科の治療概念

益子邦洋

重症外傷患者の命を救い，さまざまな後遺症を軽減して早期の社会復帰をめざすためには，受傷直後のプレホスピタルケアから，病院内における緊急手術や集中治療までのすべてのフェーズにおいて，時間軸を考慮した迅速かつ的確な診断と治療が必要である．すなわち，病院へ患者が到着してから外傷診療が始まるのではなく，**現場から外傷診療が始まる**ことをまず認識しなければならない．

そのうえで，**外傷外科は応用外科**であり，通常の定時手術を数多くこなしているからといって，どのような種類の外傷にも対応可能というわけでは決してない．体腔内に大出血をきたして出血性ショックから心停止が切迫している患者に対して，呼吸管理や循環管理で状態を改善させてから外科治療を行うといった通常の対応をしていては，救命は困難である．

すなわち，そこには重症外傷に特化した外科治療戦略と，外科手術手技とが必要であり，緊急手術についていえば，その適応・手技・タイミングを含めた新たな治療戦略が求められる．

そこで本稿では，外傷外科の特徴，外傷患者のプレホスピタルケア，多発外傷の特徴と優先順位，damage control戦略とdamage control resuscitationにつき述べる．

1 外傷外科の特徴

生命の危険を伴う重症外傷とは，一般的に外傷重症度スコア（injury severity score：ISS）＞15の外傷を呼び，外傷入院例の10～15％を占める．最重症外傷例とは，一般的にISS＞25の外傷を呼び，その多くは後述する多発外傷の形態をとる[1]．

交通事故，労働災害，自損事故や傷害事件など，外傷患者は時と場所を選ばずに発生する．すなわち，いつ，どこで，どのような外傷患者が発生するか，予測ができない．そのうえ，体腔内への大出血によりショック状態に陥り，あるいは頭蓋内への出血から脳ヘルニアが切迫している最重症例では，**受傷後1時間の対応が生死ばかりでなく機能予後まで決定**する．手術でなければ救命不可能な損傷があるにもかかわらず，救急室（ER）に常に外科医がいるわけではなく，たとえ外科医がいたとしても，その患者に求められる手術術式が何なのか，事前に把握することはきわめて困難である．何とか術前診断をつけようとして，患者をCT検査室に運んだりすると，検査を行っている最中に心停止に陥ることも決して稀ではない．

外科医でなければ，手術適応，手術時期，手術術式を的確に判断することが困難である一方で，たとえ外科医であっても，待ったなしの緊急事態に際して，適切な判断を下せるとは限らない．

腹腔内出血から高度なショックを呈している患者を迅速に手術室へ搬入し，緊急開腹にこぎ着けたとしても，開腹と同時に凝血塊が混じった大量の血液が噴出し，これを吸引排除している間に急速に血圧が低下し，出血源を探しても容易には見つからず，心停止に陥ることもある．

言い換えるならば，外傷外科は，突然引き起こされた事故や事件により生命の危険にさらされた患者に対して，損傷の部位や程度もわからず，きわめて全身状態が不良ななかで実施しなければならない緊急手術であり，定時手術とは全く異なるアプローチが求められるのである．

したがって，重症外傷患者の救急診療に際しては，acute care surgeonや麻酔科医を含めた24時間365

日体制の人員配置，緊急検査，緊急輸血，緊急手術の体制，外傷診療に特化した外科治療戦略と外科手術手技が必要である[2]．

2 外傷患者のプレホスピタルケア

外傷診療体制（外傷システム）とは，「適切に選別された負傷者を，適切な時間内に，適切な外傷診療機関へ搬送すること」〔The right patient in the right time to the right place[3]〕といわれ，プレホスピタルケア，搬送，病院における診療を3つの柱としている．

重症外傷患者の予後を決定する最大の因子は"時間"である．緊急手術が必要な重症患者では，受傷から1時間以内の手術開始が1つの目標（golden hour strategy）であることから，陸路搬送に時間を要するのであれば，ヘリコプターの活用も考慮されなければならない．

1. ドクターヘリの導入

2001年からわが国に導入されたドクターヘリは，救急専門医が救急医療専用装備のヘリコプターに同乗して迅速に出動し，現場から医療機関に搬送するまでの間，患者に救命医療を行うことが可能なヘリコプター救急体制である[4]．従来，重症外傷に対する診療は，病院に患者が到着してからスタートしていたのに対し，ドクターヘリは受傷後早期における現場からの医療開始を可能としたことから，"攻めの救急医療"と呼ばれる．

すなわち，ドクターヘリを活用した外傷診療では，後述する"primary surveyと蘇生"を大幅に前倒しして実施可能なため，患者の生理学的徴候を改善し，予測生存率を改善させた状態で病院へ到着することが可能となった[5]（表1）．

ドクターヘリの最大の威力は機動性と迅速性であり，時速約200kmで飛行するため，半径50km以内は15分医療開始圏となる．すなわち，地上を走行する救急車の約1/3〜1/5の時間で救急現場に到着することが可能であり，医師の治療開始時間と病院への搬送時間を大幅に短縮し，外傷患者の予後改善に寄与している．

わが国のドクターヘリは，2001年の事業開始から10年を経て，2012年6月現在，30道府県で35機が配備されており（図1），**ドクターヘリ特別措置法**[6]にしたがって着々と全国配備が進められている．

表1 ◆ 重症外傷に対するドクターヘリの効果

現場での出血性ショック（収縮期血圧＜90 mmHg）症例：32例　全例で現場から急速輸液	
「現場」→「ER」の平均予測生存率（Ps）	
生存：24例	67％→76％（p＜0.001）
死亡：8例	21％→22％（N.S.）

ps：probability of survival
文献5より引用

2. ラピッドカーの導入

しかしながら，ドクターヘリは日中のみの運航であり，雲が低くたちこめていたり，視界が悪いなど，悪天候の際には出動することができない．したがって，プレホスピタルケアの質を保つためには，夜間や悪天候時の代替手段が必要である．ドイツ，フランス，イギリス，オランダをはじめ欧州諸国では，このような場合，ドクターヘリの代替手段としてラピッド・レスポンス・カー（通称「ラピッドカー」）を活用しており，これに医師が同乗して迅速に現場へ出動する取り組みがなされている[7]．

ラピッドカーもまた，ドクターヘリ同様，外傷患者に対して迅速な病院前救急診療を提供するツールである．従来の救急車型のドクターカーと異なり，普通乗用車のタイプで患者を乗せるストレッチャーを持

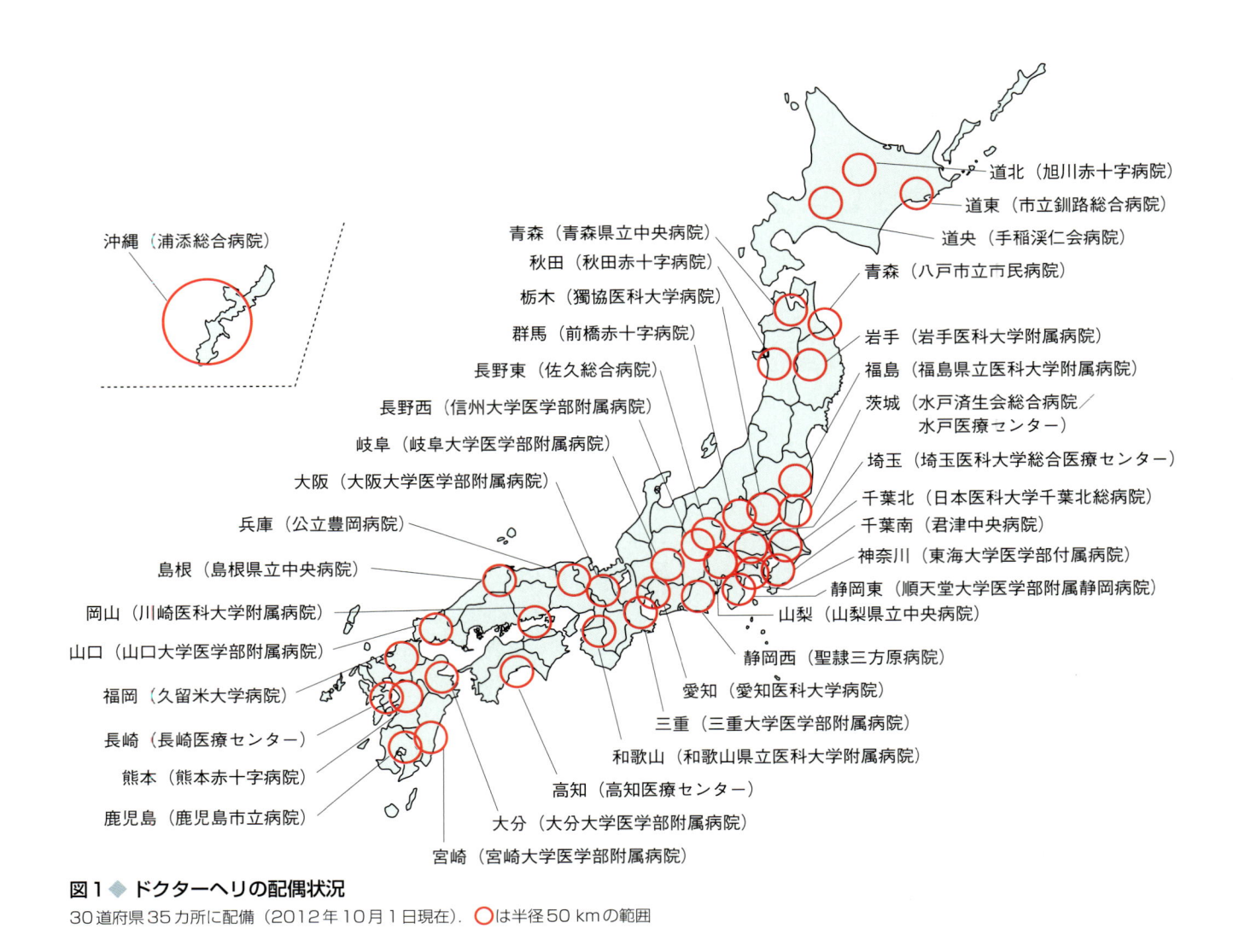

図1 ◆ ドクターヘリの配備状況
30道府県35カ所に配備（2012年10月1日現在）．○は半径50 kmの範囲

たず，緊急走行により医師を迅速に現場へ派遣可能なことを大きな特徴とする．2008年4月公布の年の**道路交通法施行令改正**以降，わが国でもラピッドカーの整備が進んでいる[8]．

3. プレホスピタルケアの質の向上をめざして

一方，すべてのドクターヘリ基地病院にラピッドカーを配備したとしても，重症外傷患者が，いつでも，どこでも，事故に遭ってから15分以内に高度な医療処置を受けられるわけではない．ラピッドカーの緊急走行速度は時速40～50kmであるから，15分医療開始圏内は半径約10kmにすぎない．したがって，ラピッドカーを活用して全国津々浦々を15分以内の医療開始圏とするためには，1機のドクターヘリがカバーする半径50km圏内に約25カ所のラピッドカー基地病院が必要になる．しかしながら，各地で医療崩壊が進み，医療機関の集約化と連携が声高に叫ばれている現在，このような解決策は机上の空論でしかない．したがって，救急救命士を活用してプレホスピタルケアの質を確保することが現実的な解決策である．

わが国では，プレホスピタルケアの質の改善をめざして，1991年に**救急救命士制度**が制定され，2003年4月から包括的指示下の除細動，2004年7月から気管挿管，2006年4月からアドレナリン投与がそれぞれ認められてきたが，これらの処置はいずれも心停止例を対象としたものであった．

2009年度厚生労働科学研究「救急救命士の業務拡大に関する研究」において，救急救命士のさらなる業務拡大の有用性が示唆された[9]のを受けて，厚生労働省「救急救命士の業務のあり方等に関する検討会」が立ち上げられ，2010年4月に，心肺停止前の輸液など，救急救命士の業務拡大についての検討結果が公表された[10]．その結果，2012年から心肺機能停止前の静脈路確保と輸液の実施などの処置について，メディカルコントロール体制が十分に確保された地域において，実証研究がスタートすることとなった．

救急搬送時間が年々延長し，医療崩壊が各地で叫ばれている現在，プレホスピタルケアの質の向上はわが国における喫緊の課題である．すべての救急現場に医師が出動することは困難であることから，メディカルコントロール体制をより強固にして救急救命士の処置を拡大し，重症外傷患者に対して，いつでもどこでも質の高いプレホスピタルケアを提供できる体制を，それぞれの地域が主体となって構築する時代が到来したといってよい．

3 多発外傷の特徴と優先順位

多発外傷は多発損傷や多重損傷（multiple trauma, multiple injury, polytrauma）とも呼ばれ，一般には頭頸部，顔面，胸部，腹部，骨盤・四肢，体表における簡略損傷指数（abbreviated injury scale：AIS）3以上が2部位以上存在するものをいい，交通事故や高所墜落など，いわゆる**高エネルギー事故**に伴ってみられる[11]．

多発外傷という診断名は存在せず，現象的にみれば個々の単独外傷がいくつか合併したものにすぎないが，多発外傷の際にみられる病態はきわめて特殊かつ複雑であり，診断や治療に難渋することも決して稀ではない．それゆえ，多発外傷を理解するためには，多発外傷の病態，診断，治療における特殊性をまず理解しておく必要がある．

1. 病態の特殊性

多発外傷でみられるショックの原因は単一ではない．すなわち，大量出血による循環血液量減少性ショック（心大血管損傷，肺損傷，肝・脾・腎損傷など）の他，閉塞性ショック（緊張性気胸，心タンポナーデ），心原性ショック（心筋挫傷，空気塞栓），神経原性ショック（重度脳損傷，脊髄損傷など）の可能性があり，病態によって治療法は異なる．

また，多発外傷では損傷臓器が互いに悪影響を及ぼし合い，元来の損傷によってもたらされた病態をより重篤にしたり，修飾したりすることが知られている[12]（**臓器相関**）．すなわち，頭部外傷により脳挫傷や頭蓋内血腫が引き起こされると，頭蓋内圧亢進が惹起され，二次的脳損傷の原因となるが，肺挫傷などの合併により高度な低酸素血症や高炭酸ガス血症を伴っていると，脳浮腫が助長されて二次的脳損傷がより重篤になる．逆に，肺挫傷単独によっても重度の呼吸不全をきたすことがあるが，重症頭部外傷を合併している場合には，意識障害に基づく低換気や咳嗽反射低下によって無気肺の増大をきたし，低酸素血症や高炭酸ガス血症はより重篤になる．このようにして損傷部位が3部位，4部位と増加するほど，病態はより複雑化，重篤化する．

2. 診断の特殊性

顔面外傷や四肢轢断など，派手な外傷を伴っている症例の初期診療では，担当医の注意が目立つ外傷に向けられがちであり，生命にかかわる体腔内出血，骨盤骨折，脊髄損傷が見逃される危険がある．また，多発外傷では典型的な症状をきたさないことがしばしばみられる．例えば心タンポナーデと開放性骨盤骨折の合併では，骨盤からの持続性大量出血により循環血液量減少性ショックが招来され，このために外頸静脈は虚脱し，中心静脈圧も正常かあるいは軽度の上昇に留まるために，心タンポナーデの診断は著しく困難となる．逆に心タンポナーデが高度の場合には，ショックの原因をすべて心タンポナーデに求め，合併する重度骨盤骨折による持続性後腹膜出血を過小評価しがちである．

3. 治療の特殊性

多発外傷では，全く反対の治療を同時に行わなければならない場合がある．脳挫傷単独の場合には通常，輸液制限や浸透圧利尿薬の使用により循環血液量は少なく維持されるのに対し，肝破裂単独の場合には急速に進行する循環血液量減少性ショックの治療が主体であり，外科的止血処置とともに，急速かつ大量の輸液や輸血が必須である．そこでこの両者が同時に存在する場合には，脳浮腫と末梢循環不全を天秤にかけ，微妙なバランスの上に輸液管理を行うことが要求される．

治療におけるもう1つの特殊性は，**優先順位**（priority）の考え方が必要な点であり，これには初期治療における優先順位，緊急検査の優先順位，根本的治療の優先順位などが含まれる．すなわち，治療が必要な損傷が複数存在する場合，どの損傷が最も生命の危険をもたらすか，どの損傷の重症度が最も高いか，どの損傷の緊急度が最も高いか，などを迅速に判断し，優先順位にしたがって治療を滞りなく行うことが求められる[13]．一般的には，生理学的異常への対処が解剖学的異常への対処に優先する．

4 Damage control戦略とdamage control resuscitation

1. DCの概念

1980年代までの外傷に対する外科治療は完全な止血とすべての損傷の修復に目が向けられていた．重度肝損傷や血管損傷に対して，輸血が底をつくまで徹底的に手術を続行した結果，高度な貧血や難治性アシドーシスが出現し，目に見える損傷は修復されたにもかかわらず，高度な凝固障害や不整脈により患者は死亡するといったケースがしばしばみられた．これらの苦い経験を基礎として，いったん手術を撤退し体制を立て直して再手術する治療戦略として，**damage control**（**DC**）[14]の治療戦略が登場した．

DCの概念は米国海軍の"ダメージを吸収して任務を完全に遂行する船の能力"，すなわち，敵の砲弾により艦船に甚大な損害を受けたとしても，沈没することなく任務を遂行して母港へ戻ることに由来している[15]．人体を軍艦に例え，鋭的または鈍的外傷によりたとえ瀕死の損傷を負ったとしても，心停止という最悪の事態を回避して救命を達成するための治療戦略をDCといい，そのために行う初回手術を**damage control surgery**（**DCS**）という．

2. DCSの適応

基本的に，DCSの適応は解剖学的損傷形態からではなく，制御不能な出血が持続し，生理学的恒常性が破綻した場合であり，「**deadly triad**[16]」といわれる低体温，代謝性アシドーシス，血液凝固障害を認知した場合には，迅速に手術を中断し，集中治療室などで生理学的異常を改善するとともに全身の損傷を再評価し，計画的再手術を行う戦略を立てなければならない．急速に病態が悪化する出血性ショック症例では出血傾向が出現する前にDCSを決断することが重要であることから，当科では収縮期血圧＜90 mmHg，深部体温＜35.5℃，base excess（BE）＜－7.5 mmol/Lの3項目が満たされる前のDCS決断を推奨している[17]（図2）．

DCSを決断したならば，手術は30分以内に終了しなければならず，手術のターゲットは大出血の制御と消化管内容物の漏出防止である．その手段は応急的であれば十分であり，通常の外科手術手技を必ずしも必要としない．

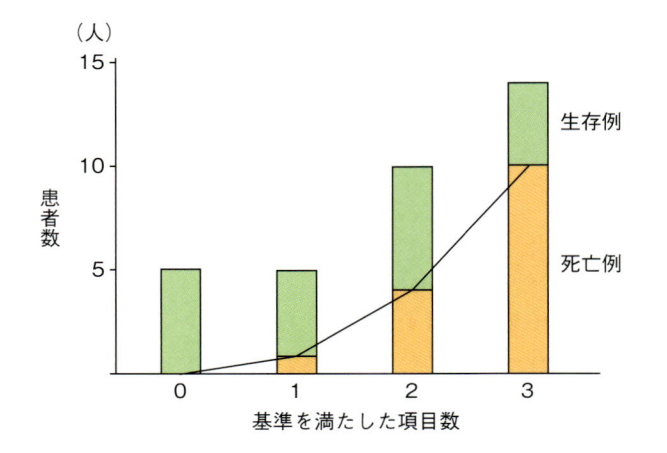

図2 ◆ 低血圧，低体温，アシドーシスの3項目と転帰の関連

DCS決断時に，収縮期血圧＜90 mmHg，BE＞－7.5 mmol/L，深部体温＜35.5℃のうち，2項目以下を満たした症例の死亡率は25％であるが，3項目を満たすと71％に上昇する（文献17より引用）

3. DCSの手術手技

　胸部DCSの手術手技としては，救急室開胸，下行大動脈遮断，肺門部遮断，主要動脈分枝の結紮，肺貫通部開放術（pulmonary tractotomy），自動縫合器を用いた肺切除術（stapled pneumonectomyまたはlobectomy），皮膚縫合器による心縫合，経皮的バルーンタンポナーデ，シャント造設，胸腔内パッキングなどがある[18]．閉胸に際しては，筋組織からの出血を制御するのが困難なため，towel clip closureではなく，胸壁の皮膚と筋組織を一括して縫合する方法が推奨される．

　また腹部DCSの手技としては，ガーゼパッキング，フォーリーカテーテルによるタンポナーデ，消化管損傷に対する損傷部の結紮またはGIAを用いた腸管切除と閉鎖，血管損傷に対する一時的血管内シャントまたは血管結紮などが推奨され，閉腹法としては，towel clip closure，silo closure，open abdominal managementなどが推奨される[19]．

4. DCRの治療戦略

　重症外傷患者はしばしば，寒冷環境への曝露やプレホスピタルケアにおける衣類の切断と全身観察により，体温の低下をきたして病院へ搬送される．そのうえ，病院到着後の初期治療や外科手術に際しては，衣服の除去と体表面の露出，大量出血と急速輸液・輸血，開胸手術や開腹手術に際しての体腔内からの熱喪失などにより低体温に陥りやすい．低体温に伴い，凝固時間は延長し，血小板機能も低下して出血傾向はより顕著となる．外傷に伴う出血性ショックは組織低灌流と酸素運搬量低下による組織低酸素血症を引き起こすが，この低酸素刺激が血管内皮細胞から循環血液中へt-PA遊離を促進して全身的な線維素溶解の亢進〔systemic (hyper) fibrin (ogen) olysis〕をきたし，消費性α2 plasmin inhibitor減少による二次線溶亢進と相乗的に作用して外傷急性期の**線溶亢進型DIC**を発症させる[20]．出血性ショックに対しては急速大量輸液・輸血が行われるが，このとき十分量の新鮮凍結血漿（fresh frozen plasma：FFP）投与を行わなければ凝固因子の希釈により凝固障害はさらに高度となる．

　2008年以降，米国陸軍の知見に端を発した**damage control resuscitation（DCR）**[21]の治療戦略，すなわち，低血圧を許容し（permissive hypotension），すみやかにdamage control sugeryを行い，低体温・アシドーシス・低カルシウム血症を補正するとともに，希釈性凝固障害予防のための晶質液の過剰投与を制限し，十分量のFFPを投与する方法が推奨されている．FFP：RBCの投与比率の上昇が兵士を対象とした緊急大量輸血症例の転帰を改善した報告[22]を受けて，外傷性大量出血に対する輸血療法に関する新知見

表2 ◆ 日本医科大学千葉北総病院におけるDamage control resuscitation（DCR）導入前後の転帰比較

比較項目	DCR導入前群（N＝44）	DCR導入後群（N＝72）	p値
一次アウトカム			
・院内死亡率	20.5％	6.9％	0.04
二次アウトカム			
・Unexpected survivorship	3/10（30％）	18/22（81.8％）	＜0.01
・30日生存率	81.8％	94.4％	0.05
・在院日数（日）	43.0（20.5〜63.5）	53.5（36.0〜79.5）	0.07
・ICU滞在日数（日）	9.0（6.0〜11.0）	8.5（6.0〜14.0）	0.54
・人工呼吸期間（日）	7.0（4.0〜11.5）	8.0（4.0〜17.0）	0.47
合併症（％）			
・ARDS	22.7	23.6	1.00
・AKI（CRRT実施）	4.5	5.6	1.00
・MOF	18.2	11.1	0.40

ARDS：acute respiratory distress syndrome（急性呼吸促迫症候群），AKI：acute kidney injury（急性腎障害），CRRT：continuous renal replacement therapy（持続的腎代替療法），MOF：multiple organ failure（多臓器不全）．
代表値は中央値とし，分布の広がりは四分位範囲とした

が集積され，FFP/RBC＞2/3，濃厚血小板液（platelet concentrate：PC）/RBC＞1/5を達成した外傷患者の転帰が，達成できなかった患者の転帰よりも優れていたとする報告[23]や，FFP：RBC：PCの比率を1：1：1で投与することにより生存率の改善を認めたとの報告[24]がなされている．筆者らも当院におけるDCR導入前後の転帰を比較検討し，DCR導入により，院内死亡率ならびに30日死亡率を改善し，unexpected survivorship（予測生存率50％以下の症例における生存例の割合）を増加させたことを，2011年の米国外傷外科学会において報告した（表2）．しかしながら，FFP投与比率の上昇により生存率が改善するとの考えには否定的な意見もあり[25]，今後のさらなる研究成果が待たれる．

計画的再手術により胸腔内，腹腔内，あるいは後腹膜パッキングを除去する時期は，ICUにおいて低体温，アシドーシス，凝固障害が改善し，全身の損傷を再評価した時点となる．一般的には24～48時間以内が適当であると考えられており[26]，パッキング除去までに3日以上を要した症例の感染症合併率は高いことが報告されている[27]．

5　おわりに

重症外傷の診療に携わる外科医，特にacute care surgeonは，外傷初期診療ガイドラインや危機的出血に対する診療ガイドライン（p.28参照）の他，緊急手術の適応，タイミング，術式などについても熟知し，必要な場合には適切にDCSを施行し得る技術を身につけておかなければならない．

外傷診療の質の担保にはacute care surgeonの質の向上が欠かせないが，外傷診療施設の整備もまた必須の要件である[28]．地域の中核的外傷診療施設を基幹外傷センターとして認定し，救急隊員に対する教育・研修，プロトコールの策定，オンラインでの指示・指導・助言，救急隊活動の事後検証などに責任をもつ地域のメディカルコントロール拠点として位置づけるとともに，総合的外傷研究，教育，診療機関として施設・設備・人的配備を整備する必要がある[29]．

●文献

1) Surgical decision-making : Surgical decision making. In : Manual of definitive surgical trauma care 2nd Ed.（Boffard KD, ed），p 47, Hodder Arnold, London, 2007
2) Jurkovich GJ : Acute care surgery ; concept, practice and training. Jap J Acute Care Surg, 1 : 1-7, 2011
3) ACSCOT : PHTLS, 4th Ed., Chapter16 Trauma systems ; The right patient in the right time to the right place, Mosby, St. Louis, 1999
4) 益子邦洋，松本 尚，原 義明，他：ドクターヘリの導入による救急医療の変化と今後の展望．公衆衛生，74：1018-1023, 2010
5) Matsumoto H, Mashiko K, Hara Y, et al : Effectiveness of a "Doctor-Helicopter" system in Japan. Isr Med Assoc J, 8 : 8-11, 2006
6) 救急医療用ヘリコプターを用いた救急医療の確保に関する特別措置法施行令（http://hemnet.jp/databank/file/sochihoushikourei.pdf）
7) Nakstad AR, Sørebø H, Heimdal HJ, et al : Rapid response car as a supplement to the helicopter in a physician-based HEMS system. Acta Anaesthesiol Scand, 48 : 588-591, 2004
8) 松本 尚：病院前救急診療からみる救急・災害医療体制の将来像．日医会誌，5：187-192, 2009
9) 2009年度厚生労働科学研究「救急救命士の業務拡大に関する研究」報告書，2010
10) 厚生労働省「救急救命士の業務のあり方等に関する検討会」報告書，2010
11) 益子邦洋：多発外傷．「今日の治療指針2005」（山口 徹，北原光夫，福井次矢/編），医学書院，2005
12) 「外傷」（大塚敏文/著），日本医事新報社，1983
13) 前川和彦：多発外傷の治療におけるPriority．日外傷会誌，7：72-80, 1993
14) Rotondo MF, Schwab CW, McGonigal MD, et al : 'Damage control' : an approach for improved survival in exsanguinating penetrating abdominal injury. J Trauma, 35 : 375-382 ; discussion 382-383, 1993
15) Eiseman B, Moore EE, Meldrum DR, et al : Feasibility of damage control surgery in the management of military combat casualties. Arch Surg, 135 : 1323-1327, 2000
16) Eddy VA, Morris JA Jr, Cullinane DC : Hypothermia, coagulopathy, and acidosis. Surg Clin North Am, 80 : 845-854, 2000

17) Matsumoto H, Mashiko K, Sakamoto Y, et al：A new look at criteria for damage control surgery. J Nippon Med Sch. 77：13-20, 2010
18) 益子邦洋, 松本　尚, 望月　徹, 他：胸部外傷におけるDamage control. 日外会誌, 103：511-516, 2002
19) 益子邦洋, 松本　尚, 林田和之：Damage control surgeryの概念・適応・手技. 消化器外科, 34：605-612, 2011
20) 丸藤　哲, 澤村　淳, 早川峰司, 他：外傷急性期の血液凝固線溶系―現在の世界的論点を整理する―. 日救急医会誌, 21：765-778, 2010
21) Fox CJ, Gillespie DL, Cox ED, et al：The effectiveness of a damage control resuscitation strategy for vascular injury in a combat support hospital：results of a case control study. J Trauma, 64：S99-107, 2008
22) Borgman MA, Spinella PC, Perkins JG, et al：The ratio of blood products transfused affects mortality in patients receiving massive transfusions at a combat support hospital. J Trauma, 63：805-813, 2007
23) Gunter OL Jr, Au BK, Isbell JM, et al：Optimizing outcomes in damage control resuscitation：identifying blood product ratios associated with improved survival. J Trauma, 65：527-534, 2008
24) Dente CJ, Shaz BH, Nicholas JM, et al：Improvements in early mortality and coagulopathy are sustained better in patients with blunt trauma after institution of a massive transfusion protocol in a civilian level I trauma center. J Trauma, 66：1616-1624, 2009
25) Scalea TM, Bochicchio KM, Lumpkins K, et al：Early aggressive use of fresh frozen plasma does not improve outcome in critically injured trauma patients. Ann Surg, 248：578-584, 2008
26) Stracieri LD, Scarpelini S：Hepatic injury. Acta Cir Bras, 21（Suppl 1）：85-88, 2006
27) Abikhaled JA, Granchi TS, Wall MJ, et al：Prolonged abdominal packing for trauma is associated with increased morbidity and mortality. Am Surg, 63：1109-1112, 1997
28) 益子邦洋：Appendix 6　わが国の外傷医療の現状と課題. 「改訂第3版　外傷初期診療ガイドラインJATEC」（日本外傷学会・日本救急医学会/監, 日本外傷学会外傷初期診療ガイドライン改訂第3版編集委員会/編）, へるす出版, 2008
29) 益子邦洋, 大友康裕, 河野元嗣, 他：日本における外傷センター整備のあり方に関する提言. 日外傷会誌, 24：445-446, 2010

1章 外傷外科治療総論

2. 周術期管理

齋藤伸行，真弓俊彦

重症外傷の周術期管理とは，包括的な蘇生法の実践である．損傷に対する外科治療だけでは救命への連鎖は成立しない．外傷特有の病態生理を理解し，治療時期に合わせた周術期管理を行うことが必要不可欠である．

1 重症外傷患者の病態生理

外傷では健康な生活を送っていた人が，突然，生命の危機にさらされる．過大な侵襲により，生体維持機構が最大限活性化される．この一連の反応を理解することは，複雑になりがちな重症外傷患者の治療を円滑に進めることに役立つ．

1. ショックの分類

外傷患者でのショックの原因の多くは出血である．それ以外では，閉塞性（緊張性気胸と心タンポナーデ）と神経原性（血液分布異常性）の可能性を考慮する．次におのおののショックの特徴を示す．

1）出血性ショック

出血性ショックにおける出血量からみた重症度区分を**表1**に示した[1]．出血量が循環血液量の30％以下（体重70 kgで約1,500 mL）であれば血管収縮と心拍数増加により収縮期血圧は低下しないことも多く，見逃しやすい．動脈性出血や複数箇所からの出血では急速に進行し，受傷早期から臨床所見が出現しやすいため迅速に対処しなければ救命に難渋する．また，受傷早期のショックでは閉塞性ショックとの鑑別も必要である．胸部外傷では両方が併存する可能性もあるため注意しなければならない．静脈性出血（骨折や軟部組織損傷などを含む）が中心の場合は，その進行は比較的緩徐であり治療への反応性もよいことが多い．画像診断などにより損傷部位を確認した後は，出血量を推定し治療方針を決定する（**表2**）[2]．

表1 ◆ 出血性ショックの重症度分類

	Class 1	Class 2	Class 3	Class 4
推定出血量（mL）	<750	750〜1,000	1,500〜2,000	>2,000
循環血液量に対する出血量の割合（％）	<15	15〜30	30〜40	>40
脈拍数（回/分）	<100	100〜120	120〜140	>140
収縮期血圧	正常	正常	低下	低下
呼吸数（回/分）	14〜20	20〜30	30〜40	>35
尿量（mL/時）*	>30	20〜30	5〜15	無尿
中枢神経／精神状態	少し不安	やや不安	混乱，不安	混乱，傾眠
補充療法	晶質液	晶質液	晶質液＋輸血	晶質液＋輸血

*体重70 kgの成人男性を対象として計算
（文献1より引用）

表2 ◆ 外傷部位による出血量の推定

部位	推定出血量
血胸	1,000～3,000 mL
肋骨骨折（1本）	100～200 mL
腹腔内出血	1,500～3,000 mL
骨盤骨折	1,000～4,000 mL
大腿骨骨折*	1,000 mL
下腿骨骨折*	500 mL
上腕骨骨折*	300 mL

*開放骨折の場合は1.5倍以上となりうる
（文献2, pp43-47をもとに作成）

2）閉塞性ショック

胸腔内圧や心嚢内圧の急激な上昇により静脈還流が阻害され，循環血液量が減少することによりショックとなる．急性に発症した心タンポナーデでは，100 mL以下の液体貯留でも容易にショックとなる．緊張性気胸は身体所見により診断可能であり，画像検索を待つことなく迅速に脱気処置を行う必要がある．

3）神経原性ショック

交感神経調節が障害され，末梢血管が拡張し血流分布不均衡となりショックへ陥る．頸髄損傷に伴うショックが典型例である．出血による循環血液量喪失に対する正常反応が消失するため，出血源検索を厳密に行う必要がある．十分な輸液でも昇圧できなければ昇圧薬（ドパミンなど）を開始する．稀に，徐脈が難治性となりペースメーカが必要になることもある．

2. 死の三徴（deadly triad）

死の三徴とは，外傷患者でみられる凝固障害，低体温，アシドーシスのことである（図1）[3]．外傷蘇生におけるキーワードであり，治療のターゲットとなる．この3つの因子は相互に影響し悪循環（vicious cycle）へ陥るため，多角的なアプローチが必要となる．

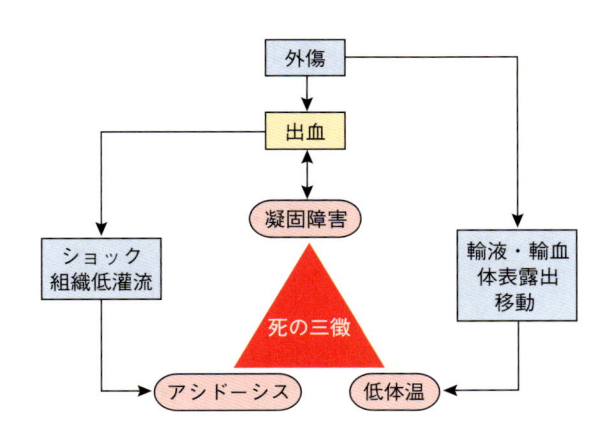

図1 ◆ 外傷における死の三徴
文献3をもとに作成

1）低体温

重症外傷患者において来院時体温が35℃以下である場合は，死亡リスクが高まることが明らかにされている[4]．

外傷初期診療ガイドライン（Japan Advanced Trauma Evaluation and Care：JATEC™）[5]では，外傷患者の外表評価は，「exposure（露出）」として，primary surveyのなかに組み込まれている．ただし，実際の診療では損傷部位の治療に集中するあまり，全身保温はおろそかとなりやすい．病院前の長時間救出や不十分な保温に加え，病院到着後の加温されていない輸液や輸血が低体温をさらに助長する．予防策

には，①室温を高く保ち肌の露出を避ける，②体表面を温風式もしくは対流式加温ブランケットで覆い保温する，③輸液・輸血は必ず加温されているものを用いる，などが挙げられる．出血性ショックで大量に輸血を必要とする場合は，加温機能の備わった急速輸液装置を用いると効率的である（図2）．

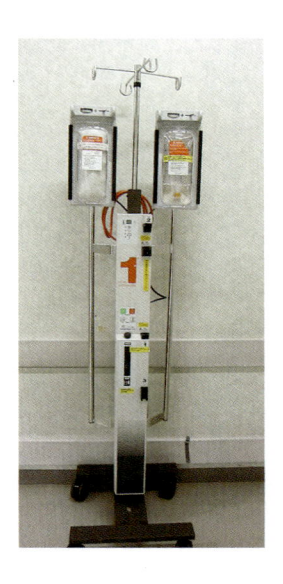

図2 ◆ 加温機能付き急速輸液装置
（Level 1™）

2）凝固障害

重症外傷患者の約30％は来院時に凝固障害を有し，死亡率は障害がない患者と比較して4倍であるとされている[6)〜8)]．米国から Acute Coagulopathy of Trauma Shock（ACoTS）という概念が提唱されているが，本邦では丸藤らにより外傷性凝固障害は従来の線溶亢進型DIC（dissminated intravascular coagulation）として説明可能であると報告されている（Column参照）[9)〜11)]．外傷性凝固障害に関する診断基準に決定的なものはなく，今後の研究が期待される．凝固障害を呈する可能性のある重症外傷では，止血のために来院時からの対応が必要となる．特に線溶亢進に対しては，抗線溶薬（トラネキサム酸）を受傷3時間以内に（10分かけて1g投与，引き続き1gを8時間かけて）投与することで死亡リスクを減少させることが報告されており，使用を考慮する[12) 13)]．

Column

正常の創傷治癒反応では，トロンビン産生と活性化は損傷局所に限定されている．DICを発症する場合は，組織因子依存性凝固経路の活性化が，大量のトロンビン産生を誘導する．血管内皮細胞障害はトロンボモジュリン機能を悪化させ，切断されたトロンボモジュリンが循環血液中に放出される．可溶性トロンボモジュリンは，正常の内皮細胞トロンボモジュリンの約20％しか活性がない．プロテインC低値と機能障害を呈したトロンビン-トロンボモジュリン複合体により，トロンビン活性のコントロールが不十分となり，トロンビンの損傷部位への接着ができなくなる．また，微小血管血栓と外傷性ショックによる低酸素，虚血，組織低灌流により，血管内皮細胞からの過剰なt-PA放出が開始される．さらに，大量のフィブリン形成により，α2プラスミン阻害因子が消費される．この変化によりフィブリノゲン，フィブリン溶解が増加し，線溶亢進型DICが誘発される
（文献9より引用）

3）アシドーシス

出血や外傷が直接原因となり組織低灌流が発生し，それが遷延すると嫌気性代謝が亢進する．これにより乳酸産生が助長され，代謝性アシドーシスへと進展する．また，胸部外傷に伴う肺挫傷や輸血に合併した肺傷害では，呼吸性アシドーシスを呈することもある．いずれの場合でもアシドーシスは結果として発生した病態であり，目先のpHを補正するのではなく，原因となる病態を優先的に治療する．適切な蘇生にもかかわらず進行するアシドーシスでは，後腹膜臓器（十二指腸と膵臓）の見逃し損傷や腹部コンパートメント症候群（詳細は，本稿の「3-6．腹部コンパートメント症候群」p.35を参照）を含み，腸管虚血の可能性を考慮する．

2 救急室における治療戦略

外傷死亡例の62％は病院到着から4時間以内に死に至ることが報告されており，死因の多くは体外または体腔内への大出血または重症頭部外傷である[14]．

この急性期死亡を回避するためには，気道を確保し，換気を維持し，組織灌流を維持し，出血源を検索してこれを止血し，圧排効果（mass effect）を伴う頭蓋内血腫を迅速に除去して脳浮腫を制御することが求められる．

それゆえ，重度外傷例の診療を担当する外科医は，JATEC™に則り，診療を行う必要がある．

救急室（emergency room：ER）において，損傷評価，蘇生，治療優先順位の決定に許容される時間について，DSTCでは以下を推奨している[14]．

・ショック症例：15分以内に手術室入室またはICU入室
・循環動態安定例：30分以内にCT検査を実施

1. 患者受け入れ準備

救急隊からの患者の受け入れ要請に対しては可能な限り医師が対応して必要な助言を行い，必要なスタッフを召集するとともに，蘇生用具一式，加温輸液，モニター，超音波検査機器，ポータブルX線などの受け入れ準備を開始し，感染に対する標準的予防策を講じる．

2. Primary survey と蘇生

1）気道の確保と頸椎保護

気道閉塞の有無を確認し，気道が開放されていればリザーバー付きマスクで10 L以上の酸素投与を行う．気道閉塞が認められれば，吸引，異物除去，用手的気道確保，エアウェイなどにより気道を確保し，必要があれば気管挿管や外科的気道確保を行う．救急隊が装着してきた頸椎カラーは継続し，装着していない場合には頸椎カラーを新規に装着する．

2）呼吸の維持

頸胸部の視診，聴診，触診，打診を行い，SpO_2をモニターして，気道内出血，フレイルチェスト，緊張性気胸，開放性気胸，大量血胸などの致命的外傷がないかを判断する．異常があれば，気道確保，人工呼吸，胸腔ドレナージなどにより対処する．

3）循環管理と外出血の制御

外傷に伴う急性末梢循環障害（ショック）の原因は単一ではなく，大量出血による循環血液量減少の他，緊張性気胸，心タンポナーデ，心筋挫傷，空気塞栓，重度脳損傷，脊髄損傷などさまざまである．したがって初期治療に際しては，対症的なショック治療と並行してその原因を検索し，根本治療をタイミングよく実施する必要がある．

身体所見，脈拍数，血圧，心電図モニターによりショック症状を早期に認知したら，活動性の外出血は直ちに止血処置を行い，静脈路は上大静脈領域の末梢静脈に2本以上確保し，緊急採血を行うとともに急速加温輸液（大人1〜2 L，小児20 mL/kg）を開始する．大量出血が想定される患者では，危機的出血への対応ガイドライン[15]に基づき輸血戦略を決定する（図3）．出血源を検索するために超音波検査（FAST），ポータブル撮影による胸部ならびに骨盤のX線検査を行い，時間尿量をモニターする目的でフォーリーカテーテルを留置する．致死的大量出血の部位は，胸腔内（心損傷，肺損傷など），腹腔内（腹部実質臓器損傷，腸間膜血管損傷など），後腹膜腔内（骨盤骨折など），縦隔内（大血管損傷など）であることが多く，出血以外で重篤なショックをきたすのは心タンポナーデまたは緊張性気胸である．原因病態に応じて，胸腔穿刺，胸腔ドレナージ，心囊穿刺，心膜開窓術，簡易骨盤固定術，経カテーテル動脈塞栓術（TAE）により対処する．

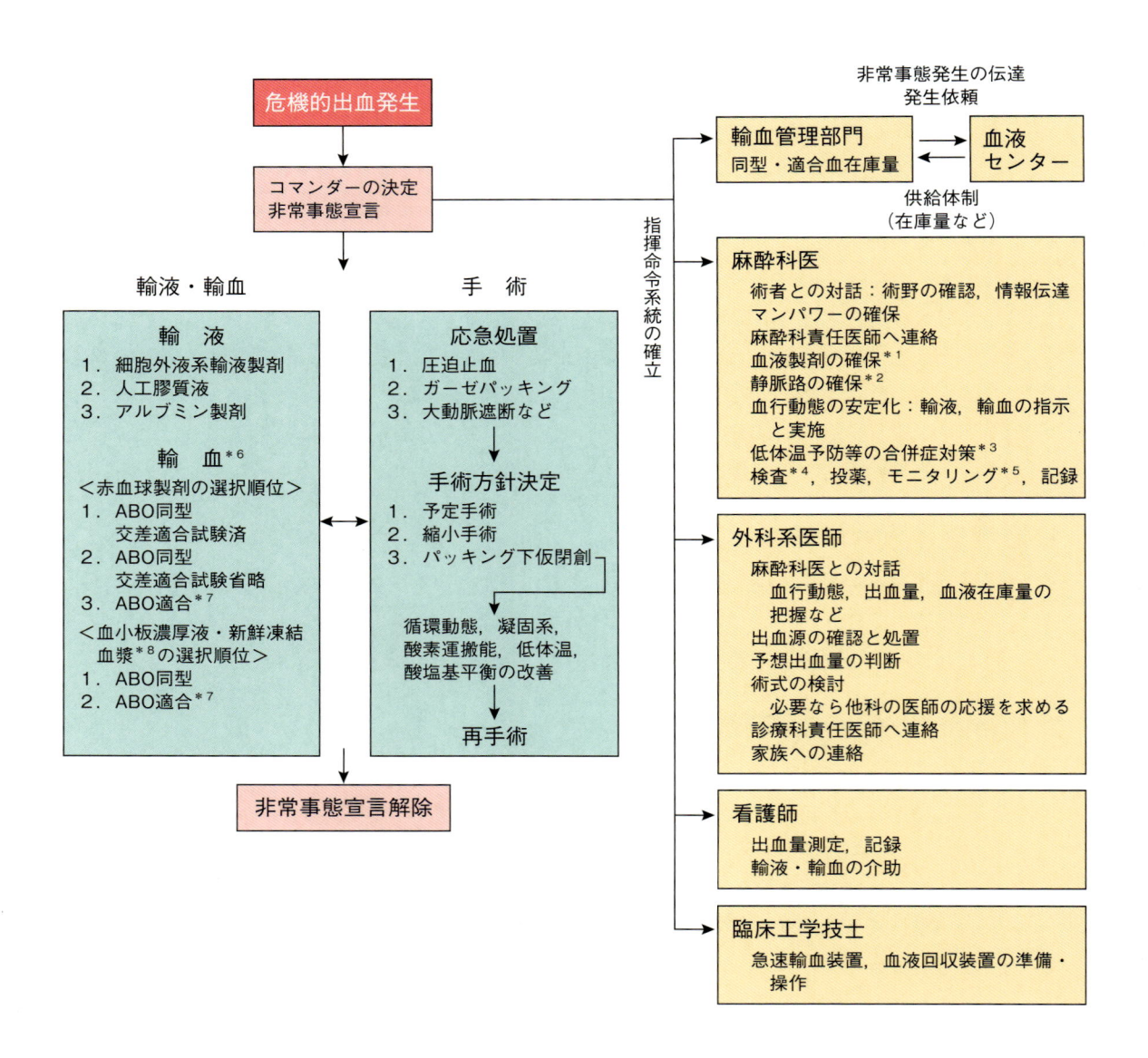

```
                                            非常事態発生の伝達
                                                発生依頼
         ┌──────────────┐           ┌──────────────┐  ┌──────┐
         │ 危機的出血発生 │           │ 輸血管理部門  │←→│ 血液  │
         └──────┬───────┘           │ 同型・適合血在庫量│  │センター│
                ↓                    └──────────────┘  └──────┘
         ┌──────────────┐                 供給体制
         │ コマンダーの決定 │─────────→      （在庫量など）
         │ 非常事態宣言   │
         └──────┬───────┘
```

輸液・輸血 / 手術

輸液
1. 細胞外液系輸液製剤
2. 人工膠質液
3. アルブミン製剤

輸血*6
<赤血球製剤の選択順位>
1. ABO同型 交差適合試験済
2. ABO同型 交差適合試験省略
3. ABO適合*7

<血小板濃厚液・新鮮凍結血漿*8の選択順位>
1. ABO同型
2. ABO適合*7

応急処置
1. 圧迫止血
2. ガーゼパッキング
3. 大動脈遮断など
↓
手術方針決定
1. 予定手術
2. 縮小手術
3. パッキング下仮閉創

循環動態, 凝固系, 酸素運搬能, 低体温, 酸塩基平衡の改善
↓
再手術

非常事態宣言解除

麻酔科医
- 術者との対話：術野の確認, 情報伝達
- マンパワーの確保
- 麻酔科責任医師へ連絡
- 血液製剤の確保*1
- 静脈路の確保*2
- 血行動態の安定化：輸液, 輸血の指示と実施
- 低体温予防等の合併症対策*3
- 検査*4, 投薬, モニタリング*5, 記録

外科系医師
- 麻酔科医との対話
  - 血行動態, 出血量, 血液在庫量の把握など
- 出血源の確認と処置
- 予想出血量の判断
- 術式の検討
  - 必要なら他科の医師の応援を求める
- 診療科責任医師へ連絡
- 家族への連絡

看護師
- 出血量測定, 記録
- 輸液・輸血の介助

臨床工学技士
- 急速輸血装置, 血液回収装置の準備・操作

指揮命令系統の確立

緊急時の適合血の選択

患者血液型	赤血球濃厚液	新鮮凍結血漿	血小板濃厚液
A	A>O	A>AB>B	A>AB>B
B	B>O	B>AB>A	B>AB>A
AB	AB>A=B>O	AB>A=B	AB>A=B
O	Oのみ	全型適合	全型適合

異型適合血を使用した場合, 投与後の溶血反応に注意する

図3 ◆ 危機的出血への対応ガイドライン

*1 血液が確保できたら交差適合試験の結果がでる前に手術室へ搬入し,「交差適合試験未実施血」として保管する
*2 内径が太い血管カニューレをできるだけ上肢に留置する
*3 輸液製剤・血液製剤の加温, 輸液・血液加温装置, 温風対流式加温ブランケットの使用
　 アシドーシスの補正, 低Ca血症, 高K血症の治療など
*4 全血球算, 電解質, Alb, 血液ガス, 凝固能など. 輸血検査用血液の採取
*5 観血的動脈圧, 中心静脈圧など
*6 照射は省略可
*7 適合試験未実施の血液, あるいは異型適合血の輸血：できれば2名以上の医師（麻酔科医と術者など）の合意で実施し診療録にその旨記載する
*8 原則として出血が外科的に制御された後に投与する
（文献15より引用）

4）簡潔な神経学的評価

意識レベルを評価して瞳孔径，対光反射，四肢運動をチェックし，急速な意識レベルの低下やヘルニア徴候などがみられたら，Secondary surveyの最初に頭部CT検査を行い，緊急手術が必要であれば脳外科医をコールし，院内対応が困難であれば転送の判断を下す．

5）衣類の除去と低体温の予防

着衣を完全に裁断し，体表面を観察した後，覆布，タオル，毛布などで体表を被覆する．体温を測定し，低体温が認められればブランケットや放射加温装置で体表加温を行い，加温輸液で深部加温を行う．

3. Secondary survey

頭部，顔面，頸部，胸部，腹部，会陰，直腸，腟，骨盤，四肢の身体所見を隈なく観察して神経学的検査を行い，必要に応じてCT，MRI，造影X線撮影，四肢X線撮影，内視鏡検査などの補助的診断法を用いて損傷の部位と程度を正確に把握する．

病歴の聴取も重要であり，アレルギーの有無（Allergy），服用中の薬剤（Medication），既往疾患や妊娠の有無（Past history & pregnancy），最終飲食時刻（Last meal），事故の起こった状況（Events & environment）など（AMPLE）について把握する．

診断した損傷に対して適切な根本治療を実施する．

4. 治療方針決定

治療方針を決定する際には，まず外科的治療，IVR，保存的治療のいずれが最も適切か判断し，外科治療が必要な場合には，手術の適応，術式，時期を検討し，優先順位を決定する．最重症外傷例では多部位同時手術やdamage control surgeryを考慮する．手術優先順位の基本は救命的手術，機能温存的手術，整容的手術の順である．

3 周術期管理の実践

外傷患者は一般的な重症患者に比べて若いことが多く，初期の治療段階ではより重篤であるにもかかわらず回復する可能性が高い．重篤な急性期を乗り切るために，外傷の周術期管理では治療時期に応じた目標を設定することが求められる（表3）．

1. 呼吸管理

外傷により人工呼吸が必要となる病態を表4に示した．Primary surveyの段階で異常を認めるような気道閉塞，胸部外傷などに伴う呼吸不全，重度のショック，頭部外傷による意識障害では，緊急気道確保の適応となる．ただし，外傷では蘇生に関連した肺傷害も発生するため，それぞれの病態を認識しておく必要がある．

1）緊急気道確保の実際

アメリカ麻酔科学会（American Society of Anesthesiologists：ASA）の気道確保困難アルゴリズムは救急外来でも使用可能であり，方法を熟知しておくべきである（図4）．ただし，適切な器具やモニター（カプノグラフィーを含む）は必須であり，救急外来ではしっかりと準備しておく．気道の異常は生死に直結するため，重症度が高い外傷ほど挿管手技は経験豊富な術者が行うべきである．挿管は，常にフルストマックを念頭に十分な酸素化の後に迅速導入で行う．ショック状態では，循環への影響の少ないジアゼパムやミダゾラム，ケタミンが選択される．迅速導入の筋弛緩薬は脱分極型のスキサメトニウムが第一選択とされるが，外傷患者では禁忌も多いため，非脱分極型のロクロニウムやベクロニウムの方が選択しやすい．特にロクロニウムは，拮抗薬のスガマデクスが使用可能となり，気道確保困難時に迅速にリバースできるため利用価値が高まっている．実際の手技では，sniffing positionをとることはできないため，声門が直視できないことがしばしばあり，喉頭鏡による挿管が困難であれば，気管支ファイバーなど次の手を考慮する．顔面外傷などによる窒息で低酸素血症となる場合は，外科的気道確保を躊躇してはならない．

表3 ◆ 治療時期に応じた評価項目，ICU入室時の観察項目（外傷の再評価）

観察部位	観察項目・指示	各損傷の再評価と鑑別
A. 気道	挿管チューブ位置	顎・顔面損傷からの出血，変形，口腔内出血，喉頭損傷
B. 呼吸	呼吸器設定，胸腔ドレーン位置	気道出血，気胸の悪化，胸郭動揺性，低酸素血症，横隔膜損傷，腹部コンパートメント症候群，脂肪塞栓，肺塞栓
C. 循環	再出血，ライン確認	再出血，凝固異常による出血，輸液・輸血過剰，心タンポナーデ，心筋損傷，腹部コンパートメント症候群
D. 中枢神経	鎮静・鎮痛薬使用量	頭部外傷（出血拡大の有無）
E. 体表，環境	濡れたシーツや衣服，冷えた輸液	低体温，外出血，挫創
四肢・末梢	弾性ストッキング，間歇的空気圧迫法，低分子ヘパリン	四肢虚血性変化（血管損傷の有無），骨折に伴うコンパートメント症候群
感染	破傷風予防，抗菌薬	汚染創，開放創，管腔臓器損傷による腹腔内汚染

受傷後24～72時間の評価項目

- 酸素化能，換気障害の有無
- 頭蓋内圧・腹腔内圧測定
- 体液バランス（過剰・過少・適正）
- 血液検査（貧血と凝固異常）の補正
- 見逃し損傷の検索
  ─頭蓋内出血
  ─脊髄損傷
  ─腹腔内臓器損傷
  ─末梢神経損傷の有無

受傷後72時間以降の評価項目

- 呼吸不全の有無：ARDSへ進展
  →人工呼吸離脱プロセスの検討
- 感染：肺炎，創部感染，尿路感染，副鼻腔炎，髄膜炎，カテーテル感染
- 感染以外の発熱：薬剤性，深部静脈血栓，肺血栓塞栓症

表4 ◆ 外傷患者において人工呼吸管理が必要となる病態

Aの異常
気道閉塞
簡便法では気道確保が不十分
誤嚥の可能性（血液，吐物などによる）
気道狭窄の危険（血腫，損傷，気道熱傷などによる）

Bの異常
呼吸管理が必要
無呼吸
低換気
低酸素血症（高濃度酸素投与法によっても酸素化が不十分）

Cの異常
重症の出血性ショック（non-responder）・心停止

Dの異常
「切迫するD」

二次性呼吸不全
・ALI/ARDS　・輸血関連肺障害
・神経原性肺水腫
・脂肪塞栓症候群
・腹部コンパートメント症候群
・心原性肺水腫
・敗血症
・肺炎・無気肺

文献2，p28をもとに作成

2）胸部外傷による呼吸不全に対する呼吸管理

　胸部外傷に伴う呼吸不全の治療で，最も重要なものは鎮痛である．胸壁損傷が中心の場合は，適切な鎮これ自体は痛を行い，非侵襲的陽圧換気を併用することで人工呼吸への移行を回避することも可能である[17]．単独胸部外傷であれば，胸部硬膜外ブロックは特に有効であり積極的に行うべきである．当施設における胸部硬膜外ブロックの適応と除外を**表5**に示した．人工呼吸においても適切な鎮痛が得られることで，自発呼吸を温存することも可能となり，気胸を合併する場合などでは有利となる．肺実質損傷（肺挫傷）が著しい場合は，通常の換気法よりも肺保護換気（PIP＜30 cmH$_2$O，1回換気量6～8 mL×体重，吸入酸素濃度に応じたPEEP設定）[18]を行うことにより，人工呼吸器関連肺傷害への進展を防ぐことができる．また，受傷早期の凝固異常により肺胞出血が制御できない場合，片側だけであれば気管分離チューブを使用することも考慮する．

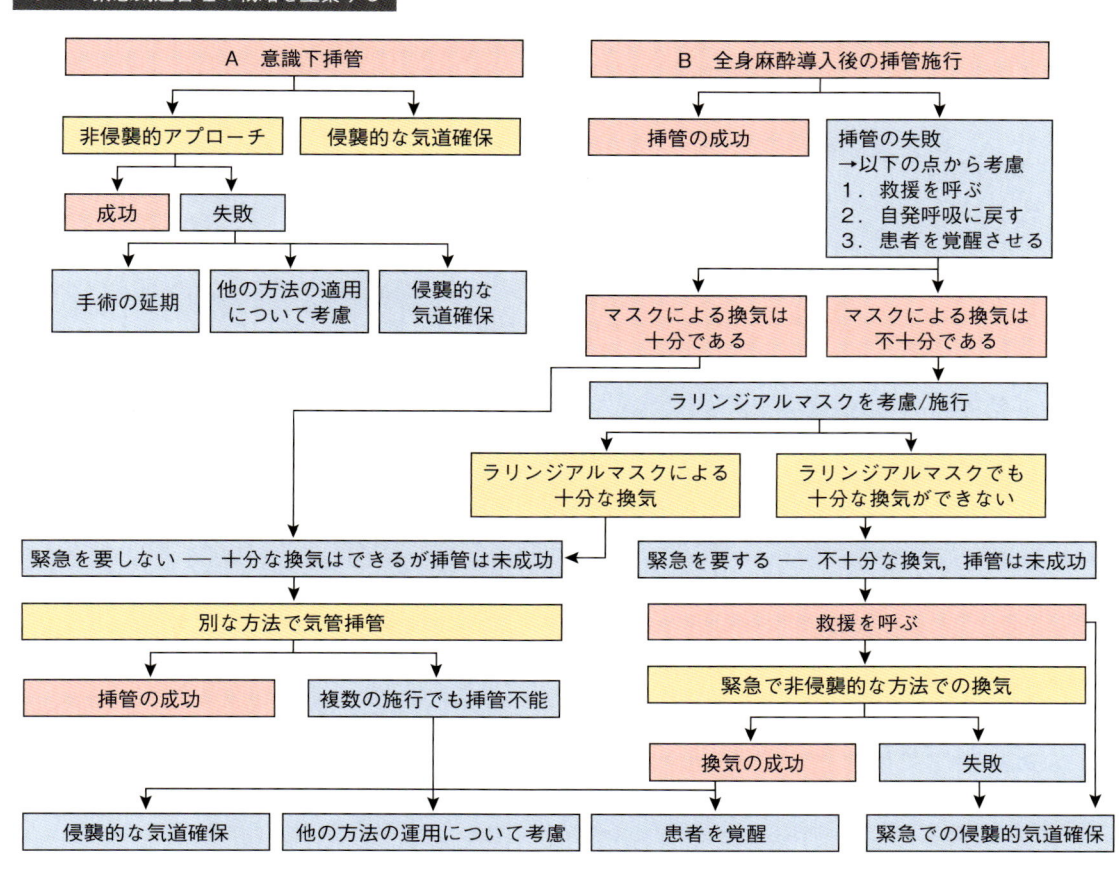

図4 ASAにおける気道確保困難症例に対するアルゴリズム

1 ── 基本的な気道管理上の問題点を評価する

- A 換気困難
- B 挿管困難
- C 患者の同意・協力が困難
- D 気管切開困難

2 ── 気道確保困難症例管理中の酸素投与を積極的に行う

3 ── 相対的な利点および通常の気道管理の実行可能性に対し，以下の点を考慮する

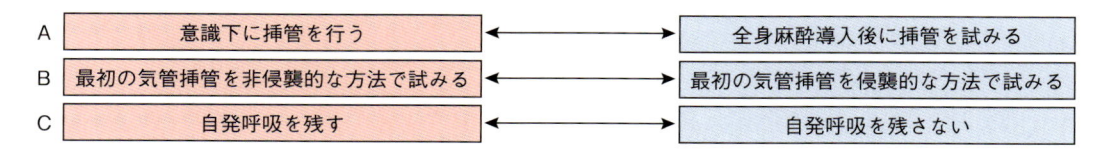

- A 意識下に挿管を行う ⇔ 全身麻酔導入後に挿管を試みる
- B 最初の気管挿管を非侵襲的な方法で試みる ⇔ 最初の気管挿管を侵襲的な方法で試みる
- C 自発呼吸を残す ⇔ 自発呼吸を残さない

4 ── 緊急気道管理の戦略を立案する

A 意識下挿管
- 非侵襲的アプローチ → 成功 → 手術の延期／失敗 → 他の方法の適用について考慮
- 侵襲的な気道確保

B 全身麻酔導入後の挿管施行
- 挿管の成功
- 挿管の失敗 →以下の点から考慮
  1. 救援を呼ぶ
  2. 自発呼吸に戻す
  3. 患者を覚醒させる
- マスクによる換気は十分である／マスクによる換気は不十分である
- ラリンジアルマスクを考慮/施行
- ラリンジアルマスクによる十分な換気／ラリンジアルマスクでも十分な換気ができない

緊急を要しない ── 十分な換気はできるが挿管は未成功
→ 別な方法で気管挿管 → 挿管の成功／複数の施行でも挿管不能 → 侵襲的な気道確保／他の方法の運用について考慮

緊急を要する ── 不十分な換気，挿管は未成功
→ 救援を呼ぶ → 緊急で非侵襲的な方法での換気 → 換気の成功 → 患者を覚醒／失敗 → 緊急での侵襲的気道確保

文献16より引用

表5 胸部硬膜外ブロックの適応と除外（日本医科大学千葉北総病院救命救急センター）

適応

- 片側4肋骨以上の骨折
- 両側肋骨骨折
- 高齢者（65歳以上）では2肋骨以上の骨折
- 胸骨骨折合併の場合
- 人工呼吸の離脱が困難な場合
- 疼痛による呼吸抑制が著しい場合
- 腹部外傷（手術施行例）合併の鈍的胸部外傷

除外

- 凝固異常のある場合（血小板10万以下，PT＜70％，抗血小板薬・抗凝固薬内服中），重症感染例，側弯など穿刺困難な場合
- 脊椎外傷，骨盤骨折で体位保持が困難な場合 など

2. 循環管理

出血性ショックを呈し緊急手術を実施する状況では，止血術と並行した循環動態管理の必要性を認識する．特に，本稿で紹介するdamage control resuscitation（下記，「4）新しい外傷蘇生戦略」を参照）は，包括的な外傷蘇生法といえる（図5）[3]．

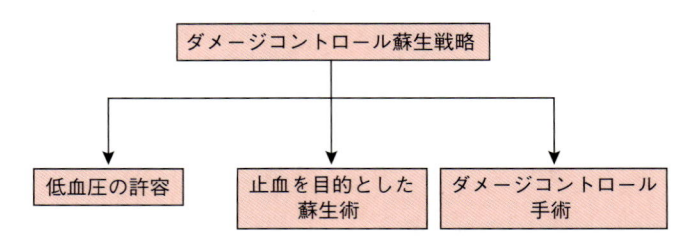

図5 ◆ ダメージコントロール蘇生戦略の要素
文献3より引用

1）輸液療法

乳酸リンゲル液および酢酸リンゲル液は，循環血液量補充に適している．一般的には晶質液による蘇生では，出血量の3倍程度必要とされている．1,000〜2,000 mLの晶質液を初期輸液として使用し，ショックが改善されず止血できていない場合は，すみやかに輸血を開始する．大量晶質液投与では，心拍出量増加により組織の酸素化は維持されるが，血液希釈により酸素運搬能自体は低下する．心予備力の少ない高齢者では，輸血への切り替えの判断を遅らせてはならない．晶質液が過剰となると，急性肺傷害や腹部コンパートメント症候群を引き起こすため，ショック離脱後は厳密な水分出納管理を行う．若年患者が多い外傷患者においても，他の重症患者と同様に初期輸液量の適切性を判断するうえで客観的な循環動態モニタリングを行う．初期蘇生後の輸液・輸血計画を立てるうえで，中心静脈圧，心拍出量などを測定することは有意義である．また，輸液反応性の指標として，stroke volume validation（SVV）やpulse pressure validation（PPV）も有用である．

2）晶質液か，膠質液か

膠質液は，前負荷を晶質液よりもすみやかに増加させ，ショック患者の循環動態を早期に回復させることが期待される．しかし，現時点では膠質液による生存率改善は認められていない[19]．むしろ，頭部外傷に関しては膠質液により予後悪化の報告があり，積極的な使用は控えるべきである[20]．

3）輸血療法

JATEC™では，十分な輸液に反応しない出血性ショックでは迅速に輸血を開始することを推奨している．その際，輸血開始に関する明確な数値はない．逆に，ヘモグロビン値の低下を待ってから輸血を開始するのでは手遅れとなることも少なくない．ヘモグロビン値の低下を待つことなく，1〜2Lの初期輸液に反応しない段階で輸血開始を決断しなければならない．

以前，外傷性出血に対する輸血は，循環不全と酸素運搬能を改善するため赤血球輸血を中心に行われ，血漿輸血は重視されていなかった．前述したごとく重症外傷における凝固障害が認識されるようになり，現在では早期からの積極的な血漿輸血が推奨されている．特に大量輸血（本邦では赤血球輸血20単位/受傷後24時間程度の輸血）を要する場合では，その赤血球と血漿の比率が注目されている．現時点での推奨比は，赤血球：血漿＝1：1である[21〜23]．また，初期治療を行いながら適切量の輸血をその都度依頼することは煩雑となるため，事前に輸血部と輸血の組み合わせを決めておき，迅速に輸血を開始できるプロトコール（大量輸血プロトコール）を定めておく．表6に当施設での大量輸血プロトコールを示した．ただし，大量輸血を行えば，合併症（表7）[24]の発生頻度が増えることを忘れてはならない．

4）新しい外傷蘇生戦略

21世紀以降，戦地における外傷診療の進歩から新たな外傷蘇生概念が提唱されている[25,26]．これはdamage control resuscitation（DCR）と称され，大量輸血プロトコールを用いた積極的な血漿輸血，過

表6 ◆ 大量輸血プロトコールオーダー表（日本医科大学千葉北総病院救命救急センター）

Package	赤血球輸血	新鮮凍結血漿	血小板
初回オーダー	O型 10 unit（universal donor）	AB型 10 unit（universal donor）	
2回目	10 unit（type specific）	10 unit（type specific）	20 unit（type specific）
3回目	10 unit（type specific）	10 unit（type specific）	
4回目	10 unit（type specific）	10 unit（type specific）	20 unit（type specific）

来院時ショックの場合，緊急止血術とともに輸血をオーダーする

表7 ◆ 大量輸血による合併症

急性期合併症	晩期合併症
・急性溶血反応 ・輸血反応性発熱 ・輸血関連肺傷害 ・過量輸血による心不全，肺うっ血 ・アレルギー反応 ・細菌感染症 ・低カルシウム，低/高カリウム ・アシドーシス ・低体温 ・希釈性凝固異常 ・希釈性血小板減少	・遅発性溶血反応 ・輸血関連免疫調整 ・microchimerism（微少キメラ化） ・輸血由来感染症 ・輸血後移植片対宿主病（GVHD） ・輸血後紫斑

文献24より引用

剰な晶質液や輸血を是正するため蘇生中の血圧を90 mmHg以下に管理すること（permissive hypoten-sition），厳密な体温管理を含んでいる．DCRの実践には，外傷に関する修熟と経験が不可欠であり，医療スタッフへの教育・啓蒙は欠かせない．

3. 鎮痛・鎮静法

外傷そのものが，ストレスであり苦痛の源である．このため適切な鎮静・鎮痛は，損傷治療と同じレベルで重要である．鎮静・鎮痛は，スケールを用いて客観的に評価し，投与量の設定をしていくことが推奨されている．しかし，外傷患者は他の重症患者よりも若く，薬物投与量は過量となりがちである．加えて，骨折部の固定や循環動態の安定のために短期間の積極的安静を選択する場合もあり，他の重症患者との相違点について認識しておく．表8に本邦で使用されている鎮静薬と鎮痛薬の投与量と副作用について示した．以下に，特徴的な病態での鎮静・鎮痛法の注意点を示した．

1）ダメージコントロール手術術後およびopen abdominal management

ダメージコントロール手術の際の閉腹方法はさまざまであり，「2章-C2. ダメージコントロール」の稿，p.124を参照していただきたい．いずれの閉腹方法であっても，通常の術後とは異なり侵襲が継続することを認識する．ショックから離脱を図りつつ，鎮静・鎮痛を同時に開始する．この際，循環血液量は減少していることから鎮静薬による血圧低下をきたしやすいため，血圧低下の比較的少ない鎮痛薬投与を優先する．また，人工呼吸器との非同調（ファイティングなど）で腹腔内圧上昇をきたす恐れがある場合は，創部管理を優先し筋弛緩薬を使用する．

2）頭部外傷合併

頭部外傷患者では正確な神経学的評価を行うために，鎮静・鎮痛を最小限に留めることが多い．ただし，頭部外傷を合併した胸腹部外傷，整形外傷では，循環変動をきたしやすく，周術期における一定期間の鎮静・鎮痛は容認される．バルビツレートは，脳虚血に対して虚血後の神経細胞障害発生を遅延させる効果があるとされ，頭蓋内圧亢進が疑われる場合では，頭蓋内圧モニタリング下にバルビツレート療法も考慮する．

表8 ◆ 本邦における鎮静薬・鎮痛薬の投与量と副作用

薬物	用量		副作用	
	ボーラス投与	持続投与	よく起こる	稀
ミダゾラム	3〜5 mg	2〜8 mg/時	覚醒遅延，ICU症候群	—
プロポフォール	50〜100 mg	2〜10 mg/時	低血圧，徐脈，高TG血症	膵炎，プロポフォール注入症候群
デクスメデトミジン	—	10〜35 μg/時 (0.2〜0.7 μg/kg)	低血圧，徐脈	—
ケタミン	10〜30 mg	20〜50 mg/時	せん妄，脳圧亢進，心筋酸素需要増加	—
塩酸モルヒネ	2〜5 mg	1〜2 mg/時	嘔気，嘔吐，掻痒感	麻痺性イレウス
フェンタニル	50〜100 μg	10〜40 μg/時	骨格筋強直，嘔気，嘔吐，体内蓄積（効果遷延）	麻痺性イレウス
ペンタゾシン	15〜30 mg	—	効果不足，依存症，心筋酸素需要増加	—
ブプレノルフィン	0.3 mg	—	呼吸抑制（リバース薬なし），嘔気，嘔吐	—

・体重50 kgの成人に用いる一般的な投与量
・年齢により投与量を増減させる

4. 感染対策

　外傷自体による高度侵襲と治療によるストレスが加わり免疫不全状態へ陥った結果，敗血症を引き起こす．頭部外傷患者のうち3日以上生存した患者の死因として感染が最も多く，外傷による死亡の約20％は多臓器不全と敗血症の影響によるものとされる．感染対策の基本は「手洗い」を含む接触予防策であり，自らの手により感染をもたらす危険性を再認識する必要がある（図6）．外傷に対する予防抗菌薬については，未だに明確なデータはなく，臓器部位別により決定される．ただし，外傷では定型的な投与法では対処困難なことも多い．腹部外傷では腹部創の状態（open abdomenや内臓器損傷の程度）などにより，抗菌薬投与期間を延長することはやむを得ない．また，大量輸液・輸血を行った場合，血管収縮により期待されるような血中/局所濃度が得られない可能性があるとされ，至適投与量に関しては明確ではない．表9に臨床上悩ましい予防的抗菌薬についてのEAST（The Eastern Association for Surgery of Trauma）ガイドラインにおける議論をまとめた[28]．また，異物は感染の誘因であり，カテーテルやドレーンは不要となれば可及的すみやかに抜去する．もし，カテーテル感染が疑われた場合には，他部位からの血液培養とともに，感染が疑われるカテーテルからも採取した血液培養を行い，診断を確定する．

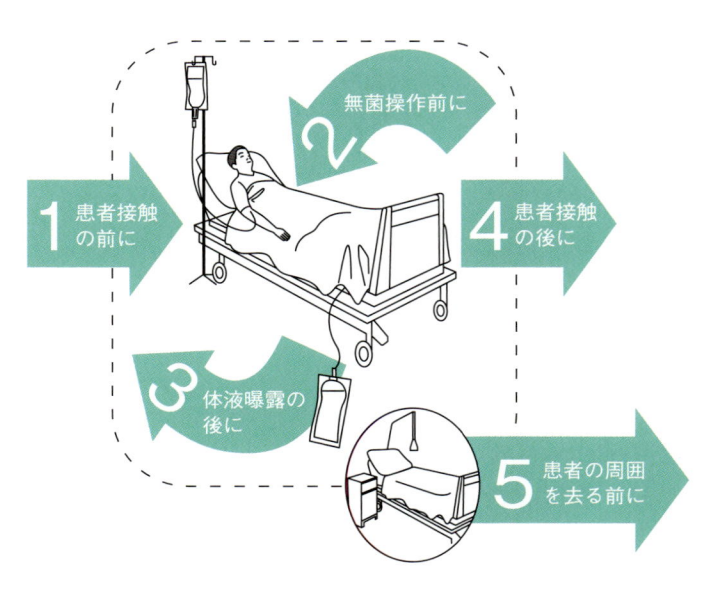

図6 ◆ 手指衛生の必要な5つの場面
文献27より引用

1 患者接触の前に
2 無菌操作前に
3 体液曝露の後に
4 患者接触の後に
5 患者の周囲を去る前に

表9 ◆ 予防的抗菌薬に関わる controversy

Controversy	現在のコンセンサス
頭蓋底骨折における髄膜炎に対する予防的抗菌薬	・頭蓋底骨折で予防的抗菌薬により髄膜炎を予防しうる明確なエビデンスはない ・髄液漏の有無や程度によっても明確なエビデンスはない ・髄膜炎に対する経験的抗菌薬は，菌が同定されるまで免疫能が保たれていればセフトリアキソンまたはバンコマイシン投与となるが，予防的抗菌薬で推奨される薬剤はない
胸腔ドレーン挿入時の予防的抗菌薬	・胸腔ドレーン挿入時を要する場合は，清潔操作を心がける ・予防的抗菌薬については，いまだに結論がでていない ・抗菌薬を投与する場合は，第1世代を選択し，投与は挿入前から24時間以内とする
穿通性腹部外傷における予防的抗菌薬	・穿通性腹部外傷では，できるだけ早く予防的抗菌薬を開始する ・グラム陽性菌に加えて，嫌気性菌もカバーする ・高リスク患者では，Enterococcus もカバーする ・管腔臓器損傷があり修復した場合は，初回抗菌薬投与から24時間で終了する ・管腔臓器損傷がなかった場合は，術前投与で終了する
開放骨折に対する予防的抗菌薬	・開放骨折では，できるだけ早く予防的抗菌薬を開始する ・Gustilo I，II型骨折では，グラム陽性菌をターゲットとして第1世代セフェム，第2世代セフェムを選択する ・Gustilo III型骨折では，アミノグリコシド系抗菌薬を追加，もしくは第3世代セフェムへ変更し，グラム陰性菌もカバーする ・MRSA感染の高リスク患者では，抗MRSA薬を投与する ・抗菌薬投与期間については未確定であるが，III型骨折では投与を延長する必要もある

文献28より引用

5. 静脈血栓塞栓症予防

　深部静脈血栓症（deep vein thrombosis：DVT）からの肺塞栓症（pulmonary embolism：PE）は致死的だが，積極的な対策により予防可能である．外傷のみでも重篤なPEを発症するが，特に抗凝固療法が禁忌である脊髄損傷や頭部外傷ではその危険性が高い．DVTのスクリーニングには，下肢静脈ドップラーエコーが簡便かつ有用である．診断の精度に関しては疑問視されているが，非侵襲的にベッドサイドで行えることからICUでの高リスク症例におけるスクリーニングとしては使用しやすい．低リスク症例では弾性ストッキングや間歇的空気圧迫法で対処可能であるが，高リスク症例に対する予防法の中心は抗凝固療法であり，下肢骨骨折術後や腹部術後では低分子ヘパリン（クレキサン®）が推奨される．ただし，多発外傷例では出血が遷延することもあり，その使用の判断は採血検査や臨床症状をもとに慎重に行う．また，下大静脈フィルターの予防的使用は，本邦では現実的ではなく，DVTを有する高リスク患者に限定され，挿入する場合には回収可能なフィルターを使用することが望ましい．予防的抗凝固療法の実施期間に関する明らかな基準はないが，長期臥床が継続する場合は，ワルファリンカリウムへの切り替えも考慮する．

6. 腹部コンパートメント症候群

　腹部コンパートメント症候群（abdominal compartment syndrome：ACS）は，腹腔内圧（intra-abdominal pressure：IAP）の上昇により腹部臓器灌流が低下し，主要臓器の機能障害をきたす予後不良の病態である．ACSに至る経過でIAPが持続的に12 mmHg以上に上昇している状態を，腹腔内圧上昇（intra-abdominal hypertension：IAH）と定義されている[29]．IAHはACSの前段階として重要視されており，IAPを経時的に測定することにより早期診断することが重要である．IAPは膀胱内圧で代用し，尿道カテーテルを介して最大で25 mLの生理食塩水を注入して圧を測定し，中腋窩線をゼロ点として使用することが推奨されている（以前は50〜100mL注入されることがあったが，かえって腹腔内圧を反映しないことが判明し，より少ない注入量が推奨されており，市販のIAP測定キットには20mLの注射器がセットされている）．

表10 ◆ 外傷患者におけるIAH/ACSの危険因子

1. 腹壁コンプライアンスの減少による因子
・急性呼吸不全（特に気道内圧上昇例）
・腹部外科術（特に腹壁閉鎖例）
・頭高位
・肥満
2. 腹腔内容量の増加による因子
・胃内容液の増加・排泄不良
・腸閉塞（麻痺性および閉塞性）
・腹腔内出血
・腹水（肝硬変の既往）
3. 高度侵襲に伴う因子
・アシドーシス（pH＜7.2）
・低血圧
・低体温（深部体温＜33℃）
・大量輸血（＞10単位/24時間）
・凝固障害（血小板＜55,000/μL，PT-INR＞1.5，APTT＞正常の2倍）
・大量輸液（＞5L/24時間）
・多発外傷
・ダメージコントロール手術

外傷患者におけるIAH/ACSの危険因子を**表10**に示した．これらの危険因子を有する患者では，経時的に膀胱内圧を測定し，12 mmHgを超える場合は内科的治療を開始する[30]．内科的治療としては，①腸管内容物の排除，②腹腔内貯留液の経皮的除去，③腹壁コンプライアンスの改善（鎮静・鎮痛，または筋弛緩薬の投与），④輸液・水分管理の適正化，⑤臓器灌流の適正化，を段階的に実施する．近視的な指標としては，IAP≦15 mmHgおよび腹腔内灌流圧≧60 mmHgに管理する．これらの内科的治療によってもIAPの上昇が抑えられない場合（IAP＞25 mmHgまたは腹腔内灌流圧＜50 mmHg）は，減圧開腹術をすみやかに選択する．減圧開腹術の詳細については「2章-C2．ダメージコントロール」の稿，p.124を参照されたい．ACSへ陥ると急激に全身状態は悪化し，減圧開腹術のタイミングを逸すると致命的となるため，周術期では特に腹腔内圧モニタリングと臓器障害評価を適切に行う．

7. 栄養療法

重症患者における早期静脈栄養の可否については未解決の問題とされてきたが，最近実施された無作為大規模前向き多施設研究により否定的な結論が出された[31]．この研究では，入院1日目から静脈栄養を開始するプロトコール（早期群）と経腸栄養投与カロリーが8日目で十分でなかった場合に静脈栄養を開始するプロトコール（晩期群）を比較し，早期群ではICU在室期間，入院期間，人工呼吸期間がすべて延長し，感染性合併症が増加することが示された．EASTガイドライン[32]においても経腸栄養を中心とした栄養療法が推奨されており（**図7**），この妥当性が確認されたといえる．ただし，経腸栄養の開始時期や栄養指標についての質的な問題については，今後の課題とされている．

また，ISS（injury severity score，外傷重症度スコア）＞20の重症例においては，アルギニンやグルタミンなどを含む免疫強化栄養製剤により転帰改善が報告されており使用を考慮してもよい[33]．しかし，免疫強化栄養製剤では，敗血症患者での炎症を助長する可能性があることから投与に際しては注意しなければならない．

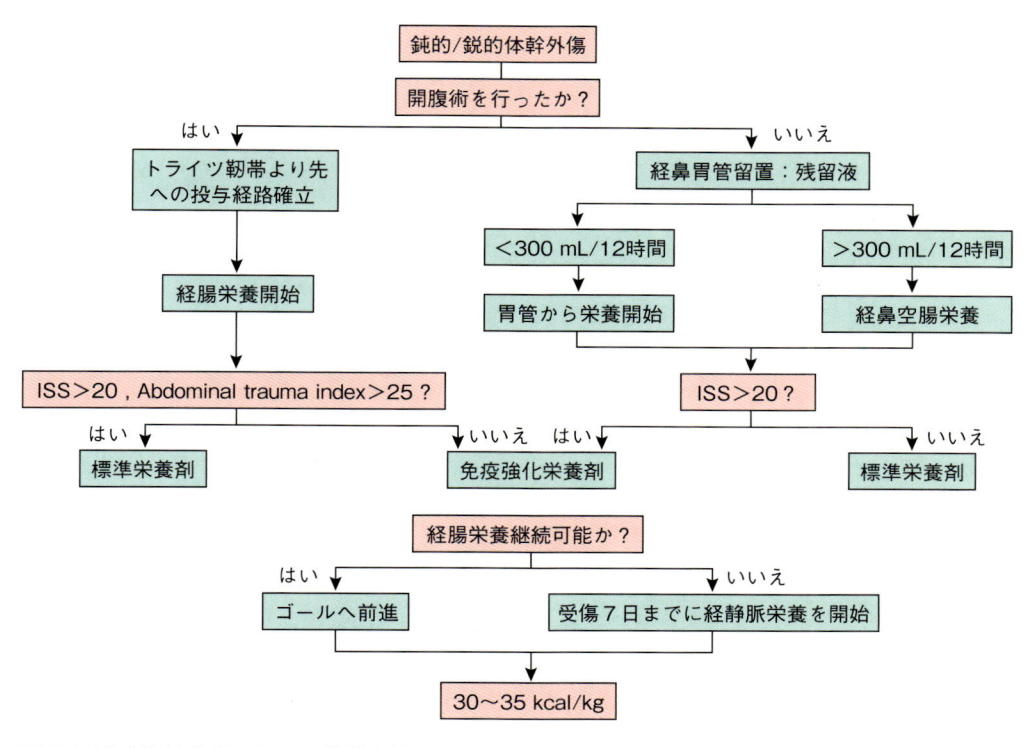

図7 ◆ 重症体幹外傷における栄養療法アルゴリズム
文献28より引用

●文献

1) American College of Surgeons Committee on Trauma：Advanced trauma life support for doctors（ATLS） student course manual. American College of Surgeons, 2008
2) 「改訂第3版 外傷初期診療ガイドラインJATEC」（日本外傷学会・日本救急医学会/監，外傷初期診療ガイドライン 第3版編集委員会/編），へるす出版，2008
3) Jansen JO, Thomas R, Loudon MA, Brooks A：Damage control resuscitation for patients with major trauma.：BMJ, 338：1436-1440, 2009
4) Martin RS, Kilgo PD, Miller PR, et al：Injury associated hypothermia：an analysis of the 2004 National Trauma Data Bank. Shock, 24：114-118, 2005
5) 「外傷初期診療ガイドラインJATEC」（日本外傷学会・日本救急医学会，日本外傷学会外傷研修コース開発委員会/編），へるす出版，2002
6) Brohi K, Singh J, Heron M, et al：Acute traumatic coagulopathy. J Trauma, 54：1127-1130, 2003
7) MacLeod JB, Lynn M, McKenney MG, et al：Early coagulopathy predicts mortality in trauma. J Trauma, 55：39-44, 2003
8) Maegele M, Lefering R, Yucel N, et al：Early coagulopathy in multiple injury：an analysis from the German Trauma Registry on 8724 patients. Injury, 38：298-304, 2007
9) 丸藤哲，澤村淳，早川峰司，他：外傷急性期の血液凝固線溶系－現在の世界的論点を整理する－．日救急医会誌，21：765-778, 2010
10) Gando S：Acute coagulopathy of trauma shock and coagulopathy of trauma：a rebuttal. You are now going down the wrong path. J Trauma, 67：381-383, 2009
11) Gando S, Sawamura A, Hayakawa M：Trauma, shock, and disseminated intravascular coagulation：lessons from the classical literature. Ann Surg, 254：10-19, 2011
12) CRASH-2 trial collaborators, Shakur H, Roberts I, et al：Effects of tranexamic acid on death, vascular occlusive events, and blood transfusion in trauma patients with significant haemorrhage（CRASH-2）：a randomised, placebo-controlled trial. Lancet, 376：23-32, 2010
13) CRASH-2 collaborators, Roberts I, Shakur H, et al：The importance of early treatment with tranexamic acid in bleeding trauma patients：an exploratory analysis of the CRASH-2 randomised controlled trial. Lancet, 377：1096-1101, 2011

14) Surgical decision making : Manual of definitive surgical trauma care 2nd ed. (Boffard KD, ed), Hodder Arnold, pp.47, 2007
15) 「危機的出血への対応ガイドライン」(日本麻酔科学会, 日本輸血・細胞治療学会), 2007
16) 「写真でわかる外傷基本手技」(益子邦洋, 松本 尚/監), インターメディカ, p.19, 2009
17) Hernandez G, Fernandez R, Lopez-Reina P, et al : Noninvasive ventilation reduces intubation in chest trauma-related hypoxemia : a randomized clinical trial. Chest, 137 : 74-80, 2010
18) Ventilation with lower tidal volumes as compared with traditional tidal volumes for acute lung injury and the acute respiratory distress syndrome. The Acute Respiratory Distress Syndrome Network. N Engl J Med, 342 : 1301-1308, 2000
19) Alderson P, Schierhout G, Roberts I, et al : Colloids versus crystalloids for fluid resuscitation in critically ill patients. Cochrane Database Syst Rev, 2 : CD000567, 2000
20) Myburgh J, Cooper DJ, Finfer S, et al : Saline or albumin for fluid resuscitation in patients with traumatic brain injury. N Eng J Med, 357 : 874-884, 2007
21) Holcomb JB, Wade CE, Michalek JE, et al : Increased plasma and platelet to red blood cell ratios improves outcome in 466 massively transfused civilian trauma patients. Ann Surg, 248 : 447-458, 2008
22) Sperry JL, Ochoa JB, Gunn SR, et al : An FFP : PRBC transfusion ratio >/= 1 : 1.5 is associated with a lower risk of mortality after massive transfusion. J Trauma, 65 : 986-993, 2008
23) Zink KA, Sambasivan CN, Holcomb JB, et al : A high ratio of plasma and platelets to packed red blood cells in the first 6 hours of massive transfusion improves outcomes in a large multicenter study. Am J Surg, 197 : 565-570, 2009
24) Sihler KC, Napolitano LM : Complications of massive transfusion. Chest, 137 : 209-220, 2010
25) Holcomb JB : Damage control resuscitation. J Trauma, 62 : S36-71, 2007
26) Holcomb JB, Jenkins D, Rhee P, et al : Damage control resuscitation : directly addressing the early coagulopathy of trauma. J Trauma, 62 : 307-310, 2007
27) Sax H, Allegranzi B, Uçkay I, et al : "My five moments for hand hygiene" : – a user-centred design approach to understand, train, monitor and report hand hygiene. J Hosp Infect, 67 : 9-21, 2007
28) The Eastern Association for the Surgery of Trauma. (http://www.east.org/)
29) Malbrain ML, Cheatham ML, Kirkpatrick A, et al : Results from the international conference of experts on intra-abdominal hypertension and abdominal compartment syndrome. I. Definitions. Intensive Care Med, 32 : 1722-1732, 2006
30) Cheatham ML, Malbrain ML, Kirkpatrick A, et al : Results from the international conference of experts on intra-abdominal hypertension and abdominal compartment syndrome. II. Recommendations. Intensive Care Med, 33 : 951-962, 2007
31) Casaer MP, Mesotten D, Hermans G, et al : Early versus late parenteral nutrition in critically ill adults. N Engl J Med, 365 : 506-517, 2011
32) Jacobs DG, Jacobs DO, Kudsk KA, et al : Practice management guidelines for nutritional support of the trauma patient. J Trauma, 57 : 660-679, 2004
33) Kudsk KA, Minard G, Croce MA, et al : A randomized trial of isonitrogenous enteral diets after severe trauma. An immune-enhancing diet reduces septic complications. Ann Surg, 224 : 531-540, 1996

1章 外傷外科治療総論

3. 出血性ショック時の大動脈遮断手技

松本 尚

> "大動脈遮断"は，一般外科における手術では実施する機会の少ない手技である．しかしながら，出血性ショックの患者を多く取り扱う外傷外科においては，その最大の目的である出血のコントロールのために，開胸による下行大動脈遮断やバルーンによる大動脈遮断（intra-aortic balloon occulusion：IABO）が比較的頻回に行われる．前者はもっとも侵襲は大きいが，もっとも効果的な出血の制御方法であり，後者はこれを非観血的に行える点で優れている．いずれも一長一短があるが，外傷外科診療には欠かすことのできない基本的手技である．

1 緊急開胸と大動脈遮断

1. 導入

緊急開胸については欧米には多くの報告があり，一部の外傷症例に限れば「救命のための有力な戦術」であると認識されている．しかし，救命例の大部分は胸部単独損傷例であり，特に胸部単独刺創による心タンポナーデで高い救命率が報告されている．一方，鈍的外傷における緊急開胸の適応は限定的である[1)2)]．ただし，これらの数字は緊急開胸の対象や目的を何に定めるかによって大きく変化する．胸部単独刺創に対して心停止前に行い得れば緊急開胸の救命率は高くなるし，逆に，すでに心停止している症例に対する心マッサージまで含めれば救命率が低くなることは当然である．いずれにしても，緊急開胸で重症外傷の多くが救命できるのではないことを知っておかねばならない．

本稿が標的とするのは，腹部臓器損傷や骨盤骨折に対する出血の制御や，心停止回避と脳灌流圧や冠灌流圧の維持を意図した"大動脈の遮断"であり，開胸はそのためのアプローチ法にすぎないこと，すなわち"aortic cross-clamping via（resuscitative）thoracotomy"であることを確認しておきたい．

2. 適応と戦略

大動脈遮断は，出血性ショックを伴う腹部臓器損傷もしくは骨盤骨折で，心停止が切迫している場合に適応となる．左前側方開胸から下行大動脈に至るのがもっとも迅速に遮断できるアプローチであるため，緊急開胸＋大動脈遮断として行われることがほとんどである．外傷初療の時点で大動脈遮断をすることが一般的であるが，この場合は手術室へ移動する余裕はなく，そのまま初療室で出血部位の同定と止血を行わなければならない．大動脈遮断が必要な症例はdamage control surgeryとするべきであり，腹腔内出血に対してはcrash laparotomy（急速開腹）による止血とパッキングが，骨盤骨折に対しては創外固定と骨盤パッキングが行われることが多い（図1）．

3. 手術のタイミング

緊急開胸＋大動脈遮断のタイミングについては，患者のバイタルサインなどの明確な数値で示すことはできない．目的は出血の制御のための大動脈遮断であるから，**心停止が確認されてからでは遅い**ということは明白である[3)4)]．心停止が切迫している段階で大動脈遮断を決断することが重要であり，われわれの

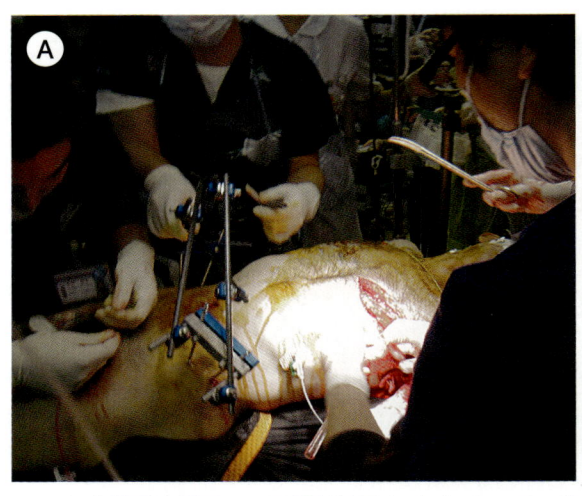

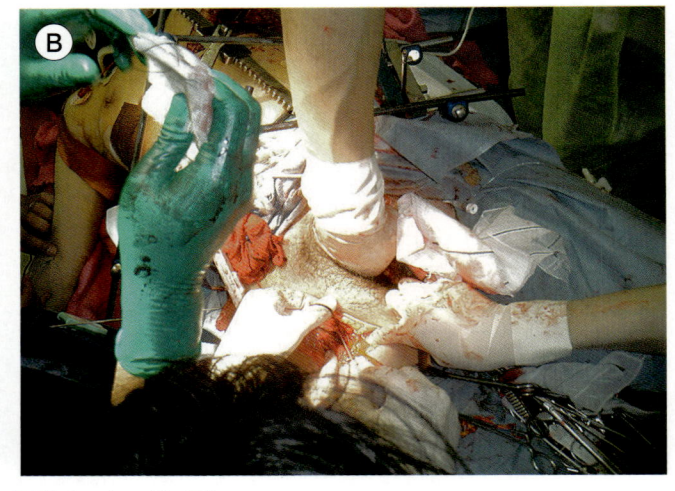

図1◆ 大動脈遮断下での骨盤創外固定（A）と，その後の骨盤パッキング（B）

施設では，出血性ショックに対するfluid resuscitation（輸液蘇生）を行いつつ橈骨動脈が触れなくなった時点で，緊急開胸＋大動脈遮断の準備をはじめている．これ以後，いつ遮断を行うかは経験的に判断しているが，動脈圧測定がされていれば，収縮期血圧50 mmHgがひとつの目安となる．総頸動脈が触れなくなった時点を「決断限界」としているが，この段階で決断を躊躇すれば心停止は免れず，重症外傷の救命はきわめて困難となる．これ以前であれば心臓はまだ拍動している状態であるため，止血に成功さえすれば救命の可能性は十分にあると考えてよい．

4. 手術手技

重症外傷例ではときに大動脈遮断が必要となり，その実施においては緊急性が求められるため，普段から初療室に緊急開胸の準備がされていなければならない．必要物品は一般的にいえば開胸術器具一式ということになるが，大動脈遮断鉗子に円刃刀と剪刀があれば十分に行えるし，これだけでも実施できるだけの技量が外傷外科医には必要である．例えば，開胸器ははじめからあった方がいいが，助手に胸郭を拡げさせれば大動脈へのアプローチは可能である．従来の手術手順や慣例などをふまえながら行う手技ではないことを強調しておきたい．術衣を着たり，術野を丁寧に消毒したりする必要性は少ないし，そのような時間もないことがほとんどである．緊急開胸の手技については別稿に譲る（2章-B1, 2章-C1を参照）．

開胸後は助手の把持，もしくは開胸器にて創を開大する．この際，大きく視野を得ようとするあまりに腋窩～側胸部の筋層，特に広背筋を切断するが，この部位で閉胸時の止血に難渋することが多いため，あまり背側に向かって筋層を切開することは避けた方がよいし，期待するほどの視野も得られない．左手で左肺を上前方に押し除けながら後縦隔を指で探ると，横隔膜上に弾力のある下行大動脈を触れる（図2）．出血が著しい場合には大動脈は虚脱していることも多く，この時点で直視下に確認してもよい．そのまま左手の指で大動脈全周をつまむように手前に引き上げるように把持し，右手で大動脈遮断鉗子を左手指に向かって胸腔内に挿入，鉗子の先を椎体に押し当てるようにしながら大動脈を遮断する（図3）．あらかじ

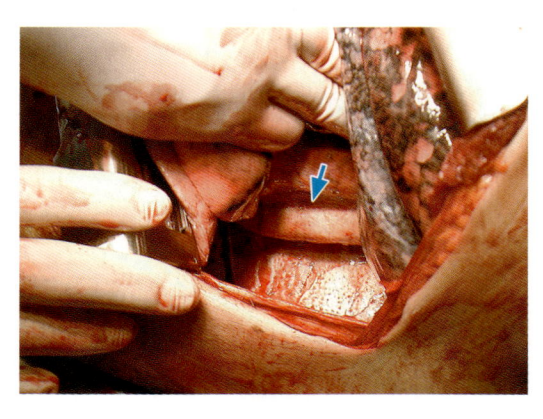

図2◆ 横隔膜上での下行大動脈（→）

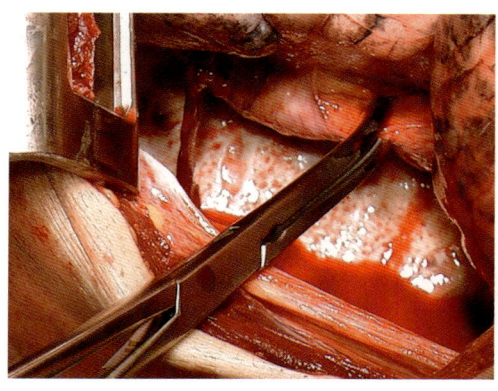

図3 ◆ 大動脈遮断鉗子による下行大動脈遮断 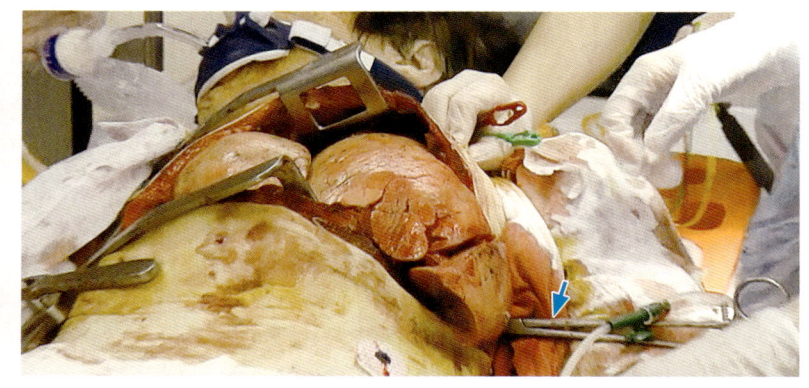　　図4 ◆ 両側開胸（clamshell thoracotomy）と大動脈遮断（→）

め大動脈前後を指や鉗子で剥離すると遮断がしやすいが，肋間動脈やAdamkiewicz動脈を損傷する可能性があるため，盲目的な操作は行わない方がよい[5]．右胸腔内の操作が必要となるときは，そのまま胸骨を横断し，右側へ皮切を延長し同様の手順で両側開胸とすればよい（clamshell thoracotomy）（図4）．

5. その後の管理

Fluid resuscitationと止血に成功すれば，可及的すみやかに遮断を解除しなければならない．遮断時間の限界は20分あるいは30分といわれているが，出血をコントロールできない限り遮断解除はできないため，遮断後は術者の技量と時間との勝負になる．実際には，血圧をモニターしながら徐々に遮断鉗子を緩めていくのが妥当である．いたずらに胸腔内を外気にさらすのは低体温の原因になるため，遮断解除に成功した後はすぐに閉胸に取りかからなければならない．

閉胸時に留意すべきことは開胸時の組織損傷に伴う出血である．蘇生に成功すれば開胸時には乏しかった血流が改善し，左腋窩〜側胸部の筋層，左（cramshellの場合には右も）内胸動脈，肋間などからの出血が著明になることもしばしばである．しかも，fluid resuscitationによる血液希釈と低体温も重なり凝固能が破綻している場合も少なくなく，外科的に確実に止血しながらの閉胸作業が求められる．循環動態が許せば，救急室開胸の場合には手術室に移動しての閉胸の方が確実である．遮断操作が適切であれば，大動脈の遮断部周辺からの出血が生じることはない．

2　IABO

大動脈閉塞用バルーンカテーテル（intra-aortic balloon occulusion：IABO）は大動脈遮断を非侵襲的に行える点で有用なデバイスであり，外科的手技の経験に乏しい救急医にも施行可能なため急速に普及した．非観血的であるがゆえに大動脈遮断への抵抗感は少なくなる一方で，緊急開胸によるアプローチと比べて遮断までに要する時間が長くなることが問題となる．IABOの手技上，大腿動脈が確実に穿刺できることが迅速な遮断の条件である．心停止が切迫した段階でIABOの導入を決断していては，大腿動脈が触知できずIABOによる大動脈遮断は不成功に終わるか，成功しても蘇生の時機を逸してしまう．IABOの挿入に際しては，カテーテル本体内のスタイレットを抜去してしまうと，カテーテル自体の「こし」がなくなり自己の動脈圧に負けてバルーンの位置がずれてしまうため，抜去せずに使用することに留意する．

前述の通り，われわれの施設では橈骨動脈が触れなくなった時点で緊急開胸＋大動脈遮断の準備をするが，同時に大腿動脈が触知できるこの時点でIABOのためのシースを留置している．IABO挿入が緊急開胸前にスタンバイできれば開胸を回避できる．緊急開胸＋大動脈遮断となった場合でも，可及的すみやかにIABOを留置し胸腔からの遮断を解除，すぐさま閉胸することで侵襲を最小限に抑えることができる．時間的に余裕のある状況でのIABO挿入に関して問題になることはあまりない．緊急開胸＋大動脈遮断下での止血術を含む蘇生を行いながら，IABOに切り替える場合は，多くのスタッフが患者周囲に立つために個々の作業スペースは著しく制限される（図5）．このような状況下でもIABOを確実に挿入できる**個人**

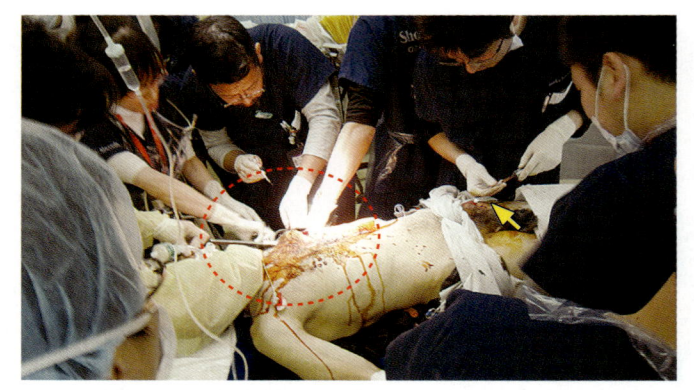

図5 ◆ 緊急開胸＋大動脈遮断（⦿）と，その後のIABO挿入（⇨）

の技量とチームワークが重要である．すなわち，大動脈遮断をIABOのみに依存するのではなく，緊急開胸と並行して遮断のタイミングを計りながら，IABOを「主」あるいは「従」とすることを基本戦略に据えるのがよい．

3 おわりに

緊急開胸＋大動脈遮断は，見た目にも刺激的で，若い救急医達が憧れる派手な手技である．それゆえ，ややもするとこの手技を行うことですべてが解決されるかのような誤解を与えかねない．これは，あくまでも出血のコントロールのための緊急避難的行為であり，**この手技の後に何を行い得るかが重要である**ことを忘れてはならない．

●文献

1) Working Group, Ad Hoc Subcommittee on Outcomes, American College of Surgeons. Committee on Trauma：Practice management guidelines for emergency department thoracotomy. J Am Coll Surg, 193：303-309, 2001
2) Moore EE, Knudson MM, Burlew CC, et al：Defining the limits of resuscitative emergency department thoracotomy：A contemporary Western Trauma Association perspective. J Trauma, 70：334-339, 2011
3) Matsumoto H, Mashiko K, Hara Y, et al：Role of resuscitative emergency field thoracotomy in the Japanese helicopter emergency medical service system. Resuscitation, 80：1270-1274, 2009
4) Pahle AS, Pedersen BL, Skaga NO, et al：Emergency thoracotomy saves lives in a Scandinavian hospital setting. J Trauma, 68：599-603, 2010
5) Cotbren CC, Moore EE：Emergency department thoracotomy. In：Trauma 6th ed（Feliciano DV, Mattox K, Moore E, eds）, pp. 245-259, McGraw-Hill, New York, 2007

2章

外傷ごとの戦略と手術手技

2章 外傷ごとの戦略と手術手技
A. 頸部

1. 頸部損傷

角山泰一朗，藤田　尚

> 頸部には頸部血管，気道および頸椎神経系などが位置しており，頸部外傷において気道の確保および出血のコントロールが重要である．

1 診断と戦略

　頸部外傷のみならず，初期治療においてJATECに基づいた治療をまず行うが，特に頸部外傷においては血腫や出血に伴う気道の閉塞や挿管困難な場合が起こりうる．また頸椎の保護も念頭に置くべきで，愛護的な気道確保も重要となる．経口的気道確保が困難と判断した場合は，緊急輪状甲状靭帯切開をためらってはならない．血行動態が安定している場合は各検査で精査（CT，血管造影など）を行い，治療方針を決めることが可能であるが，**ハードサイン（活動性出血，拡大する血腫，皮下気腫または創部よりの気泡）**を認めた場合は，主要血管および気管食道損傷を疑うため，緊急にneck explorationが必要である[1)2)]（**表1**）．活動性出血は指による圧迫止血またはバルーン挿入による出血コントロールを行い，手術室に向かう[4)]．

　頸部外傷は損傷部位（Zone）により，検査や外科的アプローチが異なる．輪状軟骨と下顎角の間をZone Ⅱと呼び，下顎角より上をZone Ⅲ，輪状軟骨より下をZone Ⅰと呼ぶ[5)]（**図1**）．Zone Ⅰは胸部大血管領域であり，近位側コントロールのため開胸が必要となる（**図2**）．頸部鈍的外傷において，Le fort骨折（ⅡまたⅢ），第1〜3頸椎骨折，頸動脈管まで達する頭蓋底骨折，びまん性軸索損傷，および低酸素脳症を伴った縊首の場合は，頸部脳血管損傷のリスクが高いため，CT angioで精査を行う（**表2**）[6)]．また食道

表1 ◆ 鋭的頸部損傷における臨床症状

ハードサイン	ソフトサイン
・活動性出血	・嚥下困難
・拡大するまたは拍動性の血腫	・変声
・皮下気腫または創部からの気泡	・喀血
・縦隔拡大	

文献3より引用

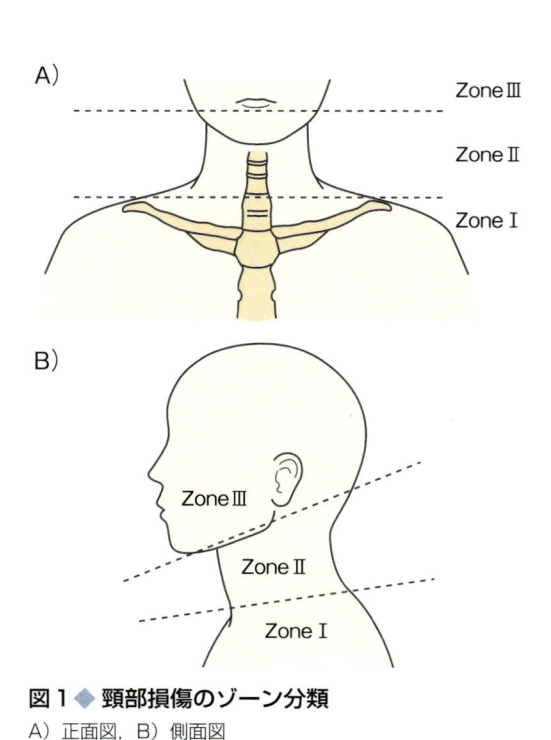

図1 ◆ 頸部損傷のゾーン分類
A）正面図，B）側面図
文献3より引用

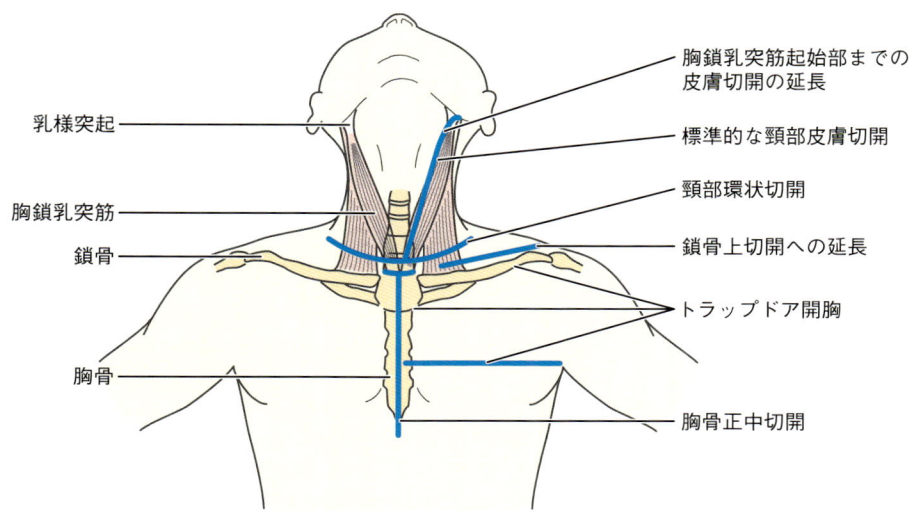

図2 ◆ 鋭的頸部損傷に対するアプローチ

Zone Ⅱにおける損傷に対しては標準的な胸鎖乳突筋内側に沿った皮膚切開でアプローチを行う．視野展開が必要であれば，胸鎖乳突筋起始部まで皮膚切開を延長する．頸部を横断する損傷に対してはU字切開の環状切開でアプローチする．またZone Ⅰにおよぶ損傷は，胸骨正中切開でアプローチをする．鎖骨下動脈や総頸動脈起始部へのアプローチを行う場合は，鎖骨上切開やトラップドア開胸を行う
（文献3より引用）

表2 ◆ 鈍的頸部血管外傷に対するデンバースクリーニング基準

鈍的頸部血管外傷のサインおよび症状
・動脈性出血
・50歳以下の患者における血管雑音
・拡大する頸部血腫
・局所的な神経所見の欠落
・頭部CTと一致しない神経所見

鈍的頸部血管外傷危険因子
以下の損傷を伴う高エネルギー外傷：
・Le fort ⅡまたはⅢ骨折
・頸椎骨折（脱臼，横突孔にまで及ぶ骨折，第1～3頸椎骨折）
・頸動脈管まで達する頭蓋底骨折
・グラスゴーコーマスケール6以下のびまん性軸索損傷
・低酸素脳症を伴った縊頸

文献3より引用

損傷および頸椎損傷の有無の検索も重要であり，食道損傷を見逃した場合は重篤な結果となりうる[7]．近年は外傷患者に対してもIVRによる役割は多く，血行動態が安定した血管損傷に対してはIVRによる治療を優先的に考慮する．

2 手術のタイミング

ショックや**ハードサイン（活動性出血，拡大する血腫，皮下気腫または創部よりの気泡）**を認める場合は救急室での初期治療の後，迅速に手術室へ移動し，neck explorationが必要である．循環動態が安定し，**ソフトサイン（嚥下障害，変声，喀血そして縦隔拡大）**のみ認める場合は，造影CT，血管造影，気管支鏡，または食道損傷検索のために内視鏡やガストログラフィンによる造影を施行し，手術適応を決定する．

3 手術手技

1. 手術体位と皮膚切開

　頸椎損傷が否定的であるならば，肩の下にロール状のタオルを置き，首を後方に伸展させ，首を損傷側の反対側にローテーションする．消毒は頸部のみならず，開胸による近位側コントロールに備えて胸部も消毒を行い，また腹部そして血管損傷に対しての浅表在静脈の採取を考慮して両側大腿部まで行う．

　皮膚切開は胸鎖乳突筋前縁によって行い，視野展開の必要があれば乳様突起および胸骨切痕まで皮膚切開を伸展する（図3）．しかし上方に切開を伸展する際には，顔面神経下顎縁枝を避けるため，皮膚切開を後方に曲げる必要がある．広頸筋を切開すると胸鎖乳突筋の全面が露出され，それを外側に牽引すると血管鞘が現れる．血管鞘を切開すると内頸静脈が露出される．内頸静脈損傷を認めた場合，指による圧迫止血を行い，単純に側方修復できれば修復を試みるが，修復困難またはショック状態であれば躊躇することなく結紮を行う．

　総頸動脈は内頸静脈の後方に位置し，内外頸動脈の分枝部のほぼ直上に顔面静脈が走行している．この内頸静脈から内側に走行する顔面静脈を結紮切離することにより，内外頸動脈分枝部が露出される（図4）．

　頸部を横断する鋭的損傷や気管損傷の場合は，両側の胸鎖乳突筋内側および甲状腺下縁を通るU字型の皮膚切開（transverse collar incision）を行う（図5）．

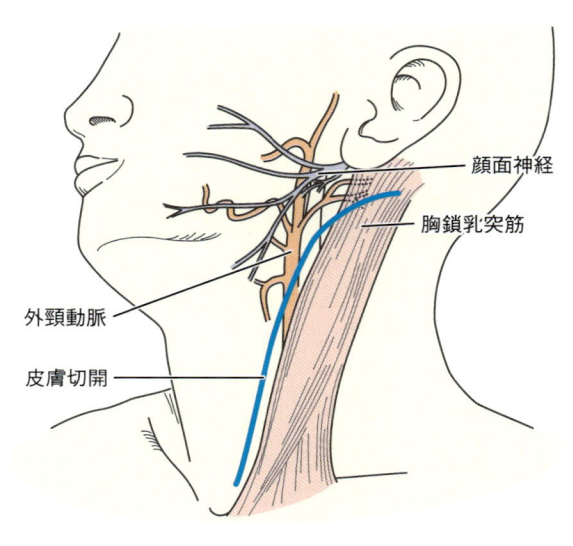

図3◆ 頸部損傷に対する皮膚切開
文献14をもとに作成

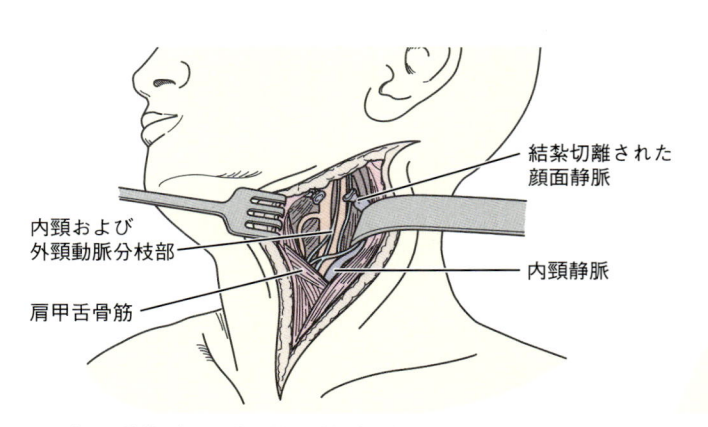

図4◆ 頸動静脈の露出（顔面静脈切離後）
文献14をもとに作成

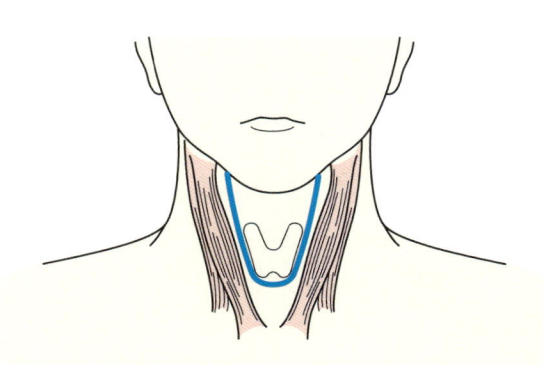

図5◆ 横断する鋭的頸部損傷または気管損傷時のU字皮膚切開
文献8，p212をもとに作成

2. 近位側コントロール

同部位に血腫や活動性出血を認める場合には頸動脈損傷の可能性が高く，血腫を開ける前に，または出血を認める場合は指で出血コントロールをしながら，近位側コントロールを行わなければならない．必要であれば皮膚切開を胸骨上縁まで伸ばし，**ZoneⅠにまで至る場合は胸骨正中切開が必要となる**．ZoneⅠにおいては近位側コントロールのため，もしくは腕頭動脈や鎖骨下動脈の損傷に対して開胸が必要となる．腕頭動脈および右鎖骨下動脈損傷に対しては胸骨正中切開で術野を確保する．また鎖骨上切開を追加し術野を展開しうる．左鎖骨下動脈は解剖学的に後方に走行しているのでアプローチが困難である．左鎖骨下動脈の露出および近位側コントロールのため左開胸を行い，左鎖骨上切開を加える．すでに胸骨正中切開でアプローチしている場合は，そのまま頸部また鎖骨上に切開を延長し，場合によっては鎖骨を除去する．

損傷部位より近位部に血管テープをかけ，テープに軽く牽引をかけながら血管周囲の剝離を進める．その際，頸動脈前面には迷走神経が，また内頸動脈近位部の前面には舌下神経が走行し，損傷しないように剝離を進める（**図6**）．内頸動脈遠位部の露出が必要な場合，下顎脱臼を行うことによって遠位部展開が可能となりうる[10]．血腫が下顎まで腫大していることが多いため，遠位側コントロールが困難なことが多く，血腫内でコントロールせざるを得ない．

近位側コントロールの後，損傷部位が側方修復やend-to-end anastomosisで修復可能であれば修復を行うが，待機手術における動脈硬化が強い患者の頸動脈と異なり，若い外傷患者の頸動脈は柔らかく，愛護的に縫合を行う．

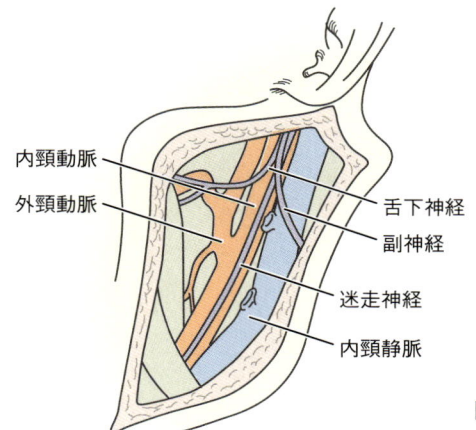

図6 ◆ 内頸動脈周囲の神経走行
文献9，p71より引用

3. ダメージコントロールとしての一時的シャント術

ダメージコントロールとして一時的なシャント（temporary shunt）も選択可能であり，同部位の出血により致死的な状況下においては結紮もやむを得ない．また内頸動脈の出血部が遠位なため結紮が困難な場合はバルーンを留置し，バルーン近位のカテーテルにクリップを使用し，カテーテルを切除しバルーンを留置したままにする方法もある（**図7**）[11]．

4. 血管吻合

血管吻合を行う場合は，まず3-5Frのフォガティーカテーテルを用いて近位側，遠位側ともに血栓除去を行う．その際，遠位側はあまり奥に進めず数cm以内にとどめておく．もし血栓除去後も遠位側よりの逆流がごく少量または消失している場合，今後の神経学的改善が望めないため，結紮すべきという意見もある[13][14]．グラフトは大伏在静脈また人工血管（PTFE）にて行い，この領域は感染の可能性が低く，人工血管も十分使用可能である．他の合併損傷を考慮に入れ，ヘパリン投与が可能であるならば，吻合開始前にヘパリン5,000〜10,000単位を投与する．

間置グラフト（interposition graft）は，遠位側後壁は縫合が困難となりうるので，まず遠位側から行う．

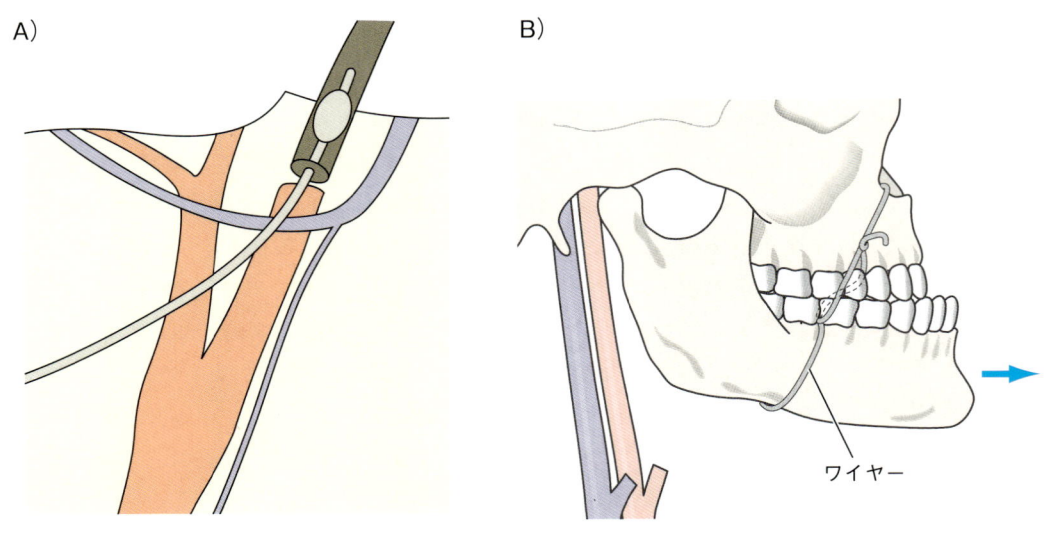

図7◆ 内頸動脈遠位部に対するバルーンカテーテルによる出血コントロール
A）下顎が視野をさまたげる場合には，バルーンカテーテルで出血をコントロール
B）Zone Ⅱ-Zone Ⅲの視野展開．顎関節を脱臼させ下顎を前方にずらし，ワイヤーで顎間固定する
A：文献11，B：文献12よりそれぞれ引用

また連続また結節縫合にても縫合可能であるが，成長期の若い患者の場合，今後の狭窄予防のため結節縫合で行う方がよい[15]．縫合糸は，非吸収糸でモノフィラメントの5-0，6-0，7-0を一般的に使用する．

5. 椎骨動脈損傷

椎骨動脈損傷については血行動態が安定しているのであれば，血管造影による診断治療が適している[16]．頸動脈鞘が問題なく傍脊柱筋より活動性出血を認める場合は，椎骨動脈損傷を疑う．頸動脈鞘を内側に牽引し，傍頸椎筋を外側に牽引すれば，横突起に達する．近位側のコントロールを行っても，反対側の椎骨動脈からの逆流のため，出血コントロールは困難である．出血部位にボーンワックスを使用して出血コントロールを行い，血管造影に行くのが得策である．

6. 頸部食道・喉頭へのアプローチ

頸部食道や喉頭へのアプローチは，解剖学的に食道は正中よりやや左に位置するので，左側より行う．その後は上記の頸部アプローチと同様で，頸動脈鞘を外側に牽引すれば食道の側面に達する（図8）．その際胃管チューブが挿入されていれば，同定は容易である．肩甲舌骨筋，中甲状腺静脈，下甲状腺動脈の切離を行えば，食道全体を露出できる．頸動静脈血管鞘に巨大な血腫を認め，血管鞘より正中からのアプローチが困難な場合は，血管鞘の外側からアプローチを行う．食道の露出後，鈍的に食道を全周性に剥離し，ペンローズドレーンをかける．ただその際に医原性に食道や反回神経を損傷する可能性が高く，術中内視鏡の併用や，体側損傷に対しては反対側からのアプローチを行う．

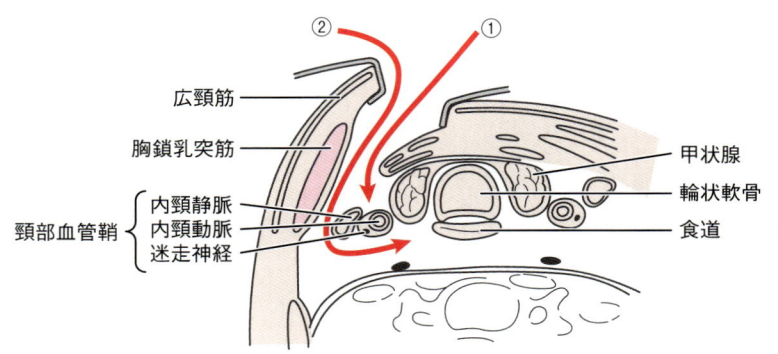

図8◆ 食道へのアプローチ
①通常のアプローチ
②頸部血管鞘内に血腫がある場合
文献9より引用

食道損傷が同定された場合，その修復はテンションをかけることなく1層または2層での閉鎖を行い，その上に胸鎖乳突筋をかぶせ修復部を保護する．欠損部が大きく修復が困難なときは，ドレナージを第一選択とし，ドレーンの留置また食道瘻増設を行う．

7. 気管損傷

気管損傷に対しては，損傷部位が小さな場合は吸収糸で修復を行い，もし付随した血管損傷や食道損傷を認める場合には，瘻孔予防のために胸鎖乳突筋または肩甲舌骨筋で修復部の被覆を行う[17]．損傷部位が大きい場合は損傷部位に気管チューブを挿入し，その部位を気管切開術と同様に使用する．もしエアーリークが起こる場合は，数針縫合を行う．

4 IVRのコツとポイント

頸部外傷において，血行動態が安定しているならばCT angioを行い，血管損傷を認めた場合は引き続き血管造影を行う．最近では頸動脈瘤，動静脈瘻そして動脈解離に対してステント治療を行うケースが増えてきている[18)〜20)]．特にZone IIIの内頸動脈損傷や椎骨動脈損傷は外科的なアプローチが困難であるため，IVRによる出血コントロール（デタッチャブルバルーンもしくはデタッチャブルコイル）が適している．また血行動態が落ち着いていればZone Iにおいても，鎖骨下動脈などの損傷のチェックとともに，広範囲な切開をすることなく血管損傷を修復できる．

5 周術期管理のポイント

内頸動脈損傷などを認めた場合，頭蓋内外傷や他臓器損傷による出血がなければ，抗凝固療法（ワルファリンカリウム）を開始する[21]．しかし**術後12〜24時間以内に血腫増大が起こらないか注意**し，急速な血腫増大が確認された場合には気道を閉塞しうるため，緊急に再手術が必要である．

気管喉頭損傷を認めた場合，気道を失わないように最大の注意を払うべきである．低酸素，呼吸困難，頻呼吸，増大する皮下気腫，縦隔気腫および緊張性気胸などの所見に注意する．気管支鏡を用いて見過ごした気管損傷の検索をし，気管挿管また気管切開をすでに行っている場合は，チューブの位置の確認が重要である．また気道からの大量の出血は周囲の血管損傷の可能性があり，気管チューブのカフを出血点直上に進め，圧迫止血を試みる．

また**気管損傷を修復した後の抜管の時期**については，挿管チューブ留置が長期にわたると修復部の炎症を起こす可能性が増えるので，**早期抜管が勧められている**．Rossbachらの報告では，鋭的損傷による気管損傷は平均2日，鈍的外傷による気管損傷は平均5日で抜管を行っている[22]．一方，Dertsizらの報告では平均1.4日で抜管を行っており，強く早期抜管を推奨している[23]．

6 長期的な注意点

鈍的頸部血管外傷後の脳虚血はよく知られており，**脳梗塞予防のために6カ月間の抗凝固療法が推奨されている**[21) 24)]．気管損傷の遅発性合併症として，気管狭窄がある．症状としては喘鳴，呼吸困難および変声などがあり，このような症状を認めた場合は気管支鏡を用いて検査する．気管狭窄を認めた場合は，内視鏡的拡張，ステント，ヤグレーザーおよび外科的修復などの選択がある[25)〜27)]．また食道気管瘻を合併することも念頭に置き，疑われる場合は内視鏡で早急に精査すべきである．

●文献

1) Beall AC Jr, Shirkey AL, Debakey ME : Penetrating wounds of the carotid arteries. J Trauma, 3 : 276-287, 1963
2) Beall AC Jr, Noon GP, Harris H : Surgical management of tracheal trauma. J Trauma, 7 : 248-256, 1967
3) Current therapy of trauma and surgical critical care (Asensio JA, Trunkey DD, ed), pp.198-199, Mosby, Philadelphia, 2008
4) Gilroy D, Lakhoo M, Charalambides D, et al : Control of life-threatening haemorrhage from the neck : a new indication for balloon tamponade. Injury, 23 : 557-559, 1992
5) Monson DO, Saletta JD, Freeark RJ : Carotid vertebral trauma. J Trauma, 9 : 987-999, 1969
6) Biffl WL, Moore EE, Offner PJ, et al : Blunt carotid arterial injuries : implications of a new grading scale. J Trauma, 47 : 845-853, 1999
7) Asensio JA, Chahwan S, Forno W, et al : Penetrating esophageal injuries : multicenter study of the American Association for the Surgery of Trauma. J Trauma, 50 : 289-296, 2001
8) Hirshberg A, Mattox KL : Top Knife. The art and craft of trauma surgery, p.212, TFM Publishing, Shrewsbury, 2005
9) Manual of definitive surgical trauma care (Boffard KD, ed), pp.71-72, Hodder Arnold, London, 2007
10) Dossa C, Shepard AD, Wolford DG, et al : Distal internal carotid exposure : a simplified technique for temporary mandibular subluxation. J Vasc Surg, 12 : 319-325, 1990
11) Clifford PC, Immelman EJ : Management of penetrating injuries of the internal carotid artery. Ann R Coll Surg Engl, 67 : 45-46, 1985
12) Yellin AE, Weaver FA : Vascular system. In Trauma surgery. Donovan AJ ed, St Louis, Mosby, pp.209-264, 1994
13) Richardson R, Obeid FN, Richardson JD, et al : Neurologic consequences of cerebrovascular injury. J Trauma, 32 : 755-758, 1992
14) Wood VE : The results of total claviculectomy. Clin Orthop, 207 : 186-190, 1986
15) ACS Surgery : Principles and practice (Wiley W Souba, Mitchell P Fink, Gregory J Jurkovic, et al), WebMD, New York, 2007
16) Higashida RT, Halbach VV, Tsai FY, et al : Interventional neurovascular treatment of traumatic carotid and vertebral artery lesions : results in 234 cases. AJR Am Roentgenol, 153 : 577-582, 1989
17) Mathisen DJ, Grillo H : Laryngotracheal trauma. Ann Thoracic Surg, 43 : 254-262, 1987
18) Gomez CR, May AD, Terry JB, et al : Endovascular therapy of traumatic injuries of the extracranial cerebral arteries. Crit Care Clin, 15 : 789-809, 1999
19) Liu AY, Paulsen RD, Marcellus ML, et al : Long-term outcomes after carotid stent placement for treatment of carotid artery dissection. Neurosurgery, 45 : 1368-1373, 1999
20) McArthur CS, Marin ML : Endovascular therapy for the treatment of arterial trauma. Mt Sinai J Med, 71 : 4-11, 2004
21) Cothren CC, Moore EE, Biffl WL, et al : Anticoagulation is the gold standard therapy for blunt carotid injuries to reduce stroke rate. Arch Surg, 139 : 540-545, 2004
22) Rossbach MM, Johnson SB, Gomez MA, et al : Management of major tracheobronchial injuries : a 28-year experience. Ann Thorac Surg, 65 : 182-186, 1998
23) Dertsiz L, Arici G, Arslan G, et al : Acute tracheobronchial injuries : early and late term outcomes. Ulus Travma Acil Cerrahi Derg, 13 : 128-134, 2007
24) Miller PR, Fabian TC, Croce MA, et al : Prospective screening for blunt cerebrovascular injuries : analysis of diagnostic modalities and outcomes. Ann Surg, 236 : 386-393, 2002
25) Dowd NP, Clarkson K, Walsh MA, et al : Delayed bronchial Stenosis after blunt chest trauma. Anesth Analg, 82 : 1078-1081, 1996
26) Richardson JD : Outcome of tracheobronchial injuries : a long-term perspective. J Trauma, 56 : 30-36, 2004
27) Wood DE, Liu YH, Vallières E, et al : Airway stenting for malignant and benign tracheobronchial stenosis. Ann Thorac Surg, 76 : 167-172, 2003

2章 外傷ごとの戦略と手術手技
B. 胸部

1. 開胸時のcritical decision, ダメージコントロール

溝端康光

> 胸部外傷の多くは気道確保と人工呼吸，胸腔ドレナージなどの処置で対応可能であるが，ときに救命のための超緊急あるいは緊急の蘇生的開胸術（resuscitative thoracotomy）を必要とする[1]．気道，呼吸，循環，中枢神経，体温の評価を実施するなかで，蘇生的開胸の適応，開胸方法の選択，ダメージコントロール戦略，具体的な戦術についてdecision makingを行う．

1 適応と戦略

1. 蘇生的開胸の適応

蘇生のために緊急開胸を必要とするのは，①重篤なショックを伴う胸腔内出血，②心タンポナーデ，③空気塞栓を伴う肺挫傷，④大動脈遮断を必要とする腹部・骨盤外傷，⑤開胸心マッサージの適応となる心肺停止である[2]．外傷初期診療のprimary surveyを実施するなかで，これらの病態を評価し，蘇生的開胸術の必要性を評価する（**表1**）（心マッサージのための蘇生的開胸の適応については，「3章−1．救急室での開胸術と開腹術」の稿，p.240を参照）．

表1 ◆ 蘇生的開胸を必要とする病態

① 重篤なショックを伴う胸腔内出血
　・胸腔ドレナージ施行時1,000 mL以上の血液を吸引
　・胸腔ドレナージ開始後から1時間でドレナージ時を含めて1,500 mL以上の血液を吸引
② 心タンポナーデ
③ 空気塞栓を伴う肺挫傷
④ 大動脈遮断を必要とする腹部・骨盤外傷
⑤ 開胸心マッサージの適応となる心肺停止

2. 開胸法の選択

循環を悪化させないよう，**蘇生的開胸術は仰臥位で実施する**．仰臥位であれば，手術開始後に腹部や頸部の損傷が明らかとなった場合でも直ちに切開を延長できる．

開胸法の第一選択は前側方開胸である[3]．本法では特別な手術機器を必要とせず，迅速に胸腔内に到達できる．また，胸郭の広い範囲と肺，横隔膜への操作が可能で，左側では鎖骨下動脈や下行大動脈，心臓にもアプローチ可能である．胸部X線やFAST（focused assessment with sonography for trauma），鋭的外傷では創の位置から左右どちらを開胸するか決定する．

心臓や上縦隔に限局した損傷の場合は胸骨縦切開にて開胸してもよい．ただし，左右の肺門，肺，下行大動脈，胸壁に操作を加えることは困難である．

3. ダメージコントロール戦略の適応（表2）

　低体温，アシドーシス，凝固障害〔死の三徴（deadly triad）〕など，大量出血とショックにかかわる要因がダメージコントロール戦略の主な選択基準となる．さらに，他部位の重篤な外傷や，酸素化を中心とした呼吸機能，術者の技量も考慮して判断する．腹部外傷におけるダメージコントロールは，abbreviated surgery，ICUでの生理学的異常の回復，planned re-operationという3つのステップから構成されるが，開胸術ではガーゼパッキングによる止血や一時閉創の有効性は低い．**通常の手術操作を単純化し迅速に終了するabbreviated surgeryを行う**．Planned re-operationは不要なこともある[3]．具体的には，心・大血管損傷の縫合止血や，出血が持続する肺挫傷部の非解剖学的切除，その他外科的止血術を迅速に施行して初回手術を終了する．

表2 ◆ ダメージコントロール戦略の適応

① 開始時の低体温
　・深部体温＜35℃
② 開始時の凝固障害
　・プロトロンビン時間（PT）や部分トロンボプラスチン時間（PTT）の延長（正常の50％以上）
③ 開始時の代謝性アシドーシス
　・動脈血pH＜7.2
　・Base deficit＞6 mmol/L（55歳以上），Base deficit＞15 mmol/L（55歳未満）
　・血清乳酸値＞5 mmol/L
④ 大量出血，重篤なショック
⑤ 他部位の重篤な外傷
⑥ 酸素化の障害
⑦ 手術スタッフなどの手術環境

2 手術のタイミング

　蘇生的開胸術を実施する場合，救急室で開胸するか（emergency room thoracotomy：ERT），手術室で開胸するかのdecision makingを行う．救急室は，術中の呼吸管理，手術台の可動性や照明，利用できる手術機器，医療者への感染の危険性といった点から十分な手術環境とはいえない．このため，**手術室に移動する余裕がない場合に限り選択する**．その際の操作は，心嚢切開による心タンポナーデの解除，肺門遮断，肺からの出血の制御，下行大動脈遮断，開胸心マッサージであり，これらを実施した後に救命可能と判断できれば手術室に移動する．

3 手術手技

1. 左前側方開胸

　仰臥位のまま，可能であれば開胸側を持ち上げるように肩甲骨背側に枕を入れる．手術台であればやや右側（15°程度）を向けると視野を得やすい．両上肢を90°外転し，**頸部から両側大腿中央まで消毒して覆布をかける**（図1）．時間がないときは覆布なしでも構わない．

　開胸に先立ち，気管チューブを分離換気可能なダブルルーメンチューブに入れ替えると術中操作が容易になる．ただし，再挿管に伴うリスクが高い場合や時間的余裕がない場合は，そのまま手術を開始する．**第5肋間で開胸できるよう皮膚切開を入れる**．胸骨左縁から中腋窩線まで，**男性では乳頭のやや足側**（図2A），**女性では乳房を持ち上げ下縁に沿わせる切開となる**（図2B）．乳腺を切離しないように気をつける．大胸筋と前鋸筋の一部を切離し，肋間動静脈と神経を損傷しないように肋骨上縁で胸腔内に至る．**蘇生的開胸では，1秒でも早く胸腔内臓器に到達できるようメスで一気に切開をすすめる**．胸膜と肺との癒

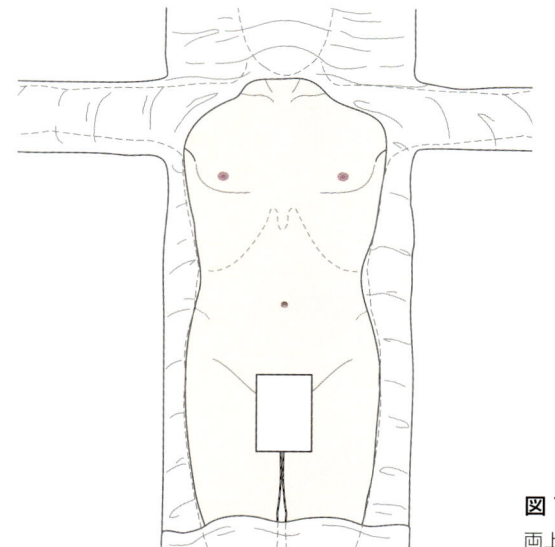

図1 ◆ 消毒範囲と術野
両上肢を90°外転し，頸部から両側大腿中央まで消毒して覆布をかける

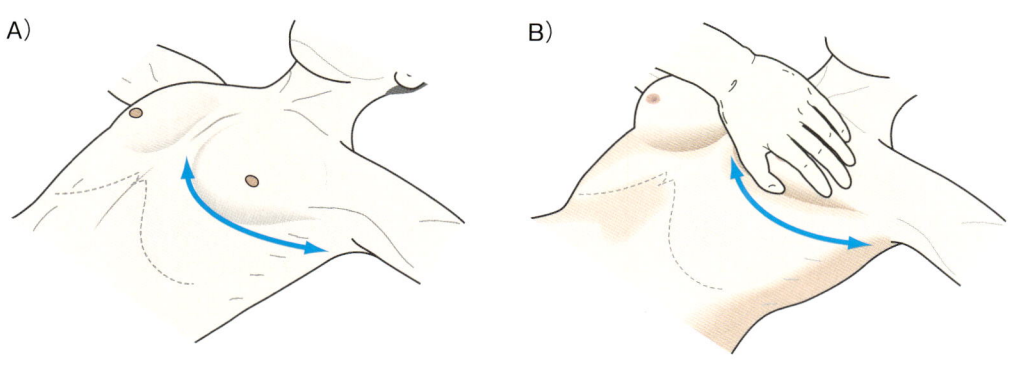

図2 ◆ 左前側方開胸
胸骨左縁から中腋窩線まで，第5肋間で開胸できるよう皮膚切開を入れる．男性では乳頭のやや足側（A），女性では乳房を持ち上げ下縁に沿わせる切開となる（B）

着を確認しながら，剪刀を用いて胸膜の切開を延長し開胸器を挿入する．後に正中側に切開を延長することがあるため，開胸器のハンドルは背側に位置させる．胸骨左縁を縦方向に走行する内胸動脈を結紮する．肺静脈を損傷しないように注意しながら，肺靱帯を足側から頭側に向かって剪刀で切り上げ肺を授動する．

2. 開胸後直ちに実施する操作

肺を授動して胸腔内の血液を吸引した後，直ちに実施する操作を表3に示す．これらの操作の後に損傷部位に応じた術式を検討する．気管チューブをダブルルーメンチューブに交換できていなければ，換気の度に膨らむ肺に術野を奪われ，胸腔内を確認することが困難である．可能であれば術野を確保するため一時的に換気を中止してもらうとよい．

表3 ◆ 蘇生的開胸後に直ちに実施する操作

① 出血部の一時止血
② 心囊切開による心タンポナーデの解除
③ 下行大動脈の遮断
④ 空気塞栓に対する肺門遮断
⑤ 心マッサージ

1）出血部の一時止血

大量血胸の原因となる出血は，肺裂傷，肺門部肺動静脈損傷，大動脈や鎖骨下動脈損傷，心囊裂傷を伴う心損傷，胸壁からの出血などである．

肺裂傷からの出血に対しては挫傷部を含めて大きくサテンスキー鉗子をかけて止血する．表面の裂傷部だけを遮断すると挫傷部からの出血が肺実質内や気道内に流れ込み，気道閉塞や酸素化障害を引き起こす原因となる（図3）．

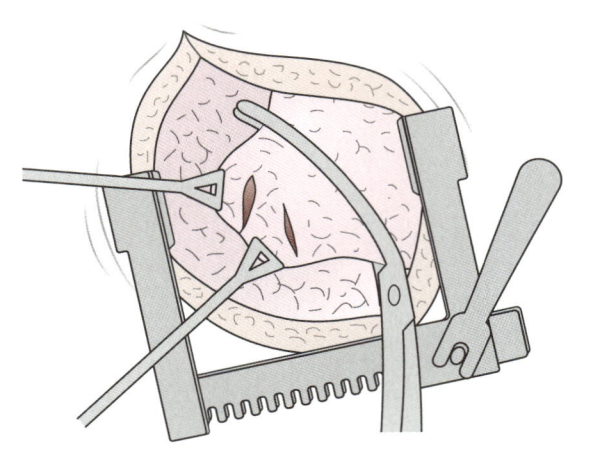

図3◆肺裂傷部の遮断
肺裂傷からの出血に対しては，挫傷部を含めてサテンスキー鉗子をかけて止血する

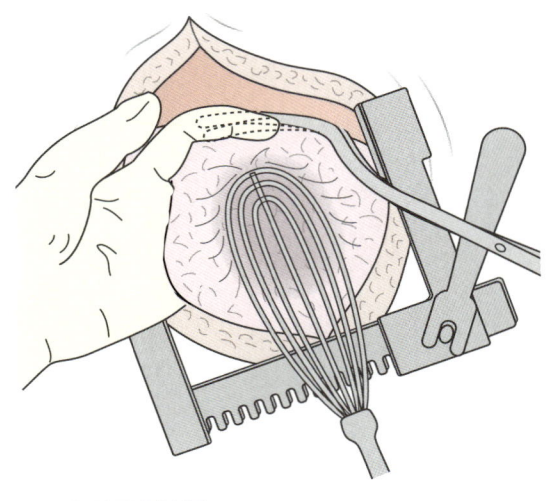

図4◆肺門部遮断
肺全体を軽く牽引しながら指をガイドにサテンスキー鉗子をかけて肺門部を遮断する

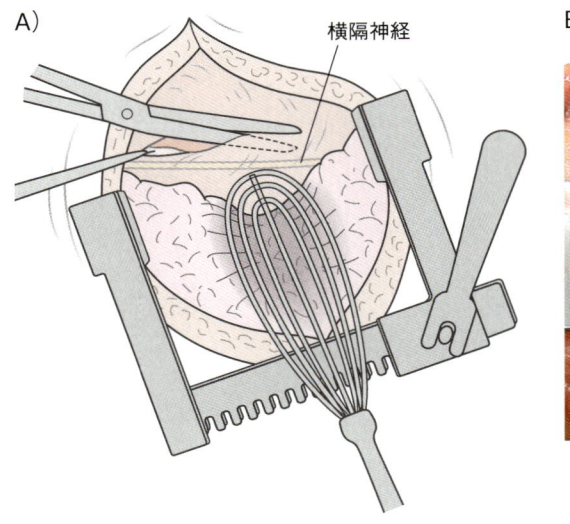

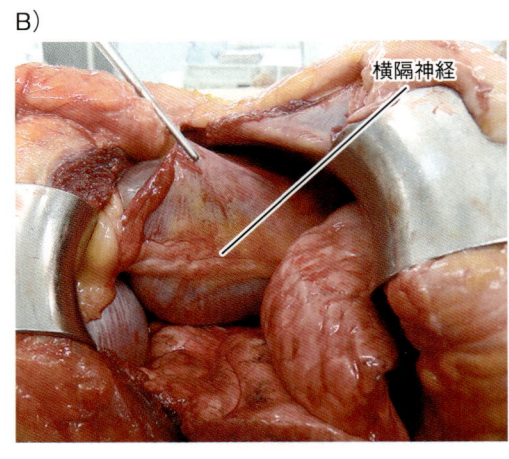

図5◆心嚢切開
A) 横隔神経腹側の心外膜をドベーキー摂子で持ち上げ，メッツェンバウム剪刀で切開する．血液が排出すれば横隔神経に平行に心嚢を切開する
B) 切開した心嚢を摂子で持ち上げると，その背側に横隔神経が確認できる

　肺門部肺動静脈損傷からの出血に対しては，肺門部を左手で圧迫し一時止血する．肺門を完全に遮断できるサイズのサテンスキー鉗子を準備し，開胸創を広げるなど操作が迅速に実施できるように術野を確保する．肺全体を軽く牽引しながら指をガイドにサテンスキー鉗子を通し，できるだけ心臓側に鉗子をかけて止血を図る（**図4**）．
　大動脈や鎖骨下動脈損傷からの出血は指による圧迫で一時止血する．指で圧迫できないほど大きい損傷であれば通常は開胸術まで持ち込めない．胸壁や胸椎椎体からの出血も大量血胸の原因となる．まずはガーゼを用いた圧迫で一時止血を図る．

2) 心嚢切開による心タンポナーデの解除

　FASTや術中所見から心タンポナーデが疑われる場合には心嚢切開を行う．心タンポナーデは，50 mLの血液が貯留しただけでも生じることや[4]，蘇生的開胸での救命率が最も高いことから[5]，心嚢開創を躊躇してはならない．**横隔神経腹側の心外膜をドベーキー摂子で持ち上げ，メッツェンバウム剪刀で切開する**（**図5 A, B**）．血液が排出すれば心損傷に対する詳細な評価が必要となる．横隔神経に平行に心嚢を切開して損傷部を確認する．この際，**十分な術野が得られるまでは心臓表面の凝血塊を取ってはいけない**．せっかくの一時止血を失うことになる．

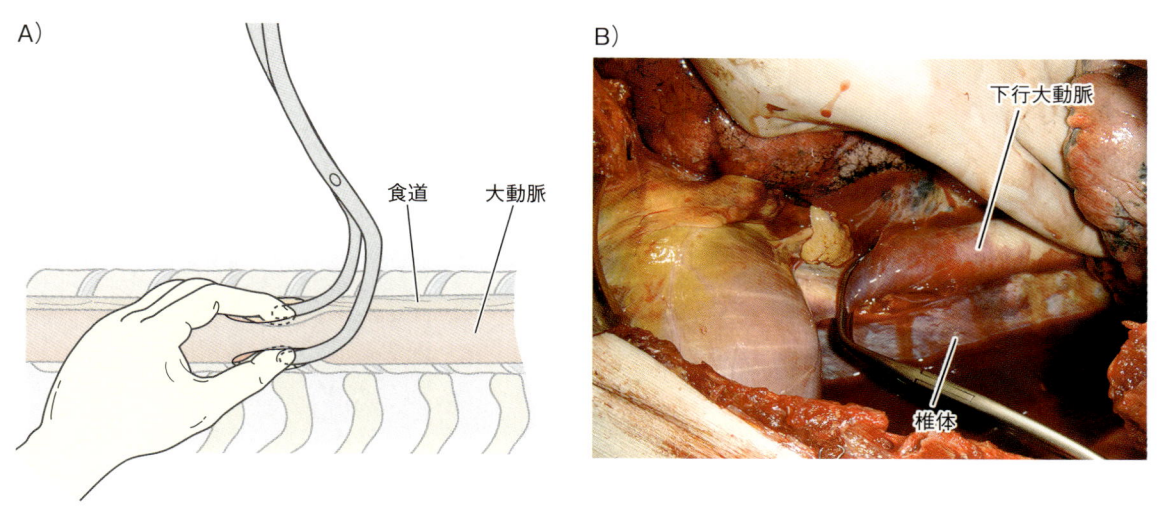

図6 ◆ 下行大動脈遮断
A) 左肺門の足側で下行大動脈の輪郭を確認できたら，辺縁の腹側と背側に小さな孔を開ける．指で鈍的に孔を広げ，血管鉗子を通して大動脈を遮断する
B) サテンスキー鉗子で遮断した下行大動脈．背側に見える椎体との位置関係を覚えておく

3）下行大動脈の遮断

腹腔内出血や骨盤骨折からの出血では，損傷部への血流遮断や，冠動脈と脳への血流確保を目的に下行大動脈遮断を行う．

下行大動脈は椎体の左側前方を走行する．分離肺換気を行わない限り下行大動脈を直視することは困難であり，**解剖学的位置関係をイメージしながら触診で大動脈を確認する**．拍動を触知できる場合には容易であるが，重度のショックや心停止時には食道と間違うことがある．胃管を挿入すると食道を識別しやすい．

左肺門の足側で下行大動脈の輪郭を確認できたら，辺縁の腹側と背側にメイヨー剪刀やケリー鉗子を用いて小さな孔を開ける．指で鈍的に孔を広げ，血管鉗子を通して大動脈を遮断する（図6）．**鉗子を裏側に通そうとして大動脈を大きく持ち上げると肋間動脈を損傷する危険性がある**ので，無理をせず大動脈を指でつまみながら平行に血管鉗子をかけてもよい．

大動脈遮断は最大でも30分以内にとどめ，有効な心拍出と血圧が維持できるようになれば，できるだけ早く解除する[6]．

4）空気塞栓に対する肺門遮断

血痰を認める患者で，陽圧換気開始後に循環の不安定，頻発する不整脈，突然の意識障害や痙攣を認めた場合には空気塞栓を疑い，肺門遮断を行う[7][8]．肺門の前後に通した左手の指をガイドとしてサテンスキー鉗子を誘導する．換気を緩め，肺を若干虚脱させた状態で肺門を遮断するとよい．あまり強く肺を虚脱させると，損傷部の出血が気道内に入り対側まで流れ込む危険性がある．肺門遮断下では強い右心負荷がかかるため，循環の変化に注意する．

鉗子を誘導できない場合や鉗子そのものが準備できていない場合には，**肺門を中心に肺を180°回転させることで同様の効果を得ることができる**（「2章-B 4．肺・肺血管損傷，肺門部遮断」の稿，p.82を参照）[9][10]．回転した状態を保つことができるように，胸郭と肺の間に厚手のガーゼをつめる（図7）．

空気塞栓により心停止に陥った症例に対しては，上行大動脈を指でつまんで閉塞させた状態で2～3回の心臓マッサージを施行し，冠動脈内の空気を排除する．また，左心室前面に針を刺し，内部の空気を除去することも必要である．

3. 胸骨縦切開開胸

仰臥位で両上肢を90°外転させる．消毒範囲は頸部から両側大腿中央まで行う（図1）．胸骨切痕の2cm頭側から剣状突起の2～3cm足側まで胸骨正中線上にメスで皮膚切開を加える．剣状突起につながる

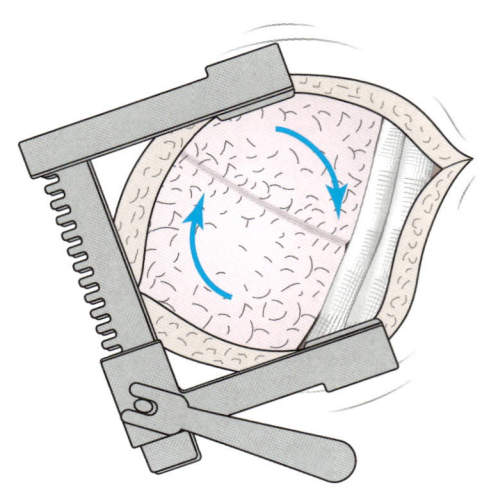

図7◆ 肺門遮断
鉗子を誘導できない場合や鉗子そのものが準備できない場合には，肺門を中心に肺を180°回転させる．回転した状態を保つことができるように，胸郭と肺の間に厚手のガーゼをつめる

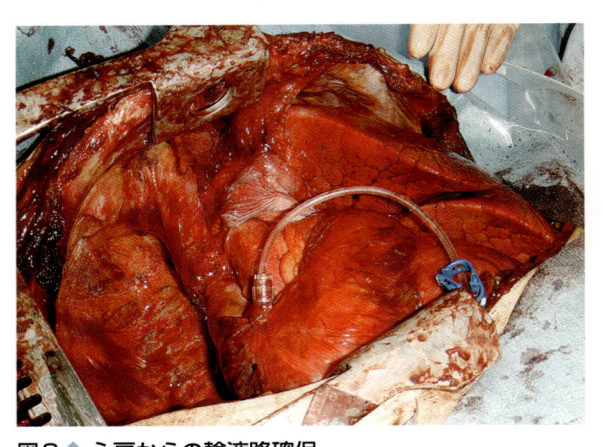

図8◆ 心房からの輸液路確保
延長チューブを右心耳から挿入して輸液路を確保する

　腹直筋の白線を切離し，剣状突起の背側に指が入るようにする．胸骨切痕部の筋肉を左右に分けながら胸骨柄の背側に指を通す．胸骨柄の頭側では無名静脈を損傷しないように注意する．胸骨の背面に，頭側と足側から指またはツッペルガーゼ鉗子を入れ十分に剥離する．剣状突起を正中で切離し，胸骨切開鋸で正中を外れないように切開する．開胸器をかけ術野を広げる．ドベーキー摂子で心嚢を持ち上げ，剪刀で小さく切開した後，頭側と足側に創を延長する．

　開胸に先立ち輸液路を確保できなかった場合や，大量輸液のための輸液路を追加確保する必要がある場合には，右心耳から輸液路を確保する．右心耳をサテンスキー鉗子で把持して切開を加え，輸液路に接続した延長チューブを右房内に挿入する．チューブを右心耳ごと結紮して固定する[11]（図8）．

4. 損傷の確認と戦略，戦術の決定

　一時止血や心タンポナーデの解除，空気塞栓への肺門遮断を実施した後，損傷部位を確認して全体の戦略と具体的な戦術についてのdecision makingを行う．

　戦略としてダメージコントロールとするのか，根本的手術とするのかを決定する（表2）．腹部外傷におけるダメージコントロールでは，止血と汚染回避のためのabbreviated surgeryとして，ガーゼパッキング，損傷した脾臓や腎臓の摘出，再建を伴わない腸管切離などを実施し，ICUでの生理学的異常の回復を図った後に，パッキングの除去，腸管再建，損傷の根本治療といった3ステップが実施される．胸部外傷ではガーゼパッキングの効果は小さく，逆に留置したガーゼは呼吸と循環に悪影響を及ぼすため，**abbreviated surgeryは，早急に止血することを目標にできるだけ迅速かつ単純な操作を行う戦術となる**．その後，ICUに戻って生理学的異常の早期回復に努めるが，初回手術の術式によっては必ずしも再開胸を実施しないこともある．

1）創延長

　迅速にabbreviated surgeryを終えるためには，手術操作が容易となる術野の確保が必要である．必要に応じ創を延長するか，新たな皮膚切開を加えて大きく術野を広げる．

　左前側方開胸では右側への延長を考慮する．術中のFASTによる胸腔内液体貯留の増加は右開胸の必要性を示唆する．また，**右血気胸が疑わしい場合には，心嚢の前面から縦隔を横断し右胸腔まで指を貫通させて確認する．**

　上縦隔血管損傷や心損傷を合併しているなど縦隔への手術操作が必要な場合には胸骨を横切開して両側開胸とする（clamshell thoracotomy，図9）．**右開胸を実施する場合には，皮膚切開は左側よりも1肋間**

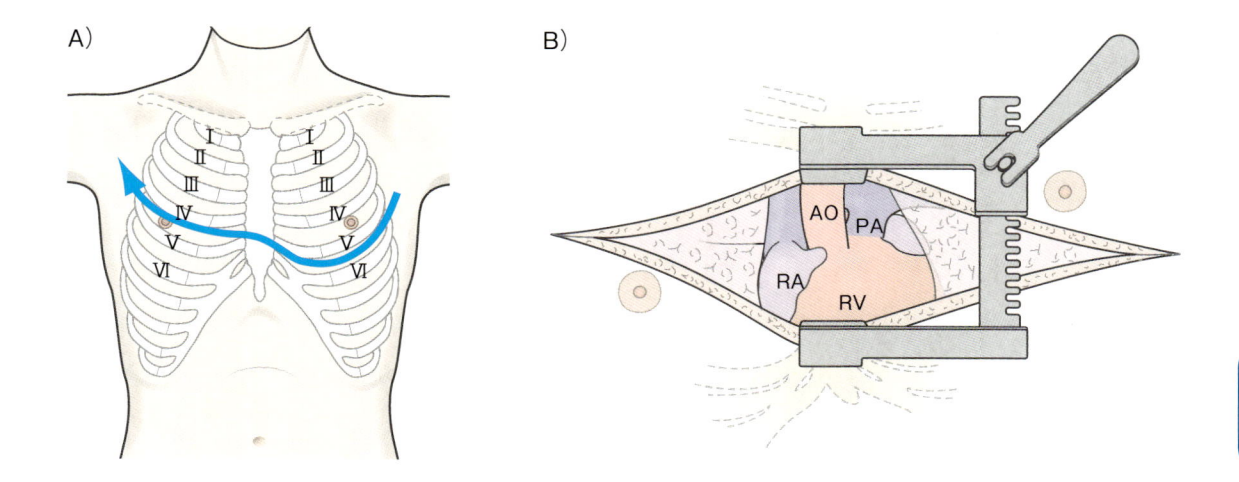

図9 ◆ 両側開胸（clamshell thoracotomy）
A）上縦隔血管損傷や心損傷を合併しているなど縦隔への手術操作が必要な場合には胸骨を横切開して両側開胸とする．右側は左側よりも1肋間頭側で開胸する
B）Clamshell thoracotomyにより，両側の胸腔，心嚢へのアプローチが可能となる

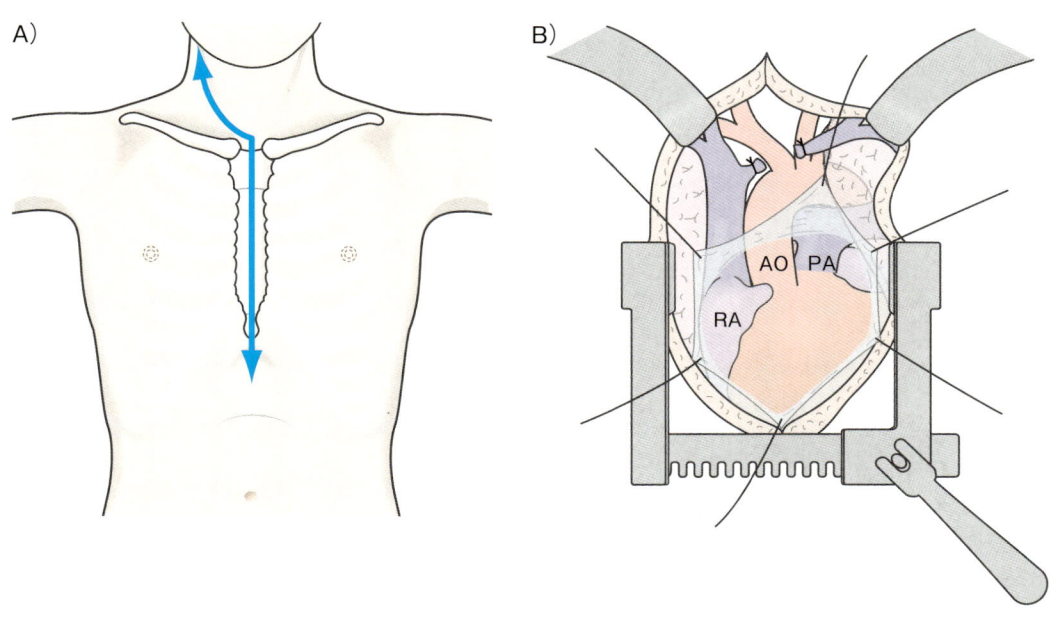

図10 ◆ 上縦隔血管損傷に対する術野確保
上縦隔の血管損傷が疑われる場合には，心嚢を反転部まで開いて上行大動脈を確認し，無名静脈を結紮切離して，腕頭動脈や左総頸動脈の大動脈弓分岐部の術野を得る（A，B）

頭側にすると上縦隔の大血管，特に腕頭動脈へのアプローチが容易になる．Clamshell thoracotomyでは胸骨に沿って並走する内胸動脈を忘れずに結紮する．

胸骨縦切開では頸部，鎖骨上，腹部への延長を検討する．上縦隔の血管損傷が疑われる場合にはより広い視野を確保する必要がある．**心嚢を反転部まで開いて上行大動脈を確認した後，無名静脈を結紮切離することで，腕頭動脈や左総頸動脈の大動脈弓からの分岐部が確保できる**（図10）．

2）肺損傷に対するabbreviated surgery

ダメージコントロールでは，定型的肺切除は時間を要するため実施しない．損傷部が小さければ裂傷部の単純縫合や楔状切除を，**損傷が大きい場合には自動縫合器を用いた非解剖学的肺部分切除を行う**（simultaneously stapled lobectomy：SSL，図11）[12]．なお，肺裂傷からの出血を認める場合に，裂傷部を浅く縫合して止血終了としてはいけない．肺内の挫傷部を切除しなければ出血は持続し，気道内に流れ込む．肺の変色状態から肺挫傷の範囲を確認し切離線を決定する．出血した血液を含んだ肺は虚脱しにく

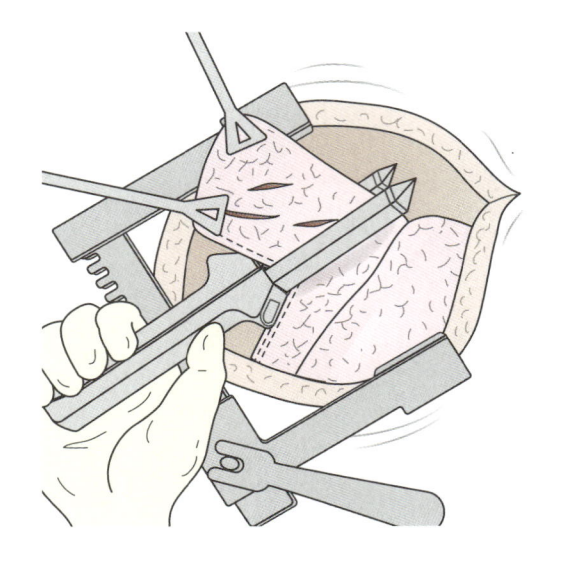

図11 ◆ Simultaneously stapled lobectomy (SSL)
ダメージコントロールでは,自動縫合器を用いて非解剖学的に肺部分切除を行う

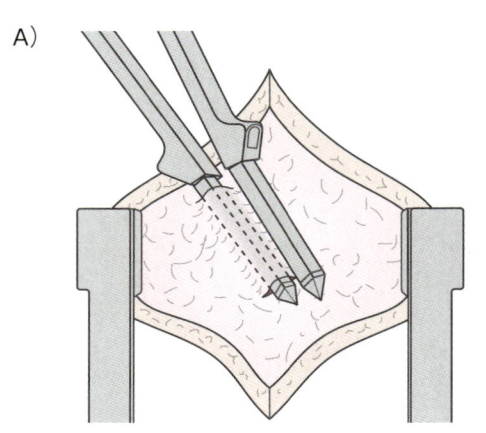

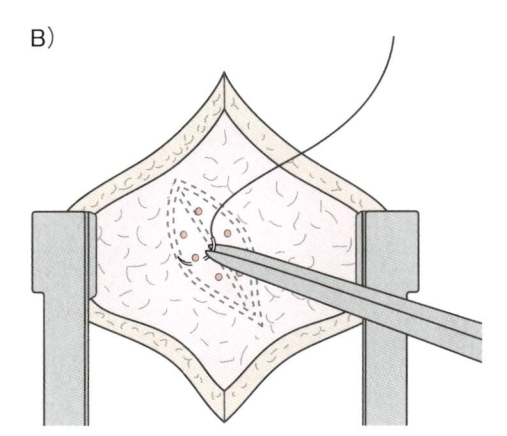

図12 ◆ Pulmonary tractotomy
A) 肺を貫通する損傷や先端が肺表面近くにある盲端創の場合には,自動縫合器の片側のブレードを創内に通して創切開を行う
B) 切離面の出血部を縫合止血する

いことに加え,分離換気ができていないと肺が換気の度に膨らみ,自動縫合器をかけるのも困難な場合がある.換気量を可能な限り小さくしたうえで少しずつ切離する.

肺を貫通する損傷や先端が肺表面近くにある盲端創の場合には,自動縫合器の片側のブレードを創内に通して創を大きく切開する(pulmonary tractotomy,図12)[13)14)].貫通創内にあった損傷部を表層に持ち出せるので,出血している血管を止血できる.

片肺を全摘せざるを得ない場合には肺門の動静脈と気管支を一度に自動縫合器を用いて切離する(simultaneously stapled pneumonectomy,図13)[15)].

3) 心損傷に対するabbreviated surgery

心表面の凝血塊を除去する前に,心損傷部からの出血に対する一時止血法,損傷部の修復法について計画を立て,必要となる手術器材をすべて準備しておく.心損傷部からの出血が始まれば,大量の血液が短時間で失われ最悪の場合には術中死に至る.**戦術は1つではなく,できれば2つか3つ計画し,麻酔科医と看護師を含めた手術スタッフ全員に手順を理解しておく.**

一時止血の方法としては指での圧迫,フォーリーバルーンカテーテルによる止血などがある[16)].指による一時止血では,示指,中指,環指の3本の指をあて,示指と環指で心臓の動きを制御しながら中指で損傷部の出血をコントロールする.フォーリーバルーンカテーテルは容量が30 mLのものを用いる.損傷部にカテーテルを挿入してバルーンを膨らませた後に引き上げて一時止血を図る.引き上げるときの力の加え方は,弱すぎると出血が持続し,強すぎると損傷部を引き裂いてしまうため細心の注意が必要である(図14).

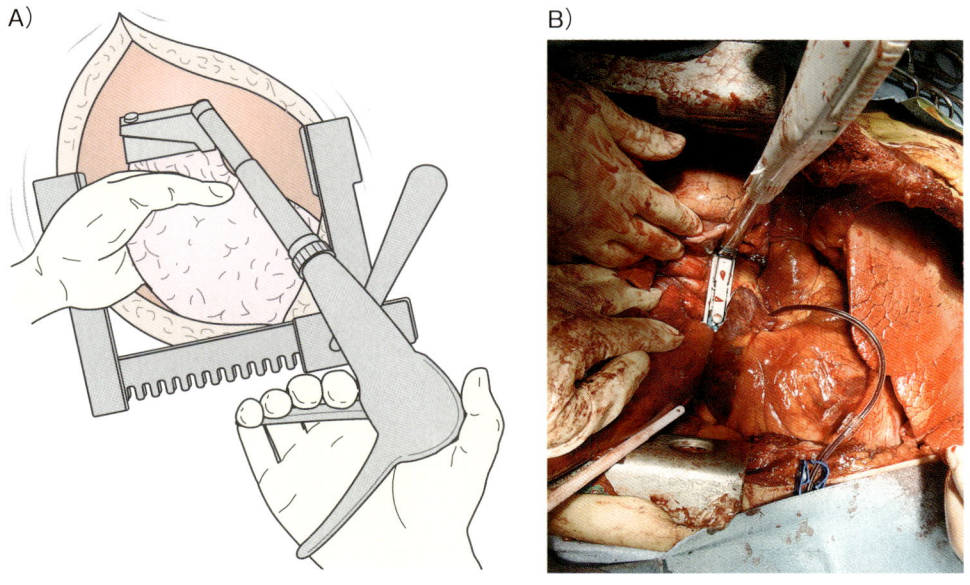

図13 ◆ Simultaneously stapled pneumonectomy
A) B) 片肺を全摘せざるを得ない場合には肺門の動静脈と気管支を一度に自動縫合器を用いて切離する

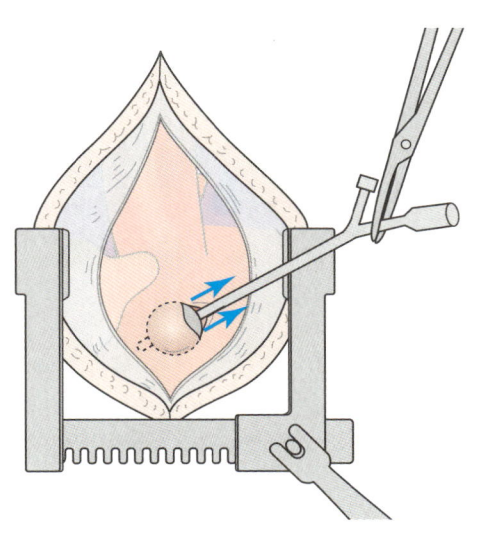

図14 ◆ 心損傷部の一時止血
心損傷部にフォーリーバルーンカテーテルを挿入し，バルーンを膨らませた後に引き上げて一時止血を図る

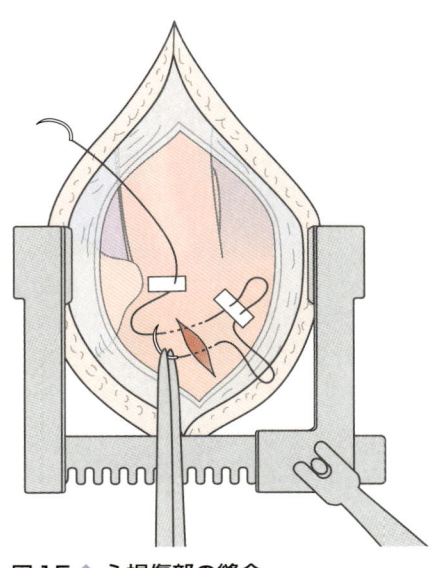

図15 ◆ 心損傷部の縫合
損傷部は，3-0または4-0ポリプロピレン糸を用いて水平マットレスで縫合する

　損傷部は，3-0または4-0ポリプロピレン糸を用いて水平マットレスで縫合する（図15）．糸の太さとともに，針の大きさが成否に大きく影響する．大きめの針を選択するとよい．**結紮時に心筋を引き裂かないように左心室壁はフェルトを用いて縫合する**．フェルトの扱いに不慣れな場合には，右室壁では使用しなくてもよい．創が冠動脈近傍にある場合には，狭窄させないよう冠動脈の下を通すように水平マットレス縫合をかける[17]．

　また，損傷部の閉鎖に皮膚縫合器を用いることもできる[18]．**指の圧迫を少しずつずらしながら，損傷している心筋に打ちこむ．出血させながらの操作となるため，正確性よりも迅速に止血することをめざす**（図16）．

　心耳の損傷では，サテンスキー鉗子で損傷部を遮断し，4-0ポリプロピレン糸で連続縫合する．穿孔部が小さければ結紮してもよい．

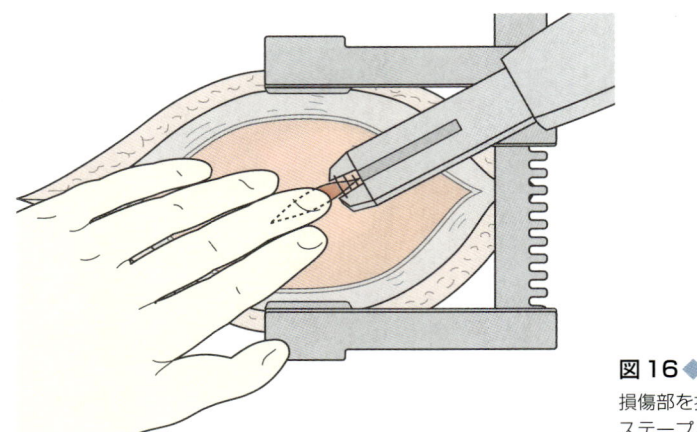

図16◆ 皮膚縫合器を用いた心損傷部の止血
損傷部を押さえた指を少しずつずらしながら，心筋裂傷部にステープルを打ちこむ．迅速に止血することをめざす

4) 大血管損傷に対するabbreviated surgery

　胸部大動脈や肺動静脈といった大血管損傷は，ほとんどが現場で心肺停止に陥るため，手術適応となることは少ない．蘇生的開胸の適応となるのは鋭的外傷による小さな貫通性血管損傷である．指や鉗子で一時止血しつつ，ポリプロピレン糸を用いて縫合止血する．鈍的大動脈損傷で医療機関まで心拍を保ったまま搬送されるのは，外膜により出血が抑えられている場合である．このような損傷では内膜が大きく損傷していることが多く，血管表面からの縫合だけでは不十分である．心肺補助装置を用いて下半身への血流を確保したうえで人工血管置換術を実施する．

5) 気管・気管支損傷に対するabbreviated surgery

　気管および主気管支損傷に対しては，気管内チューブによる気道確保，片肺挿管による健常側換気を優先する．ダメージコントロールの初回手術では気管・気管支再建は行わない．また，定型的肺葉切除も適応とはならない．主気管支より遠位での気管支損傷は短時間で終了が可能なSSLによる非解剖学的肺部分切除を実施する．

6) 食道損傷に対するabbreviated surgery

　ダメージコントロールでの対応は，内腔および損傷部周囲のドレナージである．太いサクションチューブもしくはTチューブを損傷部から食道内に留置し，内腔のドレナージを行う．この操作に時間がかかる場合には鼻から挿入した胃管チューブを損傷部のやや近位に留置するだけでもよい．損傷部周辺にはドレーンを留置する．

7) 閉胸

　閉胸はできるだけ迅速に終了できる方法を選択する．胸腔内の陰圧を確保できる程度の密封性をもたせた皮膚縫合や皮膚鉗子で寄せるだけでもかまわない．ただし，開腹術と異なり開胸術では多くの筋肉を切開しているため，胸壁からの出血が閉胸後に持続することがある．**筋組織の発達した患者では，筋組織内からの出血を制御することが困難なため，胸壁の皮膚と筋組織を一緒に縫合する**（single en mass closure of the chest wall）（図17）[3]．あるいは腹部外傷に対する閉腹と同様に，ドレープガーゼを利用したvacuum wound closureを用いてもよい（図18）．開放した心嚢は縫合せず，胸腔内にドレーンを留置する．

4 その後の管理

　閉胸後はICUにおいて凝固障害，低体温，アシドーシスという生理学的異常の回復に努める[2]．ブランケットを用いた加温，輸液による循環血液量の補正，赤血球輸血による酸素運搬の改善，新鮮凍結血漿の投与を実施する．初回手術時に，胸腔内に圧迫止血のためのガーゼを留置した場合，横隔膜損傷を放置した場合や定型的な閉胸を行っていない場合には，生理学的異常の改善が得られ次第，planned re-operationを実施する．それまでの管理のなかで予定外の緊急手術を実施しなければいけないのは，胸腔内出血が持続する場合（1時間あたり200 mLが数時間持続），胸壁からの出血が持続する場合である．

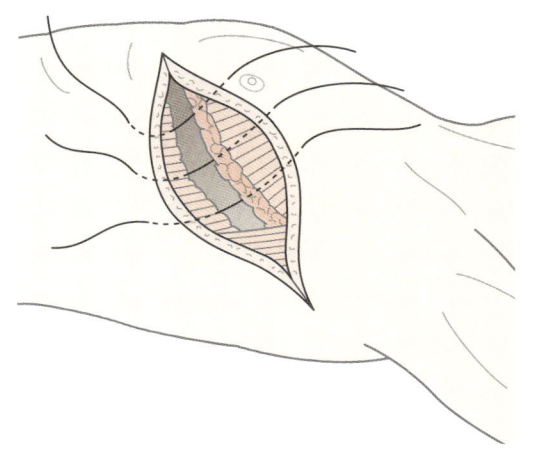

図17 ◆ Single en mass closure of the chest wall
筋組織の発達した患者では，筋組織内からの出血を制御することが困難なため，胸壁の皮膚と筋組織を一緒に縫合する

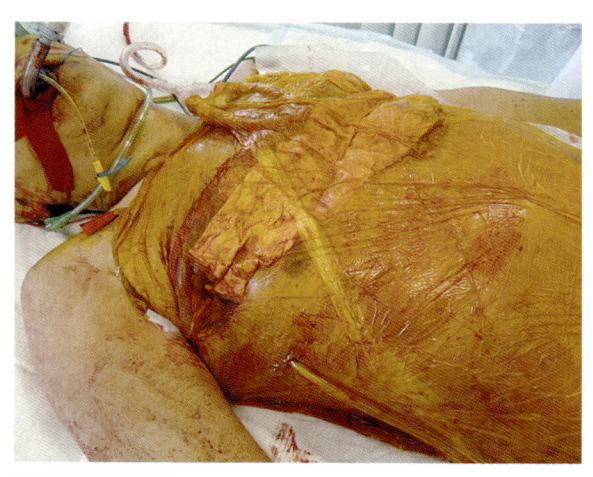

図18 ◆ 閉胸法
Clamshell開胸創にドレープ付きガーゼをあて，吸引のためのデュープルドレーンを置いた後，全体をドレープで覆い持続陰圧をかけてvacuum wound closureとする

●文献

1) Hunt PA, Greaves I, Owens WA：Emergency thoracotomy in thoracic trauma-a review. Injury, 37：1-19, 2006
2) Rotondo MF, Bard MR：Damage control surgery for thoracic injuries. Injury, 35：649-654, 2004
3) Wall MJ Jr, Soltero E：Damage control for thoracic injuries. Surg Clin North Am, 77：863-878, 1997
4) Meredith JW, Hoth JJ：Thoracic trauma：when and how to intervene. Surg Clin North Am, 87：95-118, vii, 2007
5) Henderson VJ, Smith RS, Fry WR, et al：Cardiac injuries：analysis of an unselected series of 251 cases. J Trauma, 36：341-348, 1994
6) Biffl WL, Moore EE, Harken AH：Emergency department thoracotomy. Trauma 4th ed（Mattox KL, Feliciano DV, Moore EE, ed），p.245-259, McGraw-Hill, New York, 2000
7) Yee ES, Verrier ED, Thomas AN：Management of air embolism in blunt and penetrating thoracic trauma. J Thorac Cardiovasc Surg, 85：661-668, 1983
8) Wiencek RG Jr, Wilson RF：Central lung injuries：a need for early vascular control. J Trauma, 28：1418-1424, 1988
9) Wall MJ Jr, Hirshberg A, LeMaire SA, et al：Thoracic aortic and thoracic vascular injuries. Surg Clin North Am, 81：1375-1393, 2001
10) Wilson A, Wall MJ Jr, Maxson R, et al：The pulmonary hilum twist as a thoracic damage control procedure. Am J Surg, 186：49-52, 2003
11) 田口博一，山村仁，溝端康光，他：外傷性心肺停止時の右心耳内輸液の検討．日外傷会誌，26：320-324，2012
12) Velmahos GC, Baker C, Demetriades D, et al：Lung-sparing surgery after penetrating trauma using tractotomy, partial lobectomy, and pneumonorrhaphy. Arch Surg, 134：186-189, 1999
13) Asensio JA, Demetriades D, Berne JD, et al：Stapled pulmonary tractotomy：a rapid way to control hemorrhage in penetrating pulmonary injuries. J Am Coll Surg, 185：486-487, 1997
14) Wall MJ Jr, Villavicencio RT, Miller CC 3rd, et al：Pulmonary tractotomy as an abbreviated thoracotomy technique. J Trauma, 45：1015-1023, 1998
15) Wagner JW, Obeid FN, Karmy-Jones RC, et al：Trauma pneumonectomy revisited：the role of simultaneously stapled pneumonectomy. J Trauma, 40：590-594, 1996
16) Feliciano DV, Burch JM, Mattox KL, et al：Balloon catheter tamponade in cardiovascular wounds. Am J Surg, 160：583-587, 1990
17) Mattox KL, Koch LV, Beall AC Jr, et al：Logistic and technical considerations in the treatment of the wounded heart. Circulation, 52：1210-214, 1975
18) Macho JR, Markison RE, Schecter WP：Cardiac stapling in the management of penetrating injuries of the heart：rapid control of hemorrhage and decreased risk of personal contamination. J Trauma, 34：711-715; discussion 715-716, 1993

2章 外傷ごとの戦略と手術手技
B. 胸部

2. 大血管損傷

本竹秀光

　胸部大血管損傷のなかで，見逃すと致死的になるのは胸部大動脈損傷である．胸部大動脈損傷の約80％は現場で即死し，1時間以上の生存は残り20％といわれている．これらの症例も適切な処置を施さなければ生存例の30％が6時間以内に，50％が24時間以内に，80％が1週間以内に死亡するといわれている．したがってこれらの生存例を救命するためには，迅速な診断・治療が不可欠である．また，胸部大動脈損傷は多発外傷を伴いやすく，したがって治療の優先順位は最重要問題となる．

1 診断と戦略

　胸部大動脈損傷に特徴的な症状や所見は少ない．診断の第一歩は，減速外傷や墜落などの高エネルギー外傷で血圧左右差，胸骨骨折，上部肋骨骨折などの所見を認めたら大動脈損傷を疑って診断を進めることである．次の一歩は胸部単純X線である（図1）．大量血胸，緊張性気胸，緊張性心囊気腫，横隔膜破裂の他に血腫を疑わせる縦隔陰影に注意を払わなければならない．大動脈弓部のレベルで**縦隔拡大**が8 cm以上拡大してる場合には大動脈損傷を疑う．他に，大動脈弓部の輪郭の不鮮明化，左肺尖部の胸膜肥厚像（apical cap），気管の右方変位，大動脈肺動脈窓（aortic pulmonary window：A-P window）の消失などは大動脈損傷を強く疑わせる．確定診断は以前は大動脈造影検査が主流であったが，時間がかかる，大動脈憩室との区別が困難，侵襲的であるなど問題点が少なくなかった．最近のMDCT（multi detector CT）の進歩はこれらの問題をほぼ解決し，確定診断の主流となりつつある（図2）[1)2)]．

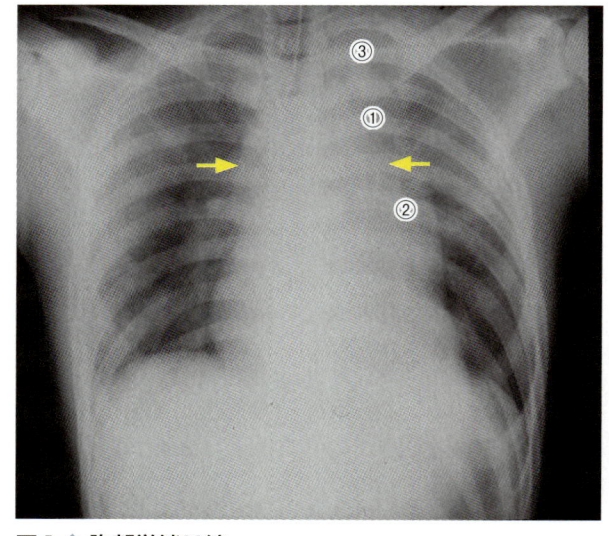

図1 ◆ 胸部単純X線
上縦隔の拡大（→），大動脈弓部の不明瞭化（①）
大動脈−肺動脈間の透亮像の消失（②），Left apical cap（③）

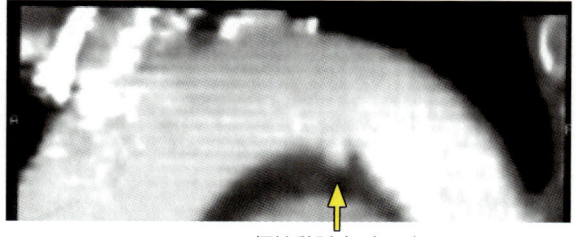

仮性動脈瘤（Ⅲa）
図2 ◆ MDCT

1. 大動脈峡部の仮性大動脈瘤（日本外傷学会による大血管損傷分類2008 Ⅲa）

MDCTはMPR（multiplanar reformations）法を用いると内膜損傷や損傷の広がりが診断でき，治療戦略を立てるうえで有用である（図3）．大動脈損傷の多くは左鎖骨下動脈より遠位であり，左鎖骨下動脈と左総頸動脈との間で大動脈遮断が可能で，部分体外循環下に修復できることが多い．しかし，損傷が左鎖骨下動脈を超えて中枢に及んでいるときには大動脈弓部の修復が必要になるので完全体外循環，選択的脳灌流などの準備が必要となる．

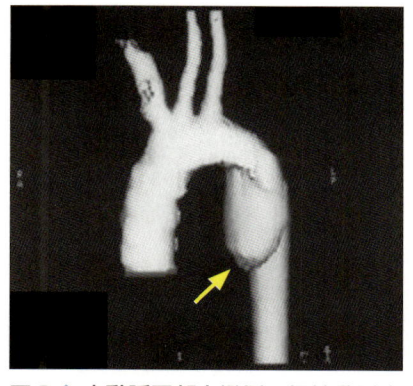

図3 ◆ 大動脈弓部小彎側の仮性動脈瘤

2. 治療戦略

血管内治療（ステントグラフト） の進歩により大動脈損傷の治療戦略は変わってきた．従来，開胸手術の問題点はヘパリン使用による脳出血，肺出血の増悪，高齢者の高度石灰化大動脈であったが，現在ではステント治療により好成績が報告されている．しかし，本外傷に多い若年者の大動脈損傷においてはステント治療は慎重に顧慮する必要がある．すなわち，若年者の大動脈径はかなり小さく，また，大動脈弓部も短く急峻である．グラフトが虚脱したり，移動してしまう可能性が残されており，遠隔成績の結果を待つ必要がある．著者らは若年者に対しては脳出血，肺出血などが合併していなければ，開胸による大動脈修復術を第一選択としている．

2 手術のタイミング

鈍的胸部大動脈損傷は合併損傷を伴うことが少なくない．著者らの43例の経験では合併損傷は多岐におよび，外傷重症度スコア（injury severity score：ISS）も平均44.7と重症であった．また，来院時ショック症例は17例（43.6％）で，大動脈損傷修復に優先して骨盤動脈塞栓術（10例），開腹止血術（6例）が施行された．大動脈損傷は可及的早期治療が原則であるが，ショック症例では現にショックの原因となっている外傷の治療を優先しなければならない．

3 手術手技

DVD1 2-B2

全身麻酔下に体位を決める．損傷部位が**大動脈峡部**にあれば，右側臥位あるいは右半側臥位をとる．上行大動脈に損傷があれば仰臥位とする．消毒は頸部から両膝まで広範囲に行う．大動脈損傷は多発外傷を伴うことが少なくなく，同時に開腹が必要なことがあるからである．著者らは大動脈峡部の損傷では右半側臥位の体位を用いている．左肩から肩甲骨にかけて厚手の布を入れ，約15～20°挙上する．左前腕を覆布でくるみ，離被架に固定する．この体位では開胸，開腹が同じ体位で行える利点がある（図4）．胸部大動脈損傷，腹腔内出血，右股関節脱臼の多発外傷症例の手術例を解説する．

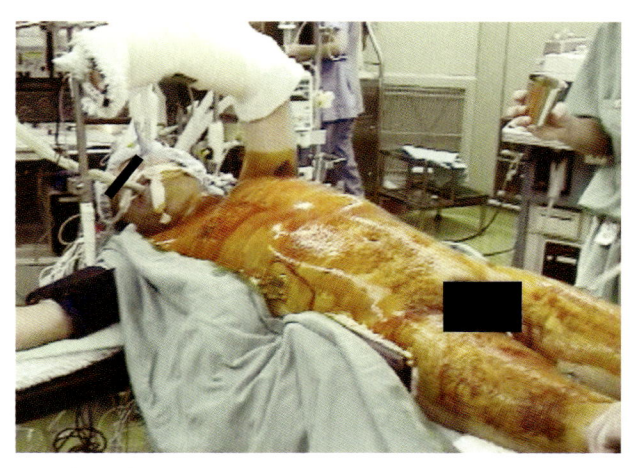

図4 ◆ 大動脈峡部損傷手術の体位（右半側臥位）

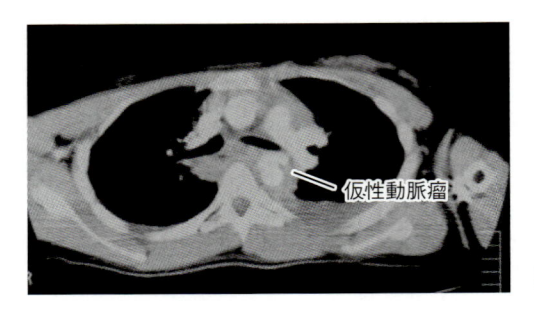

図5◆ 大動脈峡部の仮性瘤

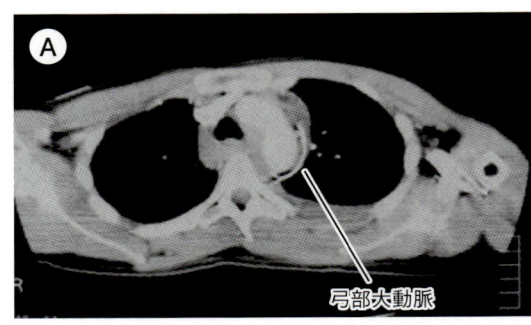

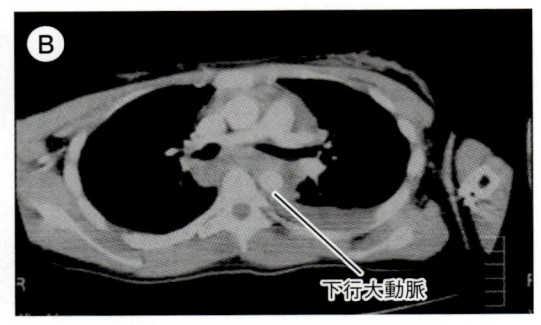

図6◆ 仮性大動脈瘤を挟んだ弓部大動脈と下行大動脈の大動脈口径差

症例：40歳女性．飲酒後の運転中，対向車と衝突し受傷した．搬送先の病院で下行大動脈損傷（図5），右股関節後方脱臼と診断された．大動脈損傷について当初，血管内治療（ステントグラフト）が考慮されたが，仮性動脈瘤前後での大動脈の口径差が大きい（図6），また，血圧の上下肢差を認め，仮性大動脈縮窄症（pseudocoarctation）が疑われることなどから，外科手術の適応と判断され当院へ紹介された．当院でのFASTで腹腔内出血を少量認めたが血圧も安定していたので胸部大動脈瘤の修復を優先した．ダブルルーメンチューブで挿管し，全身麻酔下に手術を行った．患者を右半側臥位とし，頸部から両膝まで消毒した．開胸は左の乳房下で皮膚切開を行い，左前側方，第4肋間にて開胸した．もし展開が不十分なときは第4肋骨を椎体に近い後方で離断すれば，より良い視野が確保できる．縦隔側の胸膜外は血腫で覆われ，大動脈やその分枝，神経などの同定が困難な場合が多い．仮性動脈瘤の前後で大動脈を遮断することを目的に剥離をはじめる．はじめに左鎖骨下動脈の剥離，テーピングからはじめる．左鎖骨下動脈の起始部付近で左迷走神経を同定しテーピングをしておく．左鎖骨下動脈を牽引して左総頸動脈の周囲を鈍的に剥離，テーピングする．同時に左横隔膜神経を同定してテーピングする．次に左総頸動脈と左鎖骨下動脈の間の弓部大動脈周囲の剥離を鈍的，鋭的に行いテーピングする．続いて動脈瘤遠位側の大動脈コントロールを，はじめは瘤から十分離れたところでテーピングする（図7）．大動脈遮断中の下半身の循環は**経皮的心肺補助法**（percutaneous cardiopulmonary support：PCPS）を用いて補助循環を行う．PCPS回路はすべてヘパリンコーティングされているので全身のヘパリン化は活性凝固時間（activated coagulation time：ACT）が200秒を超える量，通常はヘパリン5,000単位で十分である．多発外傷が多いのでヘパリン使用量はできるだけ少なくすることが肝要である．セルジンガー法で左右どちらかの大腿動静脈から送脱血管を挿入する．左総頸動脈と左鎖骨下動脈間で大動脈を遮断，同時に左鎖骨下動脈も遮断する．次に動脈瘤遠位の下行大動脈を遮断し，PCPSで補助循環を開始する．動脈瘤近くの胸膜を切開し損傷部位を同定する．肋間動脈からの出血は血管の外から結紮するか血管の内側から縫合結紮する．遠位側の遮断を瘤近くに移し替え，結紮する肋間動脈の数を少なくすることは術後の対麻痺の予防の点から重要である．損傷部位を完全に切離する（図8）．大動脈径をサイジングし人工血管を選択する．近位側から吻合する．3-0，あるいは4-0モノフィラメント糸で連続縫合を行う．同様に遠位も吻合し人工血管置換を終了する（図9）．

遠位部の結紮終了直前に遠位側のクランプを一時的に解除し空気とデブリスをフラッシュする．再び遠位をクランプし，次に近位側のクランプを解除，空気抜きを行う．PCPSを止め，遠位側のクランプを解除し，補助循環を終了する．ACTを参考にプロタミンを投与する．通常，1回のヘパリン投与で置換術は終了するのでプロタミンは不要のことが多い．人工血管吻合部からの出血がないことを確かめ，閉胸に移

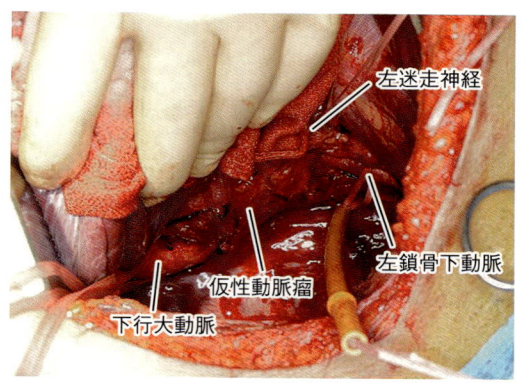

図7 ◆ 仮性動脈瘤前後のテーピング

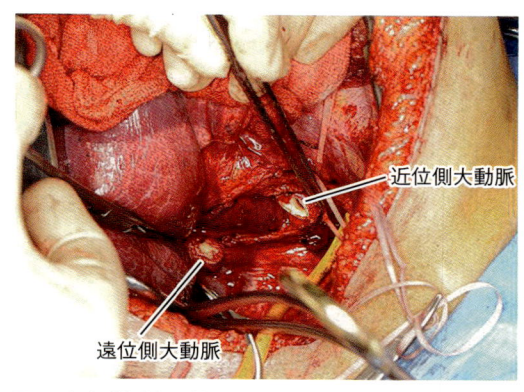

（左迷走神経／仮性動脈瘤／下行大動脈／左鎖骨下動脈）

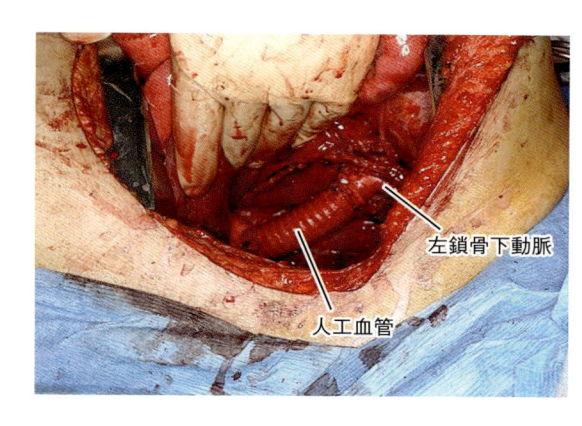

図8 ◆ 仮性瘤切除後

（近位側大動脈／遠位側大動脈）

図9 ◆ 人工血管置換後

（左鎖骨下動脈／人工血管）

る．この症例は術直前のエコーで腹腔内出血を認めていたので，閉胸に引き続き，試験開腹を施行した．腹腔内出血の原因は左卵巣破裂であった．活動性出血はみられなかったが，破裂部を縫合止血した．次に右腎内側部の後腹膜出血を認めた．拍動性ではなかったが，後腹膜を開放し出血源を検索した．活動性出血はなく，はっきりした出血源は同定されなかった．

　外傷性胸部大動脈損傷の手術の大きなポイントの１つはどの体位を選択するかである．著者らは初期の頃は右側臥位で手術を行っていたが，ショックの原因が腹腔内出血例では開腹止血術を行い，新たに体位を取り直して大動脈損傷の修復を行っていた．今回の症例のように右半側臥位で行えば，開胸，開腹の同時手術も可能である．また，**前側方開胸法**は胸骨を横切し右側に開胸を延長すれば（clamshell thoracotomy）心臓，上行大動脈，弓部大動脈も展開でき，大動脈峡部の損傷が予想より中枢側に延び，弓部大動脈の置換が必要なときも対応が可能である．

4 周術期管理

　術後はICUで呼吸循環管理を行う．体温管理は重要で低体温にならないように注意する．胸腔ドレーンからの排液が多ければ凝固系をチェックし補正を行う．挿管チューブからの出血性の排液が多ければ適宜吸引し無気肺にならないよう注意する．適宜，鎮痛・鎮静を行う．術後の神経学的検査で対麻痺を認めたら，スパイナルドレナージやナロキソンなどの薬物療法を考慮する．呼吸状態が安定したら，できるだけ早期に抜管する．術後の嗄声やむせこみは左反回神経麻痺の可能性があるので，内視鏡で声帯麻痺の有無を確認する．

●文献

1) Steenburg SD, Ravenel JG: Acute traumatic thoracic aortic injuries: experience with 64-MDCT. AJR Am J Roentgenol, 191: 1564-1569, 2008
2) Gleason TG, Bavaria JE: Trauma to the great vessels. Cardiac surgery in the adult (Cohn LH, ed), pp.1333-1354, McGraw-Hill, New York, 2008

2章 外傷ごとの戦略と手術手技
B. 胸 部

3. 心損傷，心膜開窓術

飛永 覚，明石英俊，坂本照夫，田中啓之

胸部外傷による心損傷は受傷機転から鋭的および鈍的心損傷に大別されるが，迅速な診断，治療が行われなければ致死的となりうる疾患である．近年，救急医療の進歩により重症例の救命例が報告されている[1)~3)]．本稿では本疾患の外科的治療を中心に記述する．

1 診断と戦略

外傷性心損傷は**鋭的心損傷**（penetrating cardiac injury）と**鈍的心外傷**（blunt cardiac injury）に大別される[2)3)]．Thoracic danger zone[4)]（図1）に創がある場合は，鋭的心損傷を必ず疑う．わが国では鋭的異物（ナイフ，包丁など）による刺創が多く，病態，重症度は外傷の部位，進達度に左右される．鈍的心外傷は胸部に目立った外傷がない場合もあるので注意を要する．受傷機転は交通外傷，墜落外傷などにより胸部を打撲し，心臓が胸壁と椎体に急激に圧排されることが関与するといわれている．

初期治療を行いつつ全身状態の把握，多臓器損傷の有無，心損傷の程度を評価する．来院時心肺停止症例や初期治療に反応のない症例は**救急室開胸**（emergency room thoracotomy：ERT）を行う．救急室開胸を必要としない症例では精査を進め，総合的な病態の評価を行い，治療の優先順位を決定する[2)]（図2）．身体所見では心音聴取，Beckの3徴候（血圧低下，静脈圧上昇，心音減弱），奇脈，Kussmaulサインの有無を確認する．心電図は心合併症の発生と相関するといわれ，持続心電図モニターを行い，多発する心室性期外収縮，洞性頻脈，心房細動，右脚ブロック，ST変化などを監視する[5)]．生化学所見での血清トロポニンT，Iは心筋障害のマーカーとして従来のCK-MBよりも有用という報告もあるが，特異度に比べ感度が低く，循環動態の安定している心筋挫傷の診断に貢献するものではないといわれている[6)]．経胸壁，経食道心エコー検査では，心嚢液貯留，局所壁運動異常，心内短絡，弁膜症，胸腔内液体貯留などを確認し（表1）[2)]，その後も経時的観察が必要である．本疾患には多発外傷の併存の可能性が高く，全身CTによる多臓器損傷の有無を確認する[2)5)]．

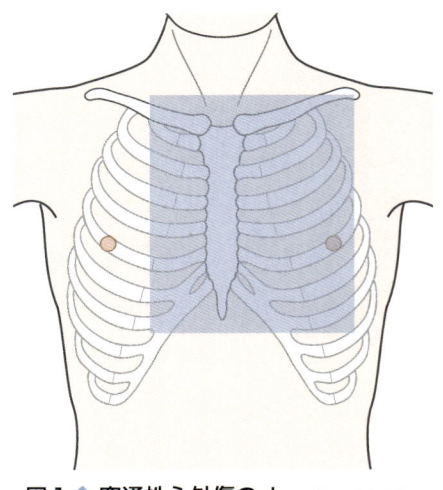

図1 ◆ 穿通性心外傷のdanger zone
文献4より引用

表1 ◆ 急性心挫傷時の心エコー所見

経胸壁心エコー
・局所壁運動異常
・心嚢液貯留
・弁病変
・左右心室拡大
・心室中隔穿孔
・心内血栓
・胸腔内液体貯留
経食道心エコー
・大動脈内膜亀裂，大動脈解離
・大動脈破裂
・弁病変
・心内血栓

文献5より作成

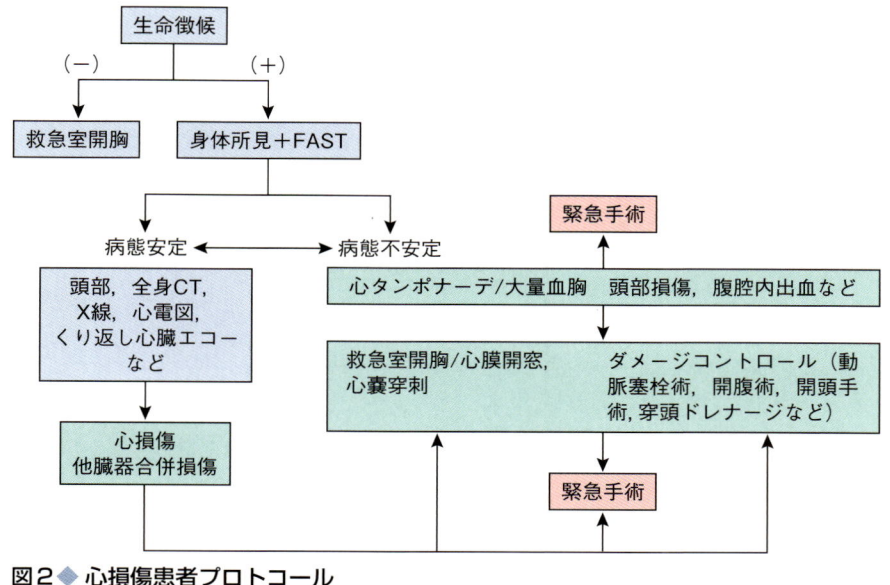

図2 ◆ 心損傷患者プロトコール
文献2より引用

2 手術のタイミング

　心タンポナーデを認めた場合はいかに早く解除できるかが生命予後を左右するため，迅速な処置が必要である．心囊穿刺ドレナージは緊急であれば盲目的に，あるいは心エコーガイド下に行う[7)8)]（図3）が，凝血塊などでドレナージが不十分な場合，急速輸液や輸血に反応が乏しければ躊躇せず，**剣状突起下心膜開窓術**（p.68「4-1．剣状突起下心囊ドレナージ」を参照）[9) 10)]を行う．持続する出血を認める場合は直ちに救急室開胸を行い，出血部位の確認と止血処置を行う．血行動態が安定すれば手術室へ移動し，確実な修復処置と他の部位に出血点がないかの確認を行う．頭部外傷，腹腔内出血，骨盤骨折などの重度出血性合併症がある症例では，治療の優先順位の決定が重要である．鋭的心損傷により異物が心臓へ刺入している場合は異物を抜かずに開胸後，直視下に抜去する[2)]．救急室開胸を行う可能性がある施設では自己血回収装置や**経皮的心肺補助装置**（percutaneous cardiopulmonary support：PCPS）の常備が望まれる．心脱転し，心拍動下での処置が必要な場合はPCPSが有用である[11)]．

　心内損傷による高度の弁機能不全，左右短絡（40％）などにより急性期に心不全を呈する場合は修復術の適応であるが，経過観察中の心雑音，遷延する心不全を契機に診断されることがある[12)]．

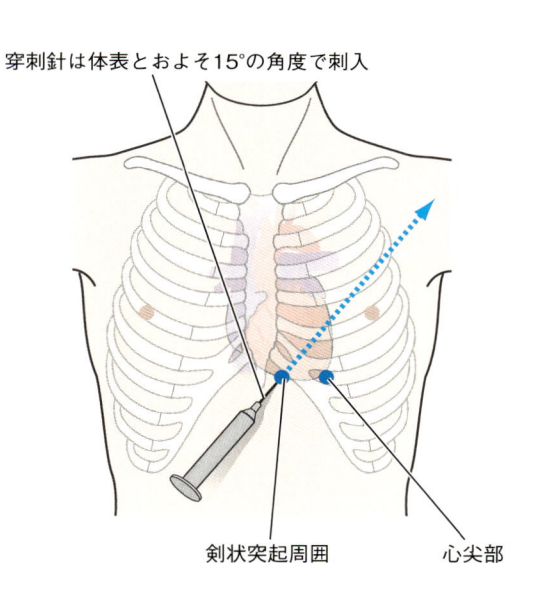

図3 ◆ 最も一般的な心囊穿刺針挿入部位
　　　（盲目的あるいは心エコーガイド下）
剣状突起近傍で穿刺針は左肩方向，内側に向ける
（文献7より引用）

3 手術のアプローチ

1. 側方開胸

　　時間的猶予がなく，側胸部の穿通創，血胸が主体の場合に**側方開胸**を行う[2)3)]．一般的には左第4，5肋間で前側方開胸し，心嚢を大きく開放する（「2章-B1：開胸時のcritical decision」図2，p.53参照）．両側血胸や視野確保が困難な場合は胸骨を横断してclamshell thoracotomyとする（2章-B1，図9，p.57参照）．心嚢ドレナージや心膜切開に際しては横隔神経損傷に注意する．左前側方開胸では，心臓左側（左心房，左心室，左肺動脈）および下行大動脈の損傷に対しても対応可能である．

2. 胸骨正中切開

　　胸骨正中切開は，胸部合併損傷がなく心タンポナーデが主体の場合，心前面の穿通創，心内修復術など人工心肺が必要と考えられる場合に行う[2)3)]．剣状突起下心嚢ドレナージ後（「4-1．剣状突起下心嚢ドレナージ」を参照），そのまま創部を頭側に延長して行うことができる．心臓すべておよび上行-弓部大動脈にかけての処置に対応可能である．

4 手術手技

1. 剣状突起下心嚢ドレナージ[9)10)]

　　剣状突起下心嚢ドレナージでは，胸骨下端より6〜8cm尾側へ切開し，開腹とならないように，白線，剣状突起を正中で切開する．剣状突起を切除することでより広い視野を得ることができる．用手的に胸骨後面と心嚢前面を剥離する．皮膚切開部に開創器をおき，胸骨下端を筋鉤あるいは二爪鉤で上方に挙上し，心嚢を切開する（図4）[10)]．心嚢内を十分に吸引し，ドレーンを挿入する（図5）．もし持続性に出血を認めた場合は胸骨正中へ切開を延長し，出血部位の確認と止血処置を行う．注意すべきは心タンポナーデによるショックに対して高容量のカテコールアミンを投与している場合，ドレナージ後の過剰な血圧上昇により以下の病態によっては再破裂，再出血をきたすことがあるため，適宜投与量の減量が必要である．

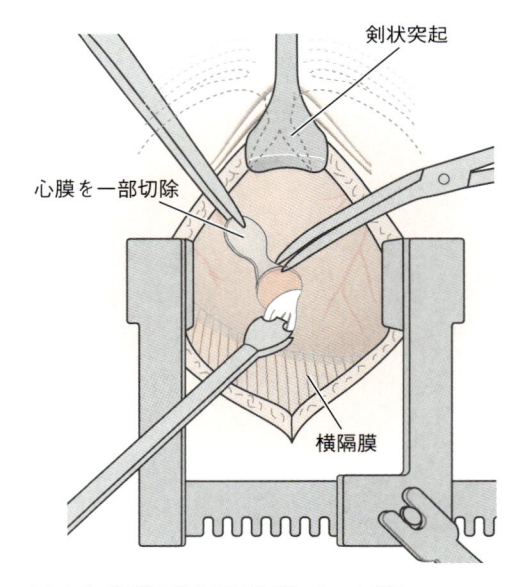

図4 ◆ 剣状突起下心嚢ドレナージ術
開窓器を創部にかけ，頭側の創部を筋鉤などで牽引し，心嚢前面を展開する．視野が確保しにくい場合は正中で左右に剣状突起を切開し，助手が患者の左右頭側方向へ牽引すると術野が確認しやすい（文献10より引用）

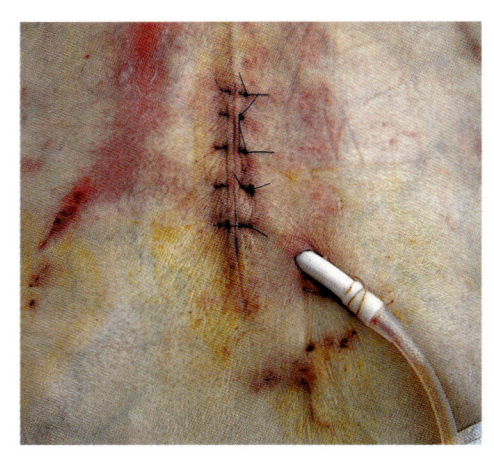

図5 ◆ 剣状突起下心嚢ドレナージ術後
心嚢内に閉鎖式ドレーンを留置し，数日後性状を確認し1日排液量が50mL以下になったら抜去する．抜去前に心嚢内をエコーで確認する

2. 自由壁破裂（図6）

　　自由壁破裂では，開胸し，出血部位を確認する．出血部位の用手的圧迫を行いつつ，できるだけ単純縫合閉鎖で修復する．縫合糸は3-0または4-0ポリプロピレン糸にて，心室壁はプレジェット付きにて水平マットレス縫合を行う[2)9)13)]．特に拍動する心室自由壁への運針では亀裂を生じやすいため，さらなる血圧低下をきたさぬ程度に心臓を左手で授動し，出血部位の動きを可及的に抑えた状態で縫合する．一見，止血が完了したと判断しても心内圧の上昇や出血傾向により再出血をきたすこともあり注意が必要である．同様の止血縫合をくり返すことで過度の張力がかかると新たな亀裂を生じるため，過剰な縫合は避けなくてはならない．生体組織接着剤とあわせて心膜あるいはシート状組織接着剤などを用いて止血する方法（sutureless technique，図7）[14)15)]は心筋梗塞後の心室自由壁破裂（特にoozing type）に対して行われる処置であり，本症でも応用できるものと思われる．

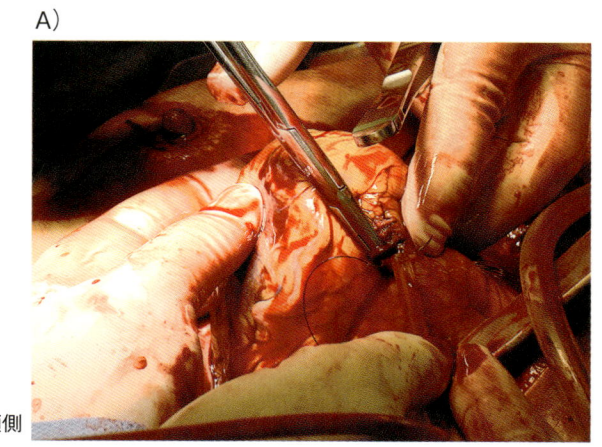

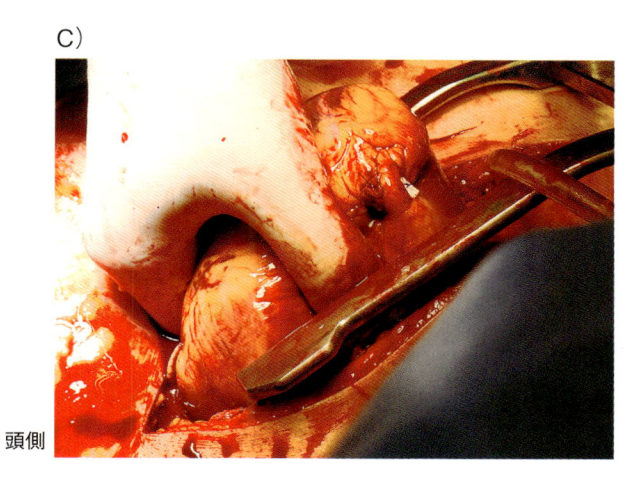

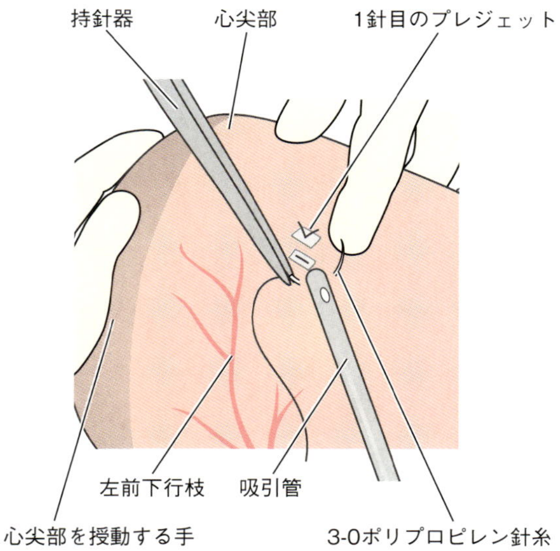

図6 ◆ 外傷性右心室破裂症例
A) 交通外傷にて心肺停止の状態で搬入された70歳代女性．救急室開胸を施行し，3-0ポリプロピレン糸プレジェット付きにて水平マットレス法で止血縫合を行った
B) 損傷部修復術（縫合止血）シェーマ
C) 止血後：水平マットレス縫合計2針で止血終了した状態

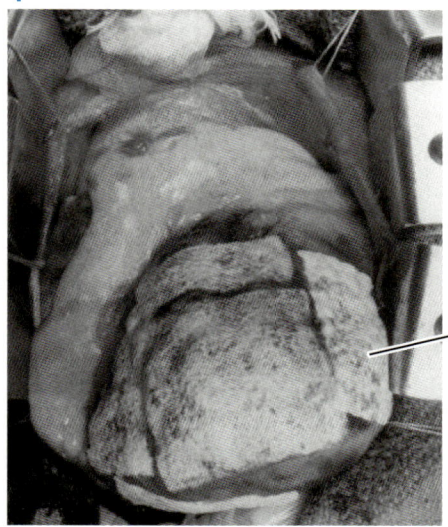

図7 ◆ Sutureless technique
78歳女性．急性心筋梗塞，左室自由壁破裂に対しフィブリングルー散布したタココンブ®シートにて止血処置を行った症例（文献15より引用）

3. 心房，大静脈

　心房，大静脈損傷の場合，部位によってはサテンスキー鉗子にてクランプした状態で止血処置が可能となる（図8）．縫合糸は4-0ポリプロピレン糸にて連続，あるいはプレジェット付きにて水平マットレス縫合を行う．手技により新たな亀裂を起こしやすく，正確かつ愛護的な処置が必要である．

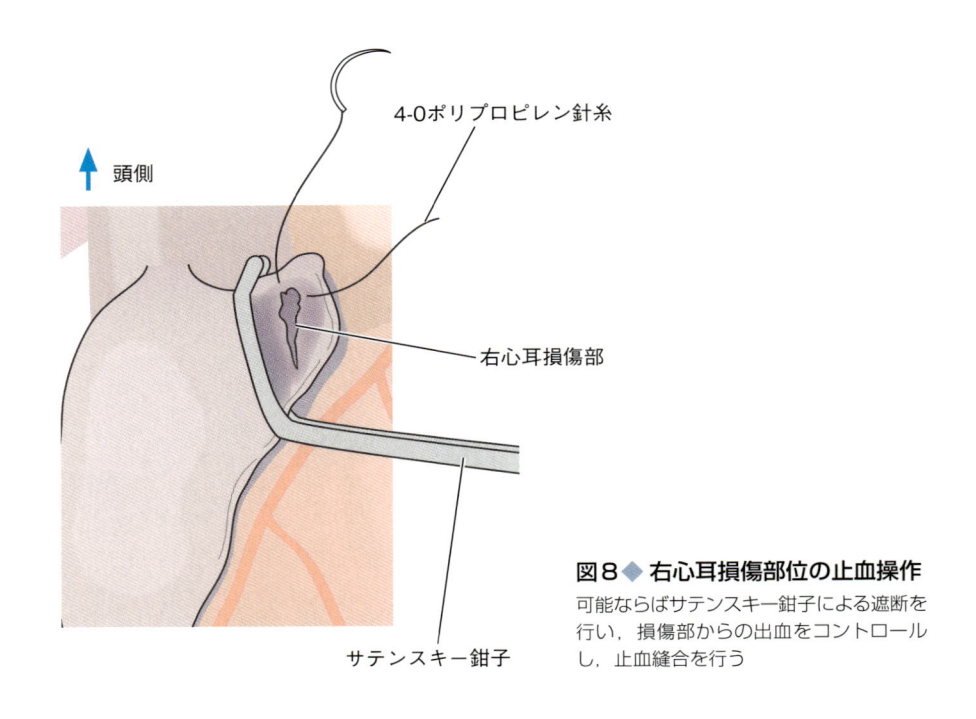

図8◆ 右心耳損傷部位の止血操作
可能ならばサテンスキー鉗子による遮断を行い，損傷部からの出血をコントロールし，止血縫合を行う

4. 僧帽弁閉鎖不全症，乳頭筋断裂

　僧帽弁閉鎖不全症，乳頭筋断裂では，多発外傷の程度によるが，心不全が薬物的にコントロールできない場合は心臓外科医による僧帽弁手術が必要となる[3)9)]．多発外傷患者は免疫能が低下している可能性が高く，菌血症が疑われた場合はなるべく人工物は使用せず，形成術を行う．外傷前は健常心であることが多く，左房拡大もないため急性僧帽弁閉鎖不全症による心不全，肺水腫をしばしば発症する．

5. 心室中隔穿孔

　心室中隔穿孔は，聴診にて，外傷後新たに発生した全収縮期雑音を認め，左右短絡のため右心室レベルでの静脈血の酸素濃度のステップアップを認める．高度の左右短絡（40％以上）による心不全が認められれば修復術の適応である．

　鋭的心損傷では深い刺創や突き抜け損傷で起こり，鈍的心損傷では心尖部筋性中隔に多いとされる．周囲組織の挫滅が少なく，小さな単一穿孔であれば直接縫合閉鎖も可能である[12)]．周囲組織の挫滅が著しい場合は心筋梗塞後心室中隔穿孔に準じた術式が必要となる[16)]．

6. 冠動脈損傷

　冠動脈損傷の場合，末梢側では直接結紮術を，中枢側では修復とともに冠動脈バイパス術の適応を考慮する[17)]．バイパスが必要な場合，損傷部位によっては心拍動下での手術を行う．

5 周術期管理のポイント

　修復部の再出血が起こる可能性があり，ドレーンは心嚢内，胸腔内に留置する．出血性ショックに陥っている症例も多く，輸血などによる十分な循環血液量の補正をはじめ，低体温やアシドーシスの是正に努める[2]．術後心不全に対しては昇圧薬投与，補助循環〔大動脈内バルーンパンピング（intraaortic balloon pumping：IABPなど〕を使用し，Forrester分類にしたがって治療を行う．

　外傷による呼吸不全は胸壁損傷（flail chest），気道損傷・閉塞，成人呼吸促迫症候群（acute respiratory distress syndrome：ARDS）などに大別され，病態に応じた治療が必要となる[2]．

　外傷後は免疫能が低下する[18]ため，術後の縦隔洞炎，膿胸の発生に十分注意する．特に救急室開胸を行った症例では十分な清潔野で処置を行えない場合もあり，循環動態が安定したら手術室で縦隔，胸腔内の洗浄を行う．術後の造影CTなどで感染が疑われた場合は，再開胸洗浄ドレナージに加え，持続陰圧吸引療法[19]，大網充填術を考慮する．

6 長期的な注意点

　鋭的心損傷の遠隔期に，Chaら[20]は48例中11例（23％）に心内シャント，弁膜症などの合併症を認め，いずれも待機的手術を行ったと報告している．鈍的心損傷の予後は，合併する頻度の多い重症頭部外傷や腹部外傷の治療成績に依存し，それらを向上させることが非常に重要である[2]．長期的には損傷部位が心内圧の影響で徐々に拡大したり，遅発性に仮性瘤（図9），破裂[21]，中隔穿孔をきたす場合があるので注意する．

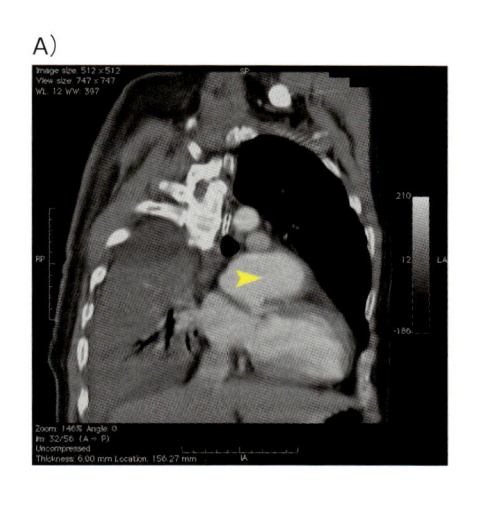

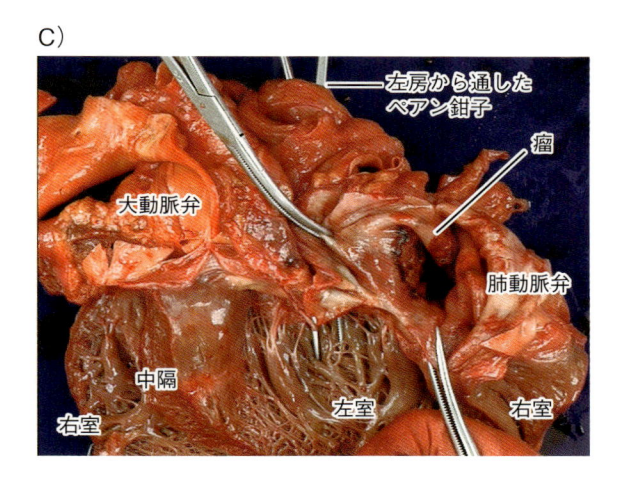

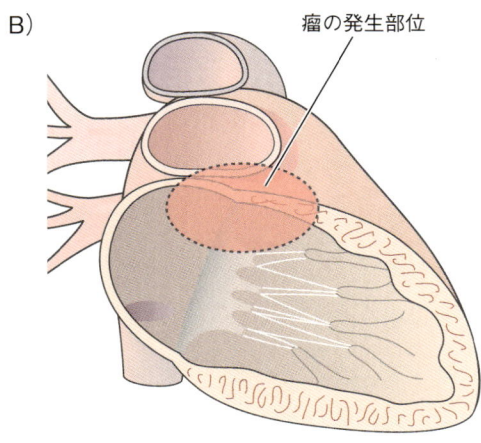

図9 ◆ 外傷性左心室瘤

A) 23歳男性．麻薬中毒患者で交通外傷にて搬入となった．受傷時の胸部CTでは両側肺挫傷，肋骨骨折以外の所見は認めなかったが，受傷3カ月後に心不全の診断で当院へ再入院となり，人工呼吸器管理となった．3D-CTを施行したところ左心室基部，僧帽弁前尖付近より左室瘤（▷）を認めた

B) 瘤の発生部位

C) 外傷性左心室瘤剖検写真：家族は外科治療を希望せず，呼吸不全で死亡した．剖検写真にて左心室瘤の確定診断を得た

●文献

1) 益子邦洋, 新井正徳, 木村昭夫, 他：心破裂自験例の分析からみた治療限界への挑戦. 救急医学, 20：1771-1775, 1996
2) 三好豊, 小原邦義：外傷性心損傷. 胸部外科, 57：742-750, 2004
3) 伊藤翼, 堺正仁：鋭的心外傷, 鈍的心損傷.「心臓血管外科」(川島康生/編), pp.640-650, 朝倉書店, 2000
4) Sauer PE, Murdock CE Jr：Immediate surgery for cardiac and great vessel wound. Arch Surg, 95：7-11, 1967
5) Sybrandy KC, Cramer MJM, Burgersdijk C：Diagnosing cardiac contusion：old wisdom and new insight. Heart, 89：485-489, 2003
6) Bertinchant JP, Polge A, Mohty D, et al：Evaluation of Incidence, clinical significance, and prognostic value of circulating cardiac troponin I and T elevation in hemodynamically stable patients with suspected myocardial contusion after blunt chest trauma. J Trauma, 48：924-931, 2000
7) Spodick DH：Acute cardiac tamponade. N Engl J Med, 349：684-690, 2003
8) Maisch B, Seferović PM, Ristić AD, et al：Guideline on the diagnosis and management of pericardial disease executive summary；The task force on the diagnosis and management of pericardial disease of European society of cardiology. Eur Heart J, 25：587-610, 2004
9) Victor CB：The patient with cardiac trauma. J Cardiothorac Vasc Anesth, 14：71-81, 2000
10) Moores DW, Allen KB, Faber LP, et al：Subxiphoid pericardial drainage for pericardial tamponade. J Thorac Cardiovasc Surg, 109：546-552, 1995
11) 土井和義, 樗木等, 堺正仁, 他：ヘパリンコーティング回路によるPCPSが有用であった外傷性心破裂の1治験例. 胸部外科, 51：817-820, 1998
12) Williams GD, Hara M, Bulloch R：Traumatic ventricular septal defects. Am J Cardiol, 18：907-910, 1966
13) 遠藤真弘, 黒澤博身：心室自由壁破裂. 胸部外科, 57：690-697, 2004
14) Padro JM, Caralps JM, Montoya JD, et al：Sutureless repair of postinfarction cardiac rupture. J Card Surg, 3：491-493, 1988
15) Kudo M, Misumi T, Koizumi K, et al：A Surgical case of ventricular septal perforation after repairing left ventricular free wall rupture. Ann Thorac Cardiovasc Surg, 11：121-124, 2005
16) David TE, Dale L, Sun Z：Postinfarction ventricular septal rupture：repair by endocardial patch with infarct exclusion. J Thorac Cardiovasc Surg, 110：1315-1322, 1995
17) Karrel R, Shaffer MA, Franaszek JB：Emergency diagnosis, resuscitation, and treatment of acute penetrating cardiac trauma. Ann Emerg Med, 11：504-517, 1982
18) 吉岡敏治：多発外傷. 臨床医, 11：2320-2326, 1985
19) Domkowski PW, Smith ML, Gonyon DL Jr, et al：Evaluation of vacuum-assisted closure in the treatment of poststernotomy mediastinitis. J Thorac Cardiovasc Surg, 126：386-389, 2003
20) Cha EK, Mittal V, Allaben RD：Delayed sequelae of penetrating cardiac trauma. Am Heart J, 128：836-841, 1993
21) Lassus J, Tulikoura I, Konttinen YT, et al：Myocardial contusion as a cause of delayed cardiac rupture; a case report. Injury, 32：789-793, 2001

2章 外傷ごとの戦略と手術手技
B. 胸部

4. 肺・肺血管損傷，肺門部遮断

平　泰彦

> 外傷患者の1/3は胸部外傷を伴い，多発外傷では胸部外傷の有無と重症度は傷病者の転帰を左右する．胸部外傷も受傷の形態から，鈍的胸部外傷と鋭的胸部外傷に分けられる．胸部外傷は，解剖学的に胸壁（骨性胸壁，軟部組織）損傷，縦隔臓器（食道，心大血管，横隔膜）損傷，そして肺損傷に分類される．本稿では肺損傷について，手術適応と肺手術の詳細を述べる．

1 診断と戦略

　肺の単独損傷は少なく，胸壁損傷に合併することが多い．診断は受傷機転と理学所見が重要である．重症度と緊急度の判断は，バイタルサイン，胸部CTを代表とした胸部画像所見であり，ATLS（JATEC）の治療方針が基本である．そのうえで，試験開胸の適応をふまえ，手術治療に進む．肺手術も他の臓器手術と同様，待機的手術における定型的手術とはいくつかの観点から異なる．外傷手術は止血を主目的とし，バイタルを回復し維持することであり，外傷性肺損傷手術にも，damage control techniques の概念が取り入れられている．

2 開胸手術の適応

1. 救急室開胸の適応

　救急室開胸（emergency room thoracotomy：ERT）の適応を表1に示す[1]．
　救急室開胸の適応と治療効果を決定する因子は，受傷機転（鋭的か鈍的か），損傷部位，バイタルサインの有無，蘇生行為の有無と心拍再開の有無などである．救急室開胸の主な目的は，直接に**心マッサージ**を行うこと，そして開胸下の**大動脈遮断**である．胸部大動脈遮断は遮断部より末梢の出血を減少させ，冠動脈と脳の血流を維持することを目的とする．その他，**肺門部肺血管遮断**のために救急室開胸が行われることがある．

表1　ERT（Emergency Room Thoracotomy）の適応

	鋭的胸部外傷（penetrating thoracic injury）	鈍的胸部外傷（blunt thoracic injury）
適応	・病院前もしくはERで，自己心拍が確認されていた後の心停止 ・治療に反応しない70 mmHg未満の低血圧 ・胸腔ドレーンからの1,500 mL以上の急激な出血	・治療に反応しない70 mmHg未満の低血圧 ・胸腔ドレーンからの1,500 mL以上の急激な出血
相対適応	・自己心拍未確認の心停止 ・胸部以外の鋭的外傷で，病院前もしくはERで，自己心拍が確認されていた後の心停止	・病院前もしくはERで，自己心拍が確認されていた後の心停止
非適応		・自己心拍未確認の鈍的外傷による心停止 ・多発鈍的外傷 ・重症頭部外傷

文献1をもとに作成

緊急試験開胸術を，ERで行うかOR（手術室）で行うかは上記の条件に加え，外科医の判断や施設の状況によって決まる．

2. 肺損傷における緊急開胸手術の適応

肺損傷（pulmonary injury）は，損傷が肺実質内にとどまる肺挫傷（pulmonary contusion）と臓側胸膜の破綻を伴う肺裂傷（pulmonary laceration）とに分けられる（図1）．

肺損傷の多くは，肺循環が低圧系であること，肺組織は凝固系活性（トロンボプラスチンが豊富）が強く，組織修復力も旺盛であることから，多くは開胸手術を要せず胸腔ドレーンで治療される[2)3)]．

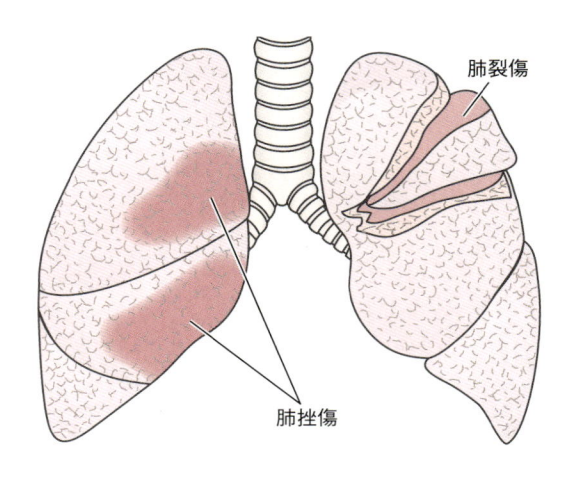

図1 ◆ 肺挫傷と肺裂傷
肺挫傷は臓側胸膜が保持されて損傷が肺内にとどまる．肺裂傷は肺の実質損傷とともに臓側胸膜が破綻したものである

3. 大量胸腔内出血症例における緊急手術の適応

胸腔内大量出血（血胸）の原因の多くは，肋間動静脈や心大血管系であるが，肺裂傷から胸腔内大量出血をきたすこともある．血胸に対する**試験開胸の適応**は，胸腔ドレーン挿入時に，**1,000〜1,500 mL以上の血液排出**がある症例や，**200〜250 mL/時以上の胸腔内出血が3時間以上持続する**症例である[2)4)5)]．

肺葉深部損傷例では胸腔内出血が1,200 mLに達せずとも，収縮期血圧80 mmHg未満で心拍数120 bpmを示せば開胸すべきとの意見もある[6)]．

4. 大量の気漏と肺膨張不全

大量の気漏や肺の**再膨張不全**で呼吸不全が進行する症例も手術適応である．大量の気漏と肺の再膨張不全例では**気管・気管支損傷**も考慮する．

5. 気道出血，肺内出血

大量気道出血の定義や外傷性気道出血の量による手術適応は未確定である．救急現場では**1回の喀出量が50 mL以上を大量気道出血**と考え，外傷性肺損傷による気道出血もこれに準じて緊急開胸手術の適応を考慮する．

造影CTで肺内に**血管外漏出所見**（extravasation）をみる例や，経時的に肺内血腫の増大をみる例も手術を考慮する．

3 緊急時の気道確保

1. 気管内チューブ

緊急時の挿管は通常の気管内チューブが挿入される．しかし，肺手術では**分離肺換気**が推奨される．分離換気の利点は次の点にある．①術側肺の虚脱で術操作が容易である，②気道出血への対応と健側肺を保護する点である．

A)

気管支ブロッカーカフ
気管支ブロッカー　メインカフ

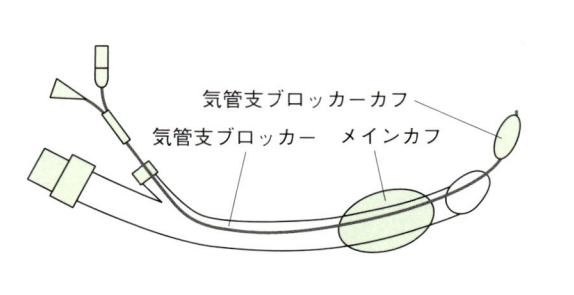

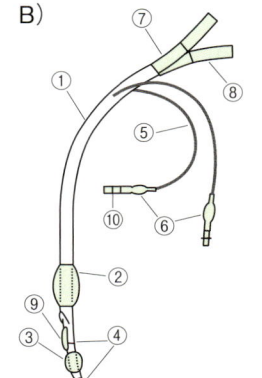

B)
①チューブ
②気管用カフ
③気管支用カフ
④X線不透過ライン
⑤インフレーションチューブ
⑥パイロットバルン
⑦Yアダプタ
⑧スリーブ
⑨カリーナルフック
⑩一方弁

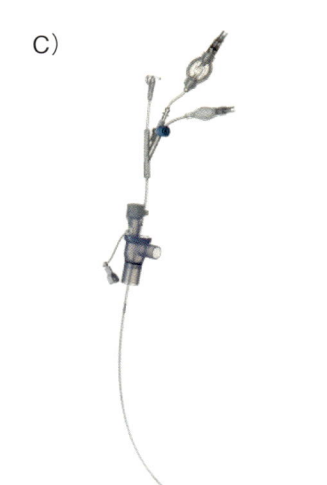

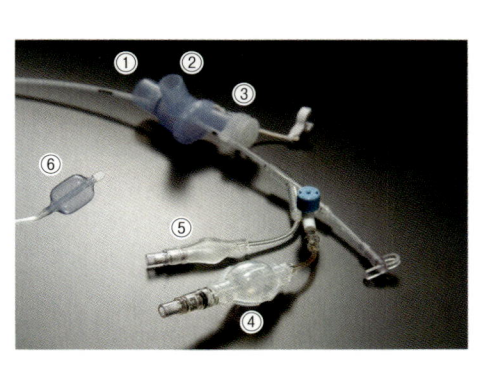

C)
①気管チューブコネクター
②ベンチレーションポート（麻酔，呼吸回路と接続）
③ファイバーポート（ファイバースコープ挿入口）
④インフレートバルーン
⑤パイロットバルーン（カフの膨らみ具合をモニター）
⑥カフ

図2 ◆ 分離換気用気管挿管チューブと気管支ブロッカーチューブ
A）ユニベントチューブ™．B）ブロンコキャス™．C）クーデック気管支ブロッカーチューブ（タイプB）：すでに挿管されている気管チューブに直接接続する．先端を左右どちらかの主気管支へ挿入し，バルーンを膨張させることにより，分離肺換気を可能とする

　分離換気用挿管チューブとしては，シングルルーメンチューブ（SLT）に気管支ブロッカーが付属したチューブ（ユニベントチューブ™）やダブルルーメンチューブ（DLT，ブロンコキャス™）などがある．また，通常の気管内チューブ挿入後に，クーデック気管支ブロッカーチューブを挿入する方法もある（図2）．高頻度ジェット換気（high frequency jet ventilation）は，特に気管内チューブ下における肺手術操作を容易にする．

2. 気管支鏡の用意

　左右分離換気には必須の機器であり，術中の気道出血に対する観察と気道出血の除去に有用である．

4 手術体位と開胸における皮膚切開

1. 外傷肺手術の体位と皮膚切開法

　手術体位と開胸法は非常に重要である．これを決定する因子として，バイタルサインの安定性，損傷肺の左右と部位，肺門部近傍か肺末梢か，心血管系の合併損傷の有無，などが挙げられる．

2. 前側方皮膚切開（図3A）

　左前側方皮膚切開は蘇生処置（救急室開胸）で採用される開胸法である．心タンポナーデの解除，開胸心マッサージ，大動脈遮断に有用である．右前側方開胸の頻度は低いが，大量出血時の止血が目的である．短時間で胸腔に達するが，術野が制限される．第4または5肋間で開胸する．

胸腔内背側や肺門部操作では術野が制限されるので，必要に応じて側方から後腋下線を超えて肩甲骨下まで皮膚切開を延長する．そのためにも仰臥位より30〜40°の斜位が好ましい．

3. 胸骨横断切開法（クラムシェル：clamshell thoracotomy）（図3 B）

一側の前側方切開から胸骨を横断して対側へ拡大する開胸法である．両側の肺・胸壁損傷や心血管系損傷に対応できる．

4. 後側方皮膚切開（図4 A）

肺手術操作には最適の開胸法である．ほとんどの肺手術操作や気管・気管支損傷に適応できる開胸法である．側臥位では縦隔偏位による急激な循環不全と健側肺への血液流入の危険があるので，斜位とせざるを得ない場合もある．

欠点として開胸に時間がかかることと，多くの胸壁筋層を切断するため，術後の呼吸機能障害が強いことがある．

5. 胸骨正中切開（図4 B）

肺損傷とともに心血管系損傷，気管損傷にも対応可能である．

利点は，仰臥位をとるので，**両側胸腔**に同時にアプローチ可能である．肺換気・血流比（V/Q ratio）の点から生理的である．健常肺側への血液，分泌物の流入を防ぐことができる．胸郭の骨，筋肉を切断しないので，術後の肺機能や疼痛に有利である．

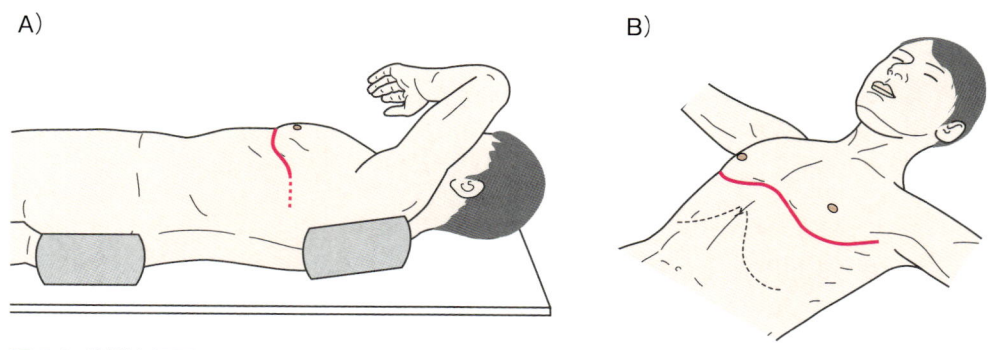

図3 ◆ 前側方切開とクラムシェル
A）前側方切開は術野が制限される．必要に応じて背側へ皮膚切開を延長する（点線）．背側への皮膚切開を延長するためにも，仰臥位よりやや斜位が推奨される
B）クラムシェルは一側の前側方切開から胸骨を横断して，対側まで切開を広げる方法である．両側胸腔，両肺および心血管系の術操作に対応できる

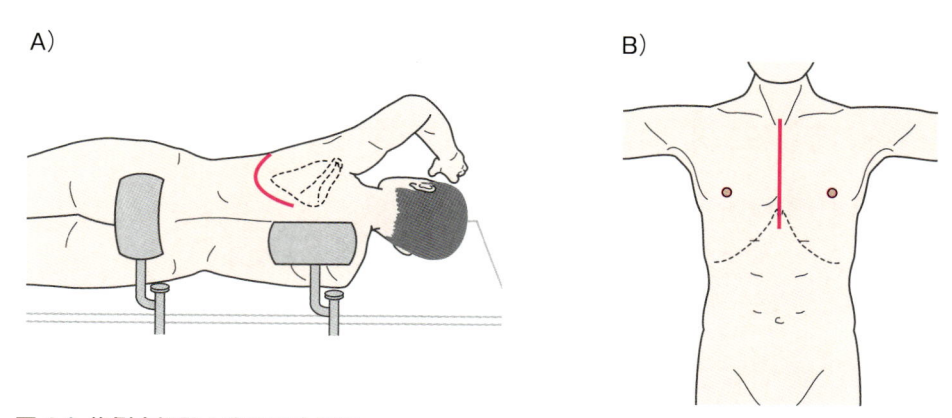

図4 ◆ 後側方切開と胸骨正中切開
A）後側方切開は，ほとんどの肺，気管・気管支手術に対応できる
B）胸骨正中切開は，両側胸腔に同時に達することが可能で心大血管系術操作にも対応可能である．ただし肺門部処理に困難がある

欠点は，次の点がある．肺門部は背側に位置するため，肺門部血管・気管支処理が難しい．肺葉切除，特に下葉切除に際しては分離換気で術側肺を虚脱させる必要がある．胸骨を縦断切離するための機器が必要である．**肺門部血管処理は通常は心膜外**で行うが，心膜を切開すると**心囊内で容易に肺血管処理ができる**ことがある．

5 肺損傷に対する手術術式

DVD 1 2-B4-①

肺損傷は鋭的損傷と鈍的損傷に分けられる．鋭的損傷は刺創（stab wound）と銃創（gun-shot wound）に分けられる．本邦では刺創が大多数を占める．

鈍的肺損傷の特徴は，胸郭全体の臓器・組織に，同時に複数の損傷をきたしやすく，また胸部以外の他臓器損傷の合併，すなわち**多発外傷**の率が高いことである．**高エネルギー**が胸部全体に加わることで，全肺実質に大なり小なり損傷があると考えるべきである．このことは，鈍的肺損傷で肺の切除範囲がより広範に及ぶ肺葉切除，肺摘除においては特に念頭に置くべき重要事項である．

Karmy-Jones らの鋭的肺損傷3分類にしたがって概説する[4]．

1. 肺末梢損傷

軽度の肺末梢損傷のみの場合には手術適応はない．多くは胸腔ドレーン挿入によって保存的に治療する．大量の胸腔内出血のために試験開胸を行い，肺末梢組織の損傷が認識されることが多い．直接の肺縫合や肺部分切除を行う．

肺末梢でも，穿通創には入出口の単純縫合閉鎖は避けて，pulmonary tractotomy（次項p.79の「3）pulmonary tractotomy」を参照）を実施したり，部分切除を行う．

2. 肺葉深部損傷

肺葉深部損傷の手術の要点は，①**肺葉深部の太い血管破綻の止血**，②**気漏を止める**，③**肺の壊死組織を残さないこと**，である．

1）肺葉切除

肺血管，気管支，肺構造の解剖知識は必須であり，図5〜11を参照[7][8]．
・肺実質からの出血に対しては用手的に圧迫止血する．
・肺靱帯を下肺静脈まで切離して肺の可動性を得る．
・肺門部または葉間から肺動脈に達する．分葉不全がある場合には自動縫合器により切離する．肺動脈に伴走して気管支がある．

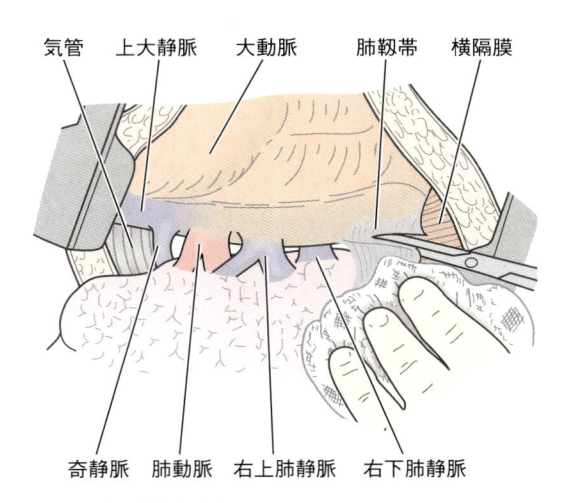

図5◆**右肺門部解剖**
文献7をもとに作成

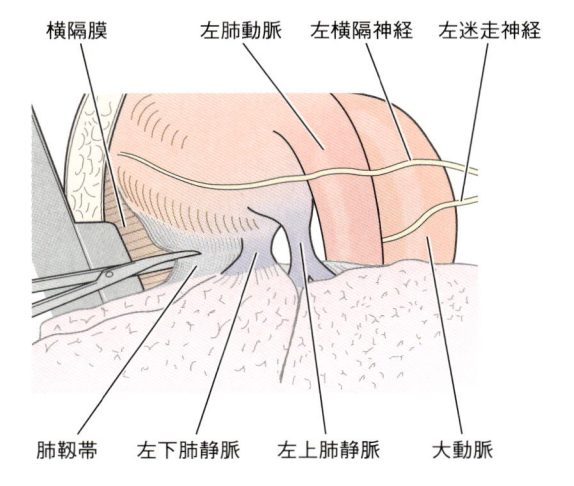

図6◆**左肺門部解剖**
文献7をもとに作成

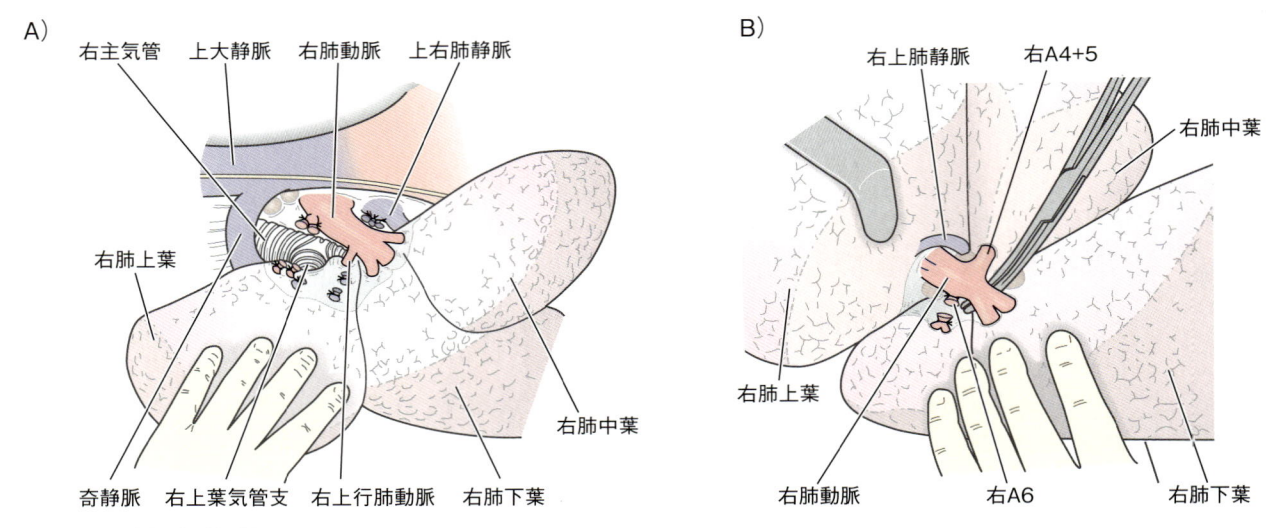

図7 ◆ 右肺葉動脈解剖
A）右上葉肺動脈：上幹肺動脈を切断してある．右上行肺動脈が末梢にある
B）右下葉肺動脈：上行肺動脈の末梢にA4＋5とA6が分岐するが，この分岐には種々のバリエーションがある．A6を切断してある．
この末梢に下葉動脈がある
（文献8をもとに作成）

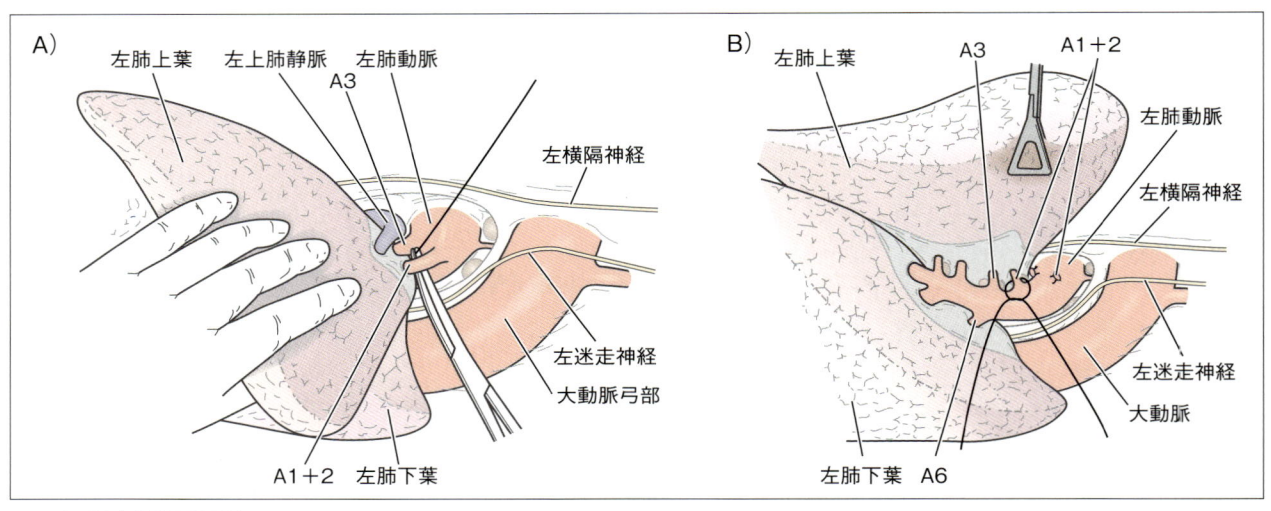

図8 ◆ 左肺葉動脈解剖
A）左上葉肺動脈：左肺動脈主幹からA3が分岐し，A1＋2に分岐する
B）左下葉肺動脈：左肺動脈主幹からA3が分岐し，A1＋2の分岐は多様である．このレベルからA6が分岐する
（文献8をもとに作成）

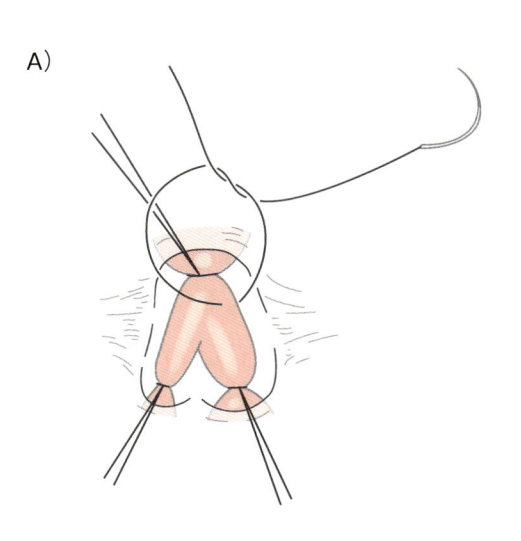

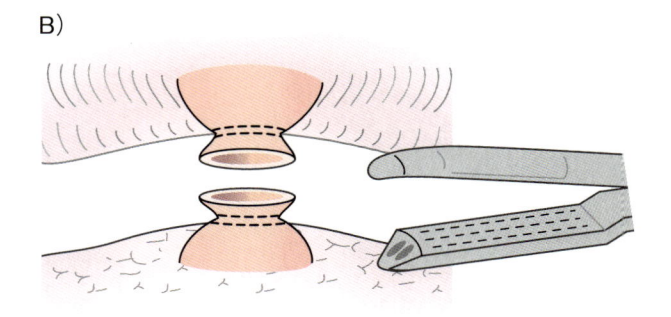

図9 ◆ 肺血管の処理〔固定結紮（transfixion suture）と自動縫合器による処理〕
A）切断する血管の両端を結紮し，さらに中枢側（残す側）は針糸をかけて結紮する（固定結紮）
B）自動縫合器による血管処理
（文献8をもとに作成）

- 右下葉切除では中下葉間を，左下葉切除では上下葉間を剥離して，下肺動脈を露出し，これを切断する．通常の葉切除では，中枢側を非吸収糸による結紮と針つき糸による固定結紮（transfixion suture）で2重結紮する．末梢は非吸収糸で結紮し肺動脈を切断する．この操作には時間がかかるので，自動縫合器などで器械縫合・切断を行ってもよい（図7～9）．
- 左右とも上葉には肺動脈幹から複数の動脈が分岐し，解剖学的にもバリエーションがあり，操作に時間がかかる．右上葉へ分岐する肺動脈については，まずsuperior trunk上幹肺動脈を同定し中幹肺動脈を末梢にたどる．右A4＋5とA6は本幹からの分岐がさまざまであり，注意が必要である．左上葉の動脈走行も複雑である．**肺動脈主幹に血管テープを通しておくと，緊急の出血に即応できる．**
- 中葉は動静脈の走行にバリエーションがあり，術操作に時間がかかる．外傷での緊急手術では手術時間短縮のために2葉切除となることもある．
- 下葉切除では，肺動脈と気管支は伴走しているので，自動縫合器で同時に処理する方法もある．しかし，血管と気管支では太さや構造が異なるので切断端の縫合不全の危険を避けるためには個別に処理することが望ましい．
- 肺静脈処理は動脈と同様である．右中葉静脈の走行もバリエーションがあるので注意が必要である．
- 気管支は，自動縫合器で処理切断する．**気道出血が著しい例では肺静脈処理より先に気管支切断**を行う．

2) 肺全摘除

外傷症例，特に鈍的肺損傷で肺全摘除は極力避ける．鈍的胸部外傷は両側全肺野に肺損傷があると考えるべきであり，片側肺全摘除は，術後の呼吸不全，右心不全，肺水腫をきたして致命的となることが多い．肺全摘除の死亡率は50％以上である．

右側は奇静脈の尾側に肺門部が位置する（図10）．右肺動脈主幹と右主気管支をそれぞれ，自動縫合器により切断する．肺動脈主幹と主気管支を一塊とした器械縫合・切断は肺葉切除以上に断端の閉鎖不全の可能性が高いので避ける．肺動脈幹に血管テープをかけると，出血を減少させて術操作の時間を得られる．

左側は大動脈弓の尾側に肺門部が位置する．大動脈の走行により左側肺門の術操作はやや煩雑であるが，操作は右と同様である（図11）．

3) pulmonary tractotomy（図12）

外傷に対する肺葉切除，肺全摘除の治療成績は悪い[9]．そこで可能な限り肺を温存する目的で，lung-sparing techniquesとして開発されたのがpulmonary tractotomyである[10]．

本来は肺の穿通性損傷に対して開発され，肺実質内の穿通した損傷部を開放して，血管結紮による確実な止血，末梢気管支縫合による気漏防止，そして壊死，破壊された肺実質組織の除去を行い，肺葉切除が避け得るという利点がある．

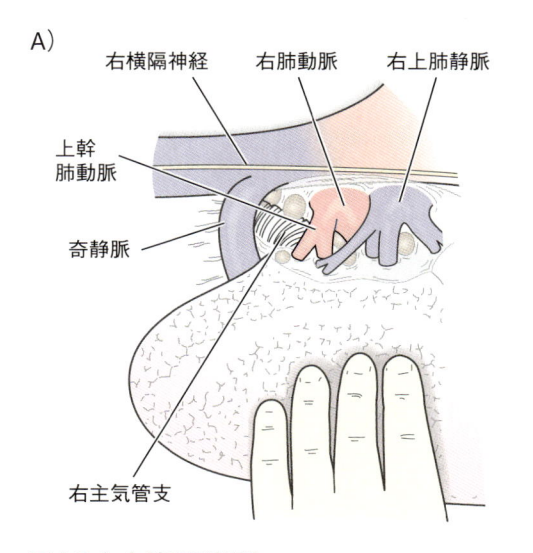

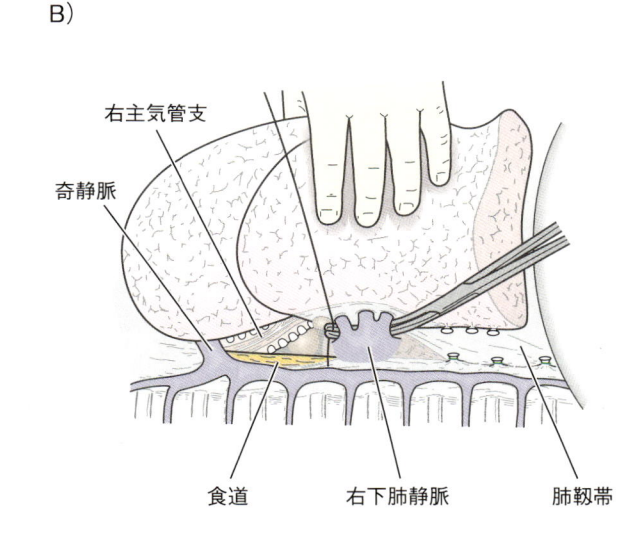

図10 ◆ 右肺門部解剖
A) 肺動脈，上肺静脈は腹側に位置するので，肺を背側へ圧排する．B) 下肺静脈は背側に位置するので，肺を腹側へ圧排する
（文献8をもとに作成）

図11 ◆ 左肺門部解剖
肺動脈と上肺静脈は腹側に，下肺静脈は背側に位置する
（文献8をもとに作成）

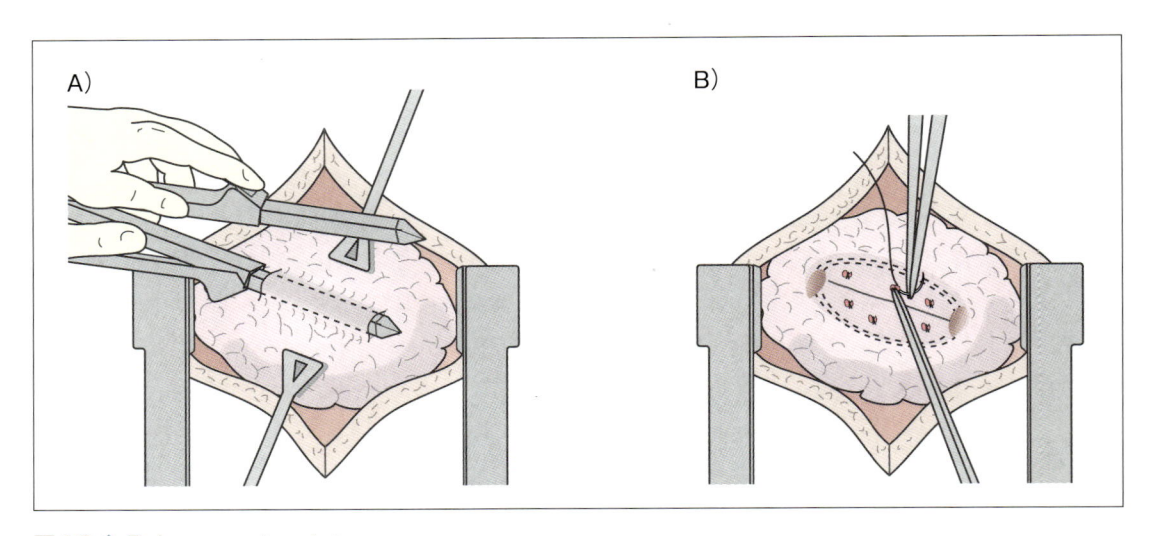

図12 ◆ Pulmonary tractotomy
（文献11をもとに作成）

鈍的肺損傷にも応用可能で，肺温存術式として試みる価値はある．しかし，鈍的肺損傷は広範な肺実質損傷を伴うことが多いので，結局は肺葉切除に至ることが多い．

肺穿通創または肺裂傷部から血管鉗子，または自動縫合器を挿入して**肺実質内損傷部を開放し，確実な止血と気漏部の閉鎖縫合**を行う[11]．

3. 肺門部周辺肺損傷

肺門部血管損傷例は心大血管損傷を合併することが多いため，現場死亡症例が多く，ERへは心肺停止（CPA）またはCPAに近い状態で搬送されることが多い．CPAに対して救急室開胸を行うこともある．

肺門部遮断やpulmonary hilum twist法で（次項p.82の「3．Pulmonary hilum twist法」を参照）一時止血を得て，損傷肺を観察して肺全摘を避け得る可能性がある．

肺動静脈および気管支を自動縫合器によって一括処理切断し，肺全摘を行うsimultaneous stapled pneumonectomy法も提唱されている[12]．

しかし本法は短時間での肺門処理が可能という利点はあるが，肺動静脈と気管支との口径差や構造的な違いから，断端の閉鎖不全による出血や気漏が生じる可能性がある．患者の状態が許せば，血管系，気管

支はそれぞれ個別に自動縫合器で切離処理が望ましい．

可能な限り肺組織を温存することが重要であり，そのために pulmonary tractotomy technique も応用される．

6 肺門部処理，肺門部遮断

鋭的胸部外傷において，胸腔内大量出血は最大の死亡原因である．救急室開胸による心タンポナーデの解除と大動脈遮断の有用性は広く認識されているが，**肺門部肺血管遮断の重要性**も再認識されるべきである．

胸部 DCS（damage control surgery），damage control techniques として**肺門部遮断は大動脈遮断と同格に位置づけられる**．

肺門部遮断を実施するには解剖を熟知し，まずは用手的に肺門部血管を圧迫して一定の止血を得た後，詳細な操作に進む．**止血の第一は用手的圧迫止血であるという外科の基本原則**にしたがい，機器による不注意な肺門部の一括遮断は肺血管損傷をさらに拡大する危険があることを念頭に置くべきである．

1. Rumell 法

肺門部を一塊として血管テープに通して締め上げて，一時的止血を企図する方法である．肺動脈本幹，上下肺静脈をそれぞれ別個に血管テープを通して止血してもよい．

2. Pulmonary hilum clamping

サテンスキー鉗子など血管鉗子を用いて肺門部血管を一塊として遮断する．**胸腔内（心膜外）と心囊内で遮断する方法**がある．

1）胸腔内での肺門部血管遮断（図 13, 14）

右は奇静脈の尾側に肺動脈，上肺静脈，気管支がある．下肺静脈はやや背側に位置する（図 5, 10）．左は大動脈弓を目安とする．左肺動脈は左主気管支を乗り越えて走行する（図 6, 11）．

2）心囊内遮断

図 15, 16 に示すように，心囊内では胸膜剥離の必要もなく，左右の肺動脈主幹が存在し，肺静脈が上下それぞれ主幹として走行し左房に流入しているので操作は容易である．

肺門部遮断はあくまで止血を目的とした一時的処置であり，ER から手術室までの間の止血目的や他の救急処置操作が優先される場合の一時的止血手技であり，短時間の遮断が望まれる．Liu らは動物実験で，肺門部遮断の最長許容時間は 120 分であると報告した[13]．

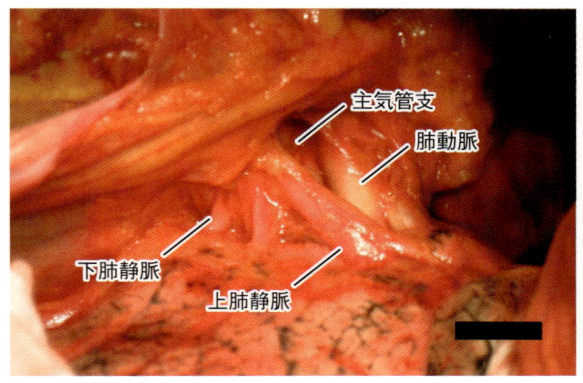

図 13 ◆ 左肺門部
縦隔胸膜を剥離すると，肺静脈，肺動脈が露出される．肺動脈と上肺静脈の間，背側に主気管支がある

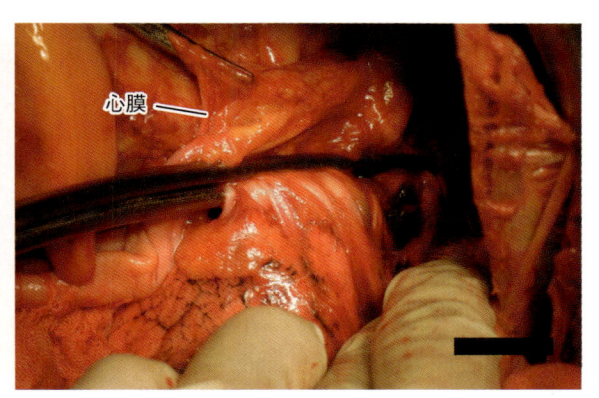

図 14 ◆ 左肺門部血管遮断（心膜外）
心膜外で左肺動静脈を一塊として血管鉗子で遮断．心膜外では縦隔胸膜を剥離すると，上下肺静脈と肺動脈が別々に視認できる

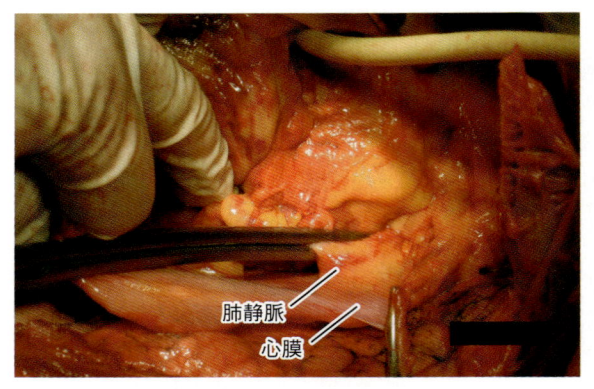

図15 ◆ 左肺門部血管遮断（心嚢内）
心嚢内では肺静脈が共通幹となっているのがわかる．心膜外では胸膜剥離の必要があるが，心嚢内では胸膜剥離が不要で，共通幹となっているので処理が容易である．本症例は胸部鋭的刺創で，心室前壁に刺創があり，ここにバルーンカテを挿入して一時止血を行った

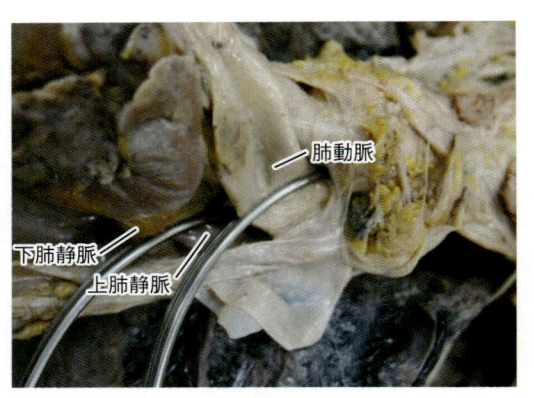

図16 ◆ Cadaver による解剖
心嚢内で肺動脈と上下肺静脈を個別に遮断した（画像は聖マリアンナ医科大学解剖学講座 平田和明教授のご厚意による）

3. Pulmonary hilum twist 法（図17）

　　肺損傷における damage control techniques の1つとして，2003年，Wilson らにより提唱された．肺損傷による出血と空気塞栓の予防に有効で，救急室開胸で本法により一時止血を得て手術室へ搬送することができる．手術中は他部位の術操作中に本法で肺の一時的止血を得られる．特殊な器具を必要とせず，短時間で肺出血に対応できるなどの利点がある[14]．

　　原文では左開胸時の手技が述べられている．左肺靭帯を頭側へ下肺静脈まで切離する．これにより肺は肺門部の1カ所で固定されるので，左上下肺を両手で把持し，一塊として肺門部を中心に時計回りに180°回転させる．肺動静脈の捻転により止血が得られる．肺を twist（捻転）した位置を保持するため，肺尖部と横隔膜上にガーゼパッキングをする．本法は damage control techniques であり，一時的止血の後に本格的な術操作に進む．なお，右側の場合は反時計回りに180°回転させるべきであろう．

　　2009年，Van Natta らは ERT における心タンポナーデ解除，大動脈遮断の重要性と同等に，肺からの大量出血に対する緊急止血の重要性を強調し，その手技として hand-over-hand 法を提唱した[15]．用手的に肺門部血管を遮断してから，血管損傷を避けるべく安全に機器による肺血管遮断を行うことのできる手技で，肺手術に不慣れな一般・外傷外科医にも推奨される．術者が肺門部を用手的に把持し遮断する．助手は下葉をガーゼで把持しながら肺靭帯を肺門部まで切離し，用手的肺門部遮断を術者から交代する．

A)

B)

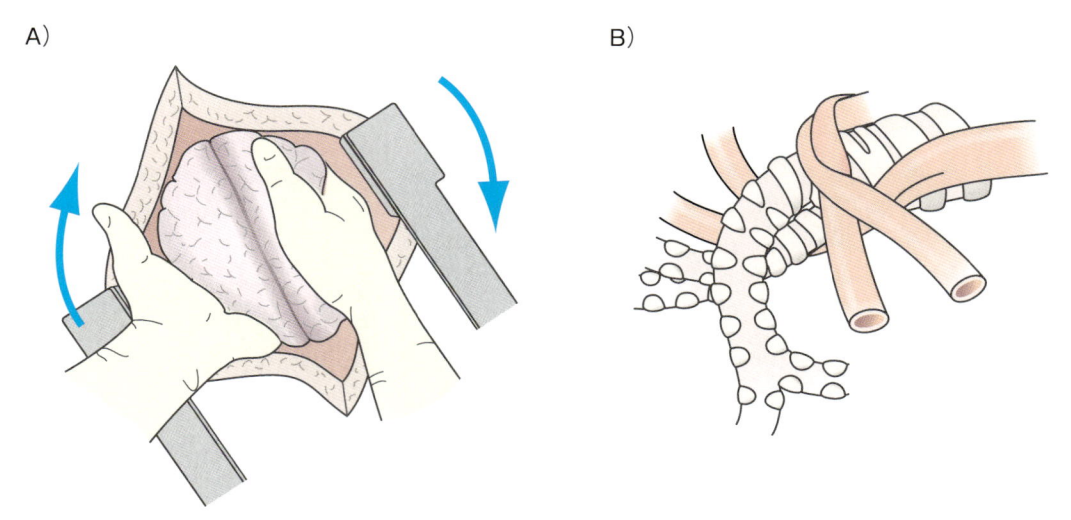

図17 ◆ Pulmonary hilum twist 法
A) 肺靭帯を下肺静脈まで切離する．両手で肺全体を把持して，肺門部を中心に時計回りに180°回転させる
B) 肺動静脈が捻転して血流遮断された図である
（文献14をもとに作成）

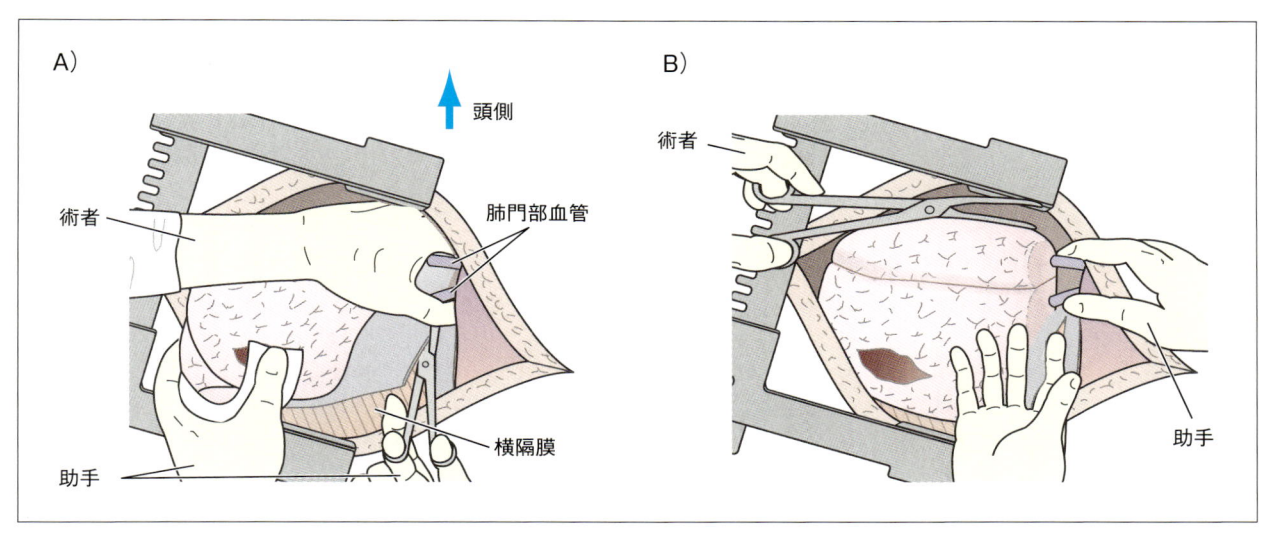

図18 ◆ Hand-over-hand 法
A) 術者が肺門部血管を用手的に遮断する．助手は下肺を把持して肺靱帯を肺門部まで切離する
B) 肺門部の用手的遮断を術者から助手が引き継ぐ．術者は肺靱帯切離部から肺門血管を確認して安全に血管鉗子で遮断する
（文献15をもとに作成）

　肺門部の十分な視野を得て，解剖学的確認の後に，術者が肺門血管を血管鉗子で遮断するという方法である（図18）．

●文献

1) Brohi K：Emergency Department Thoracotomy, 2006
2) Mancini M：Blunt Chest Trauma. Medscape, 2011
3) Glinz W：Chest Trauma. Springer-Verlag, Berlin, Heidelberg, New York, 1981
4) Karmy-Jones R, Jurkovich GJ, Nathens AB, et al：Timing of urgent thoracotomy for hemorrhage after trauma：a multicenter study. Arch Surg, 136：513-518, 2001
5) Thoracic trauma and critical care（Karmy-Jones R, Nathens A, Stern E, ed），Kluwer Academic Publishers, USA, 2002
6) Nishiumi N, Inokuchi S, Oiwa K, et al：Diagnosis and treatment of deep pulmonary laceration with intrathoracic hemorrhage from blunt trauma. Ann Thorac Surg, 89：232-238, 2010
7) Gibbon's Surgery of the Chest（Sabiston DC, Spencer FC, ed），W. B. Saunders Company, Philadelphia, 1983
8) 「改定新版　肺切除術―局所解剖と手術手技―」（荒井他嘉司，塩澤正俊/著），朝倉書店，1992
9) Martin MJ, McDonald JM, Mullenix PS, et al：Operative management and outcomes of traumatic lung resection. J Am Coll Surg, 203：336-344, 2006
10) Wall MJ Jr, Hirshberg A, Mattox KL：Pulmonary tractotomy with selective vascular ligation for penetrating injuries to the lung. Am J Surg, 168：665-669, 1994
11) Petrone P, Asensio JA：Surgical management of penetrating pulmonary injuries. Scand J Trauma Resusc Emerg Med, 17：8, 2009
12) Wagner JW, Obeid FN, Karmy-Jones RC, et al：Trauma pneumonectomy revisited：the role of simultaneously stapled pneumonectomy. J Trauma, 40：590-594, 1996
13) Liu H, Wang Z, Zhang J, et al：Temporarily pulmonary hilum clamping as a thoracic damage-control procedure for lung trauma in swine. J Trauma, 68：810-817, 2010
14) Wilson A, Wall MJ Jr, Maxson R, et al：The pulmonary hilum twist as a thoracic damage control procedure. Am J Surg, 186：49-52, 2003
15) Van Natta TL, Smith BR, Bricker SD, et al：Hilar control in penetrating chest trauma：a simplified approach to an underutilized maneuver. J Trauma, 66：1564-1569, 2009

2章 外傷ごとの戦略と手術手技
B. 胸部

5. 気管・気管支損傷

栗本義彦, 渡辺 敦

気管・気管支損傷は鈍的胸部外傷の0.5〜2.8％[1)2)]と比較的稀な外傷であるが, 致死的損傷であり, 約80％の症例が受傷直後に死亡すると報告されている[3)]. 多発外傷であることが多く, 治療成績も早期死亡率20〜25％と不良であり[4)〜6)], 早期診断と適切な治療が生死に影響する外傷である.

1 診断と戦略

自発呼吸下にて搬入された症例の多くが気管・気管支損傷による症状に乏しく, **気管挿管後の陽圧換気**により皮下気腫の増悪を認め, 急激に致死的状態となることもある.

鈍的気管・気管支損傷の多くが構造的に最も脆弱な膜様部の裂傷であり, 口蓋が閉鎖しているタイミングでの胸壁の圧迫による気管・気管支内圧の急激な上昇による機序が考えられている. 加速・減速が胸部に加わる高エネルギー外傷では, 縦隔が固定されているのに対し, 比較的可動性のある肺門部に剪断力が加わり, 右主気管支および気管分岐部周辺の損傷を生じやすい. また高所墜落や交通事故などで胸骨と胸椎に高度の圧迫が加わると, 気管（支）軟骨部を含む複雑型の損傷を生じると説明されており, 腕頭動脈損傷の合併が多いことにも注意を要する.

気管・気管支損傷における特異的な症状はないが, **縦隔気腫**（図1）, **喀血（血痰）**, **皮下気腫**（図1）, 胸腔チューブ挿入によっても**改善のみられない気胸**（図2）, **くり返す無気肺**など[2)7)8)]の症例に対しては気管・気管支損傷を疑い, **気管支鏡**による確認が必要となる（図3）. 超急性期の気管支鏡検査では出血により損傷が同定不能なこともあり必要に応じてくり返して検査する. MD-CTは気管支鏡に比較して低侵襲性の点で有効であるが[9)], 現時点では気管支鏡施行不能な状況や待機手術可能例における術前の術式検討および術後外来での経過観察などに有効と考えている.

以上のように, 鈍的胸部外傷においては気管・気管支損傷の可能性を常に疑うことが重要となる.

2 保存治療選択の可能性

従来, 気管・気管支損傷に対する**第一選択の治療法は外科治療**であり, 手術手技および周術期管理の進歩により, 早期死亡率も従来の36％から1970年以降, 1996年の報告では9％に改善している[10)]. しかし近年の診断技術や保存治療法の向上により初期治療法としての**保存治療の選択**が報告されてきている[5)11)].

人工呼吸器装着の有無にかかわらず, **換気および酸素化が安定**していることが保存治療選択の前提となる. 医原性損傷をはじめとする4 cm以下の膜様部損傷では, 保存治療による病院死亡を認めなかったとの報告[11)]もあるが, 一般的には**2 cm以下の小範囲損傷**が保存治療の適応である[5)]. 人工呼吸器による陽圧換気を要する場合は損傷部より末梢側での気管チューブカフ固定が可能かを検討する. 気管分岐部周辺での損傷例では分離肺換気や片肺換気の適応を考慮する. 軟骨部の損傷例では, 早期の外科的修復なしには亜急性期以降に気管・気管支狭窄を生じる可能性が高い.

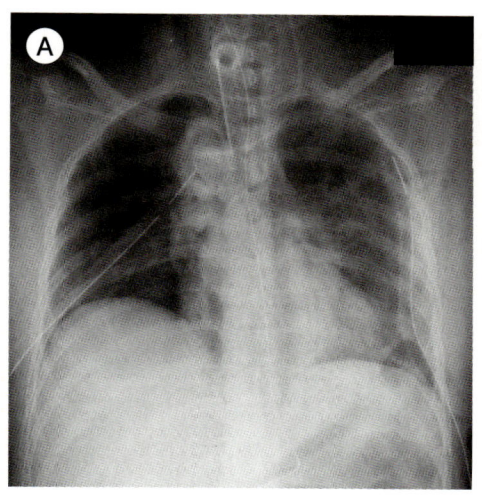

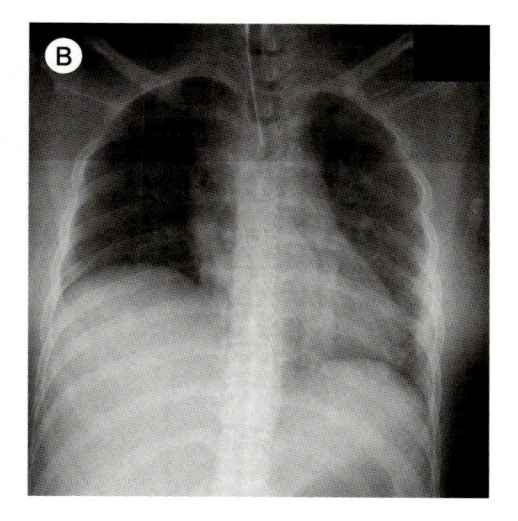

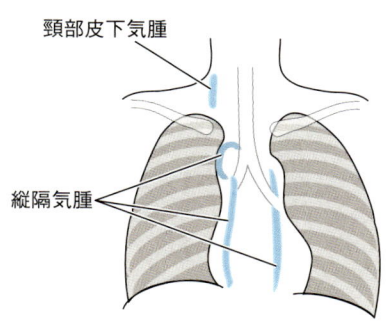

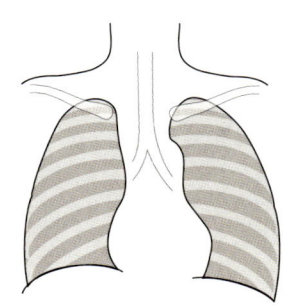

図1 ◆ 19歳女性，気管膜様部損傷
縦隔気腫および頸部皮下気腫を認める（A）．縦隔気腫により右大動脈弓を認めるが（A），術後は気腫の消失により右大動脈弓は確認不能となった（B）

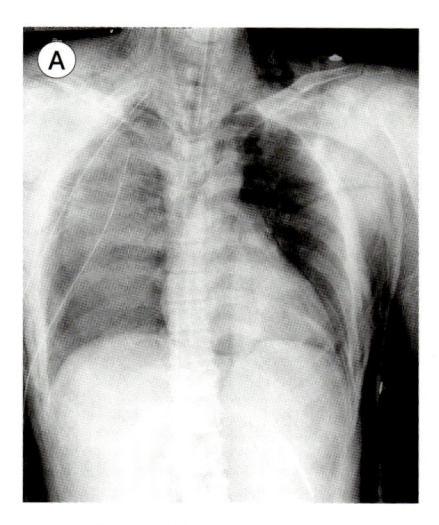

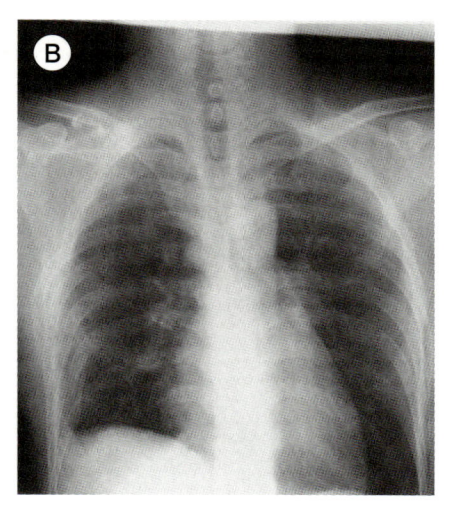

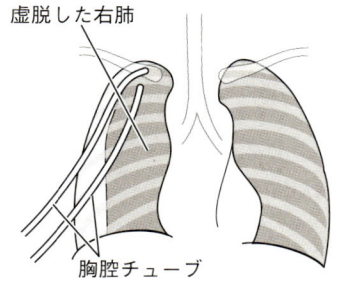

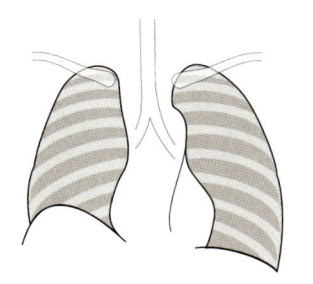

図2 ◆ 35歳男性，右中葉気管支損傷
右胸腔へ2本のチューブ挿入するもエアリーク大量にて右肺拡張は得られない（A）．右肺中葉切除兼上下葉損傷部修復術施行したところ，術後は右肺の十分な拡張が得られた（B）

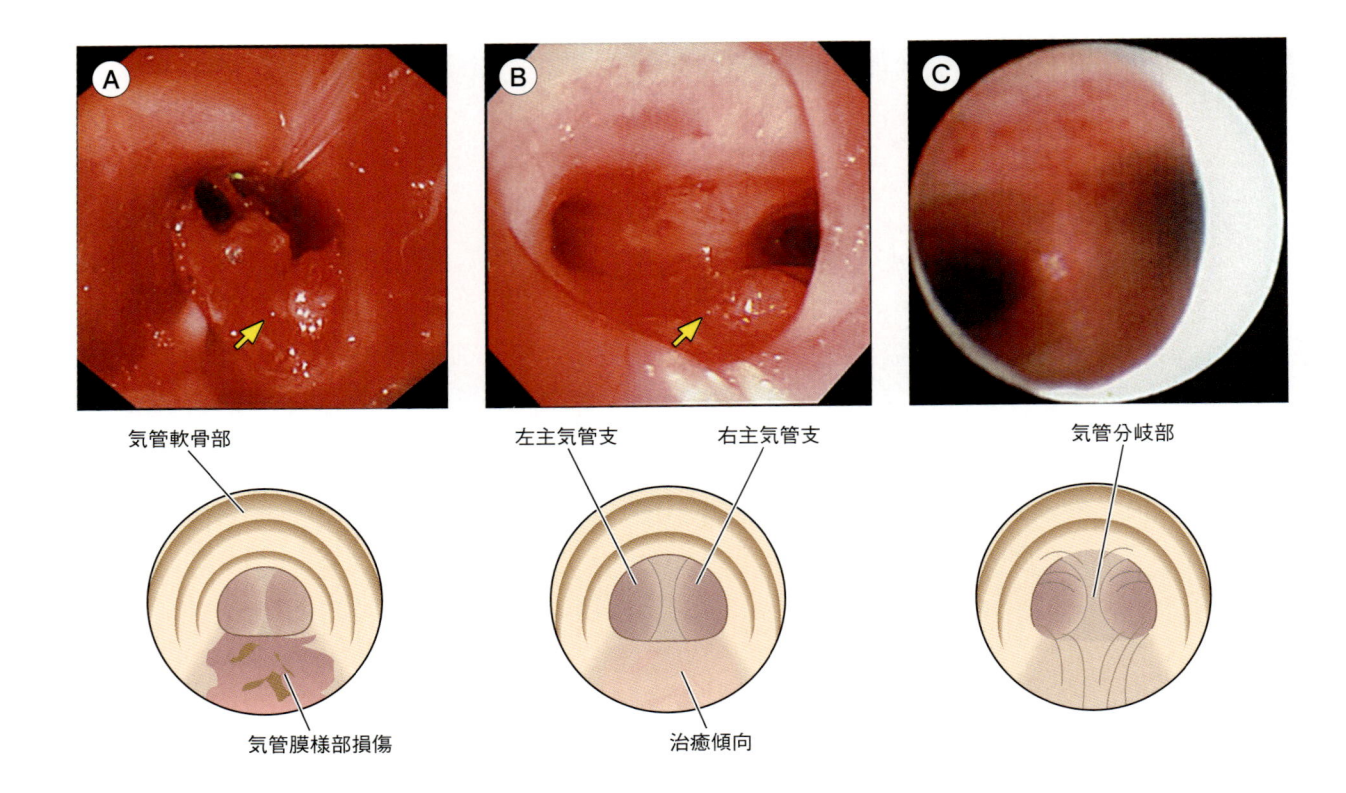

図3 ◆ 9歳男児，気管膜様部損傷
保存治療にて軽快を得た．受傷時（A），5日目（B），10日目（C）．矢印（⇨）は膜様部の損傷を示す

3 手術のタイミング

　緊急手術は，酸素化または換気不全の原因が気管・気管支損傷である症例や，同側の血胸に対する緊急手術時に同時修復可能な症例が対象となる．気管・気管支損傷の多くは多発外傷例であり，開胸手術に際して側臥位が可能であるか否かは術式および手術タイミングの判断に重要である．気管分岐部周辺の複雑損傷例では術中に人工心肺などの補助手段を要する可能性がある．**気管・気管支離断**（不全離断を含む）が確認されれば遠隔期の損傷部気道狭窄を考慮して受傷後**早期**の**外科的修復**が望ましい．

　一方，外傷急性期に気管支損傷の診断に至らなかった症例でも，遠隔期に無気肺および肺炎をくり返す原因が気管支損傷にある場合は手術適応となる．無気肺の状態が半年以上であっても無気肺部分の肺機能再開が十分期待できる[10)12)]．感染の合併が明らかでない限り，呼吸機能を考慮し，無気肺部分の切除術ではなく気管支修復術を試みることが推奨される．

4 手術手技

1. 縫合糸と吻合法

　気管・気管支吻合に用いる縫合糸としては，異物反応による吻合部の肉芽形成の点で問題を認めるものの，致死的合併症である縫合不全を考慮し，**合成非吸収糸**が用いられてきた．1990年代以降，ポリグルコネート（Maxon），ポリディオキサノン（PDS）に代表される合成吸収糸が，長期の抗張力維持[13)]と操作性の良さおよび感染抵抗性から，現在の主流となっている．しかしながら，移植領域を中心として，通常の吻合部治癒力がはたらかず，縫合不全を危惧する症例に対しては，現在でもポリプロピレン（Prolene）などの**モノフィラメント**の非吸収糸が用いられている．

　縫合法は，結節吻合と連続吻合との比較で気管・気管支吻合部の組織反応や血管再生の点では差を認め

ないとする報告が多い[14]．いずれの吻合法においても比較的密に運針（図4）することが多いため術野での縫合糸の扱いに煩雑さを感じるが，モノフィラメントの非吸収糸を用いると連続縫合の運針が容易で吻合中のストレスは軽減される．しかし，一旦縫合不全が生じた場合には致死的となる可能性もあり，連続吻合は吻合部の一部に脆弱な部分が生じると重篤な縫合不全に発展する可能性が高いことから，**結節吻合を用いるのが一般的**である．

2. アプローチと修復法

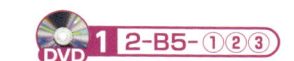

気管・気管支損傷に対するアプローチは部位により異なる．**頸部気管損傷**へのアプローチはcollar incision（図5）が広範囲の視野確保に適しているが，一部の鋭的損傷例では切創部を利用しての損傷気管露出が可能なこともある．甲状腺を峡部にて離断した後に頸部気管を露出するが，左側の迷走神経から分枝し喉頭の知覚・運動を支配する左上喉頭神経損傷に注意する．

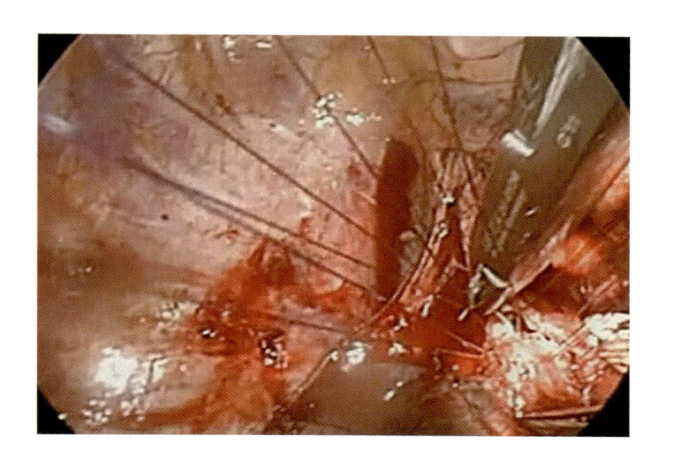

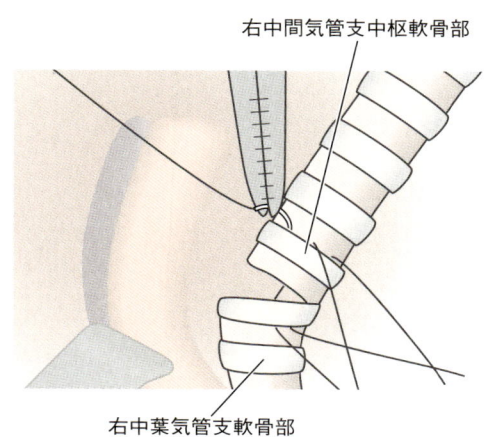

図4◆右中間気管支・右中葉気管支吻合
4-0 PDSによる結節吻合．一軟骨輪を越えて比較的密に運針している

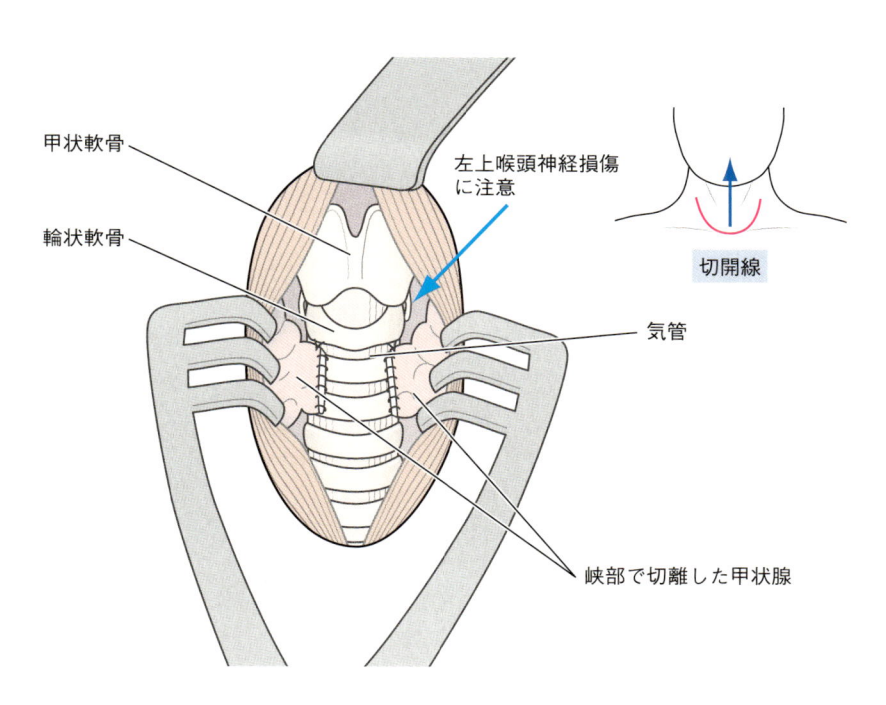

図5◆collar incisionによる頸部気管露出
襟状に皮膚切開線を入れるが，広頸筋を除き筋肉は可能な限り温存する．甲状腺も損傷していることが多いが，切離を要する場合は鉗子にて仮止血状態とし気管修復を優先する

鈍的胸部気管・気管支損傷の好発部位は気管分岐部周辺で，88例の検討によると気管分岐部から1cm以内が58％，2cm以内が78％を占めており，主気管支損傷は右が43％，左が35％と報告されている[10]．以上から，**胸部気管・気管支損傷**の多くは通常の**右後側方開胸**にてアプローチ可能である．気管損傷へのアプローチは，奇静脈を結紮切離し，右横隔神経より背側の縦隔側胸膜を切開し到達する．迷走神経は右反回神経を分枝後ではあるが愛護的に扱い温存する．左主気管支の中枢側は右主気管支へテーピングし牽引することにより修復可能な視野が得られる（図6）．膜様部に限局した修復は4-0 PDSによるマットレス縫合（吸収性フェルトはオプション）にて施行しているが（図7），損傷の長さや形態により単純連続縫合の選択もあり得る．気管・気管支断裂時の軟骨部の吻合にて組織の断裂を経験することは稀であるが，膜様部の吻合は単純結節により脆弱な膜様部が縫合糸の結節時に裂ける可能性があり，ときに8の字縫合にて吻合する（図8）．

　頻度は少ないが，頸部気管損傷修復時の末梢側への視野拡大，**胸腔内気管中枢側損傷や複雑気管損傷例**での修復に**胸骨正中切開**アプローチが有効なことがある．胸骨正中切開の既往例では緊急時の再正中開胸は断念すべきであるが，初回開胸例での気管露出は大血管の位置関係が理解できていれば容易である．腕頭動脈のテーピングおよび上行大動脈の自在鉤による左側への圧排により胸腔内気管全体の露出が可能となる（図9）．気管吻合では損傷により切除する気管の長さが問題になる．通常，外傷に対する**緊急手術で**

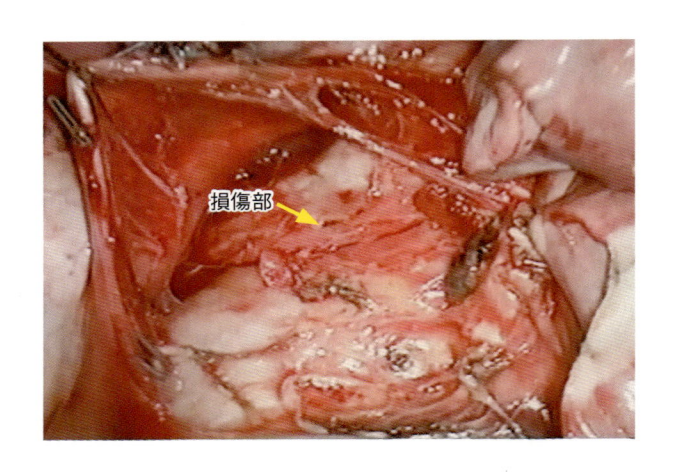

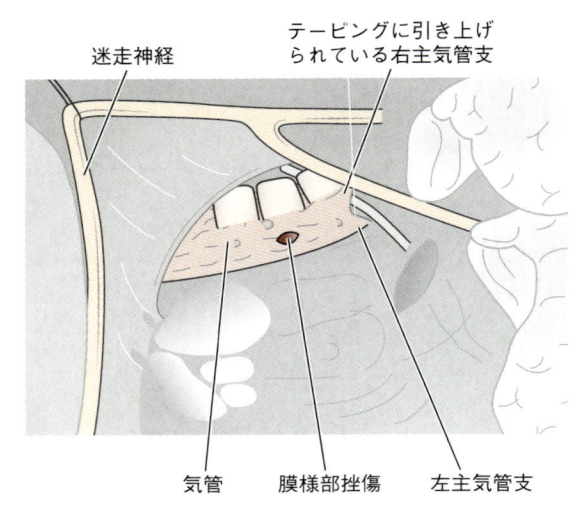

図6 ◆ 右後側方開胸による気管分岐部からの右主気管支の展開
右主気管支へのテーピング（図内では確認不可）を引き上げると気管分岐部周辺（膜様部）の良好な視野が確保される

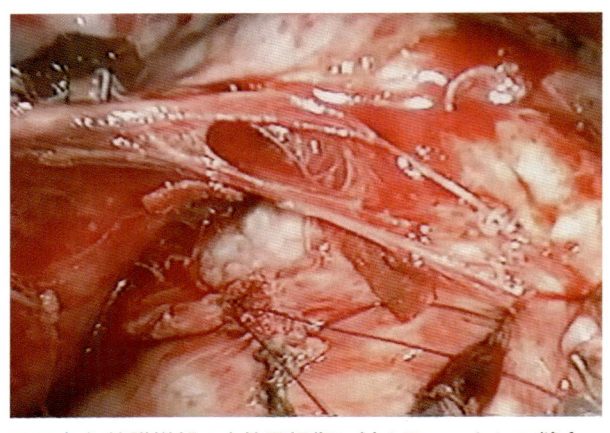

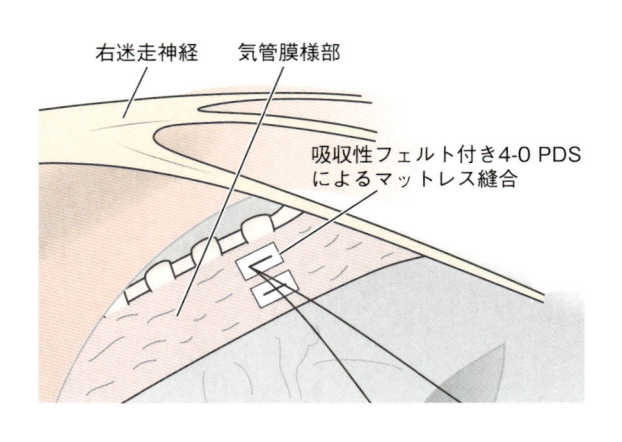

図7 ◆ 気管膜様部の小範囲損傷に対するマットレス縫合
術中の医原性気管分岐部膜様部損傷に対しての修復であり，通常は保存治療の対象である

は3～4cmの切除が単純吻合の限界である．右肺靱帯切離や気管分岐部の剥離に，肺静脈に至る心囊切開を加え，末梢側気管を授動するまでが外傷外科医が施行する緊急手術である．Laryngeal releaseとしての喉頭周囲の筋肉および靱帯切除による中枢側気管の授動までを加えた呼吸器外科的な限界は気管全長の約半分の6cm程度になり得るが，合併症の可能性もあり外傷緊急例では推奨されない[15]．

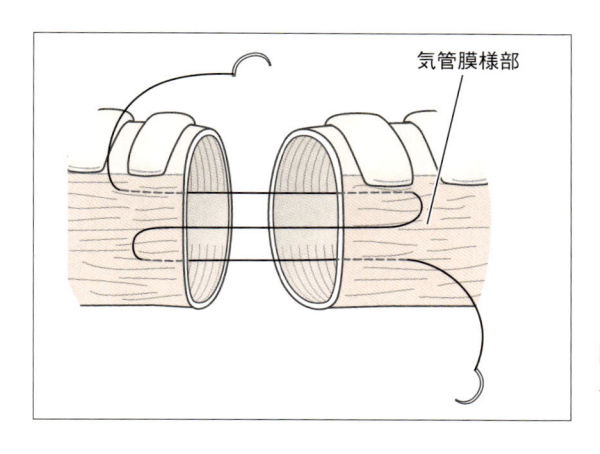

図8 ◆ 気管（支）膜様部の8の字縫合
単純結節吻合では膜様部の縫合系による損傷が考えられる場合に8の字縫合が有効のことがある

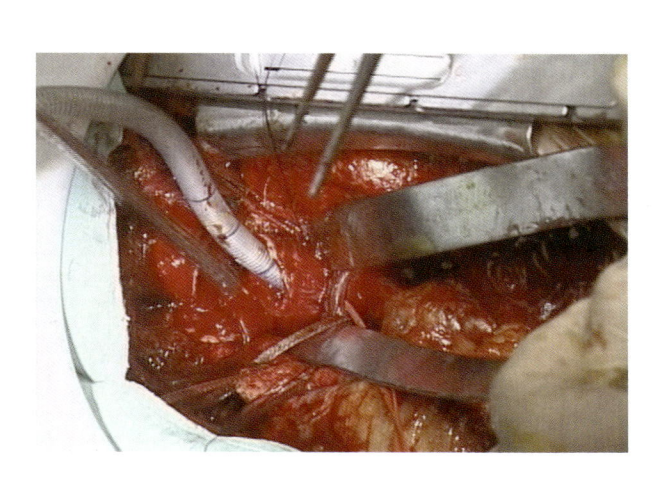

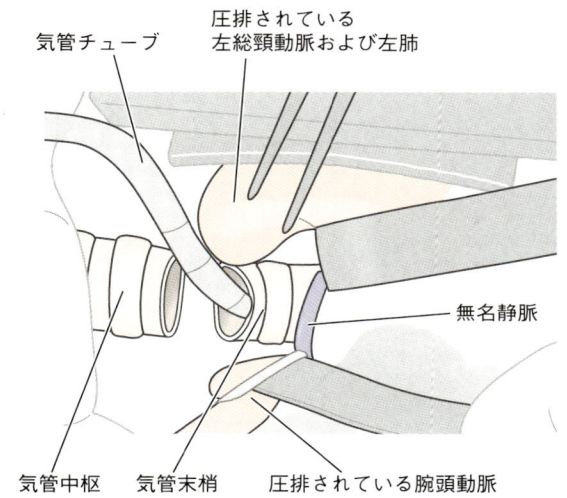

図9 ◆ 胸骨正中切開による胸部気管展開
腕頭動脈および弓部大動脈を自在鉤で圧排することにより胸部気管中枢の良好な視野が得られる

3. 合併症予防

気管・気管支吻合における致死的合併症として，**腕頭動脈気管瘻**および**肺動脈気管支瘻**がある．これらの合併症発生を回避する目的で，当院では吻合部が動脈に直接接触しないように脂肪組織を有茎でフラップとして縫着している（図10）．気管・気管支損傷，さらには気管・気管支吻合部動脈瘻の発生頻度は限られるため，外傷における**脂肪組織フラップ**の有用性に関しては証明されていない．

5 周術期管理のポイント

重症多発外傷症例では，活動性出血を認める他部位外傷に対する治療を優先し，急性期は気管・気管支損傷に対して保存治療を選択することもある[6]．多くが人工呼吸器での陽圧呼吸管理下であり，気管チューブのカフ固定部位は損傷部を越えた末梢に位置するのが望ましい．気管分岐部周辺損傷例では分離肺換気

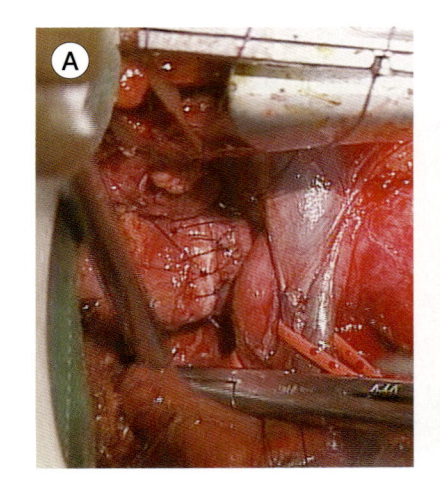

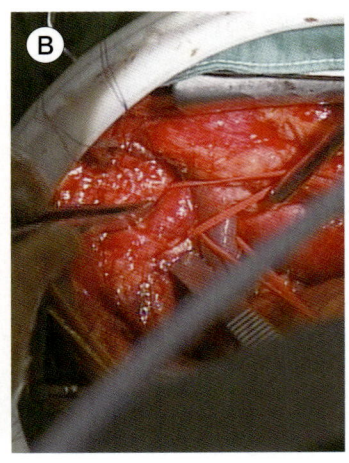

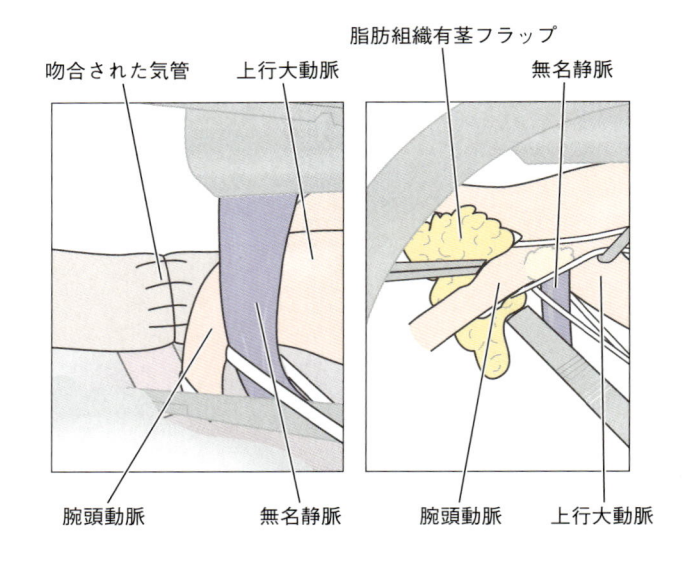

図10◆気管吻合部への右縦隔脂肪有茎フラップの縫着
4-0 PDS系による単純結節吻合の後（A）に縦隔脂肪組織を有茎で採集し，気管・腕頭動脈瘻予防目的に吻合部に充填する

により可能な限り損傷部への陽圧ストレス軽減を試みる．皮下および縦隔気腫の増大や，縦隔炎をはじめとした感染に関する評価や，気管支鏡検査による損傷部の観察を継続する．

術後は最大の合併症である気管・気管支吻合部瘻の予防と早期診断が重要となる．人工呼吸器管理を要する症例では術前同様の管理を継続し，損傷中枢側での気管チューブカフ固定を要する症例では突然の気道内圧上昇回避や定期的な気管支鏡によるトイレッティングも重要である．気管切除範囲が長い症例では下顎の伸展による吻合部離開にも配慮を要する．

6 長期的な注意点

修復後の**慢性期吻合部狭窄**はモノフィラメント合成吸収糸使用により減少したが，現在も晩期合併症として重要である．気管・気管支損傷28例（保存治療16例を含む）の遠隔期に4例（14％）で気管・気管支狭窄を認め，レーザー治療を要したと報告されている[11]．特に気管・気管支離断例（不全例を含む）に対する保存治療群では損傷部狭窄の可能性は高く，突然の呼吸困難にて狭窄が診断されることのないよう継続的な外来観察を要する．ときに気管支末梢側での損傷例では無気肺，肺炎にて気管支狭窄または閉塞が診断されることもあり，保存治療にて軽快しない場合は外科的再建術を考慮することは既述した通りである．

●文献

1) Taskinen SO, Salo JA, Halttunen PEA, et al：Tracheobronchial rupture due to blunt chest trauma：a follow-up study. Ann Thorac Surg, 48：846-849, 1989
2) Nishiumi N, Maitani F, Yamada S, et al：Chest radiography assessment of tracheobronchial disruption blunt chest trauma. J Trauma, 53：372-377, 2002
3) Kirsh MM, Orringer MB, Behrendt DM, et al：Management of tracheobronchial disruption secondary to nonpenetrating trauma. Ann Thorac Surg, 22：93-101, 1976
4) Minard G, Kudsk KA, Croce MA, et al：Laryngotracheal trauma. Am Surg, 58：181-187, 1992
5) Kuhne CA, Kaiser GM, Flohe S, et al：Nonoperative management of tracheobronchial injuries in severely injured patients. Surg Today, 35：518-523, 2005
6) Ramzy AI, Rodriguez A. Turney SZ：Management of major tracheobronchial ruptures in patients with multiple system trauma. J Trauma, 28：1353-1357, 1988
7) Kunisch-Hoppe M, Rauber K, Popella C, et al：Tracheal rupture caused by blunt chest trauma：radiological and clinical features. Eur Radiol, 10：480-483, 2000
8) Symbas PN, Justicz AG, Ricketts RR：Rupture of the airways from blunt trauma：treatment of complex injuries. Ann Thorac Surg, 54：177-183, 1992
9) Nakamori Y, Hayataka T, Fujimi S, et al：Tracheal rupture diagnosed with virtual bronchoscopy and managed nonoperatively：a case report. J Trauma, 53：369-371, 2002
10) Kiser AC, O'Brien SM, Detterbeck FC.：Blunt tracheobronchial injuries：treatment and outcomes. J Trauma, 71：2059-2065, 2001
11) Gomez-Caro A, Ausin P, Moradiellos FJ, et al：Role of conservative medical management of tracheobronchial injuries. J Trauma, 61：1426-1435, 2006
12) Benfield JR, Long ET, Harrison RW, et al：Should a chronic atelectatic lung be reaerated or excised？ Dis Chest, 37：67-74, 1960
13) 松村高, 大畑正昭, 飯田守, 他：最近開発された合成吸収性縫合糸による気管吻合の実験的検討. 日呼外会誌, 6：104-111, 1992
14) Bayram AS, Erol MM, Salci H, et al：Basic interrupted versus continuous suturing techniques in bronchial anastomosis following sleeve lobectomy in dogs. Eur J Cardiothorac Surg, 32：852-854, 2007
15) 村岡勇貴, 大政貢, 岡本俊宏, 他：Suprahyoid Release法を併用し気管管状切除術と同再建術を施行した気管腺様嚢胞癌の1例. 日呼外会誌, 20：928-932, 2006

2章 外傷ごとの戦略と手術手技
B. 胸部

6. 食道損傷

田中寿明，藤田博正

食道損傷は他の消化器損傷と比べ経験する機会は少ない．しかし食道損傷はいったん発症すれば縦隔炎や膿胸を併発し，死に至らしめることも少なくない．早期に診断し，すみやかに治療を行うことがその患者の予後を左右する．外科的処置を有する食道損傷のうち，最も代表的な疾患として特発性食道破裂（Boerhaave症候群）と腐食性食道炎を中心に概説する．

1 診断と戦略

1. 特発性食道破裂

大量飲酒後の嘔吐を契機として胸部痛，背部痛，上腹部痛を呈することが多い．現病歴の聴取が重要である．また皮下気腫の合併も診断のポイントとなる．**特発性食道破裂という疾患が念頭にないと，症状から心筋梗塞，大動脈解離などの循環器疾患や胃潰瘍穿孔，急性膵炎など他の消化器疾患が疑われ，確定診断までに時間を要することも少なくない**．診断の遅れが全身状態の悪化に直結する重篤な疾患である．

診断には十分な病歴聴取後に，①胸腹部X線検査，②CT検査，③上部消化管造影検査を行う．X線検査やCT検査で縦隔気腫や皮下気腫，胸水，気胸などの所見が得られる（図1）．消化管造影検査は経鼻チューブを用いて水溶性造影剤で行う．食道からの造影剤の漏出が確認されれば確定診断である（図2）．多くの場合，穿孔部位は下部食道の左側壁にある．また他の併存疾患，例えば食道癌の併存が疑われる場合には内視鏡検査を行う．

食道破裂の診断が得られ，全身状態が耐術可能と判断されれば治療の原則は手術である．手術前には経鼻で食道内と胃内に減圧チューブを挿入しておく．

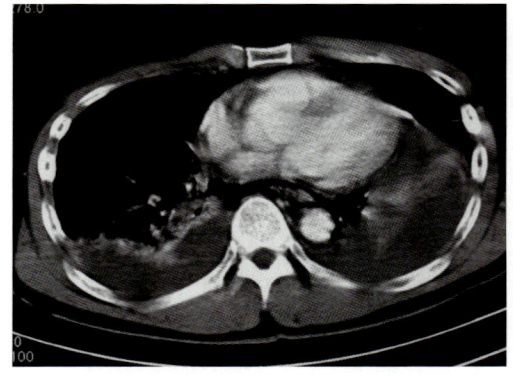

図1 ◆ 特発性食道破裂の胸部CT検査
縦隔気腫と両側胸水を認める

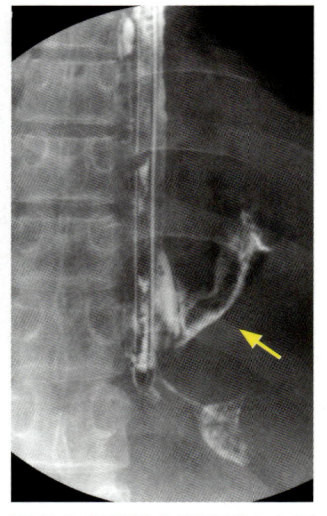

図2 ◆ 特発性食道破裂の上部消化管造影検査
造影剤の食道外への漏出を認める
（→）

2. 腐食性食道炎

　組織障害性の強い薬剤（洗浄剤，強アルカリ液や強酸液など）の誤飲や自殺目的での飲用後に発生する食道の損傷である．一般的には**アルカリ性物質の方が酸性物質に比べて深層まで組織障害しやすく，食道外への損傷を起こしやすい**．診断は病歴の聴取でつくことが多い．その際に飲用した薬剤名（アルカリ性か酸性か）や量を調べておくことも重要である．

　症状は口腔・咽喉頭痛，胸痛などである．**喉頭や上部気道系も損傷されると嗄声や呼吸困難も発生する**．緊急に気管挿管や気管切開術が必要な場合がある．さらに食道全層が損傷され，穿孔すれば特発性食道破裂と同様の症状を呈する．

　診断には，①胸腹部X線検査，②CT検査，③上部消化管内視鏡検査，④上部消化管造影検査を行う．CT検査では食道壁の肥厚がみられる（図3）．食道穿孔症例ではX線検査で皮下気腫や縦隔気腫，胸水，気胸などの所見が得られる．内視鏡検査（細径が望ましい）で食道壁の損傷の程度ならびに損傷の範囲を確認する．胃や十二指腸まで損傷が及ぶこともある．食道穿孔が疑われる症例では内視鏡検査を控えた方がよい．また，食道に狭窄がある場合に無理して内視鏡を通過させると穿孔の危険性がある（図4）．炎症が落ち着いた1～3カ月後にCT検査，内視鏡検査，消化管造影検査を再度行い，咽喉頭，食道，胃損傷の程度を再評価する．耳鼻科医による咽喉頭の精査も必須である．

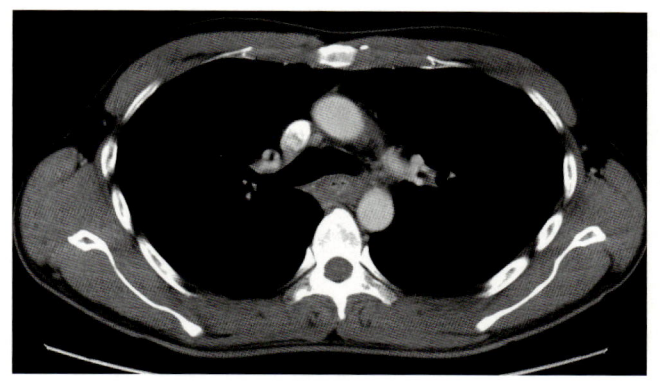

図3 ◆ 腐食性食道炎の胸部CT検査
食道壁が全周性に肥厚している

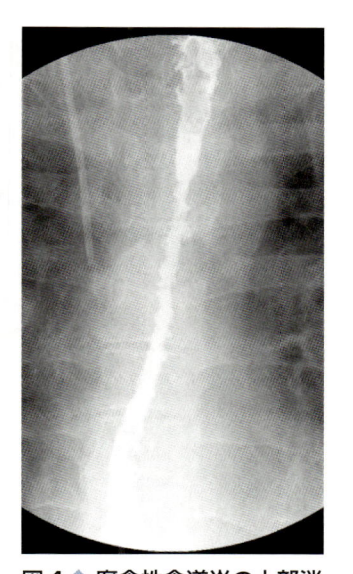

図4 ◆ 腐食性食道炎の上部消化管造影検査
食道は全長にわたり狭窄している

3. その他の食道損傷

　食道異物や内視鏡検査などによる食道損傷も時に経験する．食道異物では義歯や薬剤のPTP（press-through package）の誤飲によるものが多い．義歯では主にブリッジ型の有鉤義歯が食道損傷の原因となる．現病歴の聴取が重要で，X線検査やCT検査で診断可能である．食道異物は食道の生理的狭窄部にとどまることにより食道損傷をきたす．食道穿孔を起こせば特発性食道破裂と同様の症状と所見を呈する．

　内視鏡検査による食道損傷はその多くが下咽頭梨状窩～頸部食道に発生する．食道穿孔の確認は水溶性造影剤を用いた上部消化管造影検査で確認する．また**頸部食道損傷で穿孔初期には症状のない例も多い**．時間が経過し感染を併発した症例では頸部および縦隔膿瘍を形成する．

2　手術のタイミング

1. 特発性食道破裂

確定診断が得られたら可及的すみやかに手術を行う．時期を失えば，全身状態の悪化により手術の実施ができないこともありうる．ただし，上部消化管造影検査で造影剤の漏出が胸腔へ広がらず縦隔内に限局する症例に対して保存的治療の成功例が報告されている．漏出が縦隔内に限局し，全身性炎症反応症候群（systemic inflammatory response syndrome：SIRS）を伴わない場合は保存的に経過をみることが可能である．しかしながら，膿瘍腔が数日後に胸腔へ穿破することもあるため，当科では特発性食道破裂の診断がつけば縦隔内限局型，胸腔内穿破型にかかわらず全例手術を行っている．

2. 腐食性食道炎

食道穿孔がなければ全身管理が優先される．外科的には**まず空腸瘻のみ造設**し，全身状態の改善と炎症所見の消失を待つ．食道狭窄が軽度であればバルーン拡張術が奏効することもある．しかし，食道狭窄が強く，拡張術が奏効しない場合は**3〜6カ月後に手術（食道切除術またはバイパス術）を行う**．この際に**咽喉頭損傷の有無**を把握したうえで手術に臨む必要がある．咽喉頭損傷が著しい場合には食道入口部の狭窄・閉鎖や声帯の閉鎖不全により咽喉食摘を余儀なくされる症例もある．

受傷直後より食道穿孔の所見があれば食道切除術（多くは胃病変も併存するため胃全摘術も必要となる）を行い，頸部食道瘻（なるべく長めに食道を残す），空腸瘻を造設し，数カ月後（3〜6カ月後）に再建術を行う．また胃穿孔の場合にも手術が必要である．

3. その他の食道損傷

食道異物の場合には，まず内視鏡的な摘出術を試みる．内視鏡的摘出が不可能な症例は手術適応である．内視鏡による頸部食道損傷も保存的治療で症状の増悪がみられる場合，および食道穿孔が明らかであれば手術適応（ドレナージ）である．

3　手術手技

1. 特発性食道破裂

ほとんどの症例で食道穿孔部位は胸部下部食道の左側壁であるため，手術は患者を右半側臥位とし左第6肋間開胸で行う（穿孔部位が胸部上中部食道の場合には右開胸で行う）（図5）．まず胸腔内を徹底的に洗浄する（この際に細菌培養にも提出しておく）．医原性食道穿孔（内視鏡による）以外の食道破裂では胸腔内に食物や膿汁が貯留し汚染している．また胸腔内がすでに白苔で被覆されていることもある．

洗浄後に食道の穿孔部位を確認する（図6）．術前検査で上・中縦隔まで縦隔膿瘍が疑われる場合には，大動脈弓付近まで胸膜を切開して開放し十分に洗浄する．特発性食道破裂における食道穿孔では**粘膜の穿孔距離が筋層の穿孔距離より長いことが多い**（図7）．食道筋層を上下に切開し，粘膜損傷の全長を露出させ確認することが重要である．また損傷した食道壁はデブリードマンし，健常な食道粘膜・筋層を露出さ

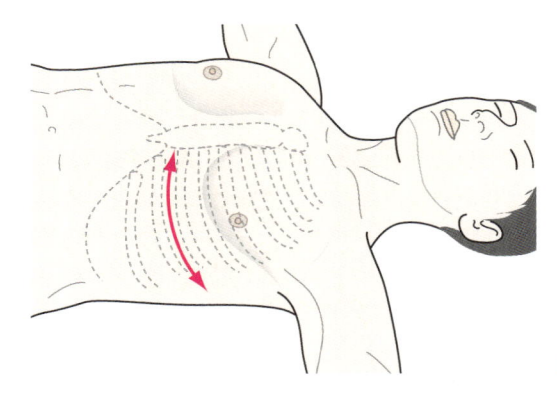

図5◆左第6肋間開胸

せる．吻合は3-0合成吸収糸を用いて**粘膜・粘膜下層と筋層・外膜の2層で吻合する**（図8）．粘膜・粘膜下層（内層）の縫合は内翻結節縫合，筋層・外膜（外層）の縫合はover and overの結節縫合である．再度洗浄し，胸腔ドレーンとL字型の縦隔（近傍）ドレーンを留置する（図9）．次に開腹し，胃の減圧目的の胃瘻と栄養管理の目的で空腸瘻を造設する．胃瘻は経鼻胃管で代用する場合もある．なお吻合の際に食道損傷が著しく，感染の程度が強い場合に吻合部を有茎大網弁や横隔膜弁で被覆することも有用といわれている（図10）．

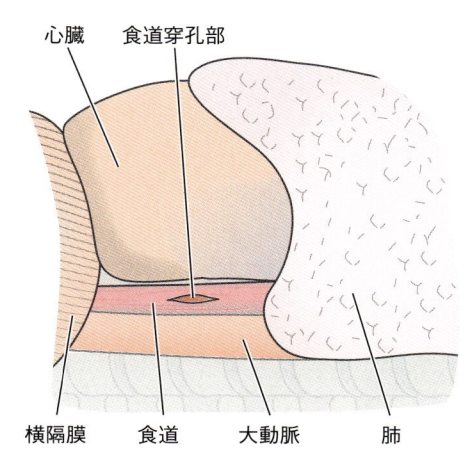

図6 ◆ **食道穿孔部位の確認**

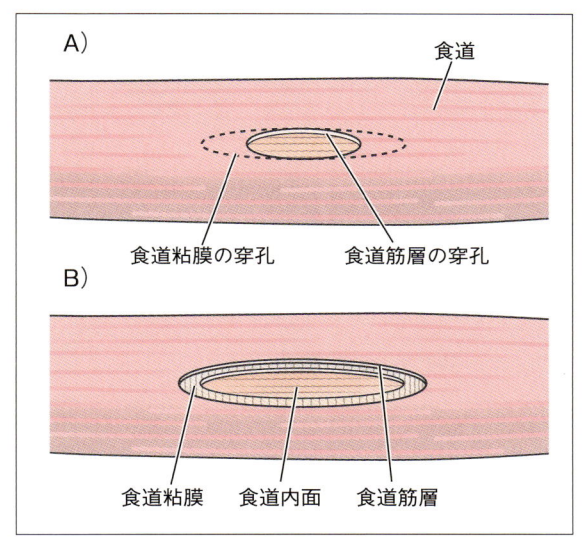

図7 ◆ **食道穿孔部位の露出**
A）食道粘膜の穿孔の方が長いことが多い
B）筋層を上下に切開し，粘膜の穿孔部を完全に露出させる

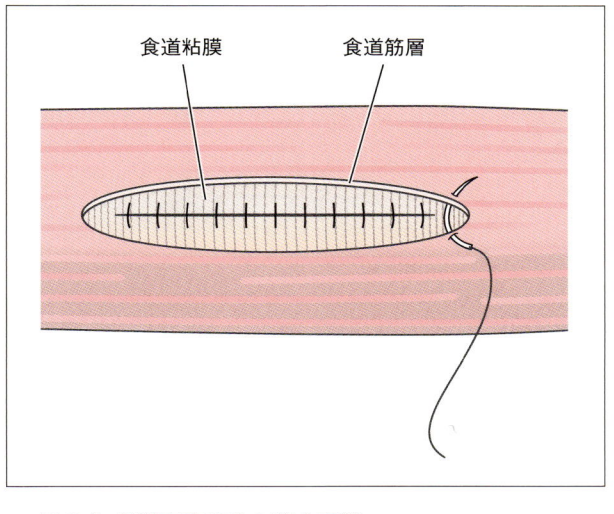

図8 ◆ **食道穿孔部位の縫合閉鎖**
粘膜・粘膜下層と筋層・外膜の2層で縫合閉鎖する

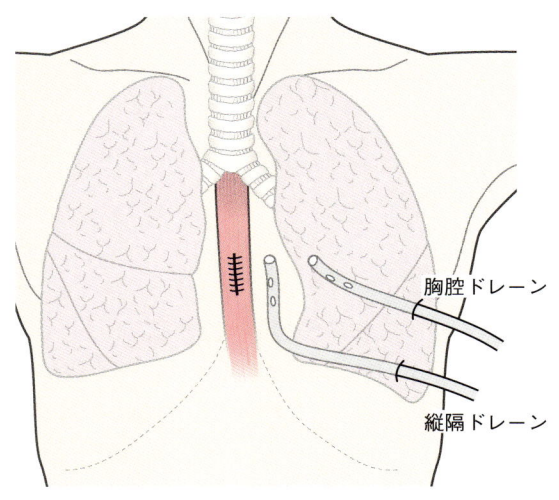

図9 ◆ **胸腔ドレーンと縦隔ドレーンの留置**

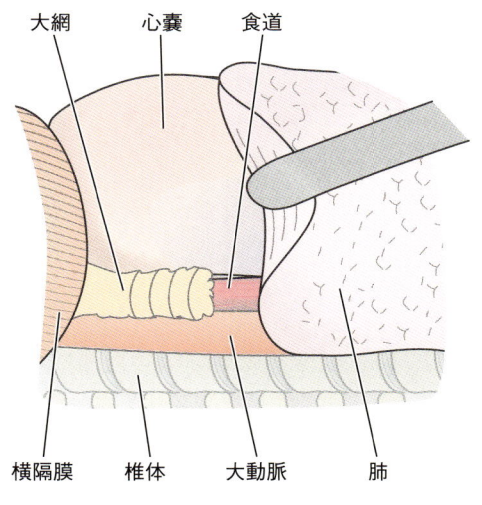

図10 ◆ **大網による食道吻合部の被覆**

図11 ◆ Tチューブの留置

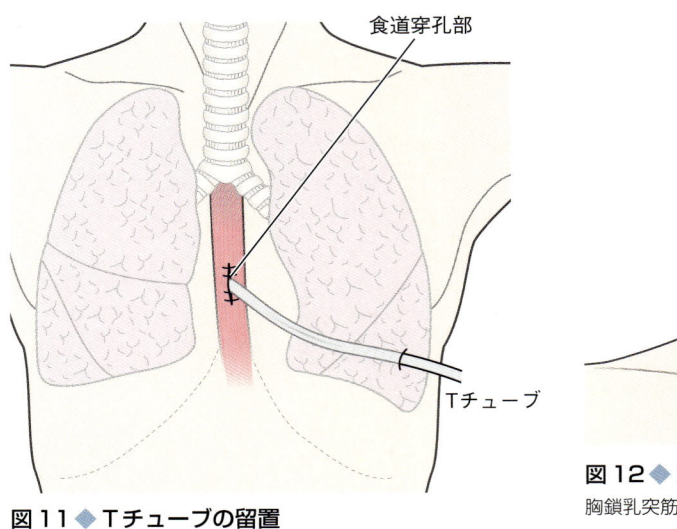

図12 ◆ 頸部切開
胸鎖乳突筋前縁で切開する

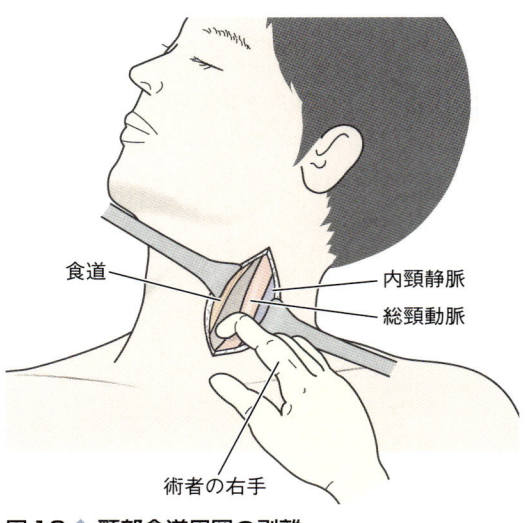

図13 ◆ 頸部食道周囲の剥離
用指的に上縦隔まで剥離する

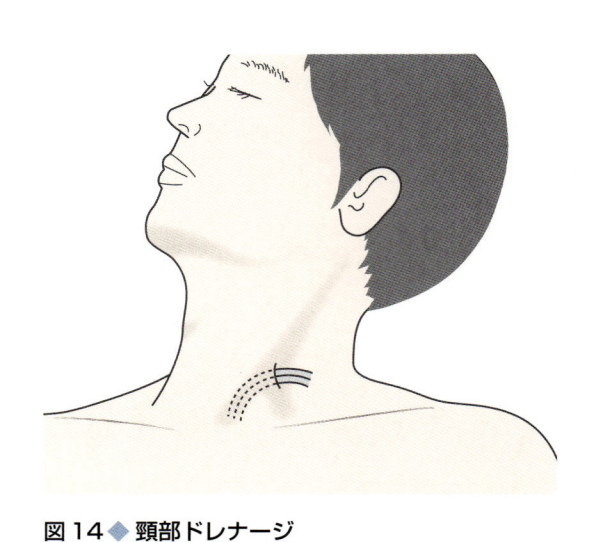

図14 ◆ 頸部ドレナージ
頸部より上縦隔に向けペンローズドレーンを留置する

　食道壁の損傷が著しく直接縫合閉鎖が困難な症例では，縫合閉鎖は行わず，穿孔部位に太めのTチューブ（10 mm程度の太いチューブがよい）を留置することがある（図11）．この場合も縦隔ドレンと胸腔ドレンを留置する．

　縦隔炎が頸部まで波及している場合は，頸部ドレナージが必要な場合がある．左頸部で胸鎖乳突筋前縁に斜切開を置き，頸動脈鞘内側を剥離し頸部食道に至る（図12）．頸部食道と椎体の間を縦隔側に向けて用手的に剥離し，膿瘍腔を開放する（図13）．洗浄後，頸部から上縦隔に向けてペンローズドレーンを留置する（図14）．

　また食道の損傷が著しく，上記の方法で対応できない場合は食道切除が必要である．胸部食道を切除し，頸部食道瘻と空腸瘻を造設する．全身状態の改善を待って二期的に再建術を行う．

2. 腐食性食道炎

　手術は食道切除術かバイパス術が考えられる．その選択は①炎症の程度，②年齢を考慮して決定される．CT検査にて**食道周囲への炎症が強く剥離が困難と判断されれば，食道切除は行わずバイパス手術を選択**すべきであり，剥離可能と判断されれば食道切除術を選択する．Skinnerの教科書では，開胸して判断してもよいと記載されている[1]．年齢も術式選択の重要な要因である．**腐食性食道炎と食道癌発生の因果関係**が知られており，受傷後20年以後の発癌が多いといわれているので，若年者であれば食道切除術が望ましい．

手術法はリンパ節郭清を除くと食道癌手術と基本的に変わらない．詳細は他の成書を参考にされたい．ここでは術式の選択について概説する．

1）開胸か非開胸か？

食道切除の方法には右開胸による食道切除術と非開胸食道抜去術の2つの術式が考えられる．食道壁全層にわたり炎症が及んでいることが予想される場合（つまり，食道癌のCT検査でT3のごとき所見の場合）には直視下に剥離操作を行うことのできる右開胸食道切除術が安全である．食道癌手術と異なり食道壁に沿って食道を剥離すればよい．

非開胸食道抜去術は炎症が食道壁内にとどまる軽度の症例に行われる．非開胸食道抜去術は上縦隔や中縦隔の気管分岐部付近の剥離は盲目的剥離操作に頼らざるを得ない．非開胸食道抜去術を行う場合には食道裂孔を十分に展開することが重要である．最近では腹腔鏡を用い，中縦隔まではモニターによる観察下に剥離することで比較的安全に施行できるようになった．ただし，用指的剥離が困難であると判断された場合は躊躇なく開胸手術に移行すべきである．

2）再建法

再建臓器には食道癌手術と同様に胃，結腸，空腸を用いる．胃が使用可能であれば胃を第一選択とする．その場合，術前あるいは術中に胃が腐食の影響を受けていないか精査しておく必要がある．術前に食道狭窄が強く内視鏡検査が不可能であれば，術中に胃の一部を切開し内腔を観察すればよい．再建経路は胸壁前あるいは胸骨後経路を用いる．

胃が使用できない場合や咽頭との吻合が必要である場合には結腸を用いる．

3. その他の食道損傷

食道異物の場合，内視鏡的摘出が不可能であれば手術を行う．胸部上部食道であれば右開胸で食道を露出し，異物が嵌頓している部位の上下で食道をテーピングし，異物が嵌頓している部位を切開し異物を摘出する．切開部位は吸収糸を用いて2層で縫合閉鎖する．そして十分に洗浄し胸腔内にドレーンを留置する．胸部下部食道での嵌頓であれば左開胸で行ってもよい．頸部食道での異物嵌頓では左頸部に切開を置き，頸部食道を露出し食道にテーピングした後に食道を切開し異物を摘出する．頸部にはペンローズドレーンを留置する．

内視鏡による頸部食道損傷でも同様に頸部にて食道を露出し（右側食道の損傷であれば右頸部からアプローチする），可能であれば食道を縫合閉鎖する．しかし**穿孔部位の確認が不可能であればドレナージのみにとどめる**．多くはドレナージのみで治癒する．

4 周術期管理のポイント

1. 特発性食道破裂

全身管理，特に栄養管理と感染対策が重要である．術後の栄養管理は経腸栄養にて行う．抗菌薬はまずは広スペクトラムの薬剤を使用し，全身性炎症反応症候群（SIRS）が継続すれば，培養結果に基づいて抗菌薬を変更する．胸腔ドレーンや縦隔ドレーンの排液は定期的に培養検査に提出する．

特発性食道破裂ではドレーン管理は特に慎重に行う必要がある．胸腔ドレーンや縦隔ドレーンはどちらも低圧持続吸引（15 cmH$_2$O程度）を行う．術後10日ほどで食道造影検査を行い，縫合不全がなければ経口摂取を開始する．その後，**胸水や膿胸の存在がなければ胸腔ドレーンを先に抜去する**．胸腔ドレーンの抜去から2〜3日後にCT検査を施行し，縦隔膿瘍が存在しないことを確認した後に縦隔ドレーンを抜去する．

穿孔部を縫合閉鎖せずにTチューブを留置した場合は術後3週間経過し，食道造影検査にて瘻孔が完全に形成されたことを確認した後，Tチューブを一旦抜去し，ネラトンチューブに入れ替える．感染がなければチューブを2〜3日ごとに2 cmずつ抜去する（チューブ先端から瘻孔は閉鎖される）．ネラトンチューブは一気に抜去すると，瘻孔途中に膿瘍を形成する可能性がある．Tチューブ抜去から2週間後に食道造

影検査を行い造影剤の食道外への漏出がなく，瘻孔が完全に閉鎖していることが確認できてから経口摂取を開始する．

2. 腐食性食道炎

最初に手術を行う場合も行わない場合も，全身管理，特に栄養管理と感染対策が必要であることは特発性食道破裂と同様である．受傷後早期に食道穿孔を起こし食道切除を行う場合には特に綿密な全身管理が重要となる．受傷後数カ月を経過し，全身状態が改善してからバイパス術，食道切除術を行う場合の周術期管理は食道癌における場合と変わらない．

最も問題となるのは自殺企図で薬剤を服用した場合の**精神的ケア**であろう．受傷後早期から精神科医を交えたサポート体制が必要である．

3. その他の食道損傷

食道異物や医原性の食道損傷においても周術期管理のポイントは感染の制御であり，他の食道手術の場合と同様である．

5 長期的な注意点

1. 特発性食道破裂

経口摂取が十分できるようになれば，特に注意点はない．

2. 腐食性食道炎

腐食性食道炎の食道癌発生母地としての危険性が知られている．食道切除例では術後に残存食道に対する年に1回の内視鏡検査が勧められる．その他の注意点は食道癌に対する手術と変わらない．バイパス例ではCT検査やPET検査による経過観察を行う．

自殺企図症例の場合は長期にわたる精神科的フォローも必要である．

3. その他の食道損傷

狭窄症状がなく，経口摂取ができるようになれば特に注意点はない．

●文献

1) Management of esophageal disease (David B. Skinner, Ronald H. R. Belsey, ed), W.B. Saunders, Philadelphia, 1988

2章 外傷ごとの戦略と手術手技
B. 胸部

7. 横隔膜損傷

疋田茂樹, 坂本照夫, 森 眞二郎, 高松学文, 高須 修, 山下典雄

> 横隔膜損傷は, 診断が確定した時点で緊急手術の適応である. 本稿では, 横隔膜損傷の診断手段と安全で確実な手術手技について述べる.

1 診断と戦略

1. 戦略

横隔膜損傷は, 鈍的外傷, 鋭的外傷のいずれによっても生じ, 発生頻度は全胸部外傷の3〜10%程度との報告がある[1)2)]. この損傷は腹腔内臓器損傷の合併が高率であり, 右側では肝臓, 左側では胃, 小腸, 大腸, 脾臓, 膵臓, 大網などが損傷し, 横隔膜ヘルニアとして胸腔内に脱出する.

また鈍的外傷による横隔膜損傷は, ショックを呈することが多い. これは, 横隔膜が損傷するほどの高エネルギーが生体に加わったときには他の隣接する臓器損傷を伴うことが多く, その損傷部位からの出血による循環血液量の減少が生じる. さらに, その出血が陰圧である胸腔内に流れ込む, あるいは貯留するために換気容量は減少する. そして, 損傷した横隔膜から腹腔内臓器が脱出し, 換気容量はさらに減少し, 損傷した横隔膜の呼吸筋としての機能不全に陥ることが加わり, いわば**循環血液量減少性ショック**と**閉塞性ショックの混合した病態**となる.

もし, ヘルニア内容が消化管で, その消化管が損傷している, あるいは腹腔内で消化管損傷が生じ, 消化液が腹腔内に充満しているときには, 消化液は陰圧である胸腔内に流れ込み, **enterothorax**と呼ばれるきわめて危険な状態に陥る. このような理由から横隔膜損傷は, 診断が確定された時点で緊急手術の適応となる.

2. 横隔膜損傷の診断

図1は鋭的損傷の際の経横隔膜的腹部臓器損傷の危険域を示したものであり, 鋭的損傷では, 経横隔膜的に腹腔内あるいは胸腔内臓器損傷を合併している可能性が高い. 一方, 鈍的外傷による横隔膜損傷の診断は, ヘルニアを合併している場合とそうでない場合に分けられる. いずれの場合でも, 受傷機転と胸部X線写真での横隔膜の挙上や下葉無気肺を伴う横隔膜陰影の不鮮明化などがあれば, **横隔膜損傷の疑いをもつことが重要である**.

左横隔膜損傷で, 横隔膜ヘルニアを伴っている場合は, 脱出臓器が消化管であれば, 図2に示すように, 胸腔内消化管ガス像を呈し, 診断は容易である. このとき, 胃管を挿入して消化管造影を行えば, 図3のように診断は確定する.

また, 右横隔膜損傷で肝臓が脱出している場合には図4のように右横隔膜の陰影が不規則になり, 診断が可能であるが, 単に横隔膜の挙上のみでは, もともと右横隔膜は左より高位に位置するという理由から診断は困難となる. 図5は, この患者の造影CT所見で, 胸腔内に突出した肝臓が横隔膜損傷部に挟まれ, その背側の肝臓の区域には造影CTでの造影剤の貯留がみられ, また, 突出した肝臓は背側に落ち込んで右後部肋骨と1/3以上接しており, dependent viscera sign[3)]である.

最近のmultidetector CTでは冠状断や三次元構築により, より容易に脱出臓器とその損傷の有無が判別

できるようになってきている．図5の症例では肝損傷に対してIVRが施行され，図6に示すように門脈相でdiaphragmatic indentation（横隔膜損傷面にはさまれた肝のけばだち像）がみられた．しかし，ヘルニアを伴わない場合の横隔膜損傷の診断は困難である．図7は，左血気胸で胸腔ドレーンからの排液により，胸部の緊急手術の適応となった症例である．開胸所見で，左横隔膜損傷と脾臓と膵尾部の胸腔内への脱出があり，同部の出血が胸腔内出血の原因であった．この症例の造影CTを図8に示すが，脾臓，膵尾部の損傷は同定できても横隔膜損傷の診断は困難であり，開胸後に開腹操作を加え，脾，膵の損傷部を止血し，横隔膜は胸腔から修復した．

緊急手術の適応である横隔膜損傷を見逃さないための診療のフローチャートは図9に示したとおりである．画像診断で横隔膜損傷がはっきりしないときに，右胸腔ドレナージがなされていれば，その排液の生化学検査でビリルビン値やALT値を測定し，これらの値が異常に高ければ肝損傷の排液が胸腔内に流入していると診断できる．左胸腔ドレナージがなされていて，アミラーゼ値が高ければ，膵損傷か消化管損傷と横隔膜損傷の合併を疑うべきである．**診断的腹腔内洗浄**を行った際に，腹腔内洗浄液が胸腔から検出されれば確定できる[4)5)]．最近では**胸腔鏡**により診断と治療がなされるようになってきている[6)7)]．

また，損傷が受傷直後に明らかでなくても，時間経過とともに横隔膜ヘルニアが顕在化する，あるいは横隔神経麻痺や横隔膜弛緩症が生じることもある．そのため，図1の領域の外傷や搬入時の胸部X線単純写真にて横隔膜の挙上（深呼気時で第4肋間まで），陰影の不鮮明化があれば，3週間の経時的変化を評価する．このときには，横隔膜の挙上，シルエットの不鮮明化，横隔膜上のmass-like density（限局性気胸様所見），横隔膜上に位置する胃・腸管，対側への縦隔の偏位，心囊ヘルニア時の心陰影の拡大，胸腔内液体の貯留所見などの出現に注意することが重要である．

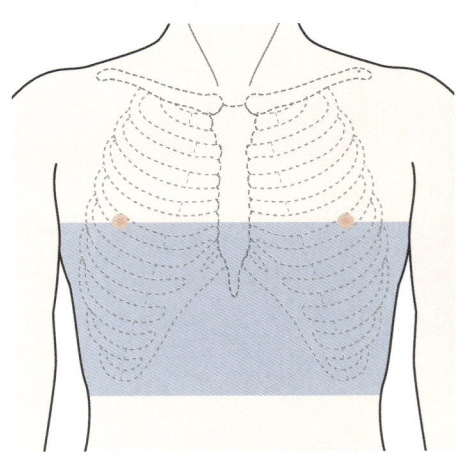

図1 ◆ 鋭的損傷で経横隔膜的腹腔臓器損傷を疑う領域（青色部分）

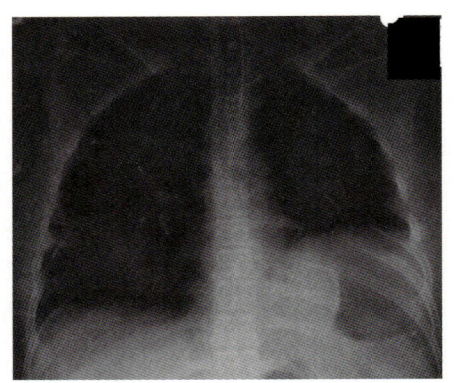

図2 ◆ 左横隔膜ヘルニア（胸部X線）
左横隔膜の挙上と異常ガス像を認める

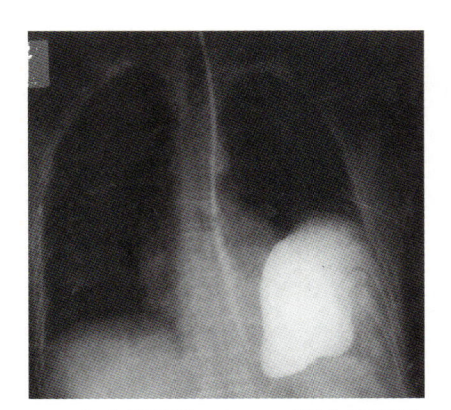

図3 ◆ 左横隔膜ヘルニア（消化管造影）
左横隔膜の挙上と造影された胃を認める（胃の脱出）

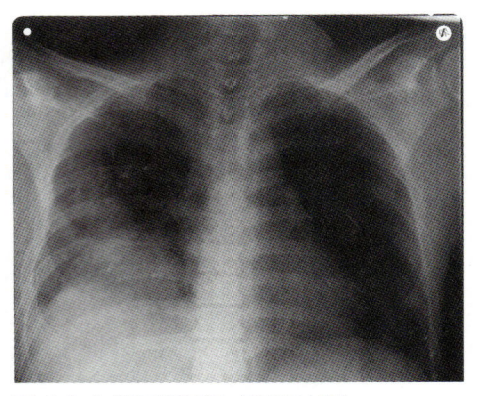

図4 ◆ 右横隔膜損傷（胸部X線）
右横隔膜が挙上し，半球状に突出した像を認める

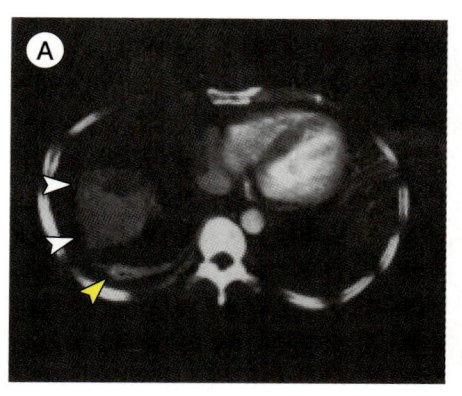

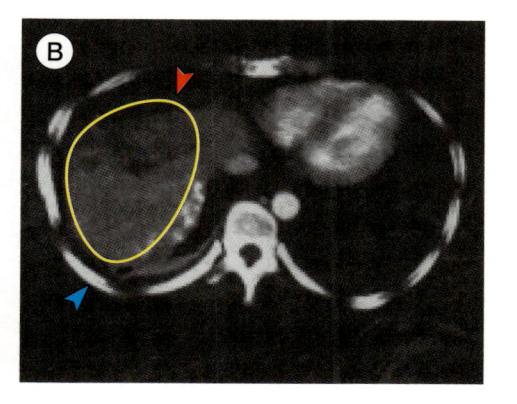

図5◆右横隔膜損傷（CT）
A）胸腔内液体貯留（▷）と胸腔に突出した肝臓（▷）を認める．B）突出した肝臓内前上区域の損傷（▶）とその周囲に造影されていない肝臓を認める（▶ ○）

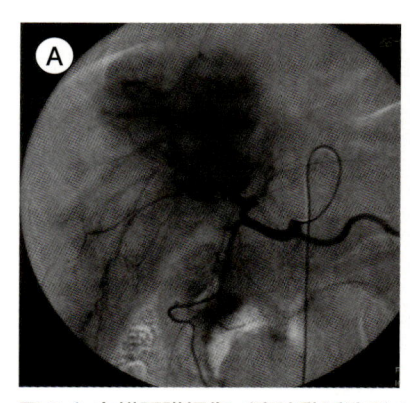

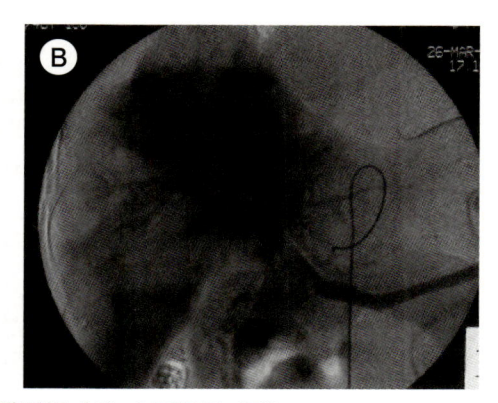

図6◆右横隔膜損傷〔腹腔動脈造影の動脈相（A）と門脈相（B）〕
動脈相（A）で横隔膜から突出した肝臓は濃染され，門脈相（B）でも濃染が残存している

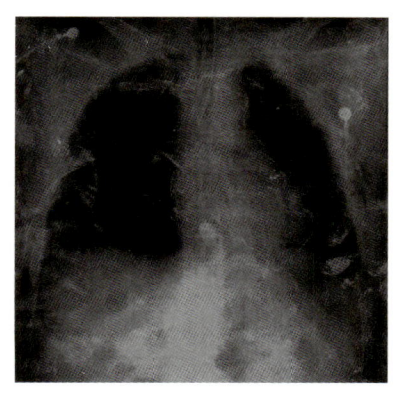

図7◆左横隔膜損傷：脾膵脱出による胸腔内出血の緊急手術例（胸部X線）

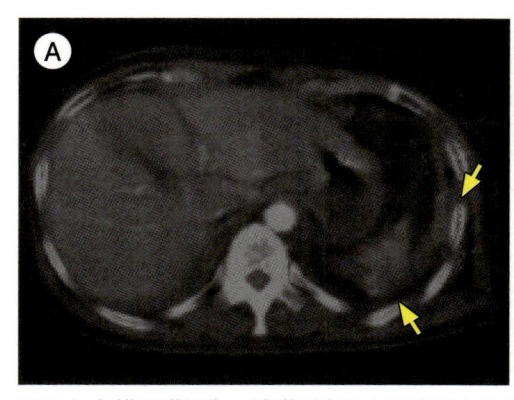

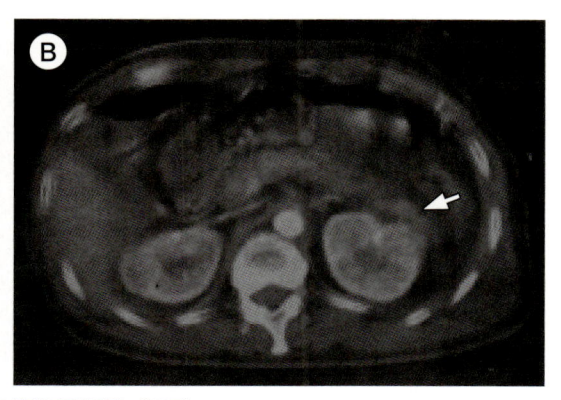

図8◆左横隔膜損傷：脾膵脱出による胸腔内出血の緊急手術例（CT）
横隔膜損傷の診断は術中所見によった
A）脾臓ははっきりせず，腹腔内に貯留液を認めるのみ（⇨）．B）脾胃部は不鮮明である（⇨）

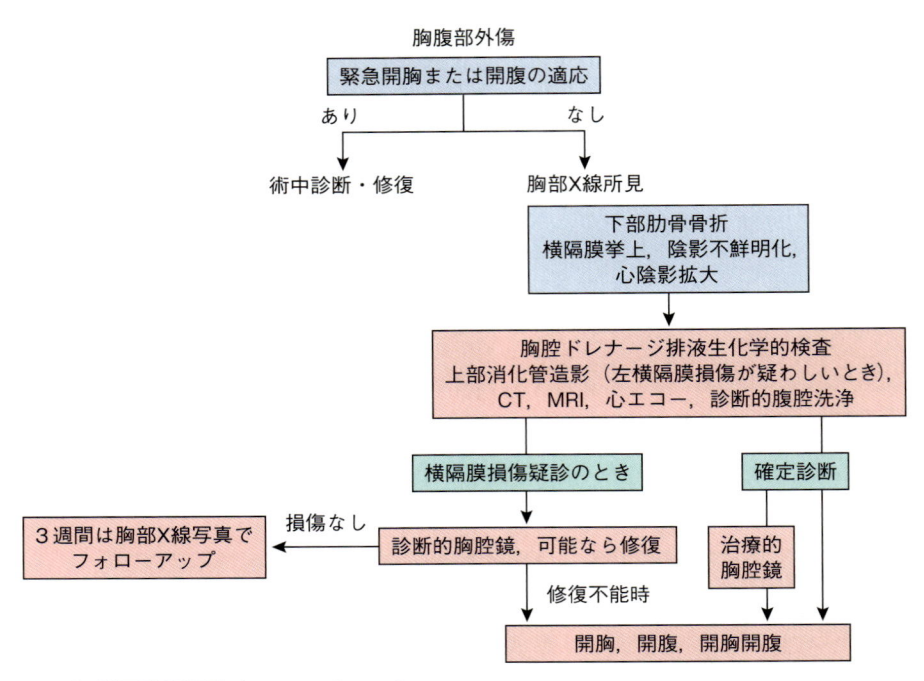

図9 ◆ 横隔膜損傷診療フローチャート

2 手術手技

1. 横隔膜の臨床解剖

図10は横隔膜を胸腔，腹腔から理解するための臨床解剖である．右横隔膜損傷では肝臓，左横隔膜損傷では胃，結腸，小腸，大網，脾，膵臓が脱出しやすく，前面の損傷では心ヘルニアを合併することが理解できる．

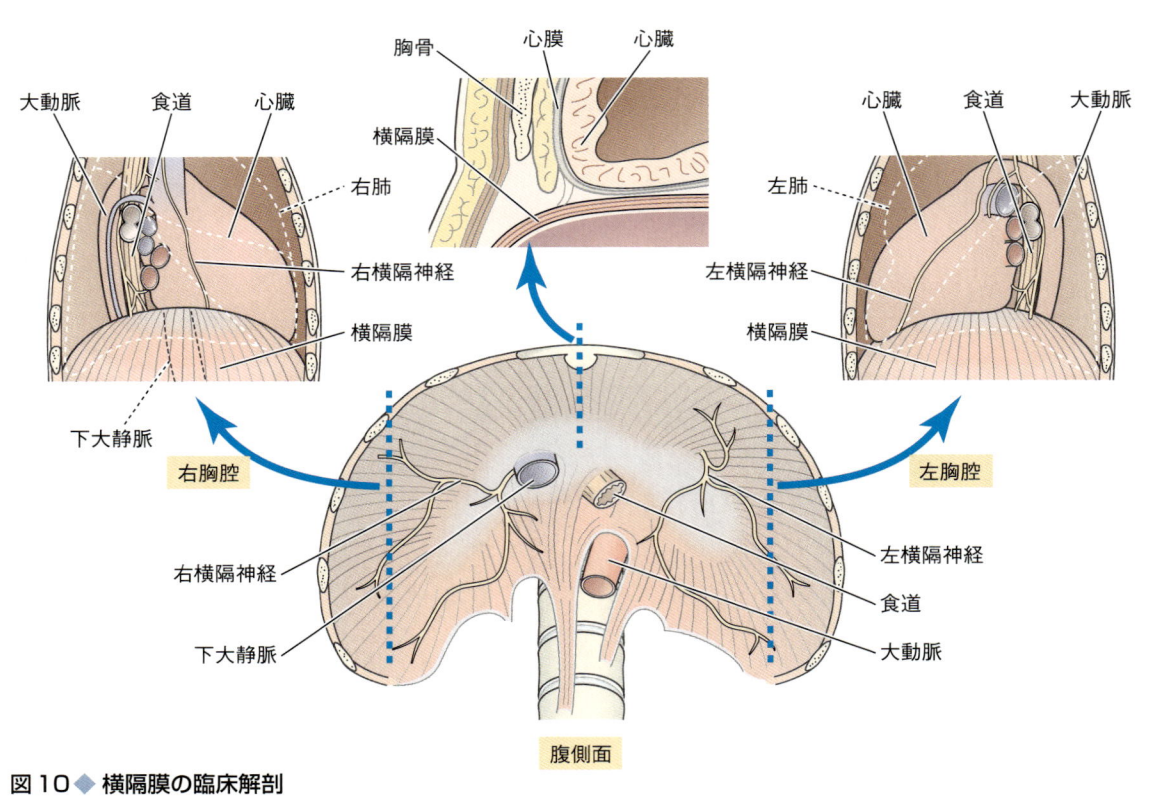

図10 ◆ 横隔膜の臨床解剖
右横隔膜損傷では肝臓，左横隔膜損傷では胃，結腸，小腸，大網，脾，膵臓が脱出しやすく，前面の損傷では心ヘルニアを合併することがある

2. 手術アプローチと手術の手順

手術時のアプローチとして横隔膜ヘルニアの80％に腹腔内臓器損傷を合併していたことと，開胸が優先された症例の50％に開腹の追加が必要であったことから，基本的には開腹アプローチが優先される[8)9)]．しかし，現在，腹腔内実質臓器損傷に対してIVRが確立しており，開腹による臓器損傷の修復の必要性が減少しつつあるため，この概念にこだわる必要はない．

横隔膜の修復という点のみからは，左側の損傷であれば，開腹あるいは開胸のどちらのアプローチでも可能である．胸腔内の持続する出血があれば開胸し，胸腔内の出血を検索し，心，肺，胸郭からの出血を止血する．開胸アプローチの際に横隔膜ヘルニアによる逸脱する臓器（胃，結腸，小腸，脾，膵臓，大網など）があれば，すぐに開腹を追加し，まず腹腔内臓器の止血を腹腔内から行う．その後，横隔膜の損傷を修復する．この場合の修復は，開胸か開腹どちらでも修復しやすい方からアプローチする．

左横隔膜損傷を開腹で行う場合には，横隔膜ヘルニアの修復のみで手術適応となる場合と他の臓器損傷のため開腹し，横隔膜損傷が術中に診断される場合がある．前者の場合，横隔膜ヘルニアの修復は，損傷部より脱出している臓器を愛護的に腹腔内に還納し，還納された臓器損傷の有無を確認し，あれば修復する．次に損傷部から胸腔内臓器，特に心膜と胸壁，胸膜，肺の損傷を確認し，損傷があれば開胸して修復する．腹腔内臓器の還納の際，小腸や大腸や胃のみの脱出では容易に還納されるが，胃と大網と脾臓が一塊となっているときには還納が最も困難で，無理に還納させようとすると脾損傷や大網出血を招くことがある．このような場合には，まず胃内容物を吸引し，胸腔内に脱出した胃内容を減量させ還納を試みる．胃内容物を吸引することで，胸腔内に脱出した胃内容を減量させ，ヘルニア門に指が入るくらいのスペースをつくって，その隙間から16 Fr程度のチューブを胸腔内に挿入し空気を送り込み，ヘルニアにより脱出した腹腔内臓器が胸腔内から自然に腹腔内に還納されるようにする．それでも還納されないときには，脱出臓器をゆっくり牽引する操作を併用するとよい．脱出臓器が還納された後に，脱出していた臓器の損傷と胸腔内の損傷の検索と修復を行うことができる．

腹腔内臓器損傷のため開腹され，術中，横隔膜損傷が診断された場合には，まず腹腔内臓器損傷の修復を行い，その後胸腔内臓器損傷の有無を検索後，横隔膜損傷を修復する．いずれの場合でも，胸腔内，腹腔内を十分に洗浄し（消化管損傷がある場合には10,000 mL，消化管損傷がない場合でも5,000 mLの生理食塩水で洗浄），横隔膜修復前に胸腔ドレーンを挿入し，その後に横隔膜を修復する．

右側横隔膜損傷の場合，前方の損傷で，損傷部位が肝臓のbare area（無漿膜野）より前方であれば開腹操作で可能である．肝臓のbare areaの部分が帽状に脱出し，その部分の肝臓が損傷している可能性があれば，アプローチは開胸で行う方が容易である．

前方の損傷の場合には，開腹アプローチで行い，剣状突起の背側から左胸腔内と縦隔を検索し，心膜の損傷があれば，左開胸を付加して確実に心膜を縫合閉鎖する．その後，横隔膜を縫合する．

3. 横隔膜損傷の修復法

横隔膜損傷の修復法は，損傷部位がドーム上にあるときと胸壁からはがれるように損傷している場合で異なる．損傷がドーム上に存在するとき（図12）には，図11に示すように損傷部の両端を鉗子で把持し，結節縫合で縫合していけばよい．この場合，鋭的外傷であれ鈍的外傷であれ，損傷部周囲の筋肉組織が挫滅していることを考慮し，図11に示すように縫い代は1 cm，間隔も1 cmで2-0以上の**太い非吸収性の縫合糸**で水平マットレス縫合（図13），または単純結節縫合を行う．鈍的外傷の場合には，横隔膜縫合部が挫滅して呼吸筋として脆弱化する場合が多いことを考慮し，2-0縫合糸で**さらに連続縫合を追加**し二重に縫合する．損傷部位が胸壁からはがれるように損傷している場合，図14に示すように損傷した横隔膜を縫合した糸を，肋骨を回すように縫合する．この際，横隔膜は損傷部の肋骨か，1肋骨上の肋骨に縫合する．開胸アプローチでは，胸筋を胸壁より剥離し，縫合時は開胸器を拡げて，結紮時には開胸器を少し閉じて結紮する（図14B）．開腹アプローチでは，まず胸腔ドレーンを縫合肋骨より2肋間以上離して挿入し，腹腔側から横隔膜を縫合した糸で肋骨を巻くように縫合する（図14C）．

次に大血管の近傍まで損傷が及んでいるときの注意点と工夫を述べる．図15は右横隔膜損傷で下大静脈

近傍まで損傷が及ぶときの縫合法である．肝損傷を合併していることが多いため，横隔膜の縫い代がとりにくいことが多い．しかし不用意に肝臓を腹腔内に押し下げると，胸腔内に突出することにより圧迫止血されている下大静脈や肝静脈の損傷部から大出血することがある．まず，下大静脈近傍の肝臓に非吸収糸を水平マットレス縫合する．その後，順次，肝損傷部を縫合する．この操作により，横隔膜損傷部と肝臓にわずかな縫い代ができ，愛護的に肝臓を剥離するようにして，縫い代を作成する．その後，水平マットレス縫合にて縫合すると安全に肝臓の還納ができる．筆者らは肝損傷部と横隔膜縫合部の間に人工止血材を貼付し補強している．

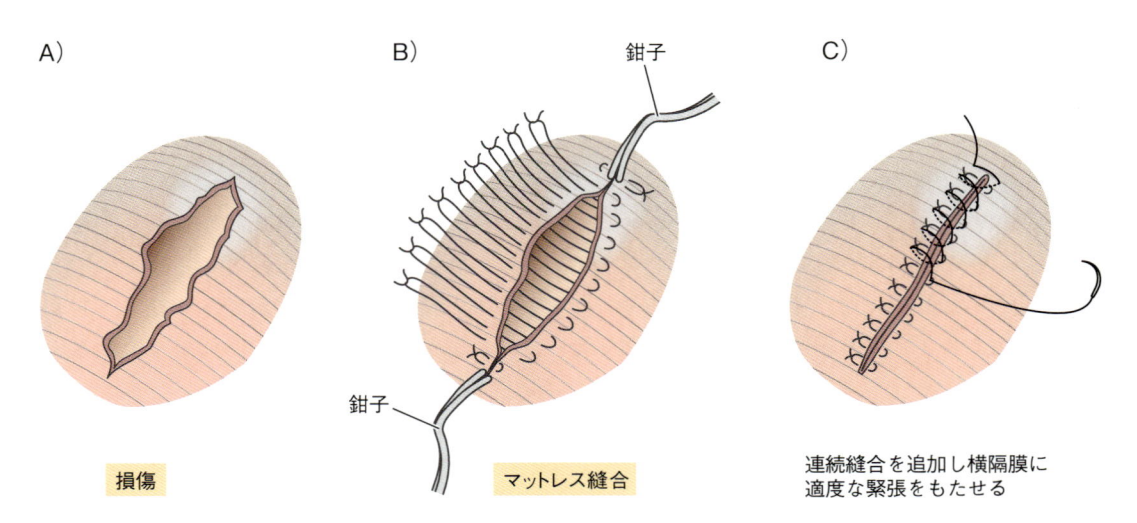

図11 ◆ ドームに至る横隔膜が損傷した場合の修復法（開胸時）
突出した臓器を腹腔内に還納させた後に，損傷の両端を鉗子にて把持し，非吸収糸にて水平マットレス縫合を行い，修復する．はじめに両端を縫合し，その間を順次縫合し，最後に両端から結紮していくとよい．横隔膜に，さらに連続縫合を追加する

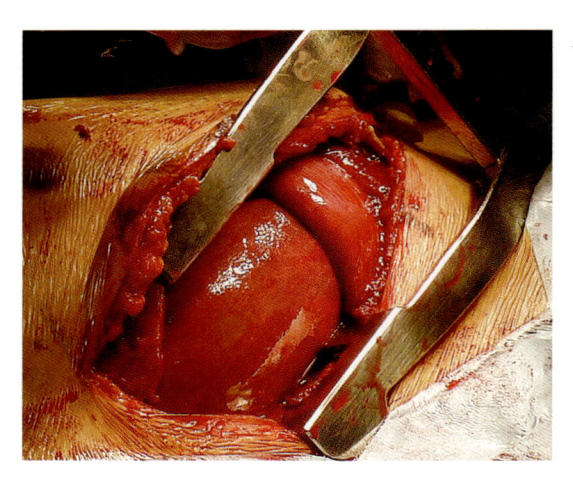

図12 ◆ 右横隔膜損傷に対する右開胸アプローチ
開胸すると，すぐに肝臓が脱出していることが確認できた

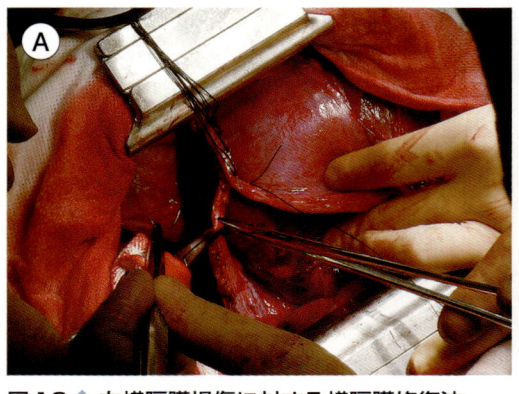

図13 ◆ 右横隔膜損傷に対する横隔膜修復法
A）2-0非吸収糸で水平マットレス縫合を行っている．B）完成図

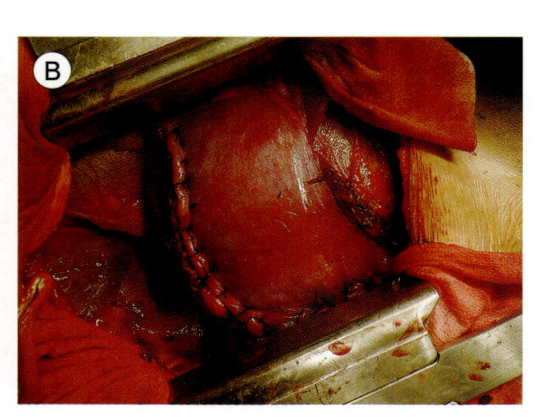

図16は，左横隔膜損傷で大動脈近傍まで損傷が及ぶ場合の修復法である．この損傷形態では，ほとんどの場合，肋骨近傍の損傷である．そのため，損傷部を肋骨近傍の損傷の修復法にて行う．この際，大動脈近傍の損傷部は大動脈壁を損傷しないように**逆V字型**になるようデザインする．また，損傷が大動脈裂孔や下大静脈裂孔にかかるようなとき，開胸開腹してあれば，大血管の近傍は，腹腔側から行う方が大血管の裂孔部の横隔膜を腹腔側に凸になるように縫合できる．その後，腹腔側あるいは胸腔側から横隔膜損傷部を修復するとよい．開胸のみ，あるいは右横隔膜損傷で腹腔側からの下大静脈周囲の処置が危険なとき

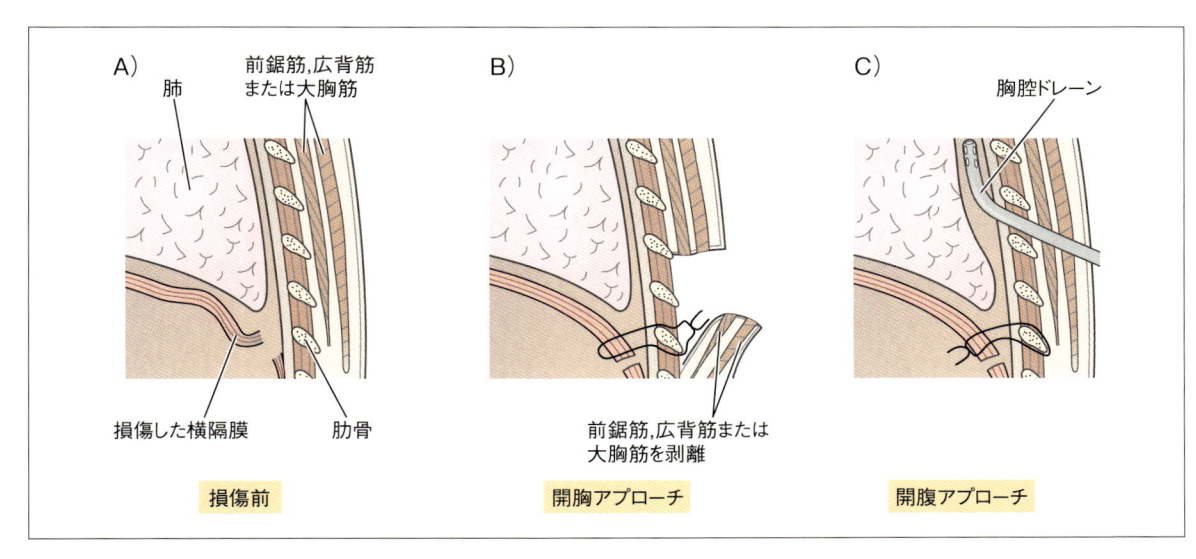

図14 ◆ 肋骨近傍の横隔膜が損傷した場合の修復法

図15 ◆ 右横隔膜損傷で下大静脈近傍まで損傷が及ぶ場合

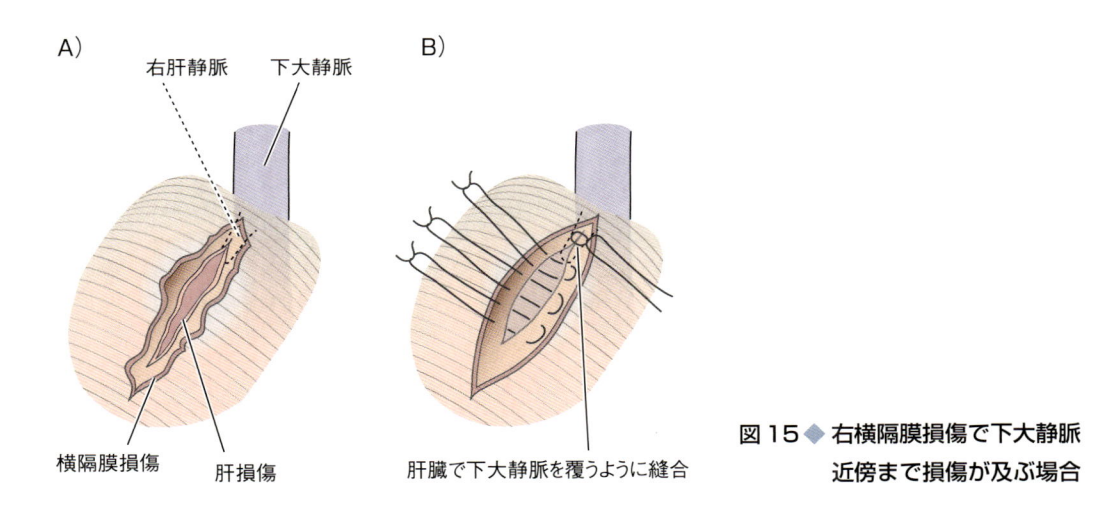

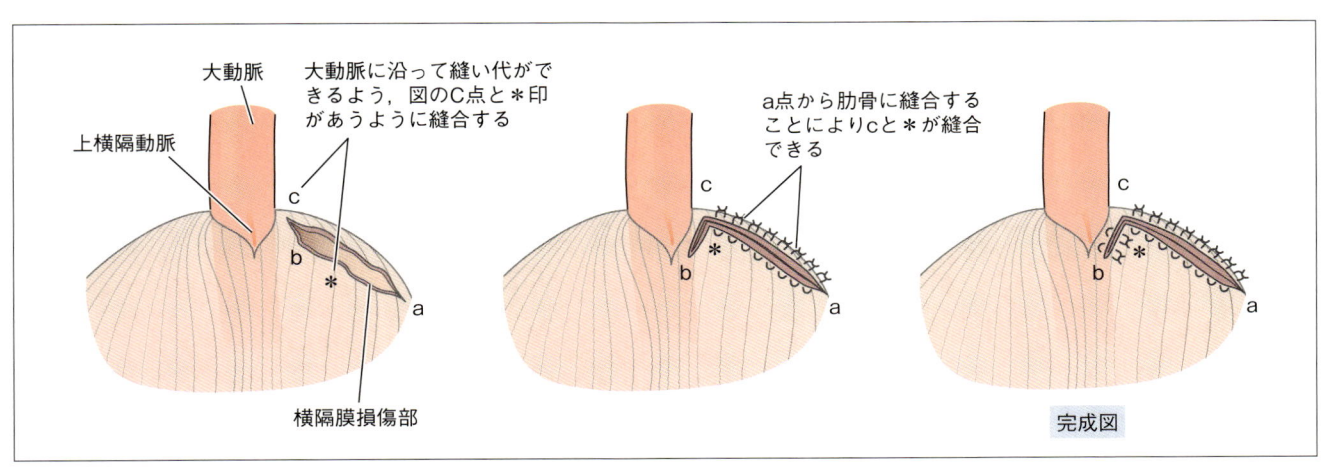

図16 ◆ 左横隔膜損傷で大動脈近傍まで損傷が及ぶ場合

や視野がとれないとき，左側破裂で大動脈周囲を腹腔側から縫合しにくいときには，血管近傍の破裂部位の両側に小さな水平マットレス縫合を行い，横隔膜の一部を膨隆させるようにして，その膨隆部を合わせるように縫合していけばよい．

3 周術期管理のポイント

横隔膜損傷の周術期管理より，他の臓器損傷の管理が主体となる．胸部外傷の合併例では，呼吸管理が主体となり胸腔内が消化液に汚染されている場合には，膿胸に注意することが必要となる．他は外傷の一般的術後管理に準ずる．

4 長期的な注意点

長期的問題点として，横隔神経麻痺や横隔膜弛緩症が生じうる．術後，呼吸困難の訴えや胸部単純X線写真で横隔膜の挙上を認めた場合には横隔膜縫縮術を考慮しなくてはならないが，脆弱化した横隔膜を健常部で強固に縫合すれば成績は良好とされている[10)11)]．

5 おわりに

横隔膜損傷の修復は，横隔膜が呼吸筋として呼吸の主要な役割を担っていること，重要な血管，食道をとり囲むように存在していること，腹腔内，胸腔内の重要臓器の損傷を合併する頻度が高いことから，安全，確実に行うことが重要である．そのためには，最も行いやすい術野を確保し，損傷部にマッチしたデザインで行うことが重要である．

●文献

1) Beal SL & McKennan M : Blunt diaphragm rupture. Arch Surg, 123 : 828-832, 1988
2) Wilkinson AE : Traumatic rupture of the diaphragm. S Afr J Surg, 27 : 56-57, 1989
3) Cantwell CP : The dependent viscera sign. Radiology, 238 : 752-753, 2006
4) 大友康裕：横隔膜破裂．救急医学，32：1862-1865, 2008
5) 大友康裕, 辺見弘, 益子邦洋, 他：診断的腹腔洗浄法による横隔膜損傷診断. 日外傷会誌, 13：19-24, 1999
6) 平泰彦, 山田明生, 星名聖剛, 他：胸腔鏡補助下手術（VATS）により横隔膜損傷を診断・治療した胸部刺創の2例. 日外傷会誌, 19：25-28, 2005
7) Leppäniemi A, Haapiainen R : Occult diaphragmatic injuries caused by stab wounds. J Trauma, 55 : 646-650, 2003
8) Drews JA, Mercer EC, Benefield JR : Acute diaphragmatic injuries. Ann Thorac Surg, 16 : 67-78, 1973
9) Freekman T, Fischer RP : The inadequacy of peritoneal lavage in diagnostic acute diaphragamatic rupture. J Trauma, 16 : 532-542, 1976
10) McNamara JJ, Paulson DL, Urshell HC, et al : Eventration of the diaphragm. Surgery, 64 : 1013-1021, 1968
11) 堀之内宏久, 加藤良一, 前中由己：救急医学, 14：1596-1599, 1990

2章 外傷ごとの戦略と手術手技
B. 胸部

8. 胸郭損傷

加地正人

胸郭損傷の外科的治療は，フレイルチェスト，肋骨骨折端の高度な転位（stove in chest），単独の胸骨骨折，胸壁欠損の一部が対象となる．本稿では肋骨と胸骨の骨折に対する外科的整復固定術について概説する．

1 診断と戦略

フレイルチェストの厳密な解剖学的定義は，連続する3本以上の肋骨が2カ所以上で重複骨折をきたしている場合である．機能的観点からは，胸郭と連続性を失い固定性のなくなった胸壁の一部分（**フレイルセグメント**）が呼吸に障害を及ぼす病態である．典型的な形態は側胸部のフレイルセグメントと，胸骨の（横）骨折の有無にかかわらず胸骨を含めた前胸部のフレイルセグメントである（この際，両側の肋骨骨折は肋軟骨と肋硬骨の離開骨折が多い）．

診断においては，視認で呼吸時の奇異運動が不明確な場合は胸部X線写真やCT撮影でフレイルセグメントを形成するような多発肋骨骨折から疑う．胸壁の厚い場合などは，視診で奇異運動を認めづらくなるので触診も併用し手掌でフレイルセグメントの動揺を感じることが大切である．また呼吸機能の障害がある場合や，呼吸器離脱が進まないときも念頭に置く必要があり，総合的に診断する．

CT撮影による三次元再構築像を作成することは，骨折の転位の程度やすべての肋骨骨折をもれなく把握し，手術アプローチの計画を立てる際にも有効となる．ただし，肋軟骨と肋硬骨の離開骨折は，画像での描出が困難であるために，触診・視診での確認が重要である．

A) 直達外力（direct violence）

B) 介達外力　flexion-compression injury
（屈曲・圧迫，脊髄過屈曲）

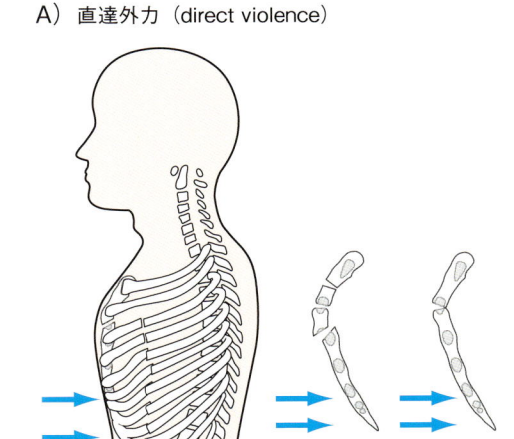

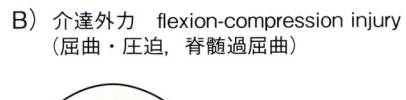

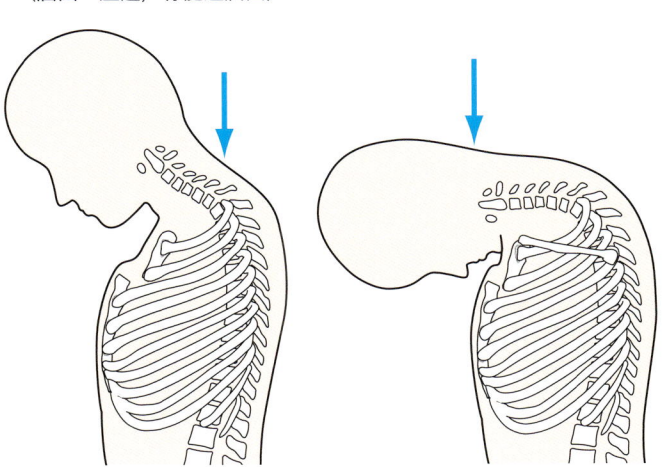

図1 ◆ 胸骨骨折の受傷メカニズム
胸骨への直達外力（A），併発しやすい介達外力（B）による肋軟骨と硬骨の離開骨折を示す．Fowlerは，頸椎や胸椎が高度の前屈を強いられた際に，胸骨柄が第Ⅰ，Ⅱ肋骨で背側，尾側へ牽引されること，腰椎もしくは胸腰椎移行部の過屈曲の際は，胸骨体部が下位肋骨により腹側，頭側へ押し出されることを動物実験で示した
（文献2をもとに作成）

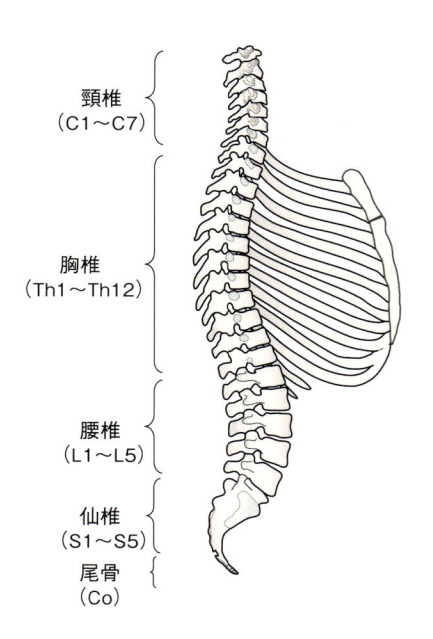

図2 ◆ 胸骨骨折に合併する脊椎骨折と肋骨骨折
単独胸骨骨折は36.5％（n＝73）であり，最も多い合併損傷は頭部外傷16％（n＝32），ついで頸椎外傷性頸部症候群15.5％（n＝31），1～3カ所の脊椎骨折13％（n＝26），下肢外傷12％（n＝24），連続する肋骨骨折10.5％（n＝21）と続く（文献1をもとに作成）

胸骨骨折の診断は，局所の疼痛や圧痛，打撲痕，轢音から疑い，胸部側面X線写真や（3-D）CTにより診断する．損傷部位は，胸骨体部から上部までが63.3％を占める[1]．受傷機転として直達外力（図1 A）の他にFowlerの報告によるflexion-compression injuryメカニズム[2]（図1 B）があることや，自動車事故においてシートベルト着用時が92％（N＝148/168）[1]，91％（N＝263/267）[3]と多い[4]ことも念頭に置く必要がある．また合併する脊椎骨折（なかでも胸腰椎移行部が多い）は13～43％と比較的頻度の高い合併損傷[1]（図2）[2)3)]であり，胸骨と脊椎の不安定性から胸郭支持が保てず将来的に亀背に伸展することがあるために注意が必要である．

2 手術手技

肋骨骨折も胸骨骨折もともに，整復固定の目的は，疼痛の軽減，人工呼吸器からの早期離脱，急性期の呼吸機能の改善，将来的な呼吸機能低下や，頑固な疼痛の回避である．

1. 肋骨骨折の観血的整復固定術（図3～7）

DVD1 2-B8-①

1）適応
フレイルチェストによる（肺挫傷やARDSの原因によらない）人工呼吸器離脱困難（7日以上），高度の転位や変形（stove in chest：拘束性肺障害），胸腔内合併損傷による開胸時，強い疼痛があげられる．

2）切開
対象となる肋骨骨折の部位により決定する．肋骨固定予定部の複数箇所の真ん中を目安とし，中心となる肋骨の上に皮切を設ければ頭側と尾側の肋骨骨折に対応でき，皮切の距離にも影響を受けるが上下二肋骨の固定は十分可能である．一般に前側方開胸や前方腋窩開胸，後側方開胸時の皮切を利用する．

前側方開胸時の皮切では，男性の場合は到達したい（複数の肋骨骨折の真ん中の高さ）肋間の直上で切開を設ける．女性の場合は乳房下に皮切をおく．後側方切開では広背筋，前鋸筋，大菱形筋を切離し，必要ならば僧帽筋，仙棘筋を切離するが，筋の切離は必要最小限とする．

手術前からの胸腔ドレーンは骨折部位の骨髄炎やデバイスの感染，創感染のリスクとなるために執刀時に抜去し閉胸時は別のルートで胸腔ドレーンを設置する．

骨膜の剥離は化骨形成促進のために行わず，肋間筋の剥離も必要最小限とする．

3）開胸のメリット
開胸のメリットは，胸腔内の検索や修復が可能となること，併発の多い無気肺の解除が術中行えること，必ずしも固定を必要としない上位肋骨骨折の内方への転位を胸腔内より整復できること，ドリルやスク

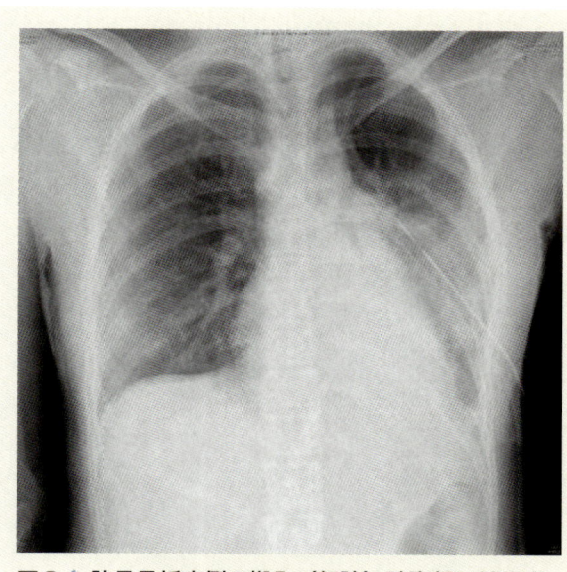

図3 ◆ 肋骨骨折症例の搬入（転院）時胸部X線写真

- 28歳 女性
- 自転車で走行中に車にはねられる
- 診断
  - 左第Ⅵ〜Ⅹ肋骨骨折
    （Ⅵ，Ⅶ，Ⅷは重複骨折）
  - 左血気胸
  - 左肺挫傷
  - 左鎖骨遠位端骨折

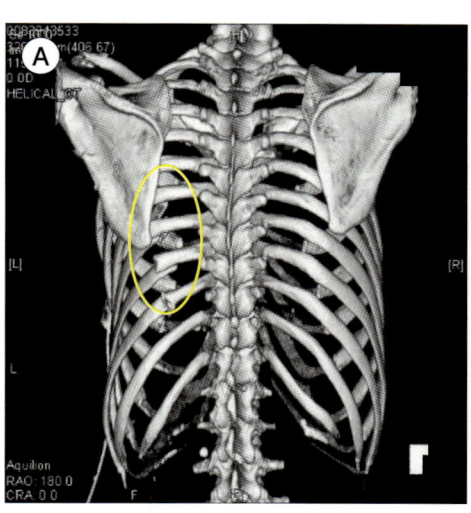

図4 ◆ 術前評価（術前胸部3-D CT）
背部で内側に大きく騎乗する骨折と，側胸部の転位のない骨折を認める

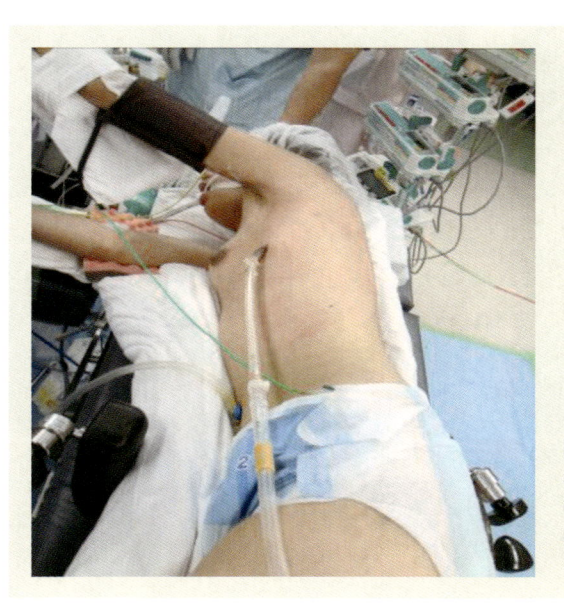

図5 ◆ 手術体位
視覚的な奇異運動はなく呼吸器も必要としなかったが，騎乗タイプの大きな転位と強い疼痛，胸腔容積の縮小からの将来的な拘束性肺障害を考え，受傷10日（転院6日目）に手術施行した．右側臥位による後側方切開アプローチ

- 分離肺換気
- 右側臥位
- 左後側方切開

2-B 胸部

リューの刺入時に臓器保護が容易なこと等があげられ，非開胸に固執するメリットは少ない．一方，胸腔鏡の使用による開胸の回避は侵襲の低減となるであろう．

4）整復固定

上位の肋骨は肩甲骨や鎖骨に囲まれているために高度な転位がない限り固定の必要がなく，IV-X肋骨が整復固定の対象となる．重複骨折の場合（例：フレイルチェスト）は，前方の肋骨骨折は骨癒合のための固定は必要とならない．

Locking compression plate（以下，LCP）（SYNTHES®）による固定（本稿の「2 - 5．Locking plate system」p114参照）を行った（図6）．筆者はSYNTHES社のLCP リコンストラクションプレートを代用している．海外では2010年に同社より肋骨固定用も販売が開始されている．

閉胸時に（側臥位の場合，挙上上肢を降ろす際など）固定部が転位しないよう配慮する．

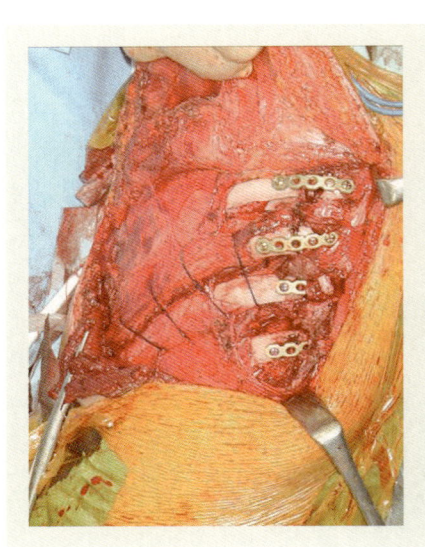

図6 ◆ 整復固定後の術中写真

- 第Ⅷ肋間開胸
- 第Ⅵ，Ⅶ，Ⅷ，Ⅸ肋骨固定
- SYNTHES® LCP
- スクリュー 各2本

- 化骨形成を促進させ二次的骨癒合に導く骨膜の過剰な剥離が反省点であった
- 骨折部位近傍へのスクリュー設置は，骨折部にストレス集中が起きるために避けた
- 骨質の良好な場合はmonocortical screwで固定性は十分であるが，薄い肋骨のために体側まで貫きbicortical screwとした．側胸部の肋骨骨折は固定していない．術後12日自宅退院

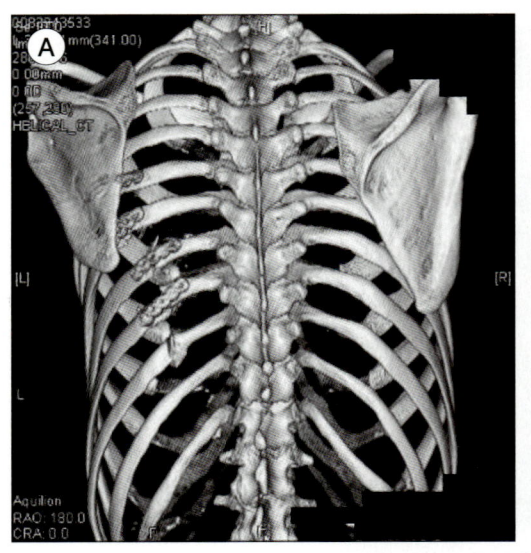

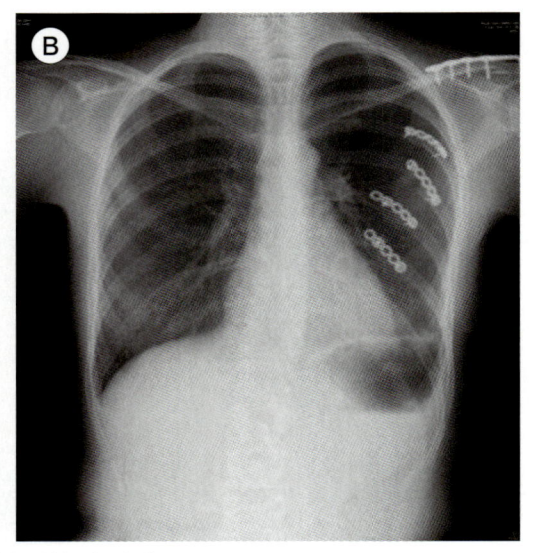

図7 ◆ 術後胸部3-D CT（A）と術後3カ月後の胸部Ｘ線写真（B）
術後3カ月においてルースニング，バックアウトともになく順調な化骨形成を認める．疼痛も運動制限もない

2. 胸骨骨折の観血的整復固定術（図8〜12）

1）適応

高度の転位や騎乗，呼吸時の高度な動揺（フレイルチェストも含める），強い疼痛，著しい変形．Richardsonらの示した[5]以上4項目において，高度な動揺は多かれ少なかれ呼吸不全に直結しており現在でも妥当な適応と考えられる．他に，心大血管損傷を伴い手術を行う際，合併する胸郭後方損傷（脊椎骨折）による不安定性（将来的に亀背変形の危険[6]），骨癒合不全からの偽関節があげられる．

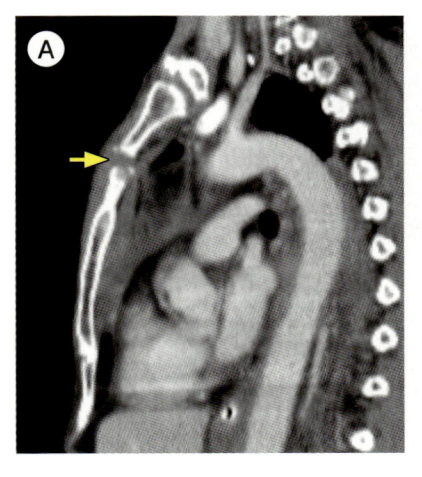

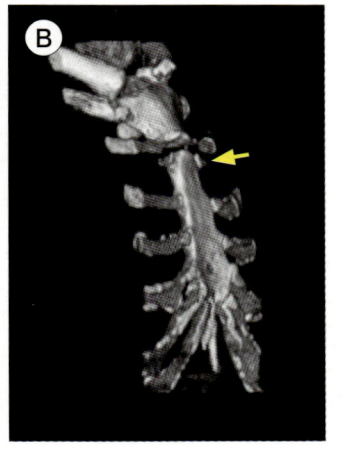

図8◆肋骨骨折症例の胸部のCT矢状断と3-D CT

63歳 男性．作業中，3階から墜落し受傷．胸骨骨折部は呼吸時に動揺を認める（動画②参照）．合併損傷：両側気血胸，第3腰椎骨折．3-D CTで胸骨柄と体部の離開骨折を認める（⇒）

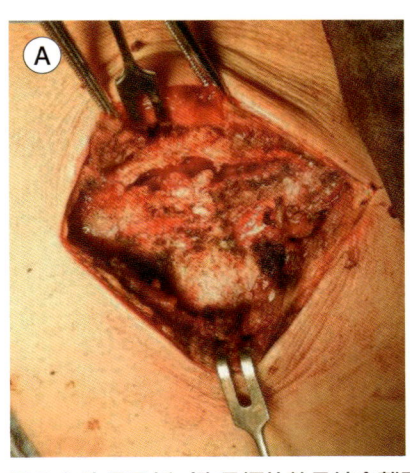

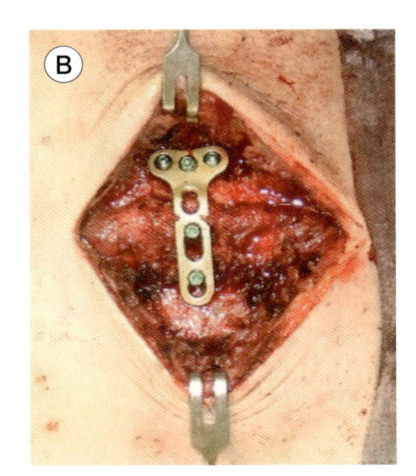

図9◆胸骨骨折（胸骨柄体軟骨結合離開骨折，manubriosternal joint fx.）の整復固定

- 横切開をもうけ，LCP T型プレートスモールライトアングル（橈骨遠位部骨折用）胸骨柄に20 mm 3本，体部に18 mm，16 mmの2本のスクリューを使用し固定した
- ドリルで穿孔する際は，CTであらかじめ胸骨の厚さを測っておき骨折部よりエレベータを胸骨裏面に挿入するなどして背面の心臓を保護し，ドリリングで内側の骨皮質を貫くときに細心の注意をはらう
- 転位の整復は単鋭鉤で牽引するか，胸骨裏面にエレベータを挿入し試みる
- 洗浄後，皮下にJ Vac®を設置し閉創する

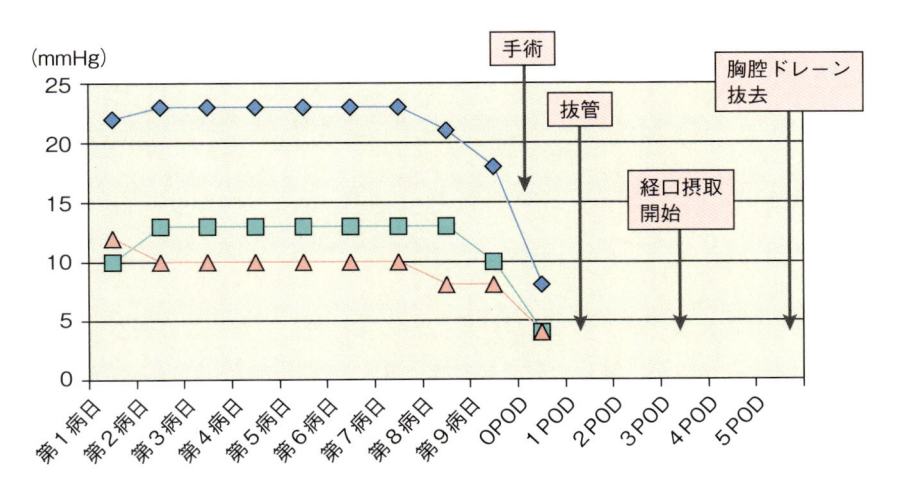

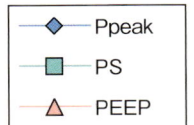

図10◆術後呼吸器離脱の臨床経過

骨折部動揺の持続，呼吸器離脱の失敗，将来的に骨癒合不全からの偽関節も危惧したこと，後方骨性胸郭の尾側となる第3腰椎骨折の合併より，確実な胸郭支持の目的で第10病日に手術施行した．翌日抜管し順調に回復した

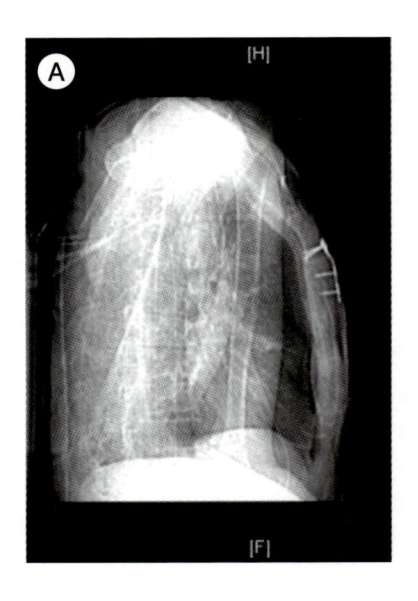

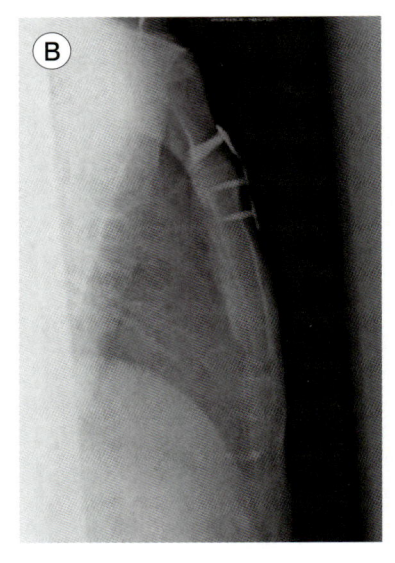

図11 ◆ 術後胸部X線写真
A) 術後3日目, B) 術後7カ月目
整復位は保持されており疼痛もなく, スクリューの緩みもない

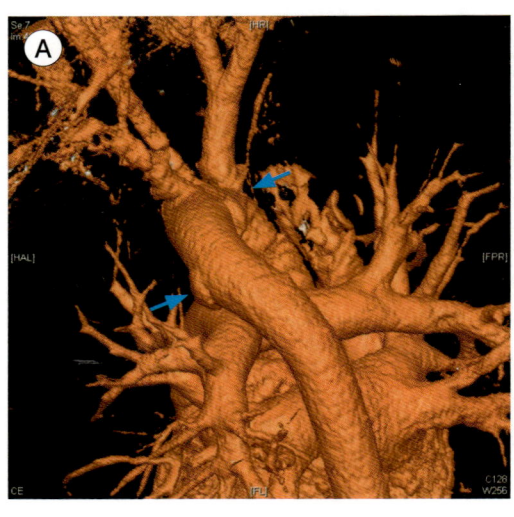

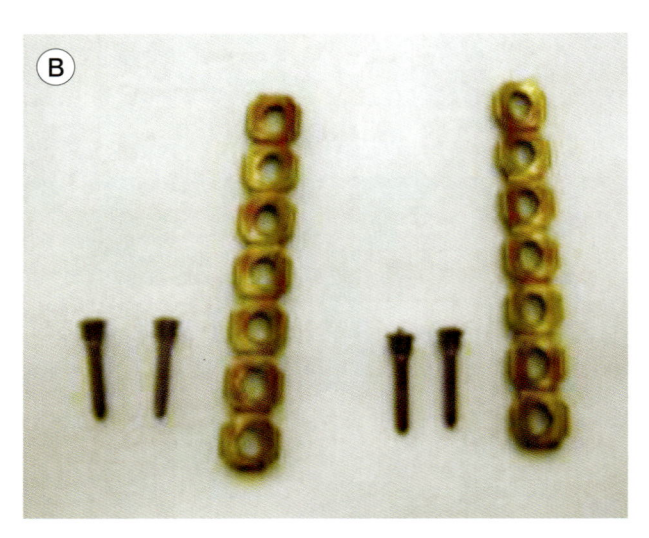

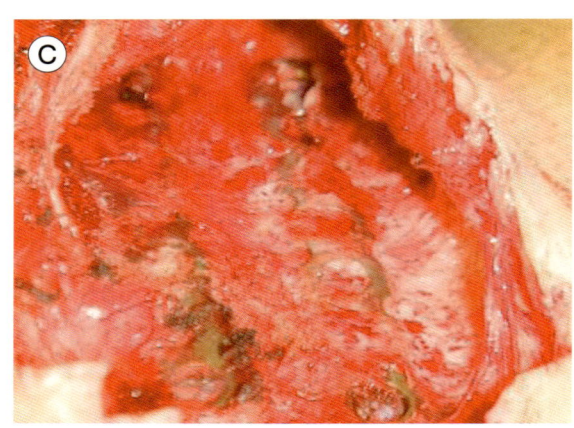

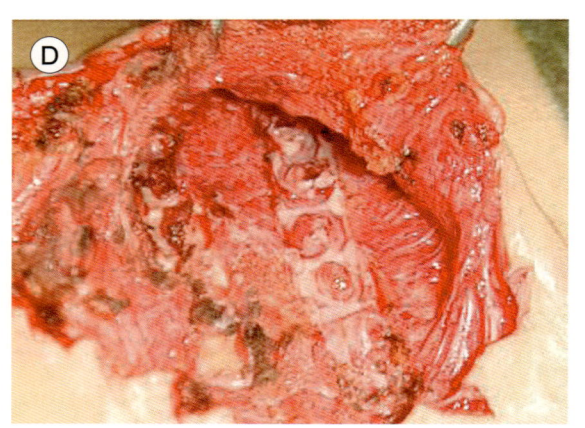

図12 ◆ 別症例のプレート抜去後
20代 男性. 胸部大動脈損傷 (2カ所, ➡) 胸骨横断を追加し, 胸部大動脈修復を行った (A). 胸骨に対し, 胸骨ワイヤー2本で固定したが, 緩みが生じ, 創部のMRSA感染を併発したために骨髄炎を危惧し, LCPストレートタイプ (B) を並列に設置し (C), 局所洗浄と抗菌薬の全身投与で治癒. 1年後, 皮下の違和感を感じるために抜去した. 表面に繊維化を伴い, 骨癒合は良好で (D), 抜去後も固定性は十分で機能的問題は残らなかった

2) 皮膚切開

縦切開と横切開があるが, 縦切開は骨折部位が不明なときや縦方向の重複骨折, 縦方向に伸びる骨折の場合や心大血管損傷の手術の際に適応となるが, 側方の剥離が困難となる. 横切開は, 側方の展開が容易で骨折部露出も容易となり皮切も短く整容的にも優先される切開と考えられる.

胸骨側縁は内胸動脈から胸骨への血流があるために必要最小限の剥離にとどめる[7].

二次的骨癒合促進のために骨膜の剥離は行わない．

3）整復固定

LCP固定を行い，SYNTHES社のLCP T型プレートスモールライトアングル（橈骨遠位部骨折用）を代用している（図9）．捻転への安定性と1個ですむことからも並列のストレートタイプよりもT型を選択している．

3. 固定器材

1）肋骨

キルシュナー鋼線，ワイヤー縫合，ステープル（Judet's struts, Mennen plate, チタン），プレート〔通常のプレート，LCP，U-plate[8]（図13），吸収素材〕，骨接合ピン（セラミック，吸収素材），創外固定，Pectus Bar（Nuss法 フレイルチェスト）[9]などの報告がある．従来簡便なために広く使用されたステープルは，軟部組織の剥離や血管神経束への圧迫からの疼痛や血流障害からの骨癒合遅延などの問題がある．

2）胸骨

キルシュナー鋼線，胸骨ワイヤー，プレート，骨接合ピン，創外固定[10]の報告がある．キルシュナー鋼線は危険な迷入の可能性があり，胸骨ワイヤーは違和感，疼痛，カッティングや緩みなどの欠点があり，接合ピンは固定安定性に問題がある．

3）材質

当初はスティールであったが，ステンレス，チタン，吸収性物質へと進化している．チタンはステンレスに比べ，細菌付着が少なく，感染や刺激性の面でステンレスより優れている．また，理想的には異物を残さない吸収素材が優れるが，ロッキングシステムのものは現状でない．

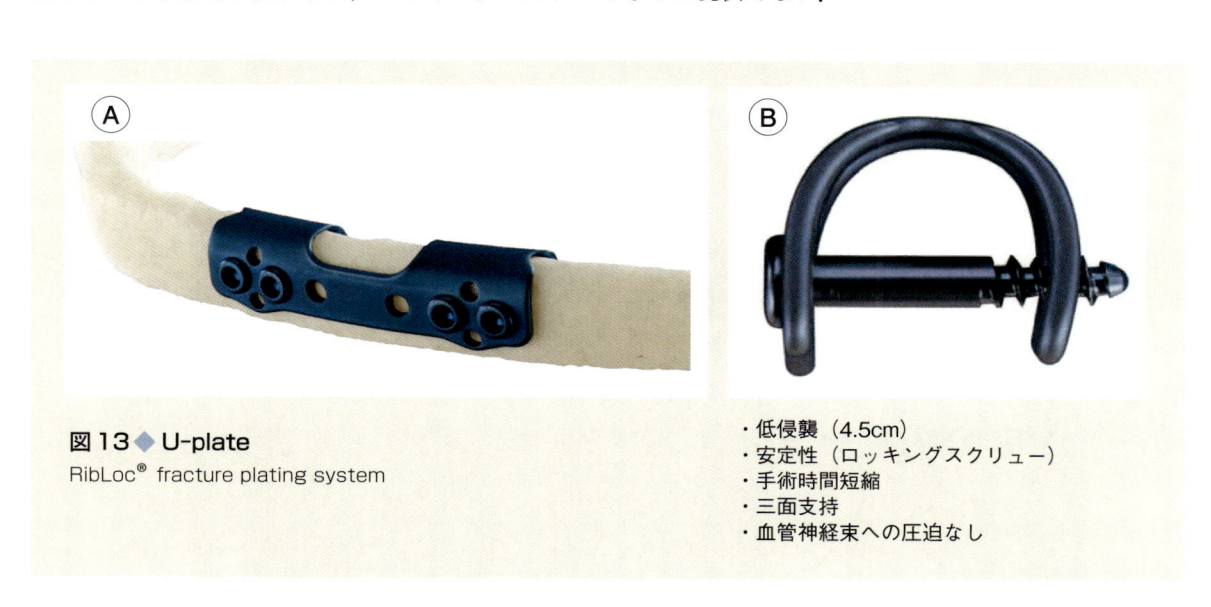

図13 ◆ U-plate
RibLoc® fracture plating system

・低侵襲（4.5cm）
・安定性（ロッキングスクリュー）
・手術時間短縮
・三面支持
・血管神経束への圧迫なし

4. プレート法

プレート法の役割は，骨折部の安定化を維持し骨折部を保護しつつ力を伝達することと，早期運動を可能としながら骨癒合を得ることである．

骨折部は生体力学的（絶対的安定性）あるいは**生物学的（相対的安定性）**な作用により骨癒合する．生体力学的作用は，骨折骨片間の圧迫による力学的安定で化骨形成なしで一次性骨癒合により治癒する．生物学的な作用は，プレートが骨折部を架橋し，骨折部の生物学的活性を温存し，**化骨形成を促進**させて**二次性骨癒合**にて治癒する．

5. Locking plate system（図14）

　プレートとスクリューがロックするLocking systemは従来の骨片間圧迫法（絶対的安定性）によるプレート法と異なる概念であり，骨膜性血行を障害しにくい相対的安定性による二次性骨癒合の治療形態をとる．従来の骨片間圧迫法の弱点となる軟部組織侵襲からの遷延癒合の危険性，プレート直下の皮質骨の萎縮，癒合不全によるプレート抜去後の再骨折などが起こりにくいbiological plateである．また，ロッキングによりマイクロモーションを低減でき，骨粗鬆症においてもスクリューの緩みや脱落を防止でき，角状安定が得られ，プレートベンディングせずとも整復位を維持できる利点がある．

　以上の特性は，厚さ8〜12mm，皮質の厚さ1〜2mmの肋骨で，斜骨折の多い[8)]肋骨骨折に理想的で，常時呼吸運動を行っている胸郭においてマイクロモーションのないロッキングは胸骨骨折にも妥当な方法と考えられる．

- SYNTHES®
  （LCP：Locking Compression Plate）

- 利点
  - スクリューとプレートがロックすることによりマイクロモーションを低減しルースニング，バックアウトを防止する
  - 従来のプレートのように骨との摩擦力による圧迫固定（血流障害）に頼らず，LCPは角度安定性により骨癒合に重要な骨膜の血流を温存し固定性を保持できる

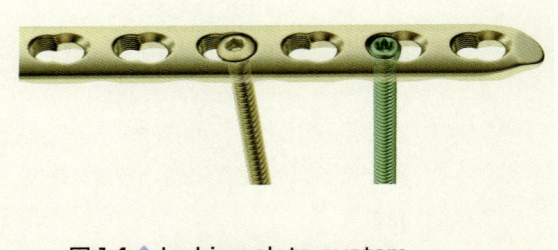

図14 ◆ locking plate system

6. Locking compression plateの使用のポイント

①ロッキングホールにネジ付きドリルガイドを装着する．
②目盛り付きドリル先を用い，適切な深さまで穿孔する．
③計測リングの先端目盛でスクリュー長を決定する．より正確な計測にデプスゲージを用いる．
④プレートを骨に押しつけずにロッキングスクリューを挿入し，最終締結はトルクリミテーションスクリュードライバーを用い，手回しでカチッと1回，音がするまで締結する．最初のスクリューを締めてロッキングする際にプレートが回転する（ヘリコプター効果）ために，最終的ロッキングは第2のスクリューを入れた後に行う．

3　IVRのポイント

　胸郭損傷におけるIVRは，肋間動脈損傷からの血胸と胸骨骨折に伴う内胸動脈損傷からの出血がTAEの適応となる．肋間動脈の塞栓術においては脊髄梗塞に注意が必要である．塞栓物質としては，一時的な塞栓物質である吸収性のGelfoam®が推奨されている[11)]．また開胸手術時のダメージコントロールの一環としての有益性の報告もなされている[12)]．

4　周術期管理のポイント

　十分な疼痛管理と肺理学療法を併用し喀痰排泄を促して，無気肺や肺炎などの二次的肺合併症の予防に努める．高齢者の場合には特に注意が必要である．

5　長期的な注意点

　フレイルチェストの最も多い長期的な問題は，体動時の頑固な胸壁の疼痛であり[13)]，連続62例のフレイルチェスト患者のレビューで，5年以内の完全社会復帰率は43％と報告されている[14)]．疼痛の軽減と

呼吸機能の改善を目的とする整復固定術はこれら**長期的な障害予防**につながるが，長期的なフォローでも固定器材の確認とともに，この2点が重要となる．

● 文献

1) von Garrel T, Ince A, Junge A, et al：The sternal fracture：radiographic analysis of 200 fractures with special reference to concomitant injuries. J Trauma, 57：837-844, 2004
2) FOWLER AW：Flexion-compression injury of the sternum. J Bone Joint Surg Br, 39-B：487-497, 1957
3) Knobloch K, Wagner S, Haasper C, et al：Sternal fractures occur most often in old cars to seat-belted drivers without any airbag often with concomitant spinal injuries：clinical findings and technical collision variables among 42, 055 crash victims. Ann Thorac Surg, 82：444-450, 2006
4) 浅井康文，鶴岡一人，坂野昌司，他：外傷性胸骨骨折に対する観血的胸骨固定術．日外傷研会誌，4：257-262, 1990
5) Richardson JD, Grover FL, Trinkle JK：Early operative management of isolated sternal fractures. J Trauma, 15：156-158, 1975
6) Klaase JM, Zimmerman KW, Veldhuis EF, et al：Increased kyphosis by a combination of fractures of the sternum and thoracic spine. Eur Spine J, 7：69-71, 1998
7) Rigaud J, Armstrong O, Robert R, et al：Anatomic bases of aorto-coronary bypasses：the internal thoracic artery and blood supply of the sternum. Surg Radiol Anat, 20：191-195, 1998
8) Sales JR, Ellis TJ, Gillard J, et al：Biomechanical testing of a novel, minimally invasive rib fracture plating system. J Trauma, 64：1270-1274, 2008
9) 藤森賢，増田良太，西海昇，他：Nuss法を用いたflail chestの治療経験．日臨外会誌，70：1665-1669, 2009
10) Henley MB, Peter RE, Benirschke SK, et al：External fixation of the sternum for thoracic trauma. J Orthop Trauma, 5：493-497, 1991
11) Greenfield AJ：Transcatheter vessel occlusion：selection of methods and materials. Cardiovasc Intervent Radiol, 3：222-228, 1980
12) Matsumoto H, Suzuki M, Kamata T, et al：Intercostal artery injuries treated by angiographic embolization：case report. J Trauma, 48：392-392, 1998
13) Beal SL, Oreskovich MR：Long-term disability associated with flail chest injury. Am J Surg, 150：324-326, 1985
14) Landercasper J, Cogbill TH, Lindesmith LA：Long-term disability after flail chest injury. J Trauma, 24：410-414, 1984

2章 外傷ごとの戦略と手術手技
C. 腹部

1. 開腹時の critical decision

大友康裕

　腹部外傷に対する開腹術は定時手術と異なる特殊性・専門性が求められる．

　開腹時，すでに腹腔内に大量の出血があり，ショックに陥っている腹部臓器損傷に対する手術は，開腹時全く出血していない定時手術とは根本的に異なる．図1に肝損傷緊急開腹症例を提示した．たとえ同じ臓器を扱う経験豊富な外科医であっても，外傷手術に特有の手順・術中診断・優先順位決定・術式選択およびその手技に習熟していなければ，重篤な腹部外傷を救命することは困難である（図1）．

　出血が大量で，現在も持続している状況においては，開腹までの時間の浪費は致命的である．迅速な開腹適応の決定がきわめて重要となる．このため十分な術前検査や診断が行えない段階で開腹術に移行し，開腹してはじめて損傷臓器およびその程度が判明することも少なくない．よって，あらかじめ術式や手順などについて術前に十分な検討をすることはできない．また，開腹後，個別の損傷臓器に合わせて，その専門領域の外科医を手術に参加させることも非現実的である．したがって普段から腹腔内のあらゆる臓器（実質臓器のみならず大血管も含む）について，損傷部位や損傷の所見，程度に応じて適切な判断・術式を選択し，その術式を適切に実施できるよう，各種手術法について熟知しておく必要がある．

　術式決定に大きく影響するもう1つの要因は，患者の全身状態である．術中は，常に麻酔科医と患者の状態について情報共有する．損傷臓器の部位・程度が同じであっても，ショック，アシドーシス，低体温の有無など，患者の状態によって，異なる術式を選択する必要があるからである．

　また，重症外傷では，術中に術後のICU管理も含めた総合的な戦略を立てつつ手術を進める必要がある．患者の術後ICU管理の状況を想像しながら，術式選択などの重要な判断を下すことが求められる．

1 術前の critical decision

1. 開腹の決断

　腹部実質臓器損傷に対する開腹の最大の適応は大量出血である．このため時間が救命のための重要なファクターであり，10〜20分の開腹の遅れは，時に致命的となる．近年，保存的治療の適応が拡大されつつあることから開腹手術の決断が遅れがちとなる傾向がある．来院時ショック状態を呈し，超音波検査（FAST）で腹腔内出血が検出され，初期輸液療法（2Lの細胞外液補充液を15〜20分で投与）によってもショックを離脱しない症例（**non-responder**）では，すぐさま手術室に直行するべきである[2]．

　FASTにより腹腔内出血が確認されたnon-responderの出血性ショック症例に対して，腹部CTなどの検査を追加することは時間の浪費である．急速輸血をしつつCT撮影を実施することは患者の予後を悪化させる．出血が持続している症例に急速輸液・輸血で血圧を維持することは，出血部位からのさらなる出血を助長させ，患者を凝固障害・低体温・アシドーシスの「**死の三徴（deadly triad）**」に陥れる[3]．その結果，手術の難易度が格段に上がり，実施できる術式の選択肢が大きく狭められる．手術を決定していた

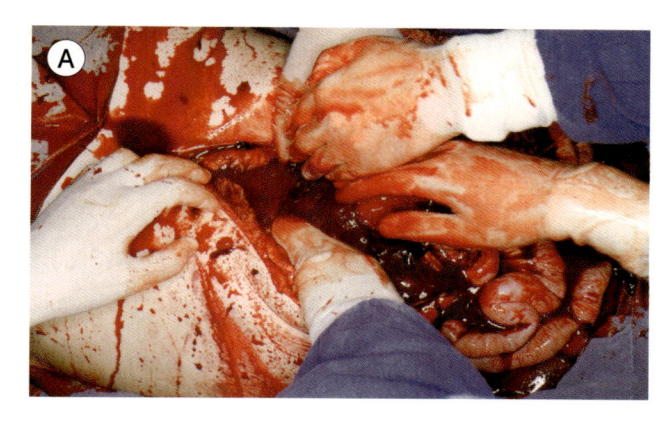

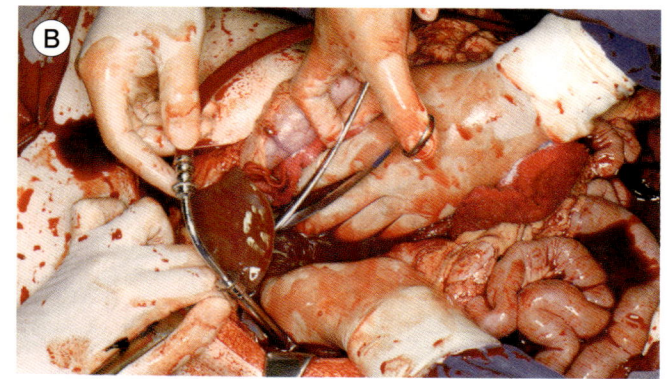

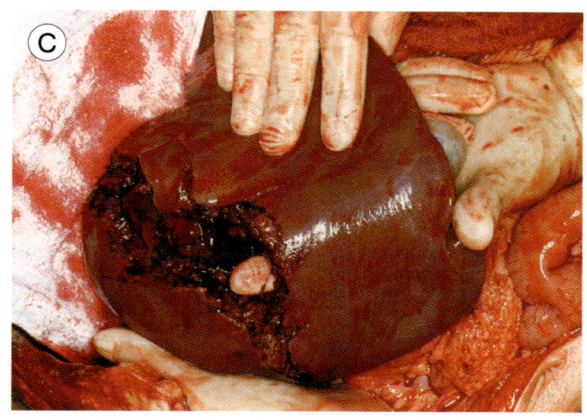

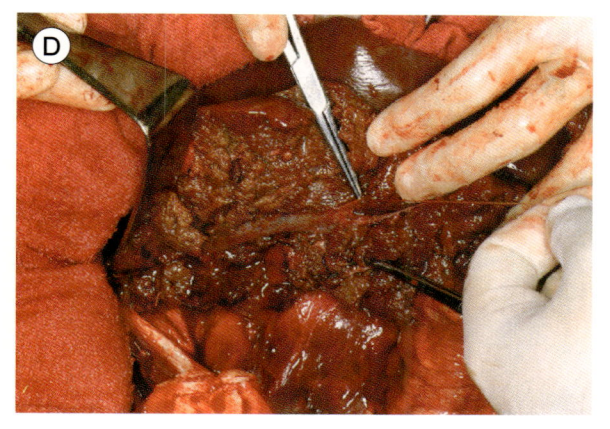

図1 ◆ 肝破裂手術
28歳男性．GCS E4V3M5：12，BP 58／- mmHg，RR 32／分．FASTで大量腹腔内出血確認．来院後15分で緊急開腹．
A）開腹時，すでに3,000 mLの腹腔内出血
B）肝破裂を触知し，直ちに門脈遮断（Pringle's maneuver）実施
C）肝右葉の広範な挫滅を伴うⅢb型破裂であることを確認
D）肝右葉切除を実施した．中肝静脈の枝を処置中
（文献1より転載）

にもかかわらず，検査中に心停止に陥るといった事態になった場合には，外傷を扱う施設として大いに反省するべきである[4]．

<ポイント1>
検査に時間を浪費すると，患者を「死の三徴」に陥れる!!

2. 開腹に先立つ下行大動脈遮断

　急速輸液・輸血を施行しても収縮期血圧が60 mmHgとならない症例では，不用意に開腹してはならない．開腹時，急速に循環虚脱・心停止に陥る危険が高いからである．これは腹腔内圧が急激に下がり，タンポナーデ効果が解除され，「腹腔内血管床の拡張」と「出血点からの出血増加」が主因である．このため開腹に先立ち，時には救急外来でも，下行大動脈遮断（**proximal vascular control**）を行う必要がある．大動脈遮断により，冠動脈および脳への血流を保つ効果も期待される．われわれはその迅速性と心停止時の対応に適していることから左第5肋間前側方開胸し，横隔膜直上の胸大動脈遮断を選択している[5]が，大腿動脈から逆行性に大動脈遮断バルーンを使用することも可能である[6)7)]（図2）．救急外来でもこれらの処置を行うことができる体制を整備しておく．詳細の手技は他稿（「1章-3．出血性ショック時の大動脈遮断手技」p.39）を参照されたい．

<ポイント2>
不用意に開腹してはならない

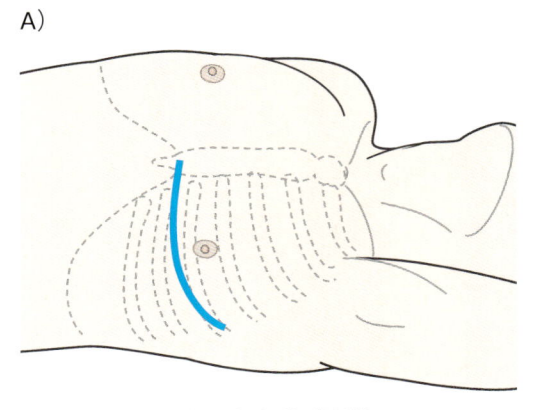

図2 ◆ 開胸下胸部下行大動脈遮断
A) 開腹術に先行する救急室開胸/胸部下行大動脈遮断では，仰臥位での左第4あるいは第5肋間からの前側方開胸によるアプローチをする
B) 胸部下行大動脈を血管テープを用いて遮断（横隔膜直上）している

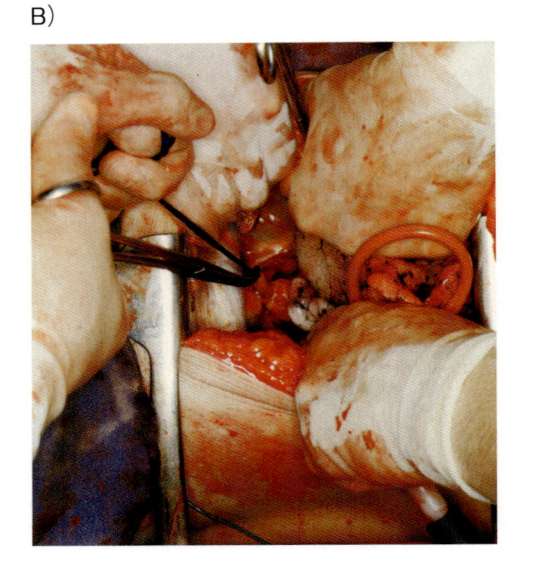

3. 術前準備

　緊急手術が決定したならば，可及的すみやかな手術開始とするべきであるが，必要な準備を怠ると，思わぬ落とし穴にはまることになる．執刀医は，手洗いを開始する前に，以下の確認・手配を行わなければならない．

- **手術室**：麻酔科医，看護師，各種手術資器材が整っている中央手術室での執刀が望ましい．しかし患者の状態がきわめて重篤で手術室までの移動が危険な場合や，さまざまな理由で手術室の準備が遅れる場合は，救急外来の処置室での開腹もやむを得ない．平時から救急外来での緊急手術の体制を整備しておくことが求められる．
- **室温**：大量出血でショックを呈している患者は，病着までの低温環境・発汗などにより濡れた衣服・脱衣・代謝低下・大量輸液輸血などの要因から，容易に低体温となる．低体温は，患者を「死の三徴（deadly triad）」の悪循環に陥れる．手術を実施する部屋の室温は26〜28℃に保たなければならない．
- **スタッフ招集**：重症外傷の緊急手術では，手洗いをする外科医だけでは，適切な手術を遂行できない．できるだけ多くの人員を招集する．追加の静脈ライン確保，動脈ライン挿入，緊急検査・血液型提出，輸血の手配，急速輸液・輸血の実施，必要資器材の手配など，多くの人手が必要となる．
- **資器材の準備**：**急速加温輸液・輸血システム**，自己血輸血システム（臨床工学技士とともに），大小の各種血管鉗子，人工血管などの手配を行う．
- **輸血部への連絡**：大量輸血が必要な患者の手術が開始される旨を，輸血部にあらかじめ連絡しておく．救急外来でO型Rh（＋）の赤血球濃厚液を10単位程度，直ちに輸血が開始できる体制を整備しておくことが望ましい．

4. 消毒・皮膚切開（図3）

　重症外傷の手術では，あらゆる不測の事態に備えるため，体位は仰臥位で実施する．両上肢は麻酔科医によるライン確保のために90°外旋位としておく．

　消毒は，頸部から膝まで，胸部・腹部の両脇は十分背側まで，広い範囲で行う．胸部では緊急の胸腔ドレーン挿入や心嚢開窓術・開胸心マッサージ，腹部では急遽，肝右葉切除が必要となった場合の右開胸，下行大動脈を遮断するための左開胸，atrio-caval shunt作成のための胸骨正中切開，人工肛門や腸瘻造設，両側鼠径や大腿部は，腹部大動脈損傷の際の末梢動脈確保，大動脈遮断バルーン挿入や大伏在静脈採取など，術中の追加手技や創の延長に迅速に対応するためである．ドレープの固定は，皮膚縫合器などを使用して迅速に実施する．

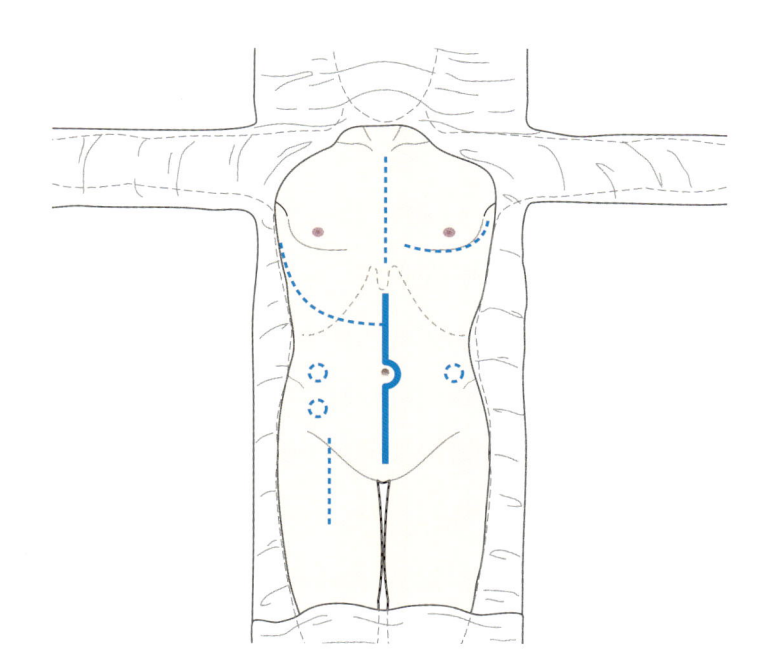

図3 ◆ 重症腹部外傷に対する開腹手術の消毒範囲と皮膚切開

頸部から膝まで，胸部・腹部の両脇は十分背側まで，広い範囲を消毒し，あらゆる事態に対応できるように備える．外傷緊急開腹（trauma laparotomy）では剣状突起から恥骨結合に至る正中切開が標準である．胸部では緊急の胸腔ドレーン挿入や心嚢開窓術・開胸心マッサージ，腹部では急遽，肝右葉切除が必要となった場合の右開胸，下行大動脈を遮断するための左開胸，atrio-caval shunt作成のための胸骨正中切開，人工肛門や腸瘻造設，両側鼠径や大腿部は，腹部大動脈損傷の際の末梢動脈確保，大動脈遮断バルーン挿入や大伏在静脈採取など術中の追加手技や創の延長に迅速に対応できるようにする
（文献1より引用）

外傷緊急開腹（trauma laparotomy）では剣状突起から恥骨結合に至る正中切開が標準である[8]．腹腔内あるいは後腹膜からの出血の際，ほとんどすべての損傷に対して，すばやく広い視野を確保することができる．また正中切開を選択する理由は，迅速に開腹できること，胸部への創の延長（胸骨正中切開，右や左の前側方開胸）が容易であることである．

> ＜ポイント3＞
> 不十分な範囲の皮膚消毒によって，術中の緊急対応が遅れることがあってはならない（最悪のシナリオに基づけ）

2 開腹時のcritical decision

1. 外傷緊急開腹（trauma laparotomy）の4要素[9]

1）出血コントロール

開腹時は2本の吸引と手術用タオル（大量に必要）にて手早く血液と凝血塊を除去する．漫然と吸引を続けても視野が確保できず，止血処置が遅れ，出血量が増加する．

開腹時，出血源がすぐさま明らかとならない場合，または明らかな活動性出血の一時的コントロールが終了したが，他の部位からの出血が疑われる場合には，両側横隔膜下（肝臓・脾臓辺縁），両側傍結腸溝，ダグラス窩の5カ所に手術タオルを使用したパッキングを行う．こうすることにより，腹腔内の出血が吸収され，その後の出血源検索の助けとなる（図4）．肝・脾損傷が確認されている場合には，圧迫止血効果が十分となるよう，しっかりと充填（パッキング）する．

肝臓と脾臓の表面をすばやく（愛護的に）触診し，腸間膜や後腹膜からの活動性出血を確認する．肝臓や脾臓に明らかな裂創や欠損を触知したら，用手的圧迫止血もしくは手術用タオルによる圧迫止血を実施するとともに，Pringle法（血管鉗子もしくはテーピングによる肝十二指腸間膜の一括遮断）によるproximal vascular controlを併用する．腸間膜などの血管損傷に対しては，盲目的な止血鉗子の使用は危険であり，まずは用手的に出血をコントロールする．損傷を確認し，結紮でよいか再建の必要があるか判断し，必要に応じて血管鉗子で一時的に止血する．後腹膜正中の拡大する拍動性血腫は，腹部大動脈もしくはその一次分枝の損傷を意味しており，迅速に損傷血管の近位および遠位のvascular controlが必要となる（図5）．また，後腹膜よりの湧き出るような出血の場合，下大静脈損傷を意味する．ガーゼによる一時的圧迫止血

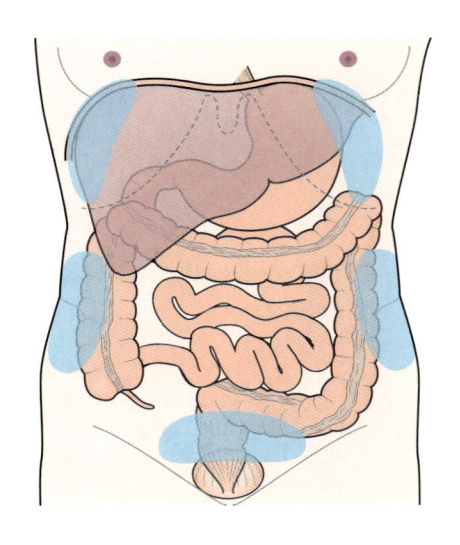

図4 ◆ 腹腔内出血源検索のためのパッキング
両側横隔膜下（肝臓・脾臓辺縁），両側傍結腸溝，ダグラス窩の5カ所にパッキングを行う（文献7をもとに作成）

A）腹部大動脈および第一分枝の展開法　　　　　　　　B）下大静脈の展開法

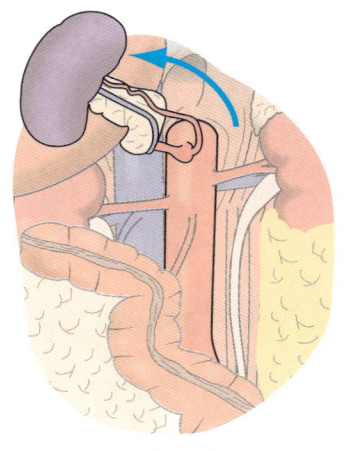

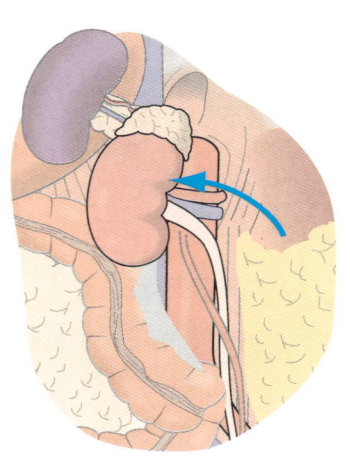

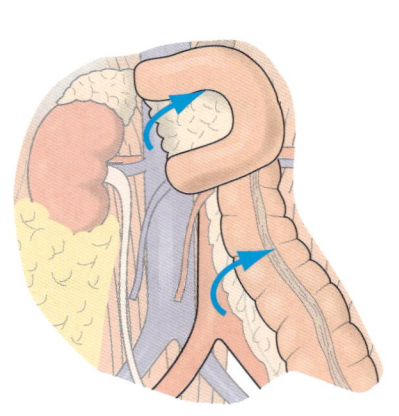

DeBakey法　　　　　Mattox法　　　　　Cattell and Braasch法

図5 ◆ 腹部大血管へのアプローチ法
A）腹部内臓器の後方，後腹膜に位置する腹部大動脈およびその第一分枝の迅速なproximal controlのためには，脾・膵尾部・結腸脾彎曲部を右前方に脱転するDeBakey法もしくはこれら臓器に加え左腎を含めて脱転するMattox法を習得しておく必要がある（文献10〜12より引用）
B）肝臓より尾側の下大静脈の迅速な露出・展開のための手技として，回盲部から上行結腸を左方頭側に脱転（後腹膜より剥離）し，さらにKocher法にて十二指腸下行脚および膵頭部を左前方に脱転するCattell and Braasch法が有用である

を試みるが，出血のコントロールがつかない場合は，迅速に回盲部・上行結腸・肝彎曲部・十二指腸を左側に剥離展開（**Cattell and Braasch法**）（図5）し，損傷部の近位・遠位をガーゼ付き鉗子などで圧迫して視野を得ながら血管鉗子で損傷部を確保する．

> <ポイント4>
> 開腹時，漫然と吸引をしていても止血操作は始まらない

損傷部が確認されたならば，すぐさま治療を開始したいのが外科医の心理である．しかしすでに極度のhypovolemiaの状態にある患者に，出血を伴う新たな外科操作を加えれば，急激な状態悪化を招くことになる．しばらくの間（10〜15分程度），損傷部を用手的に圧迫し，出血をコントロールし，循環を立て直す（図6）ことが重要である[13)〜15)]．この用手的圧迫の間に実施するべき行動を表1に示す．すべての準備が整うまでは，手術を再開してはならない．これは，その後の外科手技を円滑に行うためには，大変重要なことである．

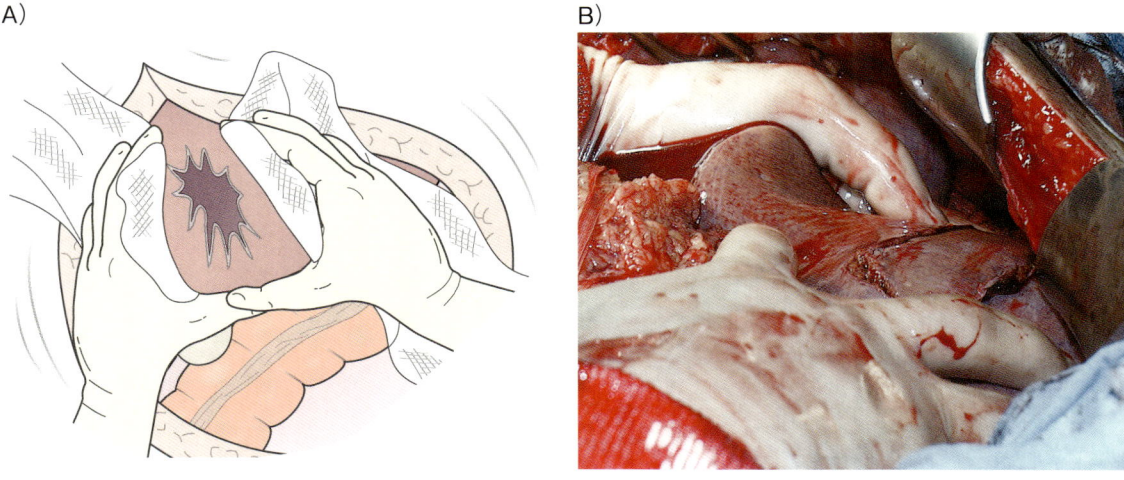

図6 ◆ Ⅲb型肝損傷の用手的圧迫止血
両手を用いて，肝臓破裂部の創面および破裂面が密着する方向に圧迫することにより，物理的止血が得られる．B）は，実際の術中写真である

表1 ◆ 用手的圧迫中に実施すること

- 麻酔科医に，これから大量出血（2,000〜3,000 mL）が予測されることを伝える
  現時点でvolumeが追いついていないのであれば，大量輸液・輸血を依頼する
  輸血の追加オーダーを行う
  Level one™ などの急速加温輸血機器の使用開始
- 自己血輸液用の機器の準備（プライミング）
- 緊急開胸，血管鉗子，血管縫合用持針器・摂子・糸の準備
- 大動脈遮断バルーン，フォガティーカテーテル，フォーリーカテーテル
- 応援（上級外科医，人員）要請
- 術野確保（皮膚切開延長，開胸の追加，手洗い外科医の追加など）

すべての準備が整うまで動かない．動くな！ 岩になれ！

> <ポイント5>
> 十分なhypovolemiaの補正を行う前に，出血部位に対するdefinitiveな外科的治療を試みて新たな出血をきたしてはならない．動くな！ 岩になれ！

2）損傷部位の検索

十分，volumeが追いついてきたと判断したならば，パッキングしたタオルを，出血量の少ない部位（出血源と思われるところから離れた部位）から1カ所ずつ除去し，出血源を検索する．この順にタオルを除去することにより，主要な出血源の止血操作のための広い術野を確保することが可能となる[8]．新たな活動性出血を確認したならば，前述と同じ手順で，出血の一時的コントロールを実施する．

3）消化管内容による汚染のコントロール

引き続き腹腔内精査を行い，腸管穿孔を検索する．腹腔内に消化管内容汚染を認めたならば，トライツ靱帯から順行性に空回腸，全結腸，直腸をチェックし，穿孔部があれば腸鉗子にて一時的に損傷部を閉鎖し，汚染の拡大を防止する．

4）損傷臓器の修復

患者の全身状態が安定している場合には，損傷臓器の修復を実施する．その際，損傷臓器を十分に授動して，損傷の部位と程度をきちんと再評価し，適切な術式を選択する．例えば，脾損傷であれば，脾を十分に左後腹膜から授動し，損傷程度の評価に基づいて，全摘・部分切除・縫合などの術式を選択する．

2. ダメージコントロールの判断

外科医であれば誰もが、執刀した手術を定型的なきれいな形で終わらせたいと考えるが、患者の状態を顧みず、定型的手術を実施すると、手術は成功したが、患者は救えなかったということになりかねない.

出血および腹腔内汚染のコントロールがついた時点で、手術続行の可否を決断する.①循環がいまだに不安定、②低体温（34℃以下）、③凝固障害（顕性の出血傾向）、④代謝性アシドーシス（pH 7.2以下）のいずれかが出現した場合、またはそれが予見される場合には、手術続行を断念する（これも「勇気ある撤退」である）.結紮可能な血管は結紮止血、実質臓器からの出血はタオルパッキング（肝損傷であればperihepatic packingなど）を行う.また損傷腸管は結紮や自動縫合器による簡易的切除・閉鎖などで消化管による汚染をコントロールし、サージカルドレープなどで簡易的に閉腹（図7）する.その後ICUにて輸液輸血による循環動態の安定化、復温、アシドーシスの補正、凝固因子・血小板の補充による出血傾向の改善を行った後、再開腹（planed re-exploration）して、すべての損傷に対して、definitive repair（本来行うべき修復）を行う戦略をdamage control surgeryという（詳細は「2章-C2.ダメージコントロール」p.124を参照）.

> **＜ポイント6＞**
> Definitiveな術式に固執して患者を失うな！

すべての活動性出血がコントロールされ、腸管損傷の修復も完了した後、閉腹前に再度消化管全体、後腹膜、横隔膜などの損傷をチェックすることを習慣づけることが求められる.

> **＜ポイント7＞**
> 開腹後最初の15分の外科医の動きが、患者の予後を決定する.経験に基づく、冷静で的確な判断が要求される

> **＜ポイント8＞**
> 術前診断が不十分であるので、術中に損傷を見逃す（特に十二指腸損傷、膵損傷、横隔膜損傷などは見逃されやすい）ことがないよう、系統的な腹腔内精査が必要である

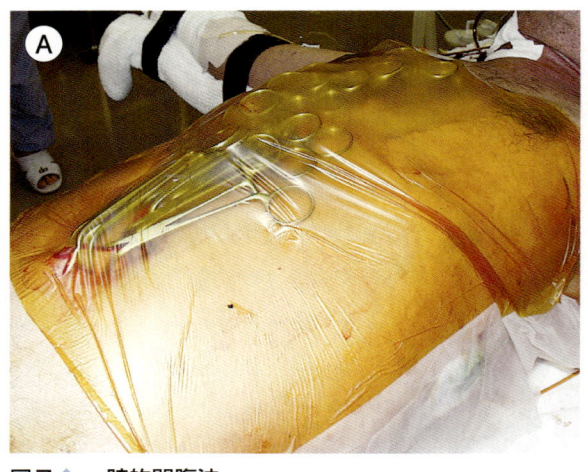

図7 ◆ 一時的閉腹法
A) タオル鉗子による一時的閉腹法（文献1より転載）
B) サージカルドレープ（持続吸引併用）による一時的閉腹法

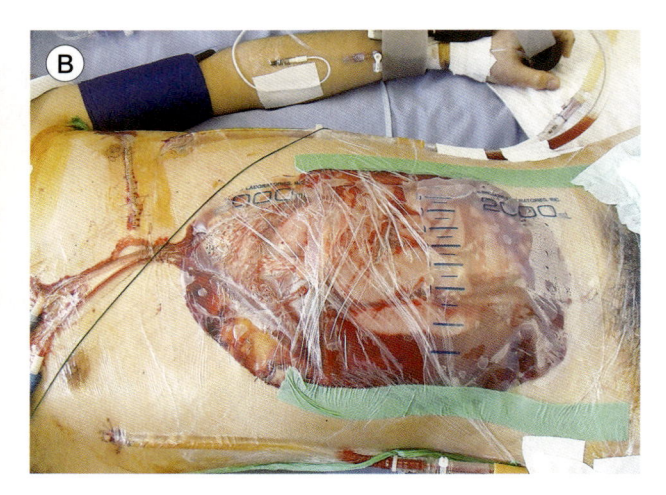

3 おわりに

　大量腹腔内出血からショックに陥り，初期輸液療法によっても循環動態の安定化が得られない non-responder に対する開腹手術は，患者の生死を決定する．開腹後15分以内に活動性出血の一時的コントロールと消化管内容による汚染のコントロールを行う．まさに外科医の冷静な判断力と高い技術が要求される．これを適切に実行するためには，重症外傷手術に関する研鑽を積むとともに，平時からの院内体制整備も重要である．

●文献

1) 大友康裕：腹部外傷手術〜一般定時手術との違い，開腹時の critical decision 〜．手術，63 (3)：277-284, 2009
2) 「改訂第3版　外傷初期診療ガイドライン JATEC」(日本外傷学会・日本救急医学会/監，外傷初期診療ガイドライン第3版編集委員会/編)，へるす出版，2008
3) Bickell WH, Wall MJ Jr, Pepe PE, et al：Immediate versus delayed fluid resuscitation for hypotensive patients with penetrating torso injuries. N Engl J Med, 331：1105-1109, 1994
4) 大友康裕：腹部外傷 non-responder；日本における診療の現状．救急医学，29：878-882, 2005
5) 大友康裕，辺見弘，山本保博，他：超大量腹腔内出血に対する胸大動脈遮断の有効性．日外傷研究会誌 3：133-138, 1989
6) 石原晋，金子高太郎：鈍的腹部外傷の出血制御を目的とした専用大動脈遮断カテーテルの臨床応用．日外傷会誌 12：11-16, 1998
7) 久志本成樹：開腹時の critical decision. 救急医学，29：897-904, 2005
8) Surgical decision-making：Manual of definitive surgical trauma care 2nd ed. (Boffard KD, ed), Hodder Arnold, London, 2007
9) Advanced Trauma Operative Management (Jacob LM, Gross RI, Luk SS, eds)，woodbury, Ciné-Med, 2004
10) DeBakey ME, Simeone FA：Battle injuries of the arteries in World War II; an analysis of 2,471 cases. Ann Surg 123：534-579, 1946
11) Mattox KL, McCollum WB, Jordan GL Jr, et al：Management of upper abdominal vascular trauma. Am J Surg 128：823-828, 1974
12) Mattox KL, Whisennand HH, Espada R, et al：Management of acute combined injuries to the aorta and inferior vena cava. Am J Surg, 130：720-724, 1975
13) Pachter HL, Liang HG, Hofstetter SR：Liver and biliary tract trauma, Trauma 3rd ed. (Feliciano DV, Moore EE, Mattox KL, eds), Appleton & Lange, 487-523, 1995
14) Hirshberg A, Mattox KL：Top Knife. The art and craft of trauma surgery, TFM Publishing, 2005
15) 大友康裕：腹部実質臓器損傷に対する開腹術の基本；肝，脾，腎の手術法の基本．救急医学，23：573-585, 1999

2章 外傷ごとの戦略と手術手技
C. 腹部

2. ダメージコントロール

久志本成樹

重症外傷に対する手術は，万全の機器とスタッフ，十分な輸血用血液の準備のもと，外傷外科に習熟した外科医により施行可能なわけではない．さらに，単独部位の外傷とは限らず，"腹腔内出血によるショック"といった病態に対する手術であることが多く，損傷臓器とその形態などの正確な診断に対する手術ではない．輸液療法に反応しない循環不全，低体温，アシドーシス，凝固異常あるいはそのリスクの存在下において，予定手術と同じ発想の定型的手術を行うことにより，"すべての損傷の外科的修復は行えたが，救命することはできなかった"ということを多くの外傷外科医は経験してきた．

このような重症外傷に対する手術において，明確な背景と概念のもとに理論的に構築されたアプローチがdamage control surgery (DCS) である．DCSの考え方は，すべての外傷領域にかかわり，また，重症外傷治療における中心的な課題として捉えるべきテーマである．さらに，近年，非外傷性病態の治療にも広く応用されてきている．

本稿においては，DCSの理論的背景と考え方，その実際として，初回手術時における出血の制御と汚染防止，術後ICUにおける管理，一時的閉腹法とopen abdomen managementを含めた集学的アプローチ，さらに，DCSにおいて避けることのできないabdominal compartment syndrome (ACS，腹部コンパートメント症候群) に関して述べる．

1 重症外傷に対する外科治療：定型的術式からdamage control surgeryへの転換

1. なぜdamage control surgeryか

従来行われてきた外傷に対する外科的治療は，すべての損傷に対する根本治療を受傷後早期にすみやかに終了しようとするものであり，非外傷性のelective surgeryと同様のコンセプトに基づくものである．しかし，多部位に出血源を有する重篤なショック症例の治療において，"すべての損傷の外科的修復は行えたが，救命することはできなかった"ということは，稀ではなかった[1)～3)]．

大量出血を伴う重症外傷患者の術中・術後の最大死亡原因は，主要な出血源をコントロールできないことによる失血ではなく，代謝性アシドーシス，低体温，凝固異常のdeadly triad (死の三徴) とされる生理学的恒常性破綻によるものである[1)～3)6)]．主要出血源を制御しても，これらの生理学的破綻をきたすと，①止血のための外科的処置に難渋している間に増悪する，②術中に復温を試みてもきわめて困難であり，③凝固異常を呈し，低体温となった患者を復温するにはいったん手術を中止する必要がある．このような状態を回避するためには，初回手術においては，損傷に対するすみやかな"コントロール"のみを行い，根本治療を行うことなく，手術操作を最小限に抑える必要がある[1)2)]．"ダメージコントロール"の用語は，第二次世界大戦時の米海軍軍事方略をもとにしたものであり，艦船の被弾対策を指していたとされる．"味方の被害を最小限に食い止め，いかに戦闘の継続を可能にするか"という考えに基づく方策であり[7)]，外傷外科においては，Rotondoらが明確なコンセプトをもって使用し始めている[8)]．一般的には，物理的な攻撃・

衝撃を受けた際に，そのダメージや被害を必要最小限に留める事後の処置を指して用いられている．

2. Damage control surgery は単なる外科手術手技ではない

DCSは，重症外傷に対する外科的治療手技のみを指す言葉ではない．肝損傷に対してパッキングにより止血をするというのは，重要な治療手段であるものの，DCSの一部にすぎない．以下の3つのphaseにより構成される[1)2)]．

① **出血と腹腔内汚染の"コントロール"のための初回手術**：初回手術では，出血と腹腔内汚染に対しては確実なコントロールを行うが，あくまで出血と汚染の制御である．さらに，簡略化した迅速な一時的閉腹を行う．

② **生理学的異常補正のためのICUにおける外科的集中治療**：循環動態改善とともに，積極的に低体温，血液凝固異常などの生理学的異常に対する補正を行い，48～72時間以内の再手術を可能とする．

③ **根本治療のための予定再手術（planned reoperation）**：止血の確認，血行再建・消化管再建と定型的閉腹を行う．

3. Damage control surgery の適応判断

Mooreらが，DCSの第1段階として"Patient Selection for Abbreviated Laparotomy"をあげているように[3)]，どのような症例を適応とするかの判断は非常に重要である．①**代謝性アシドーシス**，②**低体温**，③**凝固異常が適応決定の中核**となるが，出血傾向が出現した場合の死亡率は85％以上[9)]，体温32℃以下への低下症例の死亡率はほぼ100％の報告がある[10)]．適応決定こそDCSによる治療成績向上のポイントである．実際には，上記3徴候の出現を待っての適応判断では遅すぎる．執刀後5分以内に適応を決定せよとも述べられている[11)12)]．不必要なDCSは避けるべきではあるが，適応決定の遅れは，救命しうる症例を失うことにつながるとの認識が必要である．

従来提唱されてきた適応には，lethal triad，特に凝固異常の出現という視点からの判断が含まれているが，明らかな出血傾向が出現してからではどのような手段を用いても止血が困難となることが少なくないことから，その危険性が高いと判断される状態を適応とすべきであると転換されてきている．手術開始後，①**循環動態と輸液・輸血に対する反応性**，②**貧血と凝固障害の程度**，③**その後の手術操作に予想される出血と準備しうる輸血**，などの要素を考慮して，すみやかなdecision makingが求められる．最近，外傷および非外傷病態に対する適応として表1が提唱されており，より早期の適応判断と拡大が示されている[13)]．

DCSは重症腹部外傷の治療において，中心的な役割を果たす一方，その適応症例数が減少傾向であることの報告もみられる．Higaらは2006年からの3年間における開腹術を施行した外傷症例を後ろ向きに解析している[14)]．DCS施行率は，2006年の36.3％（53/146例）から2008年には8.8％（15/170例）へと減少しているが（p＜0.001），死亡率は21.9％から12.9％へと低下を認めている（p＝0.05）．DCSの減少により開腹手術数も減少し，医療費の削減にもつながっている．開腹術施行症例の転帰を改善しつつ，DCSの適応をさらに限定しうる可能性を示しており，広すぎる適応に関しては注意が必要であろう．

表1 ◆ Damage control surgery の適応

①不安定な循環動態
②来院時あるいは術中の凝固異常（臨床的／検査データのいずれか）
③重篤な代謝性アシドーシス（pH＜7.2 or base deficit＞8）
④来院時低体温（＜35℃）
⑤修復・再建に長時間を要する（＞90分）
⑥高エネルギー鈍的外力による体幹部外傷
⑦体幹部への複数の穿通性外傷
⑧主要血管損傷を伴う複数臓器損傷
⑨胸腔・腹腔などの複数の体腔に及ぶ外傷
⑩大量輸血（20単位を超える赤血球輸血）
⑪非手術的治療を選択すべき損傷の存在

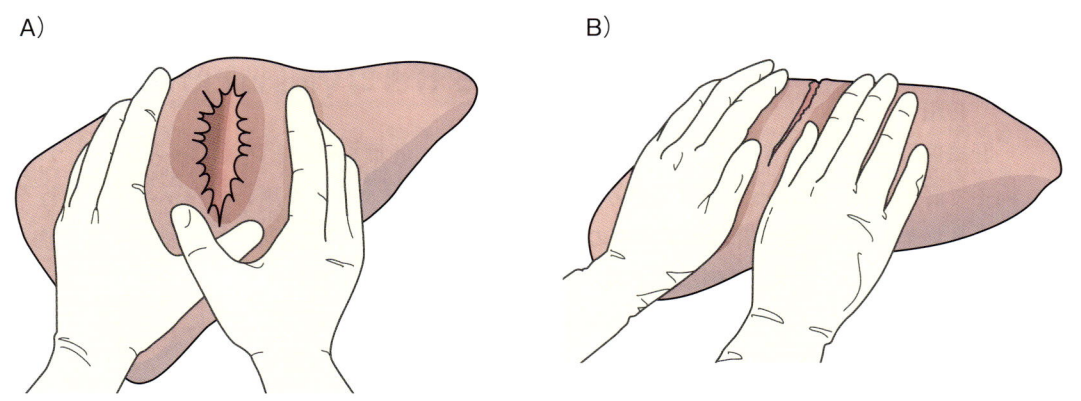

図2 ◆ 肝損傷に対する双手圧迫止血（bimanual compression）
両手掌を用いて，損傷部を挟み込むように圧迫止血を行うことにより一時的止血を行い，循環動態の改善を図る

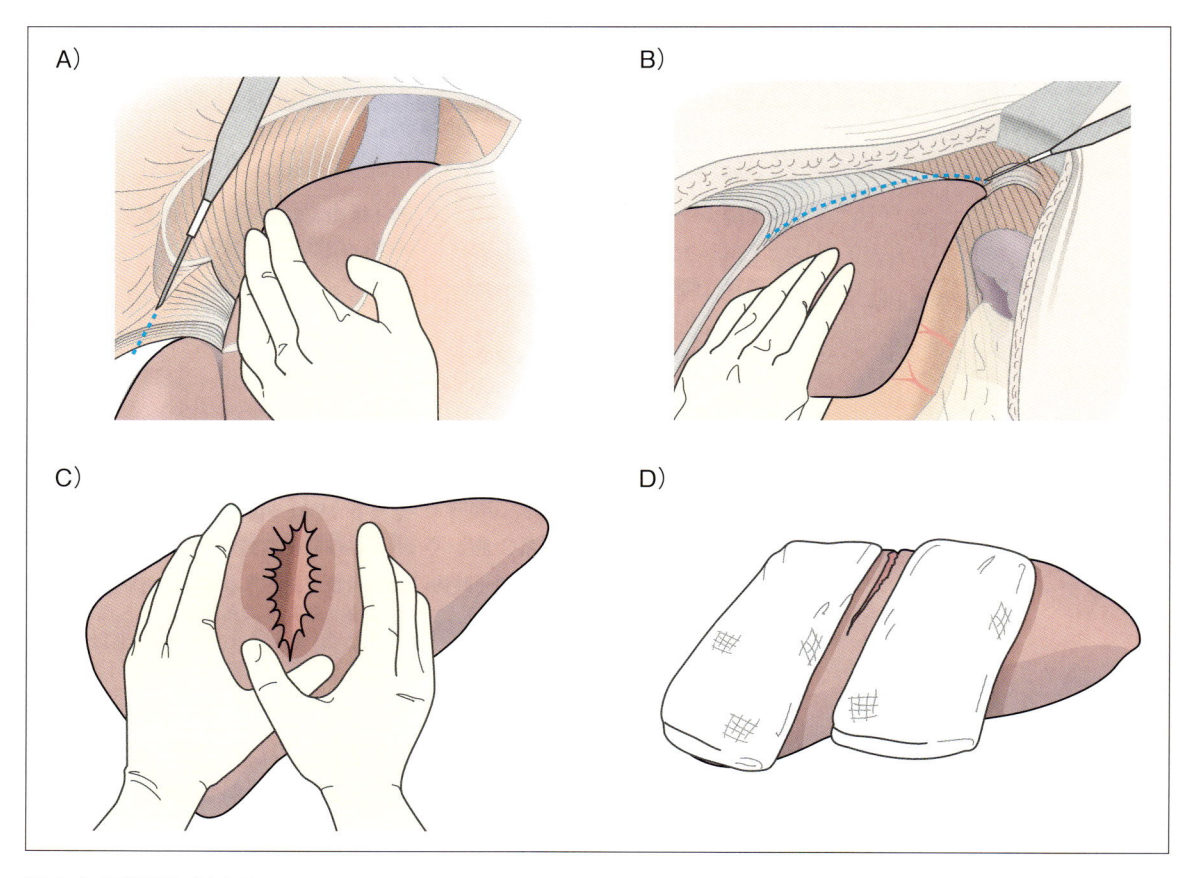

図3 ◆ 肝損傷に対する perihepatic towel packing
少なくとも損傷側肝葉の固定間膜を切離し，十分に授動可能な状態とした後に（A，B），損傷肝葉を頭側と尾側で挟み込むようにするとともに，両手で肝を椎体に向かって押さえ込み止血する形で，外科タオルを用いてパッキングを行う（C，D）

が出血量を著しく増加させるのみならず，出血の制御不能な状態に陥る危険性がある[16)～18)]．腎周囲，肝後面，骨盤内のnon-expanding hematomaに対しても，同様であり，これを不用意に展開し，直接止血を試みるべきではない．

2）消化管内容による汚染阻止

　消化管全層損傷に対しては，側壁縫合により修復が可能な場合には，1層あるいは2層による修復を施行する．しかし，切除・吻合を要するものでは，自動縫合器による切離あるいは太いテープなどによる結紮にとどめ，汚染防止のみを目的として再建は行わない（図5）．また，人工肛門の造設は避けるべきである．初回手術後も輸液による蘇生の継続が必要なことが多く，腹腔内容量の増加のみでなく，腹壁も著しい浮腫により厚みを増し膨隆する．このため，人工肛門は腹腔側に牽引され虚血になることがある．また，再手術における閉腹が困難となることから，初回手術での人工肛門造設は行わない[12)]．

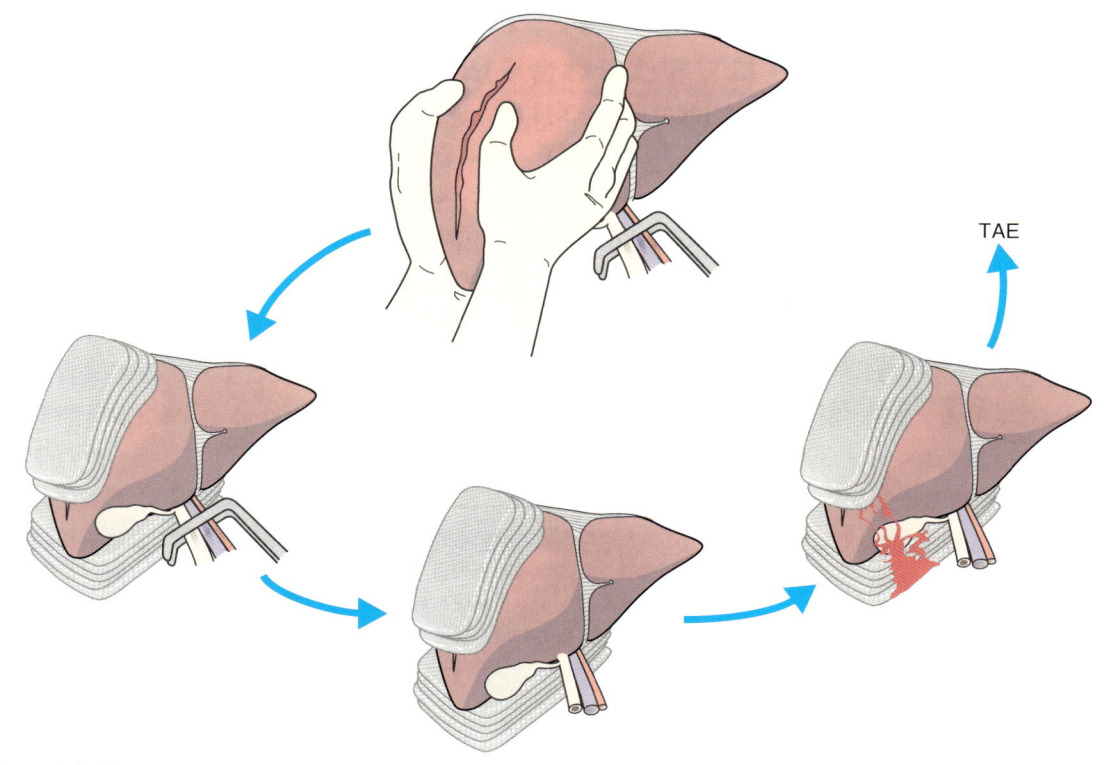

図4 ◆ 損傷肝からの動脈性出血にはTAEを併用する

パッキングにより門脈と肝静脈系からの出血の制御を行うが，肝動脈からの出血を圧迫止血にてコントロールしようとすることは，過剰な圧でのパッキングから肝壊死をきたす．パッキング後も動脈性出血が持続する場合，あるいはパッキングした状態でプリングル法を解除することにより動脈性出血が認められる場合には，直ちに経動脈的塞栓術による止血の補完を施行する

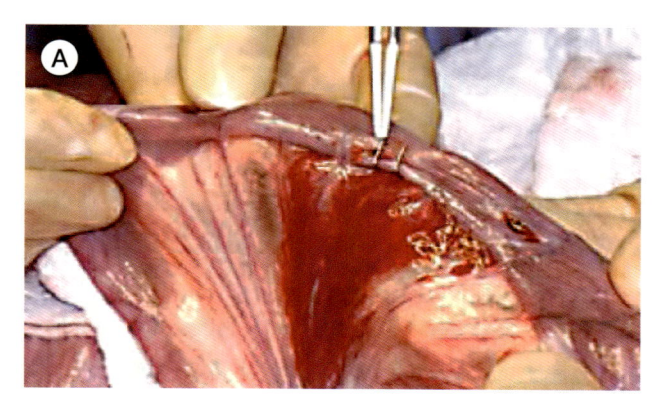

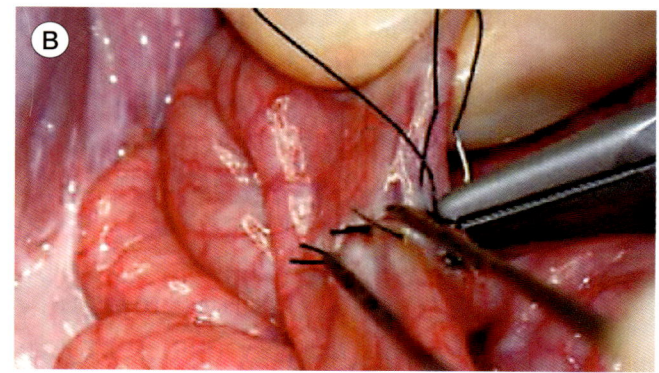

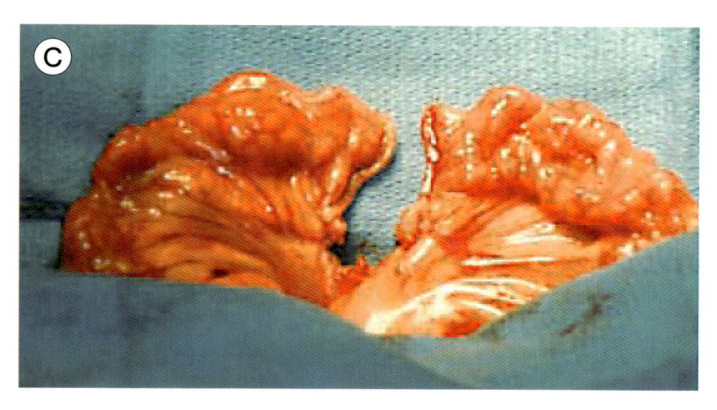

図5 ◆ 消化管内容による汚染のコントロール

消化管全層損傷に対しては，側壁縫合により修復が可能な場合には，1層あるいは2層による修復を施行する（A，B）．しかし，切除・吻合を要するものでは，自動縫合器による切離（C）あるいは太いテープなどによる結紮にとどめ，汚染防止のみを目的とし再建は行わない（文献78より転載）

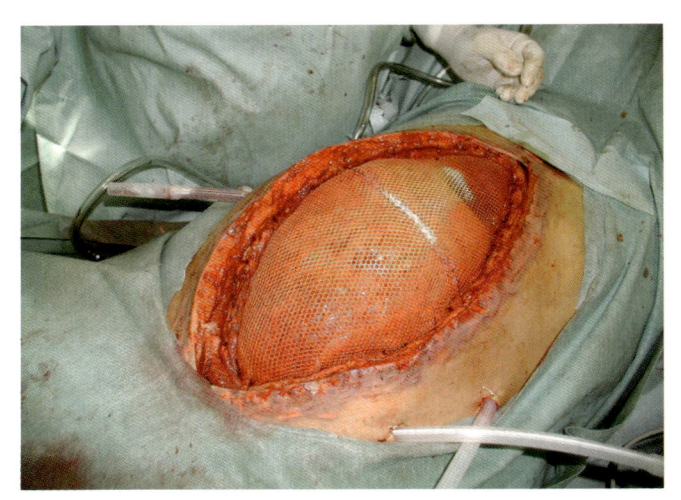

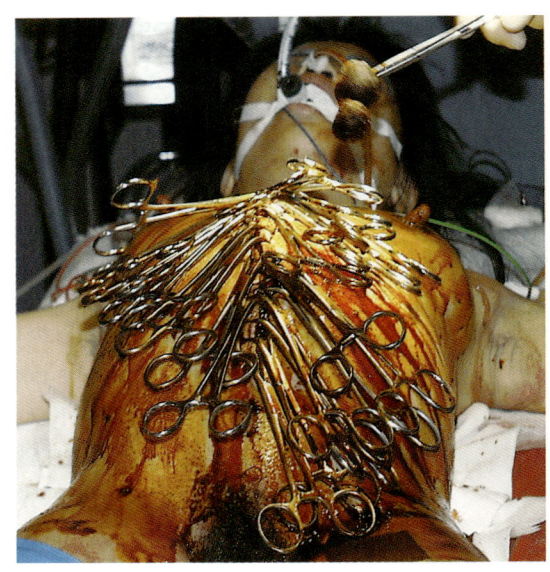

図6 ◆ 吸収性メッシュを用いた一時閉腹法

図7 ◆ Towel clip closure
皮膚切開線の上端あるいは下端で，切開創より1cmほど離れた創の延長線上の切開部よりtowel clipをかけはじめる．この鉗子を十分に上方に牽引しつつ，2〜5cm間隔で創縁を合わせる．2〜3分以内にはlong midline incisionも閉創可能であり，一時的閉腹法の方法としてはもっとも迅速である
（文献7より転載）

法を選択する[21)46)47)]．皮膚のみの縫合閉鎖，towel clip closure, silo closure, Wittman patch, vacuum pack closure（vacuum-assisted closure），非吸収性および吸収性メッシュによる閉鎖（図6）などが報告されてきたが[21)22)]，非吸収性メッシュによる閉腹法はenteric fistulaの合併が7〜75％と高率であり，用いるべきではないとされる[21)23)24)]．

1) Skin only closure

皮膚のみを縫合閉鎖するものであり，比較的太めの縫合糸による結節あるいは連続縫合にて行う．本法は迅速に施行可能であるが，止血のために大量の外科タオルが腹腔内に充填され，かつ閉腹後も蘇生のための輸液を大量に継続しなければならない状況では，閉腹後のACSの発現に対する十分な注意を要する．

2) Towel clip closure（図7）

Towel clipを用いて皮膚のみを閉鎖する方法である．2〜3分以内にはいわゆるtrauma incisionといわれる剣状突起から恥骨結合までの正中切開の閉創も容易に可能であり，最も迅速である[1)22)48)]．縫合糸による皮膚のみの縫合閉鎖と同様，ACSに対する注意が求められる．Skin only closureあるいはtowel clip closureにより一次閉腹を行ったDCS施行例では13〜36％のACS発生率が報告されている[49)〜51)]．また，術後にIVRを行うことが少なくなく，towel clipの多数の存在はその妨げとなる可能性があるため，最近はほとんど使用していない．

Open abdomen managementの導入期である1980年代に用いられたジッパーによる閉鎖法では筋膜にダメージが加わり，また，上記，skin only closure, towel clip closureも迅速な閉腹法ではあるが，ACSの発生のリスクが低くないことから，よりtension-freeであるsilo closure, vacuum pack closure, Wittman patchが現在の主な一次的閉腹法として選択されている[21)22)]．

3) Silo closure（図8）

腹腔・後腹膜臓器の著しい浮腫や止血のためのパッキングによる容量増加により，縫合糸やtowel clipによる皮膚のみの閉鎖が困難な場合や，縫合閉鎖が可能ではあっても，ACSの発生が危惧される場合にsilo closureが選択される[1)22)]．被覆材料としては，欧米からは膀胱鏡や経尿道手術時の尿路洗浄液のバッグが比較的多く報告されているが，常に滅菌されたシートとして準備されているものではなく，著者らは高カロリー輸液用プラスチックバッグを使用し，非吸収糸による連続縫合にて創縁に縫着している．腹腔内容の浮腫による容量の増大が著しいときには，小腸バッグ（アイソレーションバッグ）に多数の小孔を設

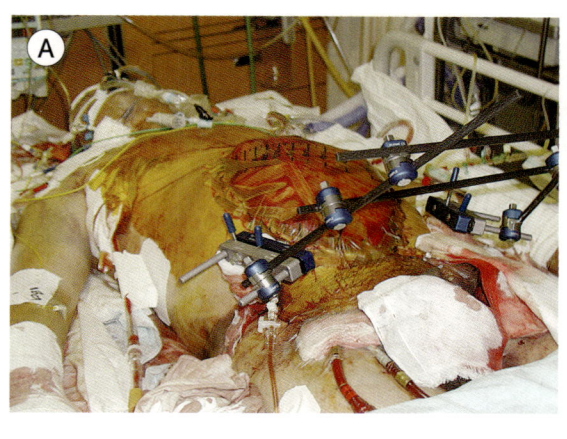

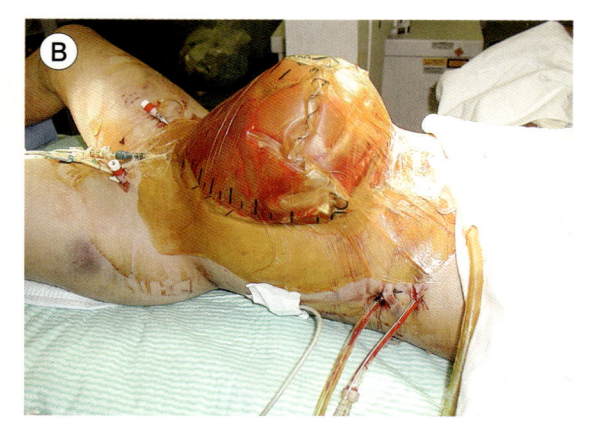

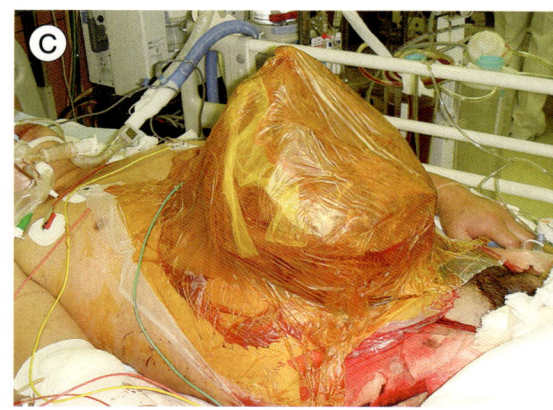

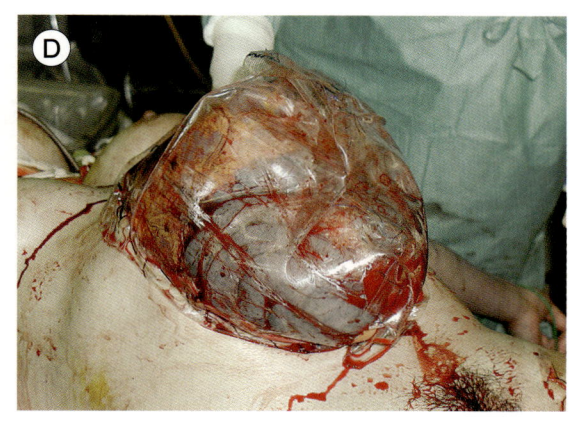

図8◆ Silo closure
高カロリー輸液用プラスチックバッグを創縁に縫合してsilo closureを行う．腹腔内容の容量とその後の蘇生に伴う浮腫を考慮して大きさを決定するが，腹腔内容の浮腫による容量の増大が著しいときには，アイソレーションバッグに多数の小孔を設けて，腹腔内容を覆った後にプラスチックバッグを縫着すると操作が容易である．プラスチックバッグの上をイソジンドレープにて被覆するが，血液や滲出液の創周囲への漏出を完全に防ぐことができないため，持続吸引チューブを留置してdressingの管理を行う

けて，腹腔内容を覆った後にプラスチックバッグを縫着すると操作が容易である．プラスチックバッグの上をイソジンドレープ（Ioban™）にて被覆するが，血液や滲出液の創周囲への漏出を完全に防ぐことができないため，持続吸引チューブを留置して，創の管理を行っている．Silo closureによる閉創を行っても，創が大きくない場合や，閉創後の出血の持続や大量の輸液・輸血を要する場合にはACSになる可能性があることを忘れてはならない．

4）Vacuum pack closure（図9）

Vacuum pack closureを行うことは，①腹腔内貯留液のすみやかな排除と腹腔内臓器間スペースの減少による腹腔内容量の減少，②スポンジを創縁の腹壁に密着させ陰圧をかけることによる持続的な正中方向への牽引圧の維持[52]，などの効果が得られるものと考えられている．米国で広く用いられているKCI Vacuum Assisted Closure®（San Antonio, TX）は，本邦でも保険収載されたが，腹腔用キットは未承認である．

Diazらの報告でも，①有窓のポリビニルシートで腹腔内臓器を被い，②その上を外科タオルでカバーし，シリコンドレーンを2本置き，③ドレープで被覆して陰圧をかける，"3-layer vacuum pack method"が最も一般的であると述べている[21]（図10）．

3．再開腹と（段階的）閉腹と腹壁再建

初回手術後早期の再止血，あるいは術後のACSに対する減圧のための再手術，早期の管腔臓器や血管再建手術以外は，48〜72時間以内に再開腹を行う．以後，可能な限りvacuum pack closureを選択する．初回手術以降の48〜72時間ごとに手術室での腹腔洗浄とdressing changeをくり返し，定型的筋膜縫合による閉腹を試みる．

短期間の腹部の開放管理で定型的筋膜閉鎖による閉腹が不能な症例における管理では，①いかに筋膜閉

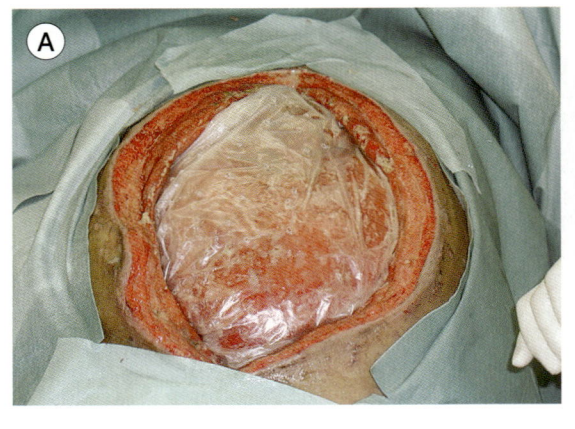

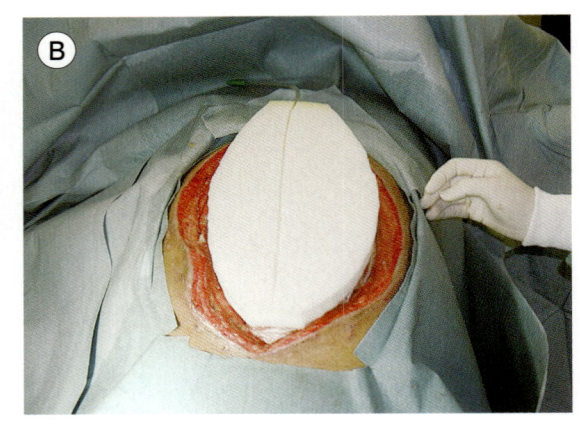

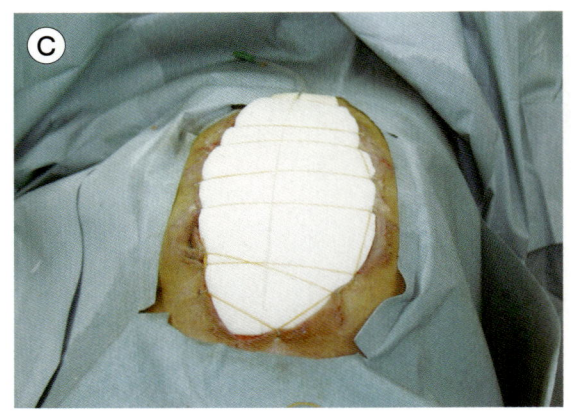

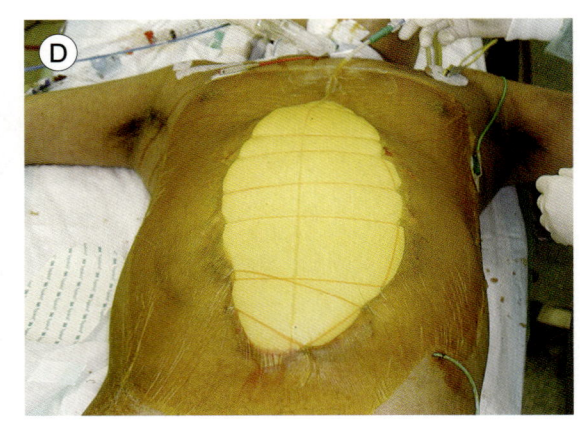

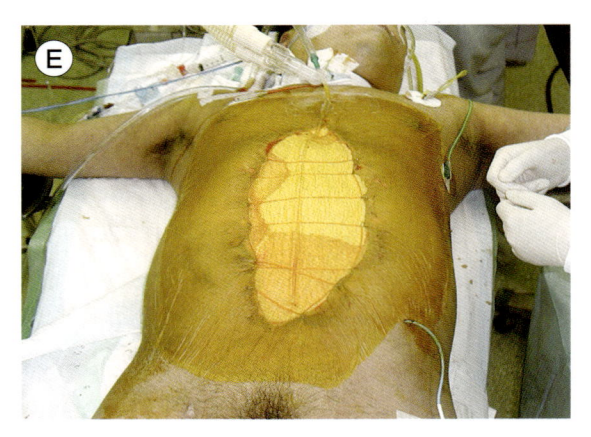

図9 ◆ Vacuum pack closure
A) 腹腔内を十分に洗浄後，多数の小孔をあけたポリエチレンシートにて側腹部まで腹腔内容を被覆する
B) ポリエチレンシートの上に，腹壁開放創より一回り小さくしたスポンジをおき，吸引用チューブを挟む
C) 吸引チューブを挟んだスポンジを輪ゴムとスキンステープラーにて固定する
D) イソジンドレープ（Ioban™）にて創を完全に被覆する
E) −100〜−200 mmHgにて持続吸引し，vacuum packとする

鎖を行いうる腹部の環境をつくりうるか（長期間に及ぶopen abdomenでも筋膜閉鎖を可能とすることができるか），②開放管理中のenterocutaneous fistula（腸管皮膚瘻）の発生を防ぎうるか，の2つがポイントとなる．

　Open abdomen managementにおいては，常に定型的閉腹を考慮するが，定型的閉腹が不可能な場合には一時閉腹法をくり返すこととなり[1)47)]，出血性ショックに対するopen abdomenでは，肉芽組織で一塊となった腹腔内容を植皮で覆うplanned giant ventral herniaによる閉創が42％と最も高率である（図11）[41)]．一時閉腹法として適用されることが多いsilo closureおよびvacuum pack closureを選択した場合における定型的閉腹に関しては，閉腹率，閉腹までの期間が報告されている．Kirshteinらは，silo closureによる最終的な筋膜閉鎖率は28％[53)]，Tremblayらは，silo closureのみをくり返すことにより筋膜閉鎖による閉腹が可能であった症例の81％は初回手術から10日以内[51)]，Felicianoはsiloによる一時的閉腹で初回手術から7〜10日以内に定型的筋膜縫合ができなければ吸収性メッシュの適応を考慮するとしている[54)]．Silo closureでは7〜10日が定型的閉腹可能期間と考えられる．一方，vacuum pack closureでは，閉腹・閉創可能であった14例中13例（93％）で筋膜閉鎖可能であり，そのタイミングは初回手術から9.9±1.9日（range：3〜21日）[8)]，29例中25例（86％）で筋膜閉鎖し，初回手術から7±1

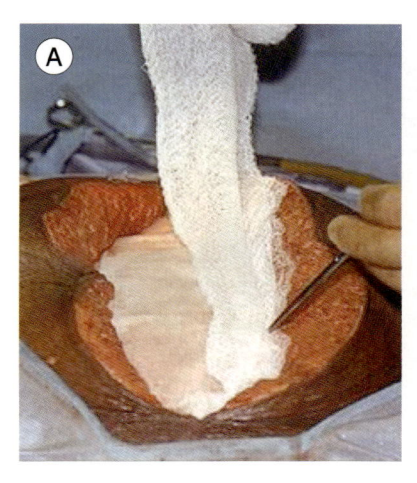

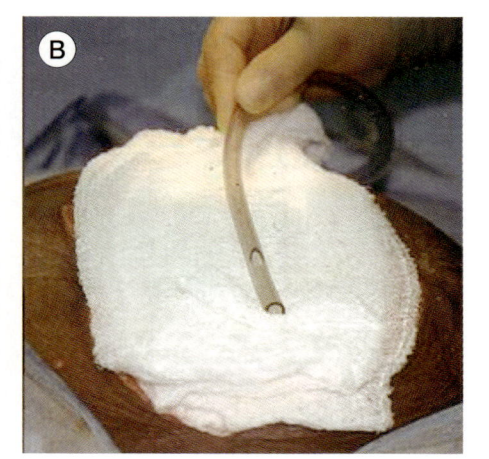

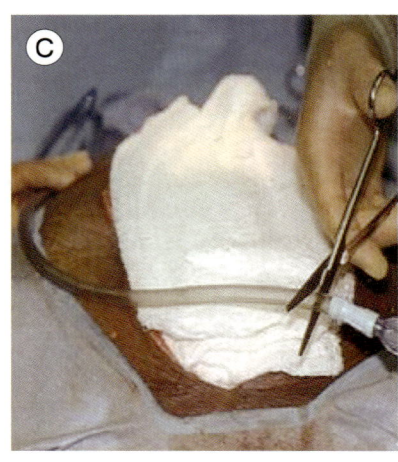

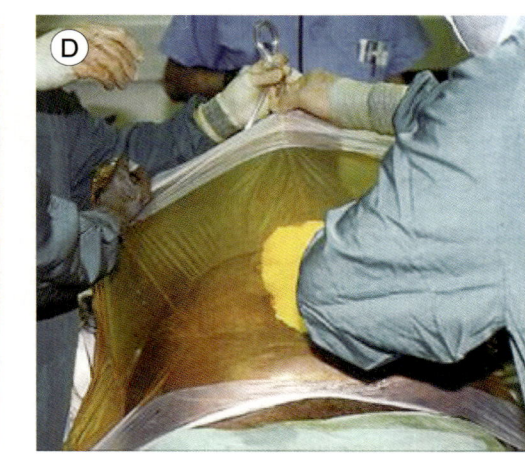

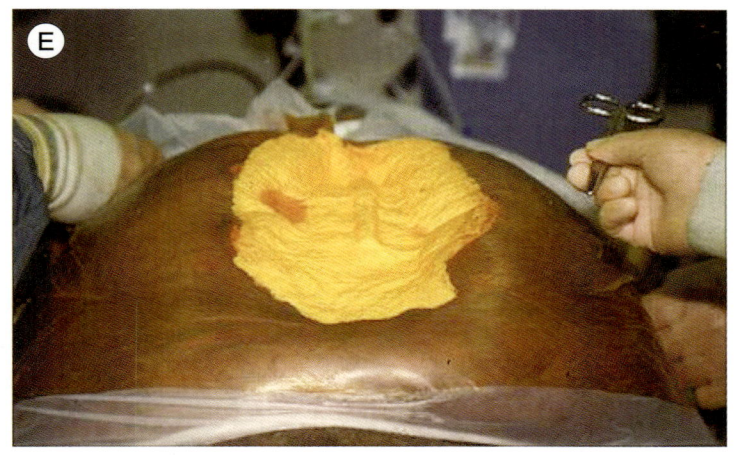

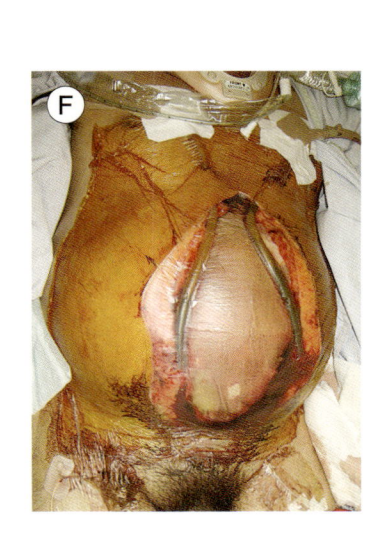

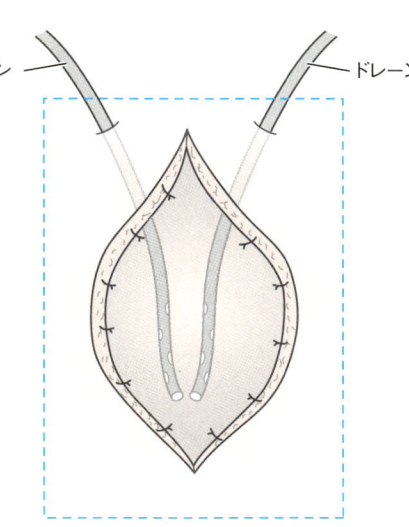

図10 ◆ 3-layer vacuum pack method

①有窓のポリビニルシートで腹腔内臓器を被い，②その上を外科タオルでカバーし，シリコンドレーンを2本置き，③ドレープで被覆して陰圧をかけることにより，vacuum packingとする．最も一般的に行われている一時閉腹法である

2-C 腹部

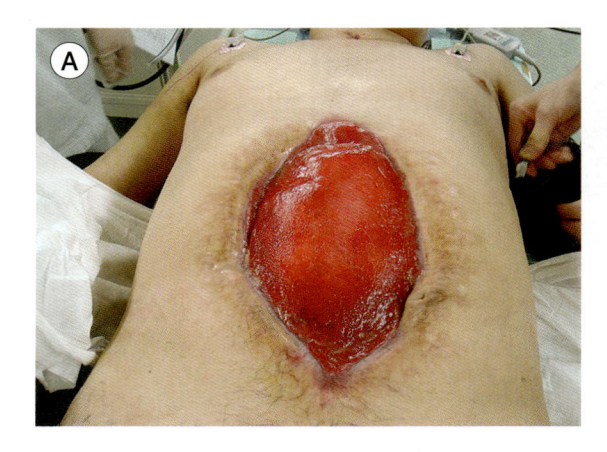

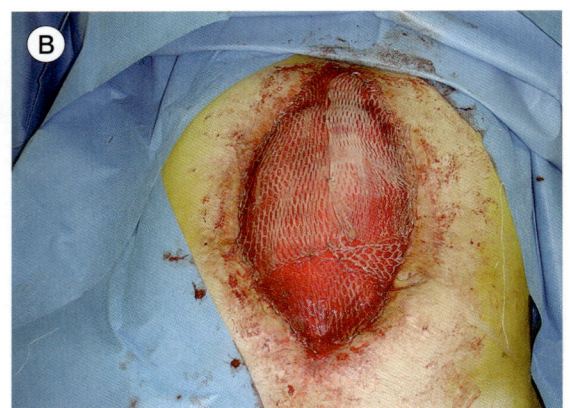

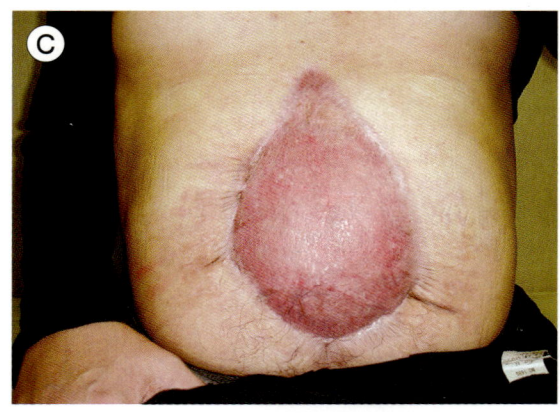

図11 ◆ 分層植皮による planned ventral hernia
A) 59日間のopen abdomen managementにより腹腔内容は一塊となり，肉芽で完全に覆われている
B) 3倍メッシュにした分層植皮により開放創を被覆
C) 植皮後5カ月の剣状突起から恥骨結合に至る幅15cmのventral herniaである

(range：3～18日)[55]，初回手術から9日目までに筋膜閉鎖不能でvacuum packを施行した34例中22例（65％）でその後に筋膜閉鎖することが可能であったことが報告されている[39]．Silo closureと比較して，open abdomen management期間が遷延しても定型的筋膜閉鎖による閉腹を行いうる可能性が示されている[39]．

開放管理中のenterocutaneous fistulaの発生は避けなければならない合併症である．いずれの一時閉創法でも生じ，その発生率は5～25％が報告されているが，Vacuum pack closureで最も低率である[38)39]．さらに，planned giant ventral herniaに対して閉創が行われた後にも生じうることが報告されている[41]．Enterocutaneous fistulaの合併を防ぐためには，腹腔内容の操作に際して細心の注意のもとに愛護的であることはいうまでもないが，①open abdomenの期間を可能な限り短縮すること，そして，②単なる植皮によらない，定型的または非定型的筋膜閉鎖あるいは十分な厚さを有する筋皮弁などを用いた閉創を行うことが必要である．

近年，open abdomenにおける栄養管理にも注目されている．4日以内に開始する早期経腸栄養が多くの症例において可能であり，非早期開始例と比較して，定型的閉腹率が高く（74％ vs. 49％，$p=0.02$），enteric fistula合併率は低い（9％ vs. 26％，$p=0.05$）ことが報告されている[56]．また，48時間以内の経腸栄養も可能であり，早期閉腹，肺炎などの合併症の減少につながる可能性が示唆されており[57]，より積極的な早期経腸栄養が勧められる．

4 Abdominal compartment syndrome

ACSの概念はDCSと深くかかわりながら発展してきたものである．DCSの先鞭となったStoneらの論文において，ガーゼパッキングを施行した症例において腹圧が上昇することが述べられており[58]，ACSが観察されている．小児外科では大きな腹壁ヘルニアの修復術により腹腔内圧の上昇をきたし，高い死亡率をもたらすこと，腹腔内圧の上昇に伴い腎機能障害，換気量減少が生じることも，ACSの概念が明確に認

識される以前より多く報告されている[59)〜61)]．1983年，Kronらが開腹・開胸術後の11例の膀胱内圧をモニタリングし，30 mmHgを越える症例では乏尿となり，術後早期に膀胱内圧が25 mmHgを越える症例では減圧術の適応となることを報告し，"abdominal compartment syndrome"を提唱している[62)]．

Intra-abdominal hypertensionおよびACSの定義，腹腔内圧の測定法や分類などは，諸家により報告されてきた．そして，2004年に開催されたWorld Congress of the Abdominal Compartment SyndromeにおいてWorld Society of the Abdominal Compartment Syndrome（WSACS）が設立され，ACSに関するconsensus definitions and recommendationsが提唱されている[44) 45)]．以下，このconsensus definitions and recommendationsの内容を中心として記載するが，腹腔内圧の測定法や重症度分類などに関しては，従来，多く用いられているものも述べる．

1. Intra-abdominal hypertensionとabdominal compartment syndromeの定義

1）intra-abdominal pressure（腹腔内圧）の測定

腹腔内圧に関しては，従来，3-wayフォーリーバルーンカテーテルを用いて膀胱内圧で測定することが一般的であり，ゼロ点は恥骨結合の高さとして，膀胱内に生理食塩水50〜100 mLを注入するとの報告が多いが[54) 62)〜64)]，WSACSでは表5の定義がなされている．胃や直腸などの消化管内圧測定は推奨されていない[64)]．

2）Intra-abdominal hypertension

Intra-abdominal hypertension（IAH）は腹腔内圧が12 mmHg以上が持続する状態と定義され，表6のように重症度分類される．

3）Abdominal compartment syndrome

ACSは腹腔内圧が20 mmHg以上であり，かつ，新たな臓器不全／機能障害の出現を伴うものと定義される．Abdominal perfusion pressureの低下（50あるいは60 mmHg未満）の有無は問わない．従来，腹腔内圧を基準としてACSの重症度分類が行われ，重症度に応じた治療法選択も提唱されている[64)〜66)]（表7）．しかしながら，WSACSにおけるコンセンサスでは，IAHの重症度分類は行うが，ACSはall or noneであり，重症度分類すべきではないと述べられている[44)]．

表5 ◆ 腹腔内圧の測定法

① 腹腔内圧はmmHgで表記する（1 mmHg = 1.36 cmH$_2$O）
② 中腋窩線の高さをゼロ点とする
③ 間欠的腹腔内圧の測定は膀胱内圧を用いることを標準とし，測定時における膀胱内への生理食塩水注入量は最大で25 mLとする
④ 腹壁の筋収縮のない状態で，仰臥位，呼気終末時に測定する
⑤ 集中治療を要する重症患者における正常腹腔内圧は5〜7 mmHgである
⑥ Abdominal perfusion pressure ＝ 平均動脈圧－腹腔内圧

文献64より引用

表6 ◆ intra-abdominal hypertensionの重症度分類

重症度	腹腔内圧
I	12〜15 mmHg
II	16〜20 mmHg
III	21〜25 mmHg
IV	＞25 mmHg

表7 ◆ 腹腔内圧によるabdominal compartment syndromeの重症度分類と重症度別治療法

重症度	腹腔内圧（mmHg）	臨床症状	治療法
I	10〜15	No signs of ACS	maintain normovolemia
II	16〜25	May increase PAWP and oliguria	hypervolemic resuscitation may be employed but could have drawbacks
III	26〜35	Anuria, decreased CO, raised PAWP	Consider abdominal decompression
IV	＞35	Anuria, decreased CO, raised PAWP	abdominal decompression and re-exploration

PAWP：peak airway pressure，CO：cardiac output

⑤敗血症

⑥菌血症

⑦肝機能障害（肝硬変あるいは腹水を伴う肝不全）

⑧人工呼吸管理

⑨PEEPの使用

⑩肺炎の合併

3）腹腔内圧測定の適応

　基礎病態とACSの発症要因を勘案しつつ，以下の病態において腹腔内圧の測定を考慮する．腹部の触診や視診などの身体所見のみによる評価では，早期の腹腔内圧上昇をとらえることは困難であり[77]，客観的な腹腔内圧の測定が推奨される．

①開腹術後

②穿通性あるいは鈍的腹部外傷

③呼吸不全以外の臓器不全を有し，人工呼吸管理を要するICU患者

④腹部膨満を認めるか，ACSを疑わせる臨床症状を有する症例

　　・乏尿

　　・低酸素血症

　　・低血圧

　　・他では説明できないアシドーシス

　　・腸管虚血

　　・頭蓋内圧亢進

⑤多発外傷あるいは肝移植後のタオルパッキング状態

⑥高カロリー輸液用バッグによるsilo closureなどにより腹部開放管理中の症例（開放管理中においてもACSとなる可能性がある）

⑦急性膵炎，敗血症性ショック，外傷，熱傷などにより大量輸液を要する非手術症例

4. Abdominal compartment syndromeに対する治療

　IAH，ACSに対する減圧開腹術の適応に関する明確な基準は存在しない．ACSに対しては，より早期に開腹を推奨するも[66]，あるいは①腹腔内圧＞20 mmHgに加えて，尿量減少＜0.5 mL/kg/時，最高気道内圧＞45 cmH$_2$O，酸素運搬能＜600 mL/分/m^{2}のいずれかの症状を伴うか，②腹腔内圧＞26 mmHgを適応とする報告もみられる[65]．少なくとも臓器不全症状を呈さないIAHにおいては，オプションとしての非外科的治療を試みる（表8）．減圧のための開腹術には大きな治療効果が期待できる一方で，減圧開腹そのものがリスクを伴うためである．開腹時には減圧に伴う循環虚脱の危険がある．

　症例に応じて，適応できるこれらの非手術的治療を組み合わせて使用することになるが，減圧の遅れは死に直結する危険性があるとの認識が必要である．

　外科的減圧術は，正中切開による開腹を行うことである．Open abdomenの管理はすでに記載したが，初回の減圧開腹に際しては，vacuum pack closureあるいは高カロリー輸液用バッグによるsilo closureを用いる．

表8 ◆ Intra-abdominal hypertensionに対する非手術的治療

- ドレナージ可能な腹腔・後腹膜液体貯留に対する穿刺・ドレナージ
- 胃および直腸などの消化管減圧
- 消化管蠕動の促進
- 利尿薬投与（アルブミン製剤の併用）
- 血液濾過などによる除水
- 鎮静
- 十分な筋弛緩
- 体位変換

●文献

1) Wyrzykowski AM, Feliciano DV : Trauma Damage Control. Trauma 6th edition (Feliciano DV, Mattox K, Moore E), p. 851-870, McGraw-Hill, New York, 2008
2) Shapiro MB, Jenkins DH, Schwab CW, et al : Damage control : Collective review. J Trauma, 49 : 969-978, 2000
3) Moore EE, Burch JM, Franciose RJ, et al : Staged physiologic restoration and damage control surgery. World J Surg, 22 : 1184-1191, 1998
4) Subramanian A, Balentine C, Palacio CH, et al : Outcomes of damage-control celiotomy in elderly nontrauma patients with intra-abdominal catastrophes. Am J Surg, 200 : 783-789, 2010.
5) Morgan K, Mansker D, Adams DB : Not just for trauma patients : damage control laparotomy in pancreatic surgery. J Gastrointest Surg, 14 : 768-772, 2010
6) Johnson JW, Gracias VH, Schwab CW, et al : Evolution in damage control for exsanguinating penetrating abdominal injury. J Trauma, 51 : 261-269, 2001
7) Department of Defence, p. 20-31, Naval War Publication, Washington DC, 1996
8) Rotondo MF, Schwab CW, McGonigal MD, et al : 'Damage Control' : an approach for improved survival in exsanguinating penetrating abdominal injury. J Trauma, 35 : 375-383, 1993
9) Asensio JA, McDuffie L, Petrone P, et al : Reliable variables in the exsanguinated patient which indicate damage control and predict outcome. Am J Surg, 182 : 743-751, 2001
10) Jurkovich GJ, Greiser WB, Luterman A, et al : Hypothermia in trauma victims : an ominous predictor of survival. J Trauma, 27 : 1019-1024, 1987
11) http://www.trauma.org/index.php/main/article/368/
12) Top Knife : The art & craft of trauma surgery (Hirshberg A, Mattox KL), tfm Publishing Ltd, Lancaster, 2005
13) Waibel BH, Rotondo MF : Damage control in trauma and abdominal sepsis. Crit Care Med, 38 : S421-S430, 2010
14) Higa G, Friese R, O'Keeffe T, et al : Damage control laparotomy : a vital tool once overused. J Trauma, 69 : 53-59, 2010
15) Dabbs DN, Stein DM, Scalea TM, et al : Major hepatic necrosis : a common complication after angioembolization for treatment of high-grade liver injuries. J Trauma, 66 : 621-629, 2009
16) Liu PP, Chen CL, Cheng YF, et al : Use of a refined operative strategy in combination with the multidisciplinary approach to manage blunt juxtahepatic venous injuries. J Trauma, 59 : 940-945, 2005
17) Buckman RF Jr, Miraliakbari R, Badellino MM : Juxtahepatic venous injuries : a critical review of reported management strategies. J Trauma, 48 : 978-984, 2000
18) Fabian TC, Bee TK : Liver and biliary tract trauma. Trauma 6th edition (Feliciano DV, Mattox K, Moore E), p. 637-660, McGraw-Hill, New York, 2008
19) Schreiber MA : Damage control surgery. Crit Care Clin, 20 : 101-118, 2004
20) Savage SA, Fabian TC : The difficult post-operative abdomen. Critical Care 4thedition (Bradley P. Fuhrman, MD, Jerry J. Zimmerman, ed), p. 1168-1178, Lippincott Williams & Wilkins, Philadelphia, 2009
21) Diaz JJ Jr, Cullinane DC, Dutton WD, et al : The management of the open abdomen in trauma and emergency general surgery : part 1- Damage control. J Trauma, 68 : 1425-1438, 2010
22) Kushimoto S, Miyauchi M, Yokota H, et al : Damage control surgery and open abdominal management : recent advances and our approach. J Nippon Med Sch, 76 : 280-290, 2009
23) Brandt CP, McHenry CR, Jacobs DG, et al : Polypropylene mesh closure after emergency laparotomy : morbidity and outcome. Surgery, 118 : 736-740 ; discussion 740-741, 1995
24) Nagy KK, Fildes JJ, Mahr C, et al : Experience with three prosthetic materials in temporary abdominal wall closure. Am Surg, 62 : 331-335, 1996
25) Balogh Z, McKinley BA, Cocanour CS, et al : Supranormal trauma resuscitation causes more cases of abdominal compartment syndrome. Arch Surg, 138 : 637-642, 2003
26) Kushimoto S, Arai M, Aiboshi J, et al : The role of interventional radiology in patients requiring damage control laparotomy. J Trauma, 54 : 171-176, 2003
27) Kushimoto S, Koido Y, Omoto K, et al : Immediate postoperative angiographic embolization after damage control surgery for liver injury : report of a case. Surg Today, 36 : 566-569, 2006
28) Kushimoto S, Miyauchi M, Yokota H, et al : Damage control surgery and open abdominal management : recent advances and our approach. J Nippon Med Sch, 76 : 280-290, 2009
29) 久志本成樹, 宮内雅人, 増野智彦, 他：外傷性血胸に対する頸動脈的塞栓術の適応を考える―自験4例と文献報告からの検討―. 日外傷会誌, 24 : 27-32, 2010
30) Holcomb JB : Damage control resuscitation. J Trauma, 62 (6 Suppl) : S36-S37, 2007

31) Brohi K, Singh J, Heron M, et al : Acute traumatic coagulopathy. J Trauma, 54 : 1127-1130, 2003
32) Macleod JB, Lynn M, McKenney MG, et al : Early coagulopathy predicts mortality in trauma. J Trauma, 55 : 39-44, 2003
33) Holcomb JB, Jenkins D, Rhee P, et al : Damage control resuscitation : directly adressing the early coagulopathy of trauma. J Trauma, 62 : 307-310, 2007
34) Duchesne JC, Islam TM, Stuke L, et al : Hemostatic resuscitation during surgery improves survival in patients with traumatic-induced coagulopathy. J Trauma, 67 : 33-39, 2009
35) Holcomb JB, Wade CE, Michalek JE, et al : Increased plasma and platelet to red blood cell ratios improves outcome in 466 massively transfused civilian trauma patients. Ann Surg, 248 : 447-458, 2008
36) CRASH-2 trial collaborators : Effects of tranexamic acid on death, vascular occlusive events, and blood transfusion in trauma patients with significant haemorrhage (CRASH-2) : a randomised, placebo-controlled trial. Lancet, 376 : 23-32, 2010
37) The CRASH-2 collaborators : The importance of early treatment with tranexamic acid in bleeding trauma patients : an exploratory analysis of the CRASH-2 randomised controlled trial. Lancet, 377 : 1096-1101, 2011
38) Garner GB, Ware DN, Cocanour CS, et al : Vacuum-assisted wound closure provides early fascial reapproximation in trauma patients with open abdomen. Am J Surg, 182 : 630-638, 2001
39) Miller PR, Thompson JT, Faler BJ, et al : Late fascial closure in lieu of ventral hernia : The next step in open abdomen management. J Trauma, 53 : 843-849, 2002
40) Wittmann DH, Aprahamian C, Bergstein JM : Etappenlavage : advanced diffuse peritonitis managed by planned multiple laparotomies utilizing zippers, slide fastener, and Velcro analogue for temporary abdominal closure. World J Surg, 14 : 218-226, 1990
41) Jernigan TW, Fabian TC, Croce MA, et al : Staged management of giant abdominal wall defect. acute and long-term results. Ann Surg, 238 : 349-357, 2003
42) Fabian TC, Croce MA, Pritchard FE, et al : Planned ventral hernia : Staged management for acute abdominal wall defects. Ann Surg, 219 : 643-653, 1994
43) Ogilvie WH : The late complications of abdominal war wounds. Lancet, 2 : 253-256, 1940
44) Malbrain ML, Cheatham ML, Kirkpatrick A, et al : Results from the international conference of experts on intra-abdominal hypertension and abdominal compartment syndrome. I. definitions. Intensive Care Med, 32 : 1722-1732, 2006
45) Cheatham ML, Malbrain ML, Kirkpatrick A, et al : Results from the international conference of experts on intra-abdominal hypertension and abdominal compartment syndrome. II. recommendations. Intensive Care Med, 33 : 951-962, 2007
46) Schreiber MA : Damage control surgery. Crit Care Clin, 20 : 101-118, 2004
47) Savage SA, Fabian TC : The difficult post-operative abdomen. Pediatric Critical Care 4thedition (Gabrielli A, Layon AJ, Yu M, ed), p. 1168-1178, Lippincott Williams & Wilkins, Philadelphia, 2009
48) 久志本成樹：ダメージコントロール術後の閉腹法．救急医学，29；979-988, 2005
49) Raeburn CD, Moore EE, Biffl WL, et al : The abdominal compartment syndrome is a morbid complication of postinjury damage control surgery. Am J Surg, 182 : 542-546, 2001
50) Offner PJ, de Souza AL, Moore EE, et al : Avoidance of abdominal compartment syndrome in damage-control laparotomy after trauma. Arch Surg, 136 : 676-681, 2001
51) Tremblay LN, Feliciano DV, Schmidt J, et al. Skin only or silo closure in the critically ill patient with an open abdomen. Am J Surg, 182 : 670-675, 2001
52) Asensio JA, McDuffie L, Petrone P, et al : Reliable variables in the exsanguinated patient which indicate damage control and predict outcome. Am J Surg, 182 : 743-751, 2001
53) Kirshtein B, Roy-Shapira A, Lantsberg L, et al : Use of the "Bogota bag" for temporary abdominal closure in patients with secondary peritonitis. Am Surg, 73 : 249-252, 2007
54) Feliciano DV, Moore EE, Mattox KL : Trauma damage control. Trauma 5th edition (Feliciano DV, Moore EE, Mattox KL), p. 877-900, McGraw-Hill, New York, 2004
55) Suliburk JW, Ware DN, Balogh Z, et al : Vacuum-assisted wound closure achieves early fascial closure of open abdomens after severe trauma. J Trauma, 55 : 1155-1160, 2003
56) Collier B, Guillamondegui O, Cotton B, et al : Feeding the open abdomen. JPEN J Parenter Enteral Nutr, 31 : 410-415, 2007
57) Dissanaike S, Pham T, Shalhub S, et al : Effect of immediate enteral feeding on trauma patients with an open abdomen : protection from nosocomial infections. J Am Coll Surg, 207 : 690-697, 2008
58) Stone HH, Strom PR, Mullins RJ : Management of the major coagulopathy with onset during laparotomy. Ann Surg, 197 : 532-535, 1983
59) Hrabovsky EE, boyd JB, Sarvin RA, et al : Advancesin the management of gastoschisis. Ann Surg, 192 :

244-248, 1980

60) Wendt E : Ueber den Einfluss des intraabdominalen Druckes auf die Absonderrungsgeschwindigkeit des Harnes. Arch Physiol Heilkd, 527-575, 1867

61) Harman PK, Kron IL, McLachlan HD, et al : Elevated intraabdominal pressure and renal function. Ann surg, 196 : 594-597, 1982

62) Kron IL, Harman PK, Nolan SP : The measurement of intra-abdominal pressure as a citerion for abdominal re-exploration. Ann Surg, 199 : 28-30, 1984

63) Bailey J, Shapiro MJ : Abdominal compartment syndrome. Crit Care, 4 : 23-29, 2000

64) Moore AFK, Hargest R, Martin M, et al : Intra-abdominal hypertension and the abdominal compartment syndrome. Br J Surg, 91 : 1102-1110, 2004

65) Meldrum DR, Moore FA, Moore EE, et al : Prospective characterization and selective management of the abdominal compartment syndrome. Am J Surg, 174 : 667-673, 1997

66) Burch JM, Moore EE, Moore FA, et al : The abdominal compartment syndrome. Surg Clin North Am, 76 : 833-842, 1996

67) Sugrue M, Buist MD, Lee A : Intra-abdominal pressure measurement using a modified nasogastric tube : description and validation of a new technique. Intensive Care Med, 20 : 588-891, 1994

68) Rezende-Neto JB, Moore EE, Melo de Andrade MV, et al : Systemic inflammatory response secondary to abdominal compartment syndrome : stage for multiple organ failure. J Trauma, 53 : 1121-1128, 2002

69) Caldwell CB, Ricotta JJ : Changes in visceral blood flow with elevated intra-abdominal pressure. J Surg Res, 43 : 14-20, 1987

70) Diebel LN, Dulchavsky SA, Wilson RF : Effect of increased intra-abdominal pressure on mesenteric arterial and intestinal mucosal blood flow. J Trauma, 33 : 45-48, 1992

71) Diebel LN, Wilson RF, Dulchavsky SA, et al : Effects of increased intra-abdominal pressure on hepatic arterial, portal venous, and hepatic microcirculatory blood flow. J Trauma, 33 : 279-282, 1992

72) Ivatury RR, Porter JM, Simon RJ, et al : Intra-abdominal hypertension after life-threatening penetrating abdominal trauma : prophylaxis, incidence, and clinical relevance to gastric mucosal pH and abdominal compartment syndrome. J Trauma, 44 : 1016-1021, 1998

73) Pusajo J, Bumaschny E, Agurrola A, et al : postoperative intra-abdominal pressure : its relation to splanchnic perfusion, sepsis, multiple organ failure and surgical intervention. Intensive and Critical Care Digest, 13 : 2-7, 1994

74) Lacey SR, Bruce J, Brooks SP, et al : The relative merits of various methods of indirect measurement of intraabdominal pressure as a guide to closure of abdominal wall defects. J Pediatr Surg, 22 : 1207-1211, 1987

75) Ridings PC, Bloomfield GL, Blocher CR, et al : Cardiopulmonary effects of raised intra-abdominal pressure before and after intravascular volume expansion. J Trauma, 39 : 1071-1075, 1995

76) Diebel L, Saxe J, Dulchavsky S : Effect of intra-abdominal pressure on abdominal wall blood flow. Am Surg, 58 : 573-576, 1992

77) Kirkpatrick AW, Brenneman FD, McLean RF, et al : Is clinical examination an accurate indicator of raised intra-abdominal pressure in critically injured patients? Can J Surg, 43 : 207-211, 2000

78) Advanced Trauma Operative Management. American College of Surgeons ed, p19, Ciné-Med Publishing, 2010

2章 外傷ごとの戦略と手術手技

C. 腹 部

3. 肝損傷

北川喜己，梛野正人

　手術で肝臓を扱うのは容易なことではない．肝腫瘍で肝切除をするのはもとより，肝外傷でも例外ではない．もちろん肝外傷の手術は時間が最大の勝負なので，基本通りの手技を行うかどうかは別問題であるが，通常の定期の肝手術で肝外科の基本手技を身につけ，定型的な肝切除を勉強しておくことは，外傷外科医にとっても有益である．肝切除での脈管の処理1つをとってみても，そのコツをつかんでおくことは大切で，"外傷はその基本を学んだうえでの応用編"と考えるのがよいであろう．「大胆かつ迅速ななかにも繊細に」である．また，肝外傷の手術において，麻酔科医はもとより，助手や器械出しのナースの占める役割の大きさも忘れてはならない．定期の手術で相手の技量をつかみ，またチームワークを養っておくと緊急時の手術で大いに役に立つものである．

1 診断と戦略

1. 普段から肝の解剖の知識をもて

　肝外傷の手術は，定型的な手術ではなく，また多くの場合は循環動態が不安定でダメージコントロール手術のため，肝の詳しい解剖を知らなくても手術は問題ないという人がいる．確かに外傷の手術は開腹してとにかくいかに早く出血を押さえ込むかがポイントなので，ほとんど解剖など頭をよぎる暇はなく，その意味では大きな間違いではないかもしれない．しかし，肝の解剖を知らずして肝外傷の手術をするのは，地理不案内な場所で地図を持たずして車を闇雲に走らせるような無謀なことである．やはり**外傷と言えども肝の解剖の知識を普段からできるだけ理解しておくことは必須**である．

1) 肝区域，亜区域

　肝区域の命名法は世界的にも統一されておらず混乱を招く場合があるが，最もわかりやすい考え方は，肝をP（Posterior）：後区域，A（Anterior）：前区域，M（Medial）：内側区域，L（Lateral）：外側区域の4区域にする分け方である（図1）．PとAとの境界には右肝静脈が，AとMとの境界には中肝静脈があり，肝静脈が手術のとき切離の面を決めるといわれる所以である．左肝静脈はLの中にその主流があり，MとLとの境界の面では走行していない．MとLとは外見上鎌状間膜ないし肝円索によって区切られる．

　この4区域は，それぞれの区域に分岐する門脈枝の走行によって右前上区域（S8）あるいは右前下区域（S5）などS1〜S8の区域に分けるのが一般的であり（図2），さらに各区域内の門脈分岐により区域をそれぞれの亜区域に分けることが行われている．そしてそれぞれの亜区域の門脈枝や胆管枝の命名が行われ，臨床的な検討で用いられている[1,2]．

2) 肝動脈の変異

　肝のグリソン系脈管である胆管，肝動脈，門脈にはそれぞれ走行や三次元的位置関係においてしばしば変異がみられるが，肝外傷を扱ううえで重要な変異は肝動脈の変異である．特にその分岐様式は多彩で，右肝動脈もしくは総肝動脈が上腸間膜動脈から分岐するタイプ（図3A）や，左肝動脈が左胃動脈から分岐するタイプ（図3B）は，止血の観点から注意を要し，場合によっては落とし穴となる[3]．

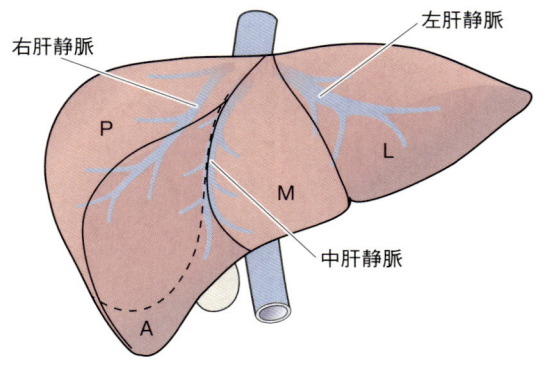

図1◆肝区域の分け方（4区域）

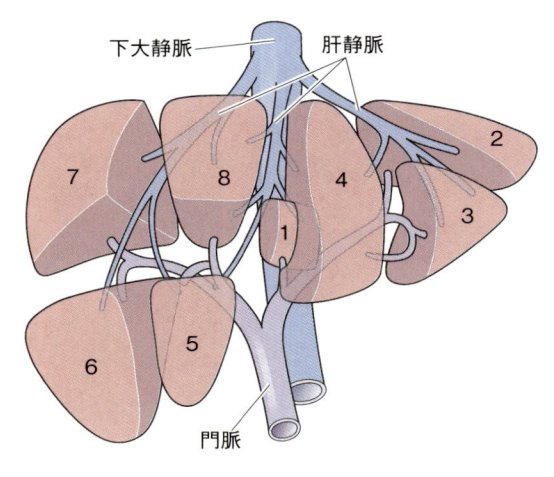

図2◆肝区域の分け方（8区域）

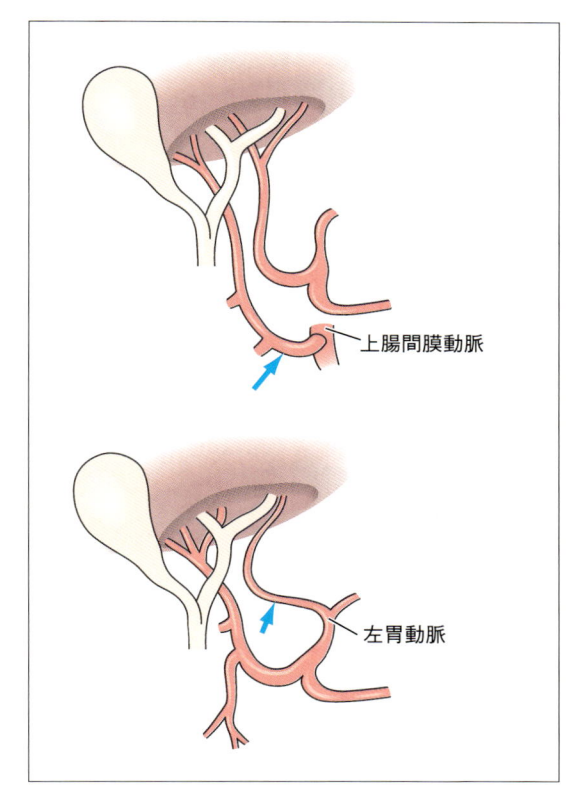

図3◆肝動脈の変異
A）右肝動脈の変異例（上腸間膜動脈から分岐）
B）左肝動脈の変異例（左胃動脈から分岐）

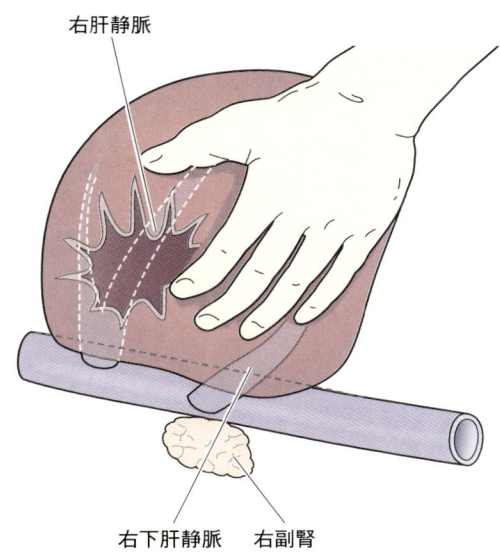

図4◆右下肝静脈の位置
術前に超音波検査やCT検査で確認できる場合がある

3）右下肝静脈

　右，中，左肝静脈以外に肝臓から直接下大静脈へ流入する静脈として右下肝静脈が存在する場合がある．肝外傷の場合，術前にCTなどの画像診断ができずに手術となることも多く，術前に右下肝静脈の存在を確認することが困難なことも多いが，超音波検査や以前のCT画像などで太い右下肝静脈の存在が確認できると，S7～S8一帯の肝右葉の厳しい外傷で右肝静脈にも損傷がある場合，右肝静脈の切離や結紮を考慮するなど術式にも影響を及ぼすので，確認できる場合は確認しておきたい（図4）．

2. 肝外傷における診断と戦略とは

　肝外傷の診断の第一歩は，外傷初期診療のprimary surveyの"C"で施行されるFAST（focused assessment with sonography for trauma）である[4]．腹腔内出血があっても必ずしも腹部症状が出るわけではないため，FASTは有効かつ必須の検査手段である．FASTで腹腔内出血が検出された場合，全身状態が落ち着いていれば腹部造影CT検査を施行し肝に損傷ありと診断すればよいが，**来院時よりショック状態で**

初期輸液療法にも反応せずショックが離脱できない症例では，検査で時間を浪費せずすぐさま手術室に搬入せねばならず，術前に肝損傷の診断がつかずに開腹してはじめて肝損傷ありとわかる場合も多い．この場合でも前述のとおり肝外科の基本や解剖の知識があれば特に開腹時に慌てる必要はなく，自信をもって冷静に術式判断ができる．また初期診療の段階での戦略として必要なことは，とにかくまずレベル１システム™などによる急速加温輸液の施行（できれば上肢から）と輸血の指示を行い，手術が必要と判断すれば外科，麻酔科スタッフや手術室への連絡をいち早く行い手術室へ直行することである．

② 手術のタイミング

　FASTで腹腔内出血が検出され，収縮期血圧が90 mmHg未満で輸液に反応しなければ，即手術適応で一刻の猶予も許されない．**CT検査などで時間を浪費し開腹が遅れることは，時に致命的**である．また輸液に一旦反応しても，secondary surveyでのFASTで腹腔内出血が増加していれば，手術を決断する．一方，最初から循環動態が安定している場合でFASTで腹腔内出血が検出された場合は，腹部造影CT検査を施行して肝損傷の損傷形態を確認し，肝破裂部の動脈性出血が主に疑われればTAE，そうでなければ開腹もしくは保存的治療を考慮する．保存的治療を選択する場合は，頻回にバイタルサインや血算の評価を行い，またくり返しFASTを施行して腹腔内出血が増加する症例では手術を選択する．

③ 手術手技

1. まず一時的な出血コントロール

1）吸引

　効率的な吸引は肝の手術では生命線といっても過言ではない．肝外傷の手術ではまず腹腔内に溜まった凝血塊は手で掻き出し，かつ大きな乾タオルや２本の吸引管を用いて血液を吸引除去し，いかに早くドライな術野を確保して直視下に肝の損傷の状態と出血点を明らかにするかが重要である．

2）用手的圧迫止血

　開腹後，肝が損傷し出血している部位がわかれば，**まずは大ガーゼもしくはタオルを用いて直接損傷部位を用手的に圧迫止血**する．裂傷が大きい場合には，両手で裂傷を閉じるように圧迫するとよい（図5）．用手的圧迫止血でも一時的な止血が得られないときは，再度体勢を整えて同様に施行するか，もしくは圧迫している部位以外の，例えば肝静脈損傷，肝後面下大静脈損傷などの合併を考慮し，圧迫部を背側や中心側に持ってくるとコントロールできることがある．裂傷が比較的小さい場合は両手の指で肝断端をはさんで持ち，圧迫止血する（図6）．

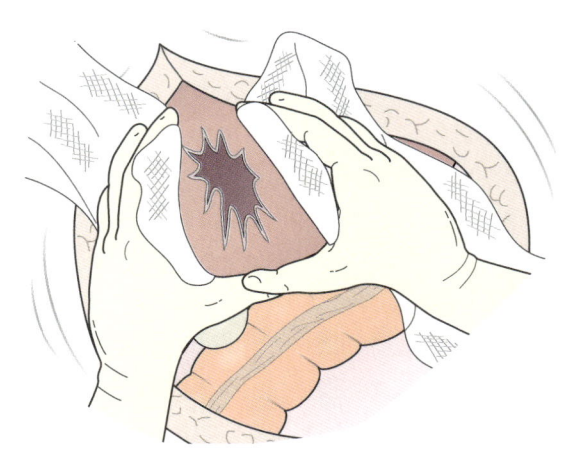

図5 ◆ 肝裂傷に対する用手的圧迫止血 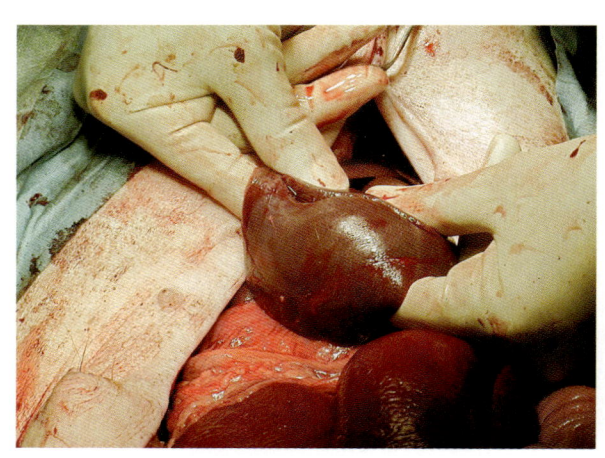　　　図6 ◆ 肝裂傷断端の用手的圧迫止血

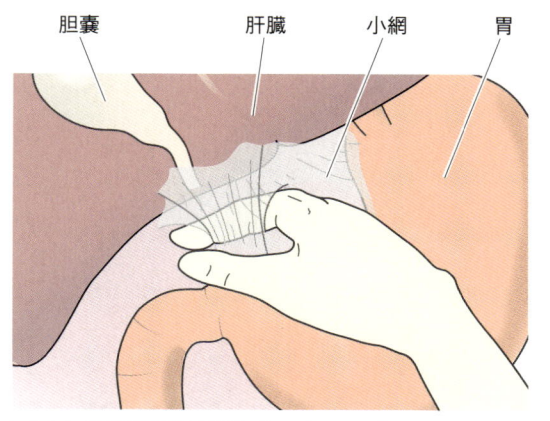

図7 ◆ 肝門部脈管遮断（用手による）

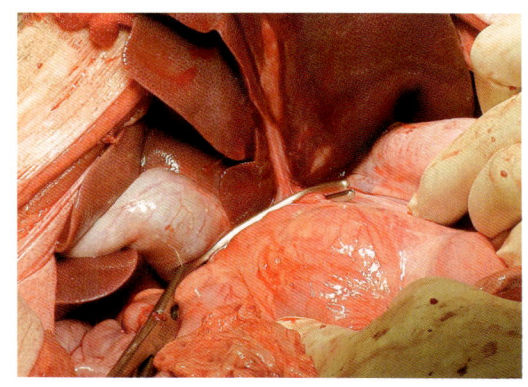

図8 ◆ 肝門部脈管遮断（サテンスキー鉗子による）

3）肝門部脈管遮断（Pringle法）

　　開腹直後の一時的な出血コントロール法で，**用手的圧迫止血とともに有用なのが肝門部脈管遮断**である．この方法はWinslow孔に指を入れ，小網に穴を開けた後，まずは用手的に肝十二指腸靱帯を圧迫し（図7），ついでサテンスキー鉗子などの大きな血管鉗子を肝十二指腸靱帯をはさむ形で挿入してかけ，靱帯ごとまとめて肝動脈と門脈の血流を一括遮断する方法である（図8）．この方法でも出血コントロールが得られないときは，肝静脈系からの出血を考慮する．通常の肝切除では1回遮断時間の限界は30分が目安といわれているが，外傷によるショックなど全身状態不良な状態での限界は明らかではない．遮断下に肝の手術操作を行う場合，1回20〜30分遮断，5〜10分解除をくり返す方法が一般的である．

2. 肝損傷の評価と術式の決定

　　一時的な止血が得られれば，出血部位を用手的にもしくはタオルなどの充填で圧迫を続けながら，**まずは麻酔科医に循環の安定化について訊ねる**．開腹によって急激な血圧低下などがある場合には，輸液や輸血によるhypovolemiaの補正のための時間的猶予を麻酔科医に与える．Volumeが追いついてきたことを確認した後，圧迫を解除し，すみやかに損傷部位の検索，評価を行う．この一時的止血後に麻酔科医に状態を訊ね，一呼吸おくことは，術者にとっても麻酔科医にとってもその後の円滑な手術の流れにプラスとなることが多い．

　　日本外傷学会の肝損傷分類[5]でⅡ型のような3cm未満の裂創，もしくはⅢa型であっても破裂面の挫滅が少なく比較的シンプルであれば局所の止血や肝縫合の適応となる．Ⅲb型のような挫滅が広範に及ぶものは何らかのダメージコントロール手技を必要とするものが多く，パッキングでダメージコントロールするか，resectional debridementなど肝切除を選択するかの術式判断を迫られることになる．**ダメージコントロールの基準としては，①血圧など循環が不安定，②低体温（34℃以下），③凝固異常，④代謝性アシドーシス（pH7.2以下）** などがあるが，これらが出現した場合すでに予後は悪く，むしろ予見された時点ですみやかにパッキングを行うべきである．また，術者，助手，看護師，麻酔科医の技量や大量輸血，器具の準備状況によってもダメージコントロールの判断が必要となる．

3. 肝露出，授動

　　肝静脈損傷，肝後面下大静脈損傷など特別な状況が疑われる場合を除き，**損傷部位によっては肝外傷の手術でも肝を授動し露出する手技が必要となる**．肝右葉の授動では，鎌状間膜，右三角間膜を切離し，さらに冠状間膜を切離する．右肝静脈の側壁の損傷には注意が必要である．また右葉後面を剝がす場合は，右下肝静脈や右副腎の損傷に注意する．症例によっては副腎と肝が強固に癒着もしくは副腎が肝に埋まり込んでしまっている場合があり，不用意な操作で副腎を裂くと結果的に大量出血につながることがあるので，どこまで剝がすかよく考慮する必要がある（図9）．

　　肝左葉の授動では鎌状間膜の次にまず冠状間膜を切離し，次に左三角間膜を切離する．これにより肝外

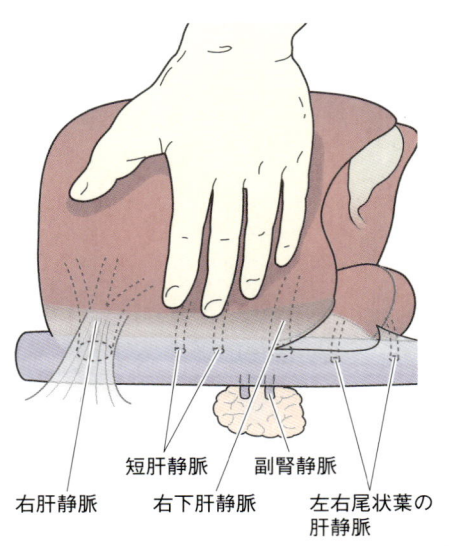

図9 ◆ 肝右葉授動時に右側からみた下大静脈と流入血管
右肝静脈　短肝静脈　副腎静脈
　　　右下肝静脈　　左右尾状葉の肝静脈

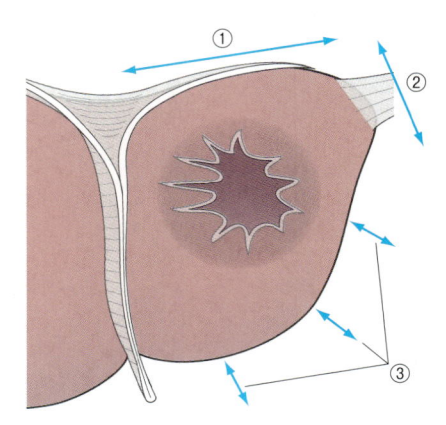

図10 ◆ 肝外側区域授動の手順（①→②→③）
①冠状間膜の切離，②左三角間膜の切離，③胃小弯側の処理

側区域をわしづかみにして持ち上げることができ，胃小弯側の処理が楽にできる（図10）．冠状間膜の切離は，左右とも肝実質表面ぎりぎりで結合織を切離するのがコツで，肝実質から離れると横隔膜の細い血管の枝を損傷し出血することがある．これらの授動のときは適宜リトラクターで肋弓を牽引すると操作が容易になる．

4. 止血のための手術手技

1）肝ガーゼパッキング

肝裂創部を閉鎖する方向で大ガーゼを詰める．通常は横隔膜下と肝下面に大ガーゼを詰め，頭側と尾側から，さらには背側へと圧迫する．小ガーゼを用いる場合は，ガーゼ同士端と端を結んでおくと抜去時にガーゼの遺残の心配がなく便利である．ただし，下大静脈の圧迫により心臓への還流血液を減らしたり，横隔膜を挙上させ気道内圧を上昇させるなどの合併症があるので施行時には注意を要する．パッキングが成功すればさらなる止血の手技は不要である（「2章–C2．ダメージコントロール」の稿の図3，p.128参照）．

2）電気焼却，凝固

肝表面に近い局所の出血には，電気焼却やアルゴンビーム凝固，高周波凝固などが用いられる．

3）止血剤

局所の止血剤には，フィブリン製剤，トロンビン，コラーゲン・ゲル調合剤などを適宜使用する．

4）肝縫合術，局所止血

比較的大きな裂創に対しては，大きな鈍針もしくは直針のついた1-0など太めの吸収糸で，大きく水平マットレス縫合する．肝組織が脆い場合はプレジェットを用いて3-0吸収糸で同様に縫合する（図11）．肝表面だけをかけて結紮しても肝内部の出血は止まらない．逆に大きくかけて結紮しても出血が止まりそうにない場合や穿通性肝損傷創の場合は，直視下に出血部位の同定ができれば出血部位の血管をクリップもしくは直接縫合止血の後，肝を縫合する（図12）．この場合，裂創をfinger fracture法（後述）などでやや開大して，視野を良くすることもあるが，鈍的外傷には推奨されない．

5）大網充填

裂創部の欠損が大きく，直接縫合しづらい場合は，裂創部に大網を引き込み，大網を充填した後，上記と同様に肝縫合する（図13）．マクロファージ作用など免疫学的な利点も報告されている．

6）バルーンタンポナーデ

肝外傷のなかでも，刺創や銃創などの貫通性外傷に有効である．貫通している創部に細長いバルーンを通して膨らませ，圧迫止血する原理である（図14）．チューブは，ペンローズドレーンの中にカテーテルを通して両端を縛った手製のものや，食道静脈瘤破裂のときに使用するSengstaken–Blakemoreチューブ（S–Bチューブ）などの市販のチューブを用いる．

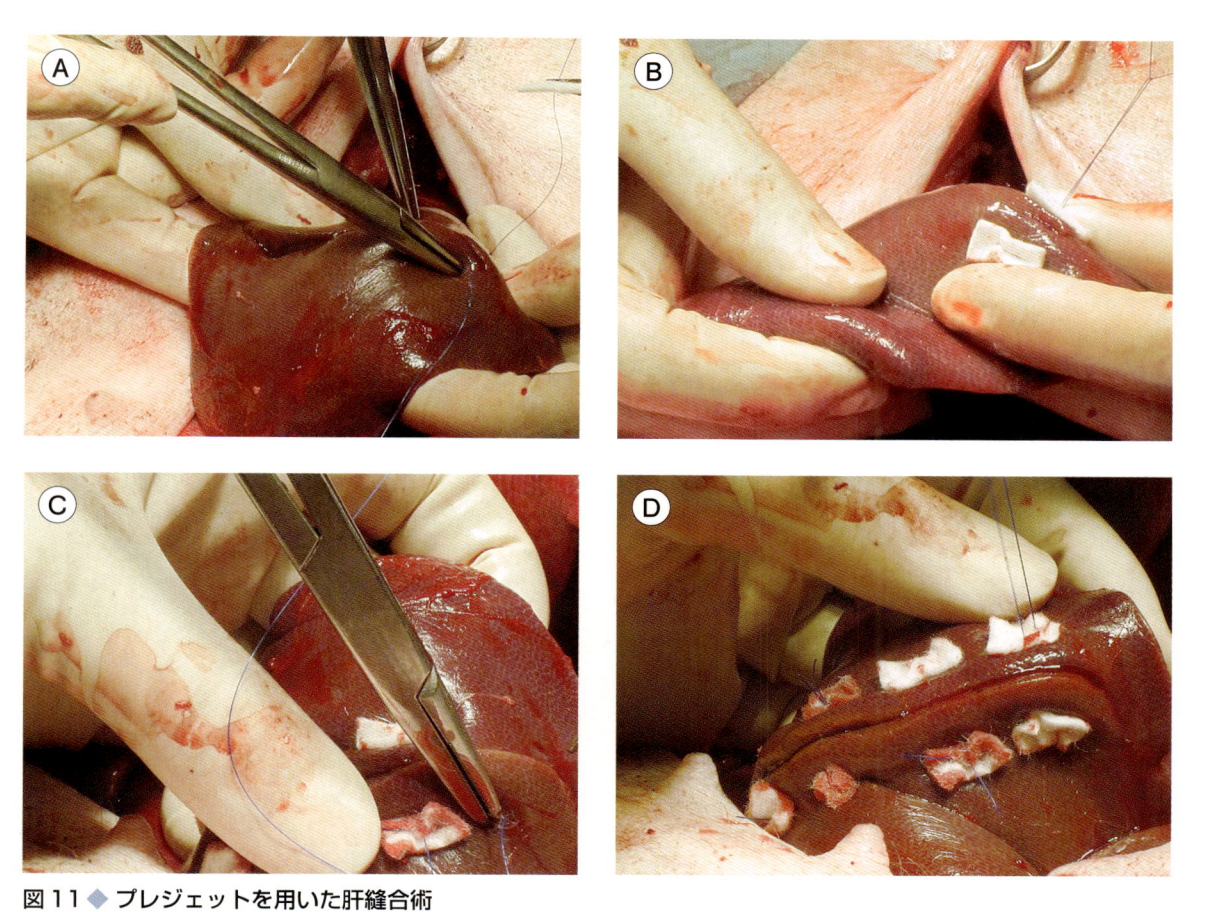

図11 ◆ プレジェットを用いた肝縫合術
A）肝縫合術開始，B）プレジェットを使用，C）水平マットレス縫合，D）肝縫合術終了

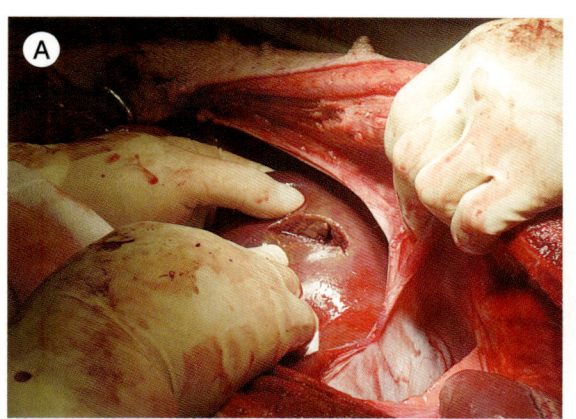

図12 ◆ 刺創に対するクリップによる止血
A）直視下に出血部位を同定，B）出血している血管にクリップをかける

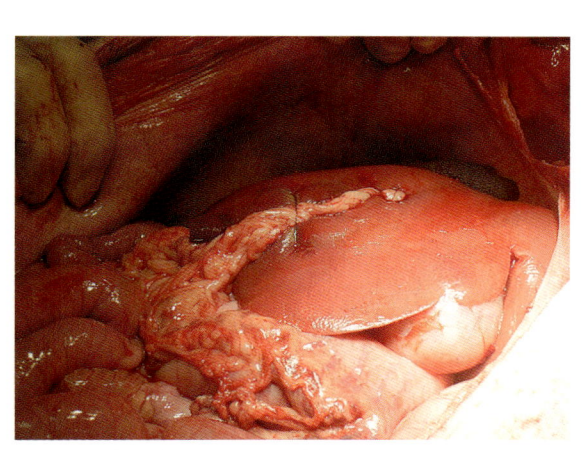

図13 ◆ 大網充填による肝縫合術

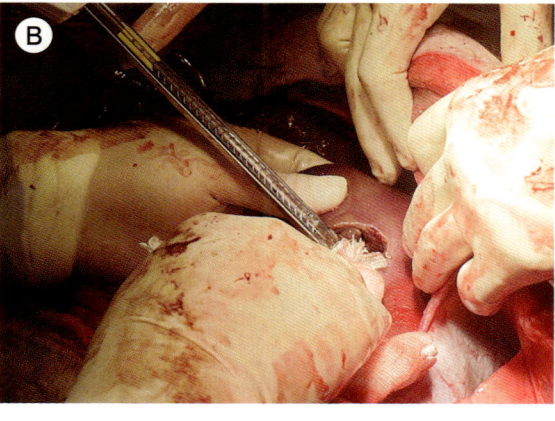

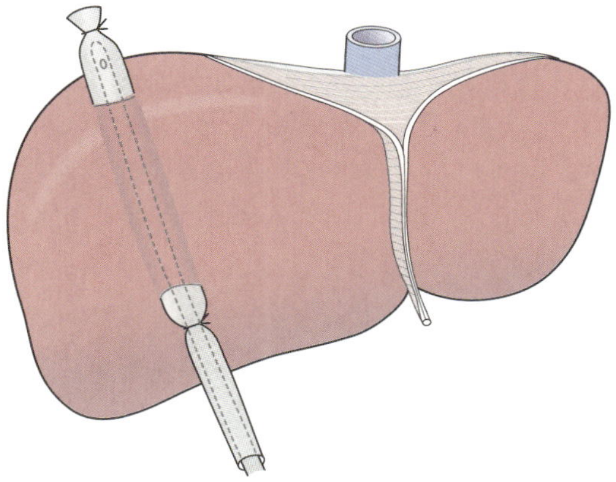

図14 ◆ 貫通性外傷に対するバルーンタンポナーデ

2-C 腹部

7）肝動脈結紮

　　肝動脈が終末血管かどうかは議論のあるところであり，また肝機能障害など合併症の問題もあるが，肝外傷の動脈性出血に対して，肝動脈の結紮は有効な手技である．肝十二指腸靱帯を剥離し，動脈を結紮するが，前述した肝動脈の変異，解剖学的な走行異常と側副血行路を理解しておかないと，有効な止血が得られない場合があるので注意を要する．もちろん肝動脈は術後にIVRの手技を用いて，選択的に塞栓することも可能である．

5. 肝切除

1）Resectional debridement

　　開腹後の検索で，肝の区域もしくはその一部が挫滅され，ほぼちぎれてしまっている場合などは，その破裂面を利用し，挫滅し遊離している肝組織を切除し，止血を得る場合がある．切除の方法としては，**手術時間を短縮し止血を急ぐ意味から finger fracture 法**がよく用いられる．これは切離する肝組織を親指と人差し指で優しく圧挫し，残った血管などの索状物を結紮もしくはクリップして肝の切離を進める手法である．指ではなくペアンもしくはケリー鉗子を圧挫に用いる術者もいる（図15）．CUSA（cavitron ultrasonic surgical aspiration system，超音波外科用吸引装置）などの器具の準備が不要ですぐに肝切離にかかれる利点がある．また，切離する肝組織が薄い場合には finger fracture 法以外に，自動縫合器を用いて肝を切離する方法を考慮してもよい．肝静脈が損傷している場合は，まずは損傷部を指で圧迫し一時的止血を得る．肝静脈の処理は，肝切離面から切離中もしくは切離後に施行することが多い．

　　Resectional debridement は比較的容易な術式ではあるが，挫滅組織が残存するため術後に後出血や胆汁漏などの合併症がよくみられる．適切なドレナージが必須であり，横隔膜下，肝下面，肝切離面などに挿入される．ドレナージは感染の観点から閉鎖式ドレーンが推奨される．

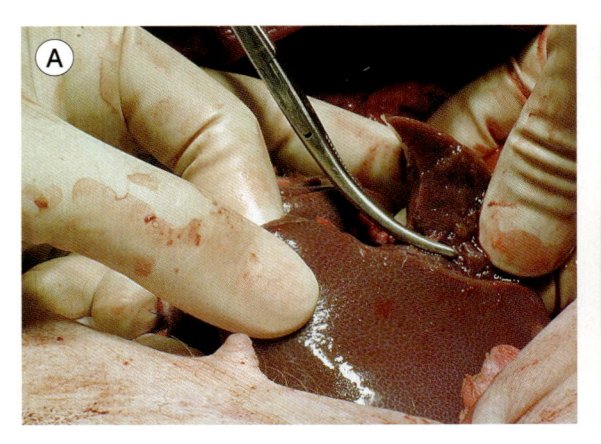

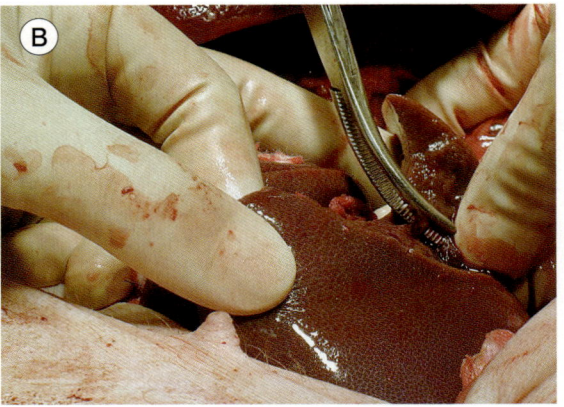

図15 ◆ Finger fracture法（ペアン鉗子による）
A）肝組織をペアン鉗子で圧挫．B）残った索状物は結紮もしくはクリップをかける

2）定型的肝切除

　　外傷での定型的肝切除では手術時間を極力短縮する意味で，葉切除（右葉切除，左葉切除）または区域切除（特に外側区域切除）を選択することが多い．定型的肝切除は確実な血管・胆管処理ができる点では理想的な術式で，施設によっては症例を限定して施行しているところもある．しかし，定型的肝切除が必要となるほどの重度肝外傷では全身状態が不安定な場合が多く，**通常，一期的な肝切除には十分な考慮が必要であり**，逆にパッキングなどでまずは止血を図り，全身状態の安定を待って後日二期的に阻血に陥った区域を定型的に切除することはよく行われる戦略である．

6. 血流制御，血流遮断

1）大動脈遮断（術前）

　　この手技は開腹後に行うこともあるが，**開腹に先立ち大動脈へのアプローチを準備しておくことが救命につながる**．肝外傷による腹腔内出血では，急速輸液・輸血をしてもショック状態の場合，開腹時に急激に腹腔内圧が下がりタンポナーデ効果がなくなって循環不全から心停止に陥ることがある．このため開腹時に下行大動脈を遮断できるようにする必要があり，アプローチの方法としては，遮断バルーンを使用する方法（大腿動脈より経皮的に挿入）と，開胸して横隔膜直上で遮断する方法（左第五肋間開胸）がある．もちろん開腹後も状況に応じて遮断と解除をくり返す．

2）下大静脈遮断

　　肝外傷での下大静脈遮断は，近位は横隔膜直上（suprahepatic），遠位は腎静脈の頭側（suprarenal）で下大静脈を剥離し，クランプする．この手技は肝の血流制御が必要な肝後面下大静脈損傷など複雑な血管損傷のときに，肝門部脈管遮断（Pringle法），大動脈遮断とともに用いることが多いが，急激な血流遮断による心停止の可能性も高い．

3）シャント

　　シャントによる血流制御はさまざまな形式が考案されているが，現実的に施行されている例は少ない．あえて挙げれば，右房下大静脈シャントが最もなじみ易いシャントであろう．9 mmの気管挿管チューブに側孔をつけ，右心耳よりタバコ縫合をかけて挿入する．先端は肝後面を超えて肝下部下大静脈まで挿入しカフを膨らます．もしくは，太い胸腔ドレナージ用チューブを同様に挿入し，下大静脈を腎静脈と横隔膜のそれぞれ直上でテープを用い締める（図16）．右心耳より外に出ているもう一方の先端はクランプしておく．下大静脈の血液はチューブの中を通過し，側孔より右房に流入する．肝門部脈管遮断（Pringle法）を併用する．手技的にも慣れないと難しいが，何よりも導入する決断，タイミングが難しく，大量輸血となる以前の決断が必要である．

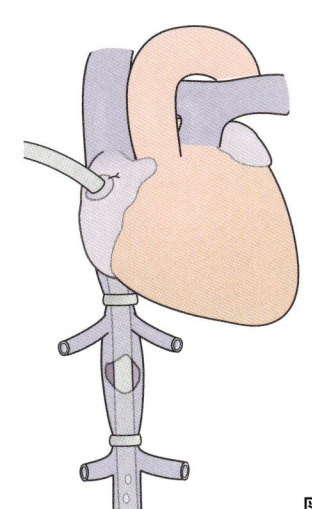

図16 ◆ 右房下大静脈シャント

4　IVRのコツとポイント

　　IVRのコツはしっかりと適応を判断することにある．前述したように循環動態が安定している場合で，FASTで腹腔内出血が検出された場合は，腹部造影CT検査を施行して肝の損傷とその損傷形態を確認し，**肝破裂部の動脈性出血が疑われればTAEを施行**する．ただし，IVRを施行する環境は各施設で異なり，IVR中でもすぐに手術室に入室できるところもあれば，逆にIVRを施行するのに時間がかかる施設もあり，したがってIVRの適応は各施設で微妙に違うのが現状である．また，循環動態が不安定な症例でまず開腹してパッキングを行った場合に，圧迫で止血が十分得られず術後も出血が持続する症例があり，この場合手術に続けてTAEを施行する場合がある．

5 周術期管理のポイント

1. 術後の集中治療管理

　　術後管理のポイントは何といってもまずは循環動態の安定化，末梢循環不全の改善である．そしてそれと並行してアシドーシス，低体温，凝固異常の補正を行い，ダメージコントロール手術施行例では全身状態を改善させたうえで再手術を行う．パッキングを施行した場合の再手術のタイミングは，ARDS（acute respiratory distress syndrome，急性呼吸促迫症候群）や敗血症の発症を考慮すると24～48時間，最大で3日以内が望ましい．

2. 合併症とその対策

- 再出血：凝固異常が原因となることもある．通常は再手術を施行するが，血行動態が落ち着いていればIVRによるTAEも考慮する．
- 胆汁漏：ドレーンから1日50 mL以上の胆汁が14日以上流出する場合をいう．可能であればERCPを施行し，主な胆管の損傷があれば手術を考慮するが，多くは直接の修復は困難で，瘻孔化を待つ場合が多い．
- 胆汁腫（biloma）：腹腔内に胆汁が多量に貯留した場合には，まず経皮的にドレナージを施行し，その後の管理は胆汁漏と同様である．
- 腹腔内膿瘍：穿通性外傷の場合に頻度が高い．可能であればまずは経皮的にドレナージを施行するが，再開腹手術が必要となる場合も多い．
- 消化管出血：通常のストレス潰瘍以外に，胆管が血管と交通した結果としての血性胆汁が原因となることもあり，その場合は右上腹部痛や黄疸などの症状を伴う．血性胆汁の場合は，IVRによるTAEが有効である．
- 肝動脈－門脈シャント：稀だが，一旦起きると門脈圧亢進症を引き起こし，食道静脈瘤破裂などの危険が出現する．IVRによるTAEが有効である．

6 長期的な注意点

　　初期診療の段階で循環動態が安定しているなど，手術適応がないと判断された肝外傷症例は，その保存経過中に再出血や感染などの合併症を引き起こしてくることがあり，経過観察には注意が必要である．その原因としては，仮性動脈瘤破裂などの出血もあるが，日本外傷学会の肝損傷分類[5]でⅠ型のような被膜下損傷の形態の場合に，血腫が増大もしくは血腫に感染が起こる可能性を考えておかねばならない．

　　手術後の肝外傷症例では，本稿の「5-2．合併症とその対策」で挙げた合併症のフォローが長期にわたる場合があり，特に難治性の胆汁瘻では適切な瘻孔管理とENBD（endoscopic naso-bilialy drainage）などで根気よく治療することが求められる．

●文献

1) 高安賢一，森山紀之，村松幸男，他：臨床放射線学的，肝内門脈の脈管構築の検討とその有用性について－経皮経肝的門脈造影法を用いた肝内門脈の分岐次数及び亜区域枝の新しい命名－．日消誌，81（1）：56-65，1984
2) 神谷順一，二村雄次，早川直和，他：亜区域枝から考える－胆道外科の立場から－．胆と膵，15（1）：51-56，1994
3) 「Couinaud肝臓の外科解剖」（クロード・クイノー/著，二村雄次/訳），医学書院，1996
4) 「改訂第3版　外傷初期診療ガイドラインJATEC」（日本外傷学会・日本救急医学会/監，外傷初期診療ガイドライン第3版編集委員会/編），へるす出版，2008
5) 日本外傷学会臓器損傷分類委員会：肝損傷分類2008（日本外傷学会）．日外傷会誌，22：457，2008

2章 外傷ごとの戦略と手術手技
C. 腹部

4. 膵損傷

栗栖 茂

日本外傷学会 膵損傷分類2008[1] Ⅲb型，すなわち主膵管損傷を伴う膵損傷に対する膵切除を中心に述べる．Ⅲb型に対しては膵切除が最も確実であり，膵体尾部損傷では膵体尾部切除（DP）が基本となる．膵頭部損傷に対しては膵頭十二指腸切除（PD）が必要な場合もあり，状況に応じて種々の選択肢を検討する必要がある．

1 診断と戦略

膵単独損傷は症状が軽微で二次救急施設受診となることも多い．ハンドル外傷など上腹部に強い鈍的外力が加わった症例では膵損傷の可能性を常に念頭に置くことが重要である．受傷直後には血清アミラーゼ値が正常範囲のことも多いが，半日ほどの経過観察で徐々に腹膜刺激症状とアミラーゼ上昇が出現してくる．

CTによる膵体部完全離断の診断は一般に比較的容易である．しかし膵頭部損傷の場合，膵損傷の治療方針決定に際して最も重要なポイントである**主膵管損傷**の有無に関してCTでは直接的情報は得られないことが多い．超音波検査は周囲血腫や腹腔内出血など間接的所見を得るうえでの有用性がある．

内視鏡的逆行性膵管造影（endoscopic retrograde pancreatography：ERP）は主膵管損傷の有無と程度に関して決定的な診断情報を提供する[2)～6)]．主膵管損傷の正確な診断に基づいて適切な術式を選択するためには可能な限り術前ERPを施行することが望ましい．可能であれば静止画だけでなく動画記録が一層有用である[4)]（動画①）．全身状態が重篤な症例でない限り胆膵系内視鏡の技術を有する内視鏡医であれば術前ERPは数分以内で容易かつ安全に施行できる．症例によっては内視鏡的ステントによって手術を回避できる場合もあり[7)～9) 10)]，手術症例においても術前ステント留置が有用な場合がある[6) 8)]．すなわちERPは診断・治療両面においてきわめて有用である．

ことに膵頭部損傷で膵頭十二指腸切除（pancreatoduodenectomy：PD）を施行すべきか否かの判断に迫られる症例において，術前ERPの診断情報は術式選択に決定的な意義を有する．ただし明らかな体尾部断裂例で，ERP所見による術式変更の可能性もステント治療の可能性もない場合にはERPを施行する合理性はない．

磁気共鳴胆管膵管撮影（MRCP）はセクレチン負荷によって急性期の主膵管損傷診断にも有用との報告がある[10)]．所用時間を危惧する意見もあるが，一般的なsingle shot法は秒単位で撮像可能である．超音波内視鏡診断の試みもあるがERPほど確実な情報は得られない．

2 手術のタイミング

Ⅲb型膵損傷の診断が得られた場合には原則として緊急手術の適応である．non-responderでCT撮影なしでの開腹が必要となる場合もあるが，全身状態が安定している症例ではCT（および症例によりERP）でⅢb型膵損傷と診断された時点ですみやかに手術を施行する．時間が経過し外傷性膵炎が進行すると手術が著しく困難になる．ERP後ステント留置を含めてnon operative management（NOM）を選択した場合には，NOM不成功の場合の手術リスク増加を十分に念頭に置き，手術のタイミングを逸しないよう厳重な経過観察が必要である[11)]．

3 手術手技

1. 開腹と腹腔内検索

腹部正中切開が基本となる．必要に応じて創の延長，横切開等の追加，開胸の追加などが適宜可能となるよう準備をしておく．開腹後はまず止血が優先され，常に患者の全身状態に注意を払い，場合によっては可及的な止血とドレナージのみにとどめて damage control surgery（DCS）を考慮する[12)13)]．

膵に対しては網嚢を開いて膵前面に達するとともに Kocher 授動術で膵頭部を十分に授動し，視診・触診で膵損傷と，他臓器の合併損傷の有無を十分に検索する（動画②～⑤）．

2. 主膵管損傷の評価と術式の決定

日本外傷学会膵損傷分類 2008 Ⅰ型（被膜下損傷）は保存的治療が可能である．主膵管損傷を伴わない損傷，すなわちⅡ型（表在性損傷）Ⅲa型（主膵管損傷を伴わない単純深在性損傷）に対してはドレナージと膵縫合でよい（図1）．損傷部をデブリードマンして健常部で結節縫合を行い，分枝膵管からの膵液漏出に対して確実なドレナージ効果が得られるよう適切な部位にドレーンを留置することがきわめて重要である．

Ⅲb型（主膵管損傷を伴う複雑深在性損傷）は原則として膵切除，膵再建などの適応となる．術前 ERP が施行され，あるいは術中所見で主膵管損傷が明らかな症例の場合にはⅢb型として術式を決定すればよいが，術前 ERP が施行されていない症例では主膵管損傷の有無を的確に判断することが必ずしも容易でない場合がある．このような場合，実質損傷の深さ，膵液漏出による膵周囲脂肪壊死斑の状況などから主膵管損傷の有無を推定する[14)]．術中所見でⅢb型損傷を否定できず術式選択に迷った場合，体尾部損傷であれば，あえて膵体尾部切除（distal pancreatectomy：DP）を施行して差し支えない．たとえ結果的に不必要手術となった場合でも DP であれば侵襲も小さく，Ⅲb型損傷を見逃した場合のリスクに比較すると許容可能である（図2）．ただし頭部損傷の場合，手術難度が高く侵襲の大きな PD を安易に施行することはできない．可能であれば術中 ERP による主膵管造影を施行することが望ましい．術中 ERP は術前 ERP に比して難度が高いが得られる情報の価値は決定的であり，全身状態が許すならば術中 ERP を施行する利益は大きい（動画⑥）．十二指腸切開による術中膵管造影は術中 ERP に比べて困難性と合併症の面から推奨できない．

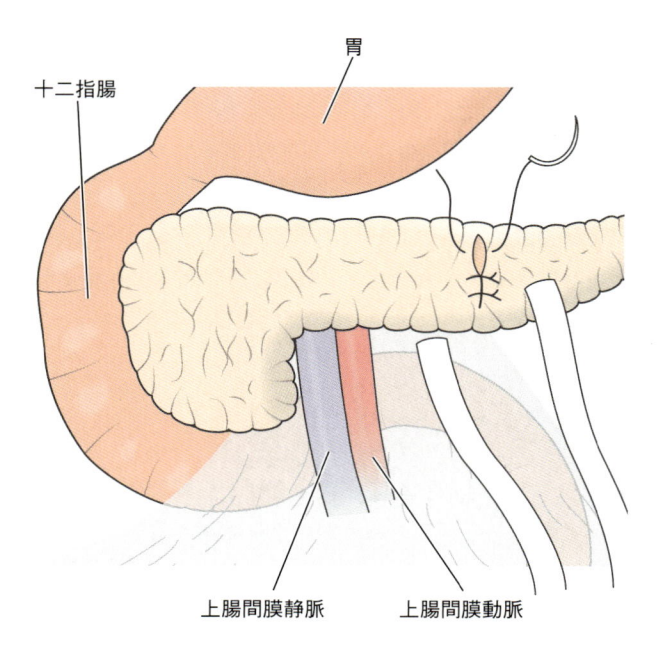

図1 ◆ Ⅱ型Ⅲa型損傷に対する実質縫合と縫合終了後に挿入するドレナージ

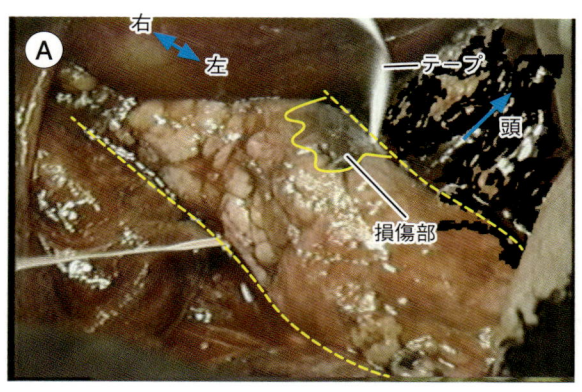

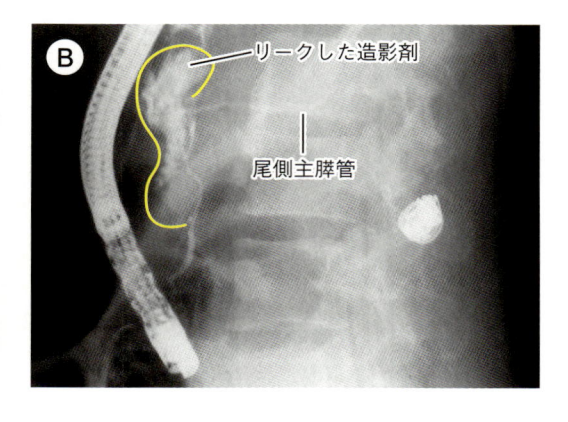

図2◆ 膵液瘻を生じたⅢb（Pb）型損傷症例
A）実質損傷が軽微と判断し，ドレナージのみにとどめたところ大量の膵液瘻に難渋した．黄色の点線：膵の辺縁を示す
B）同症例のERP．主膵管側壁損傷．現在であればステント＋ドレナージの適応（多発外傷のため側臥位ERP）

3. 膵体尾部Ⅲb型損傷の手術

手術術式として以下の選択肢がある．

1．DP
2．脾温存DP（脾動静脈温存，脾動脈温存，Warshaw法）
3．膵体尾部消化管吻合（Letton & Wilson法，Bracey法，Jones & Shires法）
4．膵再建（Martin法）

1）膵体尾部切除（DP）

待期的DPや脾摘の場合と同様に脾結腸間膜，胃脾間膜を処理し，脾臓外側の腹膜を切離して脾臓を脱転する．間膜の処理に際しては，最新のエネルギーデバイス，すなわち超音波凝固切開装置（Harmonic Scalpel®など），LigaSure™（p.157，図6参照），BiClamp®などやクリップを活用することによって，深部でも安全かつ迅速な手術操作が可能となる．必要に応じて腹部横切開を追加するなどして良好な視野の確保に努め，必要に応じて脾門部または膵尾部を血管鉗子でクランプ，または収束結紮して出血をコントロールする．

膵頭側断端は挫滅部をデブリードマンし，可及的に健常部で手縫いまたは縫合器を用いて閉鎖する（図3）．手縫いによる断端閉鎖の方が断端縫合不全の危険性が低いので手縫いによる閉鎖を中心に述べる．

膵実質切離に際しての注意点は2点ある．主膵管を確実に同定し結紮すること，膵実質を無理なく縫合閉鎖できるように膵実質切離面の方向に留意することである．理想的には魚口形に切離する．断端が凸形になると実質閉鎖時に無理な力がかかり，膵実質が裂けて縫合不全の原因となる（図4）．

膵切離にあたっては，小児用腸鉗子，血管鉗子などをかけて出血を抑えつつメスまたは超音波凝固切開装置を用いて実質を切離し，主膵管の近くと思われる部分ではメスを用い，ときには刃の対側で実質を少しずつ削ぐようにして主膵管を求める．この際注意していても凸形の切離面となりがちであるので十分に注意を要する．断面からの出血はバイポーラ電気メスや縫合結紮で止血するが主膵管を損傷しないよう十分注意する．術前ERP施行例の場合には膵管ステントを留置しておくと主膵管の同定が容易である．

主膵管を確実に結紮し（可能なら二重結紮），ついで膵実質を結節縫合で閉鎖する．以前は無傷針付き4-0絹糸を用いていたが現在では4-0 PDSⅡ糸を用いている．結紮糸は決して膵実質を裂かないよう，また緩まないよう注意して結紮する．周囲の膵被膜，後腹膜，結腸間膜など利用できそうな組織は可及的に温存して断端の被覆・補強に利用する．大網を用いて断端を被覆する場合もある．

末梢部小範囲のDPでは主膵管が同定できない場合があり，例外的に主膵管結紮を諦めることがあるが，このような症例では断端縫合不全を生じるリスクは低い．

膵実質が薄い場合には縫合器による閉鎖も可能である．この際にも主膵管は結紮すべきであるが縫合器使用時の主膵管結紮は容易でない．自動縫合器は決して一気に閉鎖せず，比較的緩徐に閉鎖が可能なタイプを用いて徐々に断端を閉鎖しステープリングする（動画②）．手術時間などの関係で縫合器だけで断端処

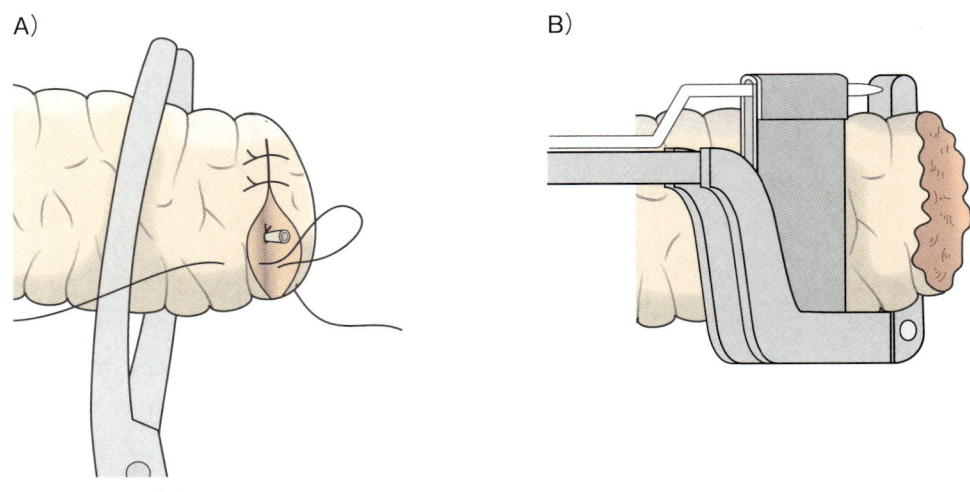

図3◆膵体尾部切除
A）手縫いによる膵断端処理，B）自動縫合器による切断

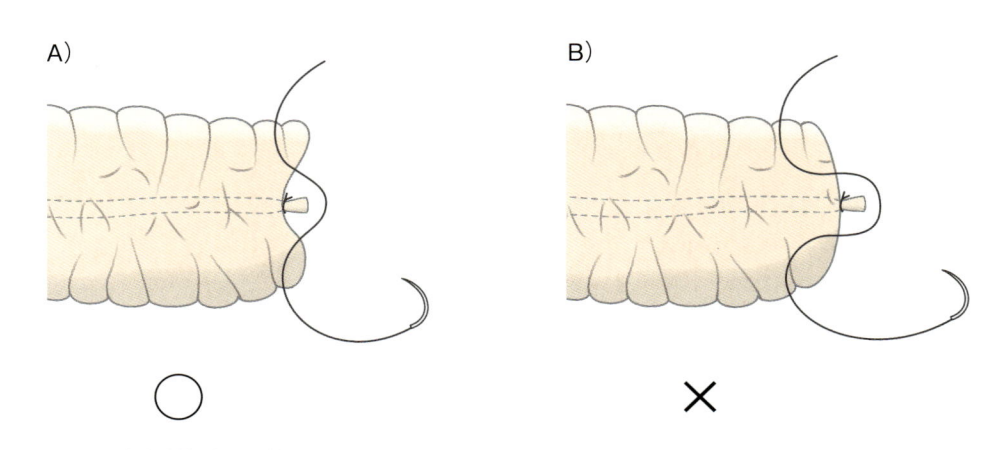

図4◆膵実質切離の形状
A）膵断端が魚口形であれば無理なく閉鎖できる，B）断端が凸型になると縫合糸結紮時に実質が裂ける

理を行う場合もあり得る．DP術後に膵液瘻を生じる可能性があるが，内視鏡的膵管ステントによる対処が可能である．

2）脾臓温存DP

脾摘後敗血症防止の目的で，可能な限り脾臓は温存することが望ましい．ことに小児の場合には脾臓温存の努力を払う．脾臓温存の術式には以下の3種類がある．

①脾動静脈温存
②脾動脈のみ温存
③脾動静脈切離短胃動静脈温存（Warshaw法）[15]

①脾動静脈温存（図5）

脾動静脈を温存して膵体尾部との間の多数の動静脈枝を切離するが，古典的な方法でこれらの小血管を処理することは非常に煩雑である．ことに脾静脈は多くの場合膵実質に埋もれるような形で走行しており，血管壁も菲薄なため剥離がきわめて困難で，脾静脈本幹を損傷し，あるいは狭窄を生じる場合が少なくない．脾静脈本幹からの出血に対しては十分に圧迫止血した後に小さくプロリン糸をかけることが脾静脈狭窄を生じないコツであるとされる[16]．

脾動静脈の剥離に際してはぜひとも最新のエネルギーデバイスを活用すべきである．先にも述べた超音波凝固切開装置，ベッセルシーリングシステムなどを用いると比較的安全に剥離を行い得る．これらは迅速確実な止血が要求される外傷手術において特に有用である．外傷外科医がこれら最新の手術用機器の使用に習熟することは，外傷手術のスピードと安全性向上に多大に寄与するものと考える（図6）．

図中ラベル：腹腔動脈、脾動脈、脾臓、脾静脈、門脈（上腸間膜静脈）

図5 ◆ 脾動静脈温存DP

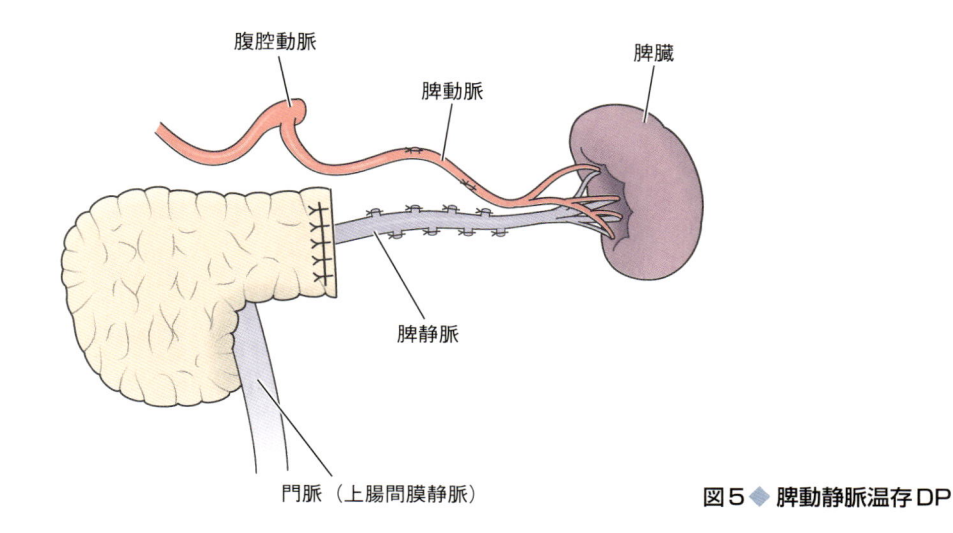

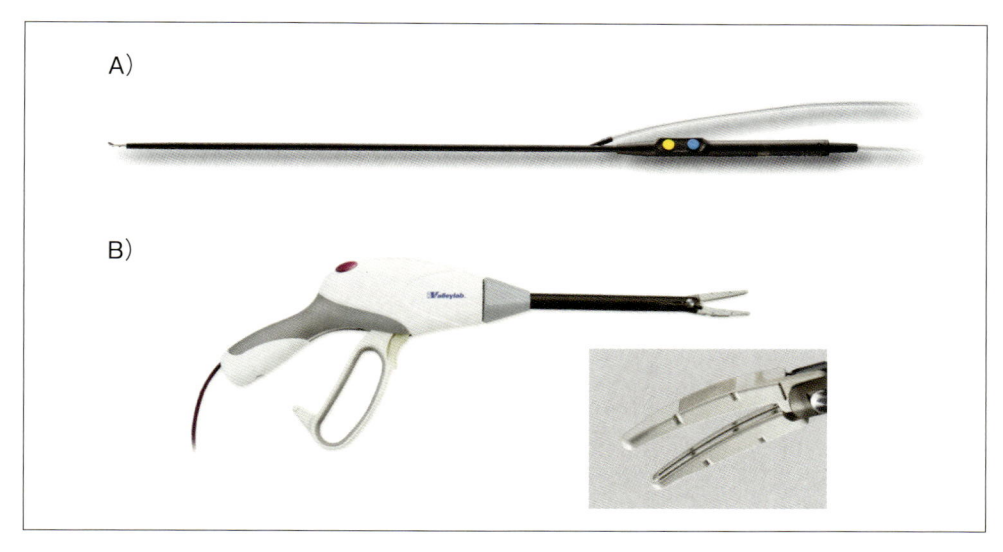

図6 ◆ 最新の手術用機器の例
A) IO電極®（ERBE社）．VIO®ソフト凝固モードで実質臓器，血管側壁からの出血を強力に止血
B) LigaSure®（コヴィディエン ジャパン株式会社）．血管のシーリング，切離に用い，ほとんど血管結紮の必要がない

②脾動脈のみ温存

　脾静脈の剥離が困難な場合，脾動脈のみを温存して脾静脈は膵体尾部とともに切除しても一応差し支えない．ただしあくまで非常手段と考えるべきで，短胃静脈系を確実に温存することは必須である．脾静脈中枢側は可能であれば下腸間膜静脈合流部を温存して末梢側で切離する方が望ましい．

③Warshaw法

　脾動静脈は切離し，短胃動静脈からの血行のみを残す術式である．脾動静脈温存に比べて術式が単純であるため，外傷に対する脾温存DPに好んで用いられる[14]．脾門部における脾動静脈と短胃動静脈の解剖は単純でないことも多いので，目的とする短胃血管系を確実に温存することが必要である（図7）．

3）膵体尾部消化管吻合

　膵体尾部温存の目的で膵体尾部を消化管と吻合して温存する術式としては，次の3種類がある．

　① Letton & Wilson法（膵体尾部空腸Roux-Y吻合）[17]
　② Bracey法（膵体尾部胃吻合）[18]
　③ Jones & Shires法（膵頭部および膵体尾部空腸Roux-Y吻合）[19]

① Letton & Wilson法（図8）

　膵体尾部温存術式としては最も普遍的に行われている．しかし縫合不全など術後合併症の頻度が高いと

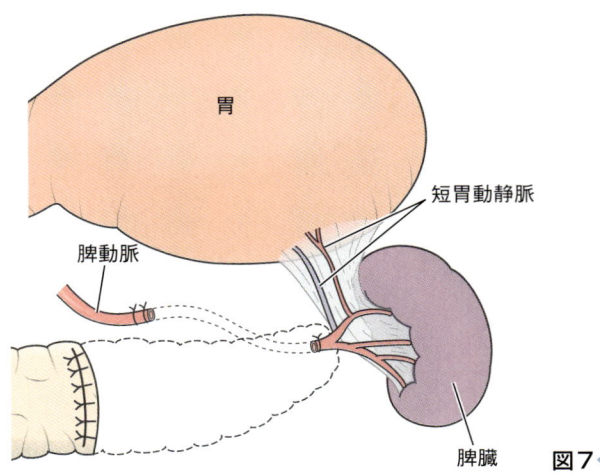

図7 ◆ Warshaw法

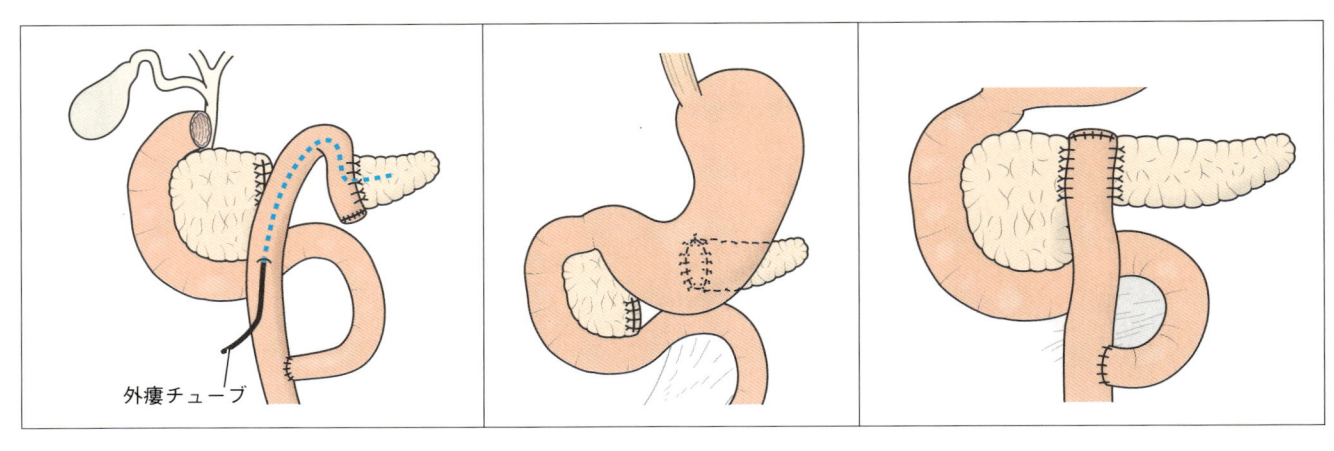

図8 ◆ Letton & Wilson法（変法）　　図9 ◆ Bracey法　　図10 ◆ Jones & Shires法

の批判もある．全身状態が安定しており，残存膵頭部が小さく，術者が膵腸吻合の経験豊富という条件がそろった場合にのみ選択肢とすべきであろう．本術式のポイントとなる膵空腸吻合の手技については膵頭十二指腸切除の項目で詳述する．

② Bracey法（図9）

膵体尾部を膵胃吻合によって再建する方法であり，空腸脚作成の必要がなく簡便である．膵胃吻合に慣れている場合には選択肢としてよい．

③ Jones & Shires法（図10）

膵空腸吻合が2カ所となる不利があり現実にはほとんど行われることのない術式と考えられる．ただし残存膵が小さく通常の方法での頭側膵断端閉鎖が困難な場合，膵断端に対する空腸漿膜パッチあるいは吻合による処理という意味で有用性が期待できる可能性がある．

4）膵再建，主膵管縫合

Martin[20]や北野ら[21][22]によって報告された膵主膵管再建術は理論的には最も優れた術式である（図11）．膵体部離断例では試みてよいと思われるが，主膵管狭窄や膵液瘻の合併症も報告されており，膵手術の熟練者のみに許される術式であろう．膵の十分な授動と挫滅部のデブリードマン，適切なステント留置がポイントである．北野らはアトムチューブをロストステントとして用いる方法を報告しており（動画②），十二指腸切開による外瘻を置くMartinの方法よりも優れていると考えられる．現在では内視鏡用膵管ステントの利用や，術前にステントや経鼻膵管ドレナージ（ENPD）を留置して膵を再建する方法も選択可能であろう．

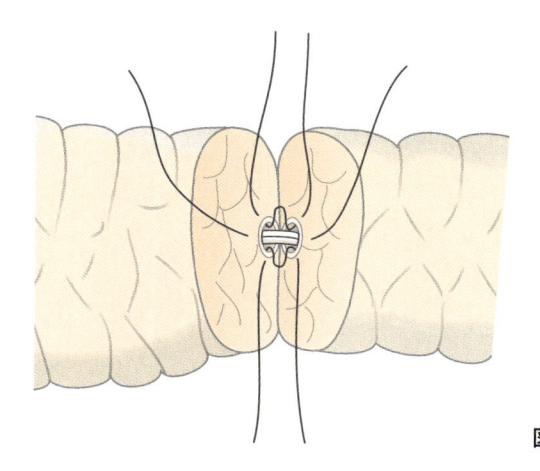

図11 ◆ 主膵管再建膵縫合術

4. 膵頭部Ⅲb型損傷の手術

1）DP，Letton & Wilson法，Bracey法，Jones & Shires法

　　膵頭体部境界は規約では上腸間膜静脈左縁とされるが，断裂部が上腸間膜静脈右縁付近までの症例ではDPなどを施行し得る場合も多い．しかし頭側膵断端が上腸間膜静脈右縁より膵頭になると安全に膵断端を閉鎖することが困難となってくる．図12A，Bは膵頭部温存の限界と考えられる症例のCT，ERP，手術所見を示す．本例はLetton & Wilson法を施行し膵液瘻を生じることなく順調に経過したが，頭側膵断端閉鎖が困難な場合にはコンドームなどを縫着してドレナージする方法も報告されている[23]．

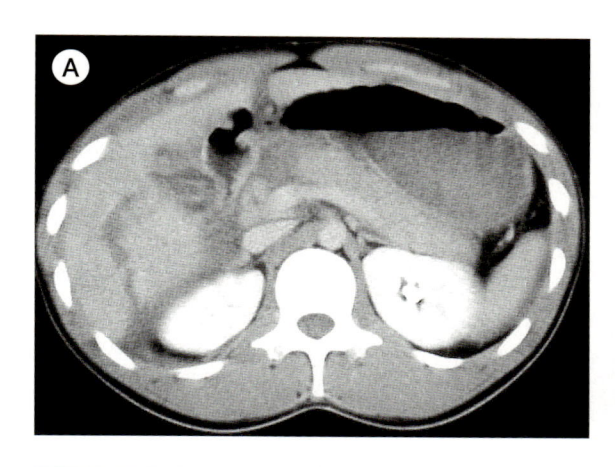

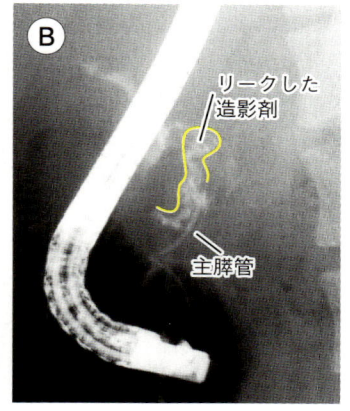

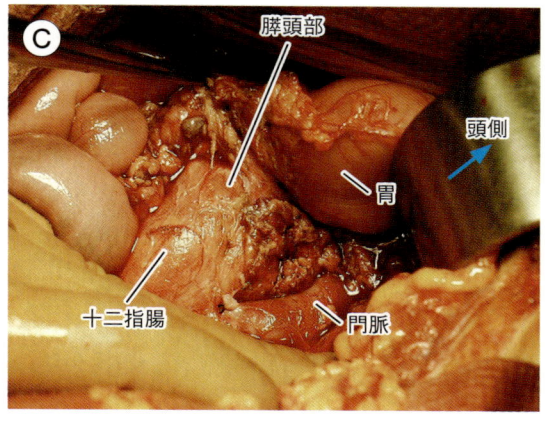

図12 ◆ 膵頭部温存の限界と考えられる症例
A）CT，B）ERP，C）術中
Letton&Wilson法を施行し，膵液瘻を生じることなく順調に経過した

2）膵頭十二指腸切除（PD）

◆ PDの適応

　　高度の膵頭部挫滅によって明らかにPD以外に修復の方法がない症例であればPDの適応判断に迷うことはない．しかし膵頭部温存可能かPDが必要かの判断が微妙な症例も存在する（図13A，B）．このような

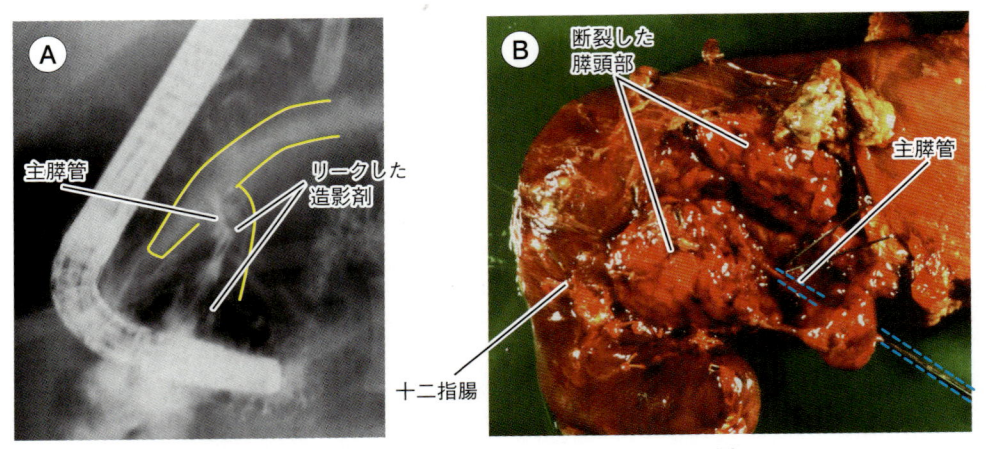

図13 ◆ PDを施行すべきか膵頭部温存可能かの判断が難しかった症例
A) ERP. B) 切除標本. 青色の点線：主膵管に挿入したチューブ
ERPの静止画記録では主膵管側壁からの造影剤リークの状況が十分評価できなかった

症例では膵実質の損傷状況とともに乳頭近傍における主膵管側壁損傷の状況を正確に把握する必要があり，可能であればERPの静止画記録だけでなく動画記録を行う．

◆ PDの手術手技のポイント

〔動画④，ただし膵管チューブ嵌入（トータルドレナージ）法〕

① 膵切離と膵頭部切除

疾病に対するPDでは門脈・上腸間膜静脈のトンネリングを行うが，PDが必要な外傷では膵頭部は挫滅粉砕して門脈が直視できる状態でありトンネリングは通常必要ない．また膵頭部と門脈の剥離も大部分すでに済んでいるような症例が多く膵頭部の剥離・切離は一般に比較的容易である．ただし上腸間膜動脈から起始する右肝動脈が門脈背面から肝十二指腸間膜右背側を走行する走行異常は意外に多いので損傷を避けるよう留意する．dynamic CTが撮影されている場合には術前に血管解剖を十分に把握しておくことが望ましい．

残存膵体尾部の挫滅部をデブリードマンし健常部で膵を切離する．門脈を保護したうえで尾側膵に小児用腸鉗子をかけ，主膵管から遠い部分では超音波凝固切開装置，主膵管に近い部分ではメスを用いて膵実質を少しずつ切離して主膵管を求める．正常膵の主膵管は直径2mm程度で，通常膵実質背側の門脈近くに存在する．注意して切離を行えば必ず発見できるので慎重に切離を進める．主膵管は膵断面から2～3mm程度残すように努める．

膵実質切離面は原則として膵実質に対して垂直になるように常に注意を払う．切離面の方向性を考えずに漫然と切離を進めて切離面が凸型あるいは前面側が短い斜めの切離面となると，膵空腸吻合を行う際に無用の緊張がかかって縫合不全の原因となるので十分に注意を払いつつ膵切離操作を行う（図14）．

膵頭部の切除にあたって注意すべき点は，膵鉤部と神経叢の剥離に際して神経叢を必要以上に切除しないこと，膵実質を絶対に残さないよう注意することである．誤って門脈背面に膵実質を残すと難治性の膿瘍を形成して致命的となることがある．

② 再建

再建術式には多数の選択肢があり[12)14)]，幽門輪温存PD（pylorus-preserving PD：PPPD）を推奨する報告が多いが，最も手馴れた術式で手堅く再建を行うのがよい．筆者はChild変法（PD-ⅡA）で再建しており長期経過における栄養状態も良好である（図15）．

再建において最もポイントとなるのは膵消化管吻合，ついで胆管空腸吻合である．膵胃吻合を勧める報告もあるが膵空腸吻合の方が一般的であり，待期的PDで膵胃吻合に慣れている場合のみ膵胃吻合を行えばよい．

膵空腸吻合の方法には，膵管空腸粘膜吻合，膵管チューブ嵌入（トータルドレナージ）法，膵嵌入法があるが，可能な限り外傷例においても膵管空腸粘膜吻合を施行すべきであると考える．以前筆者は正常膵

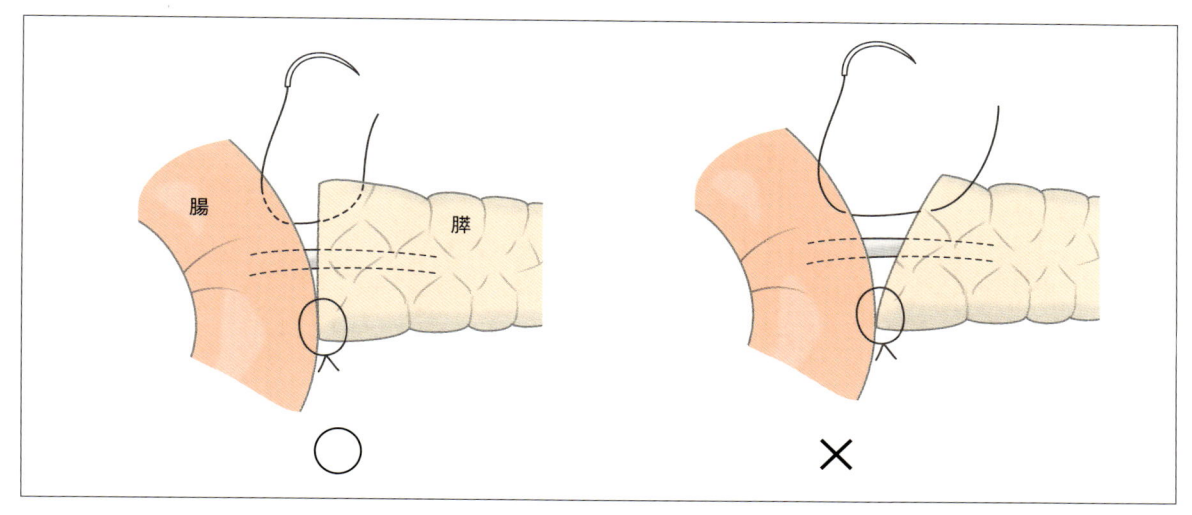

図14 ◆ 膵実質切離面の方向
膵断面が凸型や斜めになると腸壁と膵実質縫合に無用の緊張がかかり，縫合不全の原因となることがある

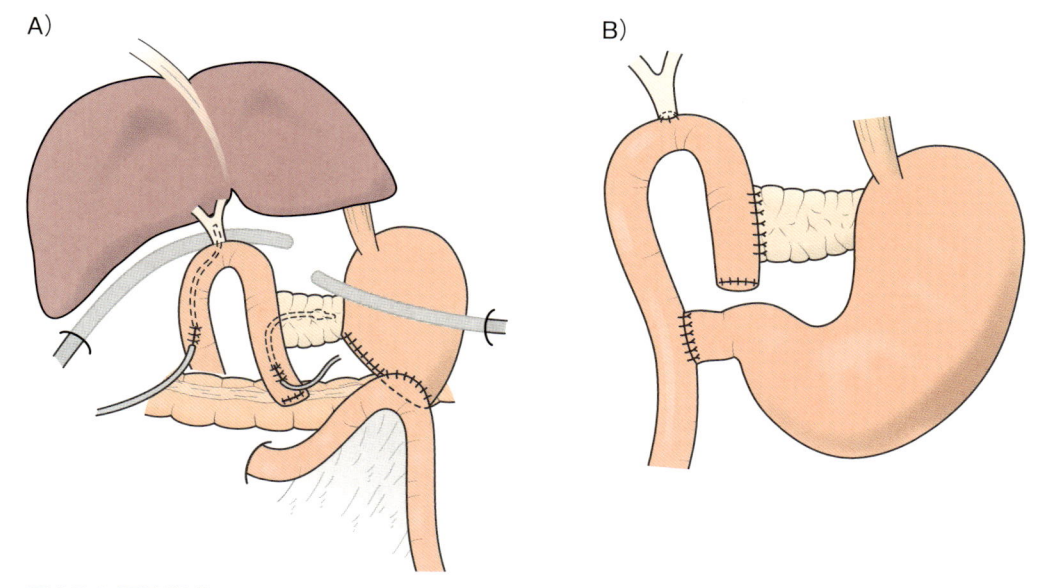

図15 ◆ 再建術式
A）我々の行っているChild変法による再建（PD-ⅡA），B）PPPDによる再建

管に対しては膵管チューブ嵌入法を行っていたが，術後膵管狭窄を生じる例があり，現在では原則として膵管空腸粘膜吻合を実施している．膵空腸吻合の手技に関してはきわめて多数の詳細な報告があるが[24)25)]，ここでは筆者の行っている吻合法の要点のみを述べる．

＜膵管空腸粘膜吻合の要点＞

空腸壁に数mm程度の漿膜切開をおき，6Fr節つき膵管チューブ後端の針を用いて空腸壁を穿破，チューブを空腸内腔を通して腸瘻造設予定部から再度腸外へ出しておく．まず4-0 PDSⅡ糸で膵実質後壁と空腸漿筋層を数針縫合する．この際のポイントは粘膜縫合なしでも主膵管とチューブ挿入部の空腸粘膜とが自然に密着するようになる位置を選んで膵実質を縫合することである．正常主膵管は非常に脆弱なため膵管吻合部に少しでも緊張がかかるような位置で漫然と膵実質を縫合した場合には主膵管が裂けて縫合不全必発となる（図16）．膵実質後壁中央の2針は主膵管に刺入しないよう間隔が開きすぎないよう注意する．膵実質縫合は前後壁に分けず膵を貫通して行う方法（柿田式）もあるが，日頃から術者が最も慣れている方法を適用するのがよい．

ついで膵管空腸粘膜吻合に移る．筆者は膵管吻合部近辺の実質縫合糸4本程度を結紮した段階で膵管空腸粘膜吻合に移ることが多いが，実質縫合糸の結紮前に膵管縫合糸をかけてもよい．ただし糸が絡まないよう注意を要する．膵管は周囲の実質を少し含めてまず後壁の腹側を0時とした場合の4時と8時の位置

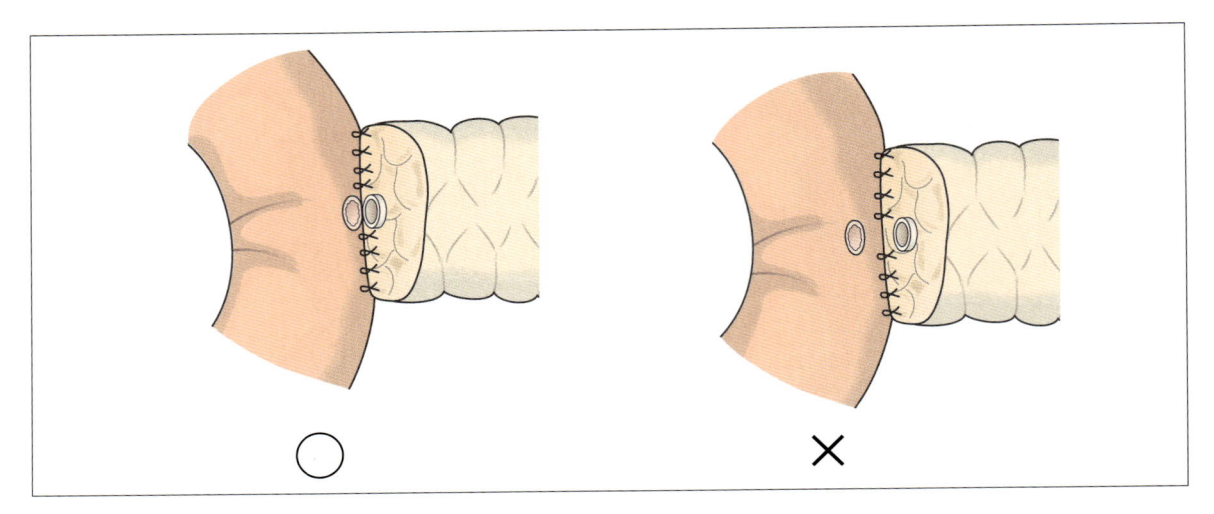

図16 ◆ 膵実質後壁の縫合部位
膵実質後壁縫合は膵管空腸粘膜吻合部が自然に寄るように十分留意する．離れた位置の膵管を無理に寄せると裂けて縫合不全必発となる（この図では膵管チューブを省略）

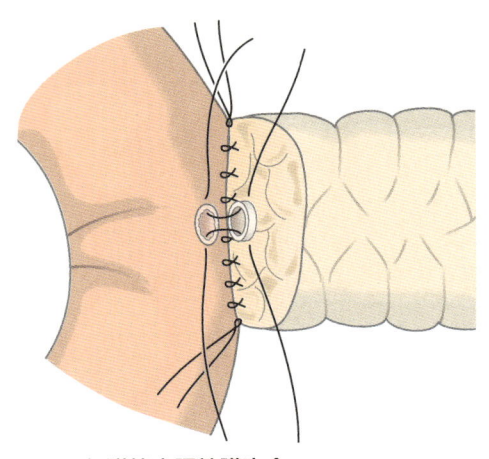

図17 ◆ 膵管空腸粘膜吻合
膵管は実質を少し含めて糸をかける．空腸側は漿膜を含めて縫合しても差しつかえない（この図では膵管チューブを省略）

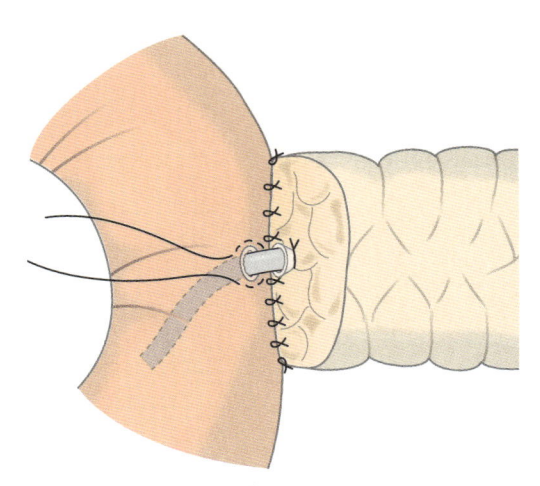

図18 ◆ 膵管チューブ嵌入（トータルドレナージ）法

に5-0 PDSⅡ糸をかけ，対応する部位の空腸粘膜と縫合（図17），後壁の6時の位置にバイクリルラピッド糸をかけて膵管チューブを固定し部分ドレナージとする．主膵管の前壁側は2～4針程度縫合する．これらの操作に際しては拡大ルーペの使用がきわめて有用である．針の刺入方向には無理のないよう十分注意し，すべての操作はきわめて愛護的に行う．ついで膵実質前壁側を縫合して膵空腸吻合の完成となる．どうしても粘膜吻合が困難な場合には膵管チューブ嵌入法，膵管完全ドレナージとする（図18）.

ついで，胆管吻合に移る．胆管を長く残しすぎると血行障害の危険があるため総肝管で吻合するのがよい．膵吻合部からの距離が適切になるよう慎重に胆管空腸吻合部を選定し，空腸漿膜および膨出してくる粘膜を円形に切除する．このとき空腸側の吻合孔が大きくなりすぎないよう注意する．可能であれば弯曲型腸鉗子をかけ，4-0バイクリルまたはPDSⅡ糸で両端を含めて5～7針の後壁縫合を行い，糸が絡まないよう注意しつつ吻合部を寄せて後壁縫合糸を結紮，ついで前壁を縫合する．胆管吻合部にはスプリントを留置した方が安全である．筆者はRTBD用の最も細いチューブを用いて腸瘻から体外に誘導している．胆管チューブも後壁にバイクリルラピッド糸を1針かけて固定している．胆管，膵管チューブは腸瘻造設に際して斜走瘻を勧める報告が多いが筆者は二重のタバコ縫合による垂直瘻とし，腹壁との固定に隙間ができないよう特に注意を払っている．

PDに限らずすべての吻合，縫合に際して，**縫合針は必ず正しい角度で適切な位置に刺入され運針される**

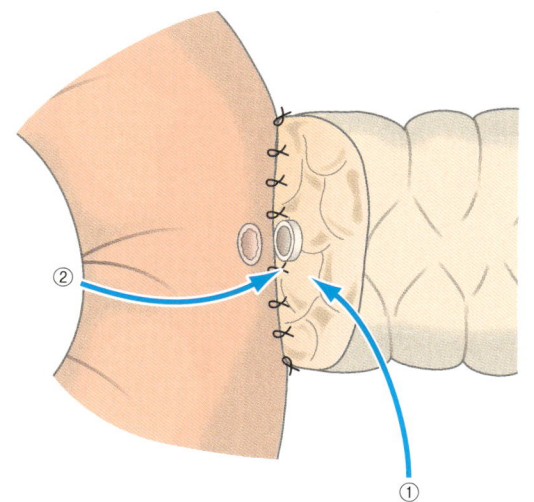

図19◆正しい運針方向
例えば，膵管空腸粘膜吻合で後壁3〜4時の糸をかける際，通常の運針（①）では正しく刺入できない．持針器をバックハンドで用いるなどして正しい方向（②）に刺入する必要がある

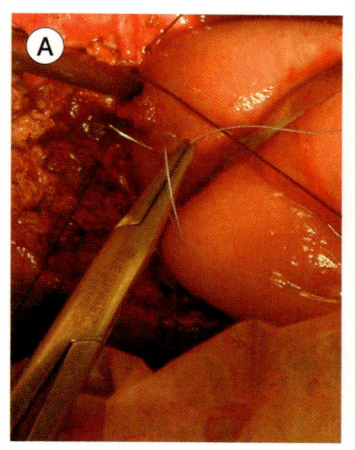

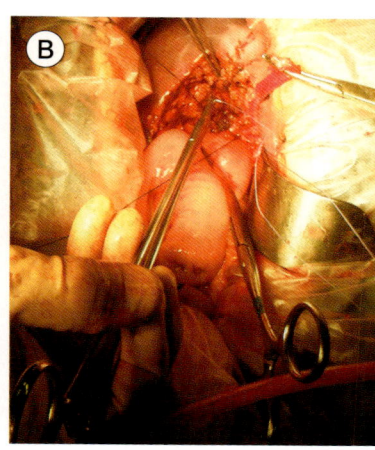

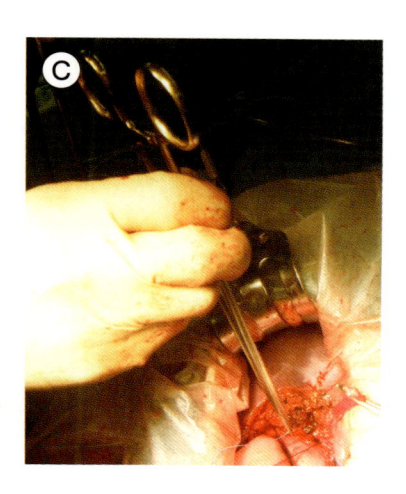

図20◆持針器の持ち方と正しい運針
A）胆管空腸吻合前壁，正しくない運針，B）バックハンドで正しく運針できる，C）ときにはこのような持ち方が必要な場合も

よう常に心がけなくてはならない．必要に応じて術者の位置を適宜変更し，持針器は自由自在な方向に向けて正しく扱えるよう日頃から訓練しておく（図19，20A〜C）．

胃空腸吻合は手縫いで行うことが多い．PDでは胃後壁に器械吻合を施行することもあるが輸入脚が屈曲しないよう，また複数のstaple lineが近接して虚血部が生じることがないように十分な注意が必要である．

適切なドレナージはきわめて重要である．最低限ウインスロー孔経由で膵腸吻合部背面，および前腹壁から膵上面にドレーンを留置する．ドレーンは吻合部や血管に強く当たらないよう十分に配慮する必要がある．筆者はJ-VACドレーン®を用いている．

3）二期的PD

全身状態が長時間の手術に耐えられない症例や術者がPDの再建に不慣れな場合，初回手術時は切除と一部の再建のみを行って一旦撤退し，二期的に再建を完遂するという選択肢がある．症例によってはきわめて有用な方法であり，次項においてdamage control surgery後二期的PDの有用性について述べる．

4）主膵管縫合

膵鉤部における膵実質・主膵管不完全断裂例に対して術中ERPを施行し，ENPD（endoscopic nasopancreatic drainage）カテーテルを挿入留置して主膵管縫合修復を行い得た症例を動画で供覧する（動画⑥）．膵実質に深い亀裂を有する不完全断裂例で，術中肉眼所見では主膵管損傷の有無は全く不明であった．術中ERPを施行しENPDを挿入したところ約3/4周が断裂した主膵管損傷が明瞭に認識できるようになり，ENPDをスプリントとして5-0バイクリルで主膵管を比較的容易に3針縫合し得た（図21，22）．ENPD

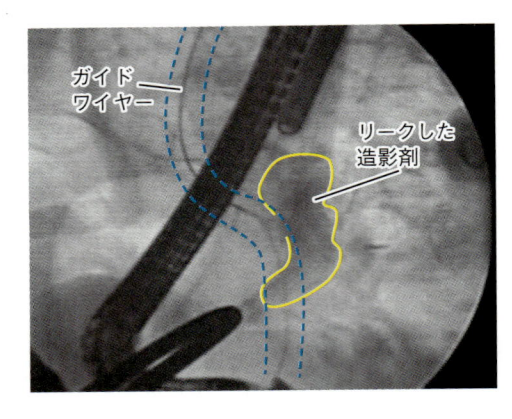

図21 ◆ 術中ERPで主膵管損傷部末梢にガイドワイヤーを挿入したところ

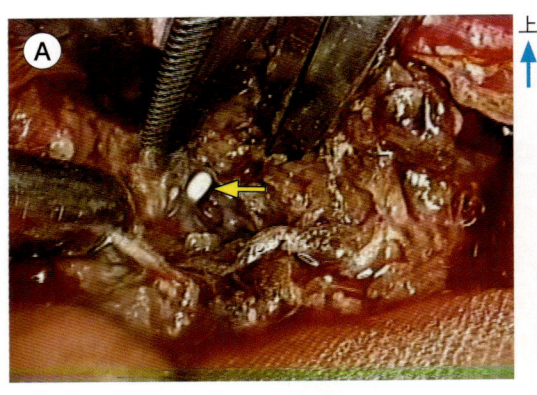

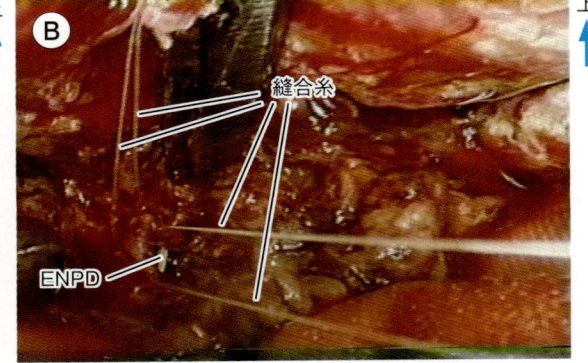

図22 ◆ ENPDを活用した主膵管縫合
A）主膵管損傷とENPDカテーテル（→），B）主膵管縫合

は胃瘻を造設し外瘻化した．術後は膵液瘻や狭窄を生じることもなくきわめて順調に経過した．このようにERPに引き続く内視鏡的膵管カテーテル（ステント）留置は手術補助手段としてもきわめて有用であり，症例によっては大いに活用すべき手技である．

5. Damage control surgery（DCS）

　術中全身状態が不良で一期的手術が施行できない場合，止血と膵液ドレナージを施行してDCSを選択する．阪本らは膵損傷におけるDCSの基準を，収縮期血圧90 mmHg以下，35℃以下の低体温，BE－7.5以下のいずれか1項目を満たす場合としてDCSによる二期的PDの良好な成績を報告している[12)13)]．また山本らはDCS後三期的PDにおいて，第2回手術で切除と膵・胆管ドレナージを施行し，第3回手術で比較的よい局所条件で再建を行い得た示唆に富む症例を報告している[26)]（動画⑤）．全身状態不良の膵頭部損傷に対してはDCS後二期的PDがきわめて有力な選択肢となり得るであろう．

　しかし二期的手術待機中に膵膿瘍で重篤な経過をたどったとの報告もあり[27)]，確実な膵液ドレナージが必須である．DP可能な症例の場合，再建は必要ないので可及的に一期的DPを施行すべきと思われる．

　米国では膵頭部損傷に対して閉鎖式吸引ドレナージのみで治療し得るとの考え方も有力であるが[28)]，あくまで緊急避難的処置と考えるべきであろう．可能な限り正確な主膵管損傷の評価に基づいて一期的または二期的に確実な膵切除・再建を施行するべきである．

4 IVR・内視鏡治療のコツとポイント

　膵損傷に対しては膵液漏出に対する治療が主体となり，急性期においては血管塞栓術による止血の有用性はほとんどない．晩期合併症として仮性嚢胞や膵膿瘍を形成した場合には画像誘導下経皮的あるいは経消化管的ドレナージの適応となる場合がある．

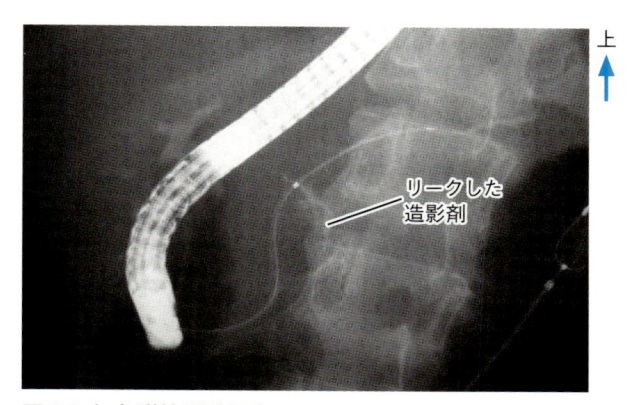

図23 ◆ 主膵管側壁損傷
この程度の症例はステント治療のよい適応である

症例によっては内視鏡的ステント留置によってNOMが可能な場合があり，近年ステント治療の報告が増加しつつある[7)〜10)]．ステント治療のもっともよい適応は，主膵管不完全断裂症例でステントが損傷部を超えて尾側に挿入可能，かつ膵被膜の連続性が保たれている症例であると考えられる（図23）．造影剤のリークが大量である症例や，ことに損傷部の末梢にステントを挿入できない症例の場合にはステント治療の確実性は確立されておらず，今後の症例の集積が必要である．

5 周術期管理のポイント

待期的膵手術の術後管理と同様である[29)]．膵断端，膵消化管吻合部縫合不全による膵液瘻に最も注意する．腹腔ドレーン排液のアミラーゼ値を適宜測定し，発熱や排液アミラーゼ値上昇があれば適宜CTを撮影する．膵管チューブのフラッシュや造影は原則的に禁忌である．術後は経静脈栄養で管理される場合が多いが経腸栄養を有用とする報告もある．最近ではPD後早期経口摂取開始を勧める報告もあるが，我々の施設では術後合併症の徴候のないことを十分確認してからの経口摂取開始としており，各施設の通常のPDの術後管理に準じる．

6 長期的な注意点

膵切除による糖尿病の発症に注意する．脾摘を伴うDP症例に対してはことに小児の場合脾摘後重症感染症（OPSI）予防のための肺炎球菌ワクチン投与を検討する[30)]．尾側膵温存術式やPD後遠隔期には膵管（胆管）吻合部狭窄を生じる可能性があるので，術後長期間にわたってMRCPなどによる十分な経過観察が必要である．ことに胆管吻合部狭窄を生じると急性胆管炎を発症してときに致命的となる可能性もあるので十分に注意を要する．外傷PDの場合栄養状態はさほど問題となることは少ないが経過観察において一応念頭に置く．

●文献

1) 日本外傷学会臓器損傷分類委員会：膵損傷分類2008（日本外傷学会）．日外傷会誌，22：264，2008
2) 栗栖 茂，松田昌三，安岡俊介，他：膵頭部外傷の診断と治療．手術，41：113-121，1982
3) Takishima T, Hirata M, Kataoka Y, et al：Pancreatographic Classification of Pancreatic Ductal Injuries Caused by Blunt Injury to the Pancreas. J Trauma, 48：745-752, 2000
4) 栗栖 茂，小山隆司，梅木雅彦，他：膵損傷に対する緊急ERCPの意義―X線映像ビデオ記録の有用性について―．日腹部救急医会，21：1325-1331，2001
5) 栗栖 茂，小山隆司，梅木雅彦 他：膵外傷に対する緊急内視鏡．消化器内視鏡，18：1627-1631，2006
6) 栗栖 茂，八田 健，小山隆司，他：膵損傷の診断と治療：緊急ERPに基づくIII型損傷の治療．日外傷会誌，22：73-80，2008

7) Lin BC, Liu NJ, Fang JF, et al : Long-term results of endoscopic stent in the management of blunt major pancreatic dudt injury. Surg Endosc, 20 : 1551-1555, 2006
8) 栗栖　茂, 八田　健, 小山隆司, 他：外傷性膵損傷に対する内視鏡の役割. 消化器内視鏡, 22：1509-1515, 2010
9) Rogers SJ, Cello JP, Schecter W : Endoscopic Retrograde Cholangiopancreatography in Patients With Pancreatic Trauma. J Trauma, 68 : 538-544, 2010
10) Bhasin DK, Rena SS, Rawal P : Endoscopic retrograde pancreatography in pancreatic trauma : Need to break the mental barrier. J Gastroenterol Hepatol, 24 : 720-728, 2009
11) Pata G, Casella C, Di Betta E, et al : Extension of Nonoperative Management of Blunt Pancreatic Trauma to Include Grade III Injuries : A Safety Analysis : World J Surg, 33 : 1611-1617, 2009
12) 阪本雄一郎：膵損傷の診断と治療. 救急医学, 35：334-341, 2011
13) 阪本雄一郎, 益子邦洋, 朽方規喜, 他：Ⅲb型膵損傷に対するdamage control surgeryと膵頭十二指腸切除術の意義. 日臨外会誌, 68：18-22, 2007
14) 村田希吉, 大友康裕, 井上潤一, 他：膵損傷. 救急医学, 29：926-936, 2005
15) Warshaw AL : Conservation of the Spleen With Distal Pancreatectomy. Arch Surg, 123 : 550-553, 1988
16) 木村　理：膵癌に対する膵体尾部切除術・脾温存膵体尾部切除術. 手術, 65：1473-1481, 2011
17) Letton AH, Wilson JP : Traumatic Severance of Pancreas Treated by Prox-Y Anastomosis. Surg Gynecol Obstet, 109 : 473-478, 1959
18) Bracey DW : Complete Rupture of the Pancreas. B J Surg, 48 : 575-576, 1961
19) Jones RC, Shires GT : Pancreatic Trauma. Arch Surg, 424-430, 1971
20) Martin LW, Henderson BM, Welsh N : Disruption of the head of the pancreas caused by blunt trauma : A report of two cases treated with primary repair of the pancreatic duct. Surgery, 63 : 697-700, 1968
21) 北野光秀, 茂木正寿, 奥沢星二郎, 他：膵体部完全離断例に対する主膵管再建膵縫合術. 手術, 46：301-304, 1992
22) 伊藤康博, 北野光秀, 長島　敦, 他：臓器損傷分類と消化器外科　膵損傷分類2008. 消化器外科, 32：471-475, 2009
23) 島田和明：後腹膜一括郭清を伴った尾側膵切除術.「新 癌の外科―手術手技シリーズ6　膵癌・胆道癌」(小菅智男／編), pp11-18, メジカルビュー社, 2003
24) 島田和明：膵頭十二指腸切除における再建法.「新 癌の外科―手術手技シリーズ6　膵癌・胆道癌」(小菅智男／編), pp48-57, メジカルビュー社, 2003
25) 伊東昌広, 堀口明彦, 宮川秀一：膵空腸吻合の工夫とそのドレーン管理. 手術, 65：195-198, 2011
26) 山本博崇, 井上喜景, 安達晋吾, 他：重症膵頭部十二指腸損傷に対してstaged PD (pancreaticoduodenectomy) を行い救命した1例. 第3回Acute Care Surgery研究会学術集会プログラム・妙録：41, 2011
27) 当間智子, 山本義一, 髙石　聡, 他：外傷性膵損傷に対して膵温存術後に体尾部切除を要した1例. 千葉医学, 85：289-292, 2009
28) Patton JH, Lyden SP, Croce MA, et al : Pancteatic Trauma : A Simplified Management Guideline. J Trauma, 43 : 234-241, 1997
29) 佐々木隆光, 山下裕一：膵頭十二指腸切除のすべて11. ドレーン管理と術後管理. 外科, 72：1196-1202, 2010
30) 橋本直樹：脾摘後重症感染症と肺炎球菌ワクチンについて―ガイドライン作成に向けて―. 日門亢会誌, 17：114-118, 2011

2章 外傷ごとの戦略と手術手技
C. 腹部

5. 十二指腸損傷

袴田健一

十二指腸損傷は，損傷部位と損傷の程度，周囲の炎症波及の程度，隣接臓器の合併損傷の有無により，多様な術式選択が行われる．本稿では，十二指腸損傷の病態に応じた修復術式と修復部の保護を目的とする付加手術について概説する．

1 診断と戦略

十二指腸損傷の発生頻度は鈍的腹部外傷全体の0.2％と低く，1施設当たりの症例集積数は少ない．さらに後腹膜に位置し，上腸間膜動静脈や下大静脈，膵胆道，肝に隣接する解剖学的特徴が病態を複雑にし，診断の遅れや治療戦略の決定を難しくしている[1)2)]（図1）．

血行動態の不安定な場合には，すみやかに手術室に移送し，止血の制御を図りながら直視下に診断する．腹腔内の出血や腸管損傷のみにとらわれることなく，後腹膜側の損傷の有無も確認する必要がある．後腹膜腔の腸液，胆汁，空気，血液の存在は十二指腸損傷を疑う所見である．また，高率に併存する膵などの隣接臓器損傷診断は治療戦略や術式に大きく影響するため，入念に確認する必要がある．

血行動態が安定している場合には，造影CTで損傷の程度と範囲を評価する〔日本外傷学会による消化管損傷分類（表1），アメリカ外傷外科学会によるDuodenum organ injury scale（表2）〕．若年者の穿孔を伴わない十二指腸壁内血腫は，胃内容の持続吸引のみで自然軽快することが多いので保存的治療の適応となるが，それ以外の十二指腸全層損傷を疑う場合には開腹手術の適応となる．

術中は，①損傷部の性状（単純な裂傷か，十二指腸壁の挫傷を伴うか），②損傷の範囲（周在性），③損傷部位と主・副乳頭との位置関係，④胆道，膵管，膵実質，上腸間膜動静脈，下大静脈損傷の有無，⑤他臓器損傷の有無，⑥損傷部周囲の炎症波及の程度，⑦再建予定臓器の状態（浮腫），などの病態を十分に評価し，⑧損傷から手術までの時間を考慮したうえで，損傷部の修復術式と付加手術を選択する．

修復術式は，損傷範囲に応じて，単純縫合閉鎖，損傷部位との腸管吻合再建，損傷部を含めた腸管切除後の再建，膵頭十二指腸切除の4段階に分かれる．

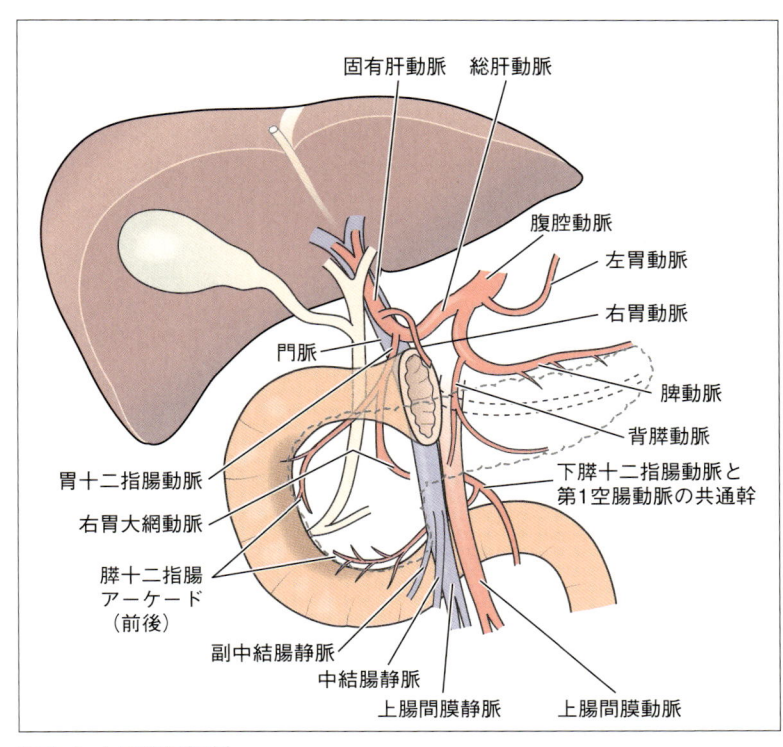

図1 ◆ 十二指腸解剖

さらに損傷部の創傷治癒にリスクを伴う症例に対しては，創部保護や消化管内容の損傷部通過回避を目的とする付加術式が選択される[1]〜[7]（表3）．ただし，付加手術の適応には議論が多い．

表1 ◆ 消化管損傷分類2008（日本外傷学会）

Ⅰ型	非全層性損傷（non-transmural injury）
	a. 漿膜・漿膜筋層損傷（serosal or seromuscular tear）
	b. 壁内血腫（intramural hematoma）
Ⅱ型	全層性損傷（transmural injury）
	a. 穿孔（perforation）
	b. 離断（transection）

1. 十二指腸損傷の部位は解剖学的区分に準じ，球部：D1，下行脚：D2，水平脚：D3，上行脚：D4の4つに分けられる
2. Ⅱ型で後腹膜腔とのみ交通するものはRP（retroperitoneal）と付記する
3. Vater乳頭部または膵頭部損傷を合併するものは，VPまたはPHを付記する

表2 ◆ Duodenum organ injury scale （アメリカ外傷外科学会）

Grade	損傷のタイプ	損傷内容
Ⅰ	血腫	十二指腸の1区分に留まる場合
	裂傷	壁の部分損傷で，穿孔を伴わない場合
Ⅱ	血腫	十二指腸の1区分よりも広範囲に及ぶ場合
	裂傷	全周の50％未満の裂傷
Ⅲ	裂傷	十二指腸第2部で全周の 50〜75％の損傷
		十二指腸第1，3，4部で全周の 50〜100％の損傷
Ⅳ	裂傷	膵頭十二指腸の複雑な損傷
	血行障害	十二指腸の血流障害

D1：第1部，D2：第2部，D3：第3部，D4：第4部

表3 ◆ 十二指腸損傷に対する手術術式

修復術式
1. 単純縫合閉鎖術
2. 十二指腸損傷部との十二指腸空腸側々吻合術（Roux-en-Y）
3. 十二指腸損傷部切除（第3，4部）
①十二指腸十二指腸端々吻合術
②十二指腸空腸側々（端々）吻合術（Roux-en-Y）
③空腸部分切除，十二指腸空腸側々（端々）吻合術
4. 十二指腸損傷部切除（第1部，第2部の一部）
・胃前庭部切除，胃空腸吻合術
5. 膵頭十二指腸切除術

付加手術
1. 消化管内容の損傷部通過を回避する術式
①幽門閉鎖術（pyloric exclusion），胃空腸吻合術または胃瘻造設術
②胃前庭部切除術，胃空腸吻合術（十二指腸憩室化：duodenal diverticularization）
2. 創部保護，減圧，栄養を目的とする術式
①大網被覆術，充填術
②漿膜パッチ術
③チューブ十二指腸瘻
④胆摘，胆管外瘻
⑤チューブ空腸瘻

2 手術のタイミング

血行動態が不安定な場合には，FASTの所見のみですみやかに開腹手術を行う．いわゆる「deadly triad」（死の三徴：低体温，アシドーシス，凝固異常）をみる場合には，止血と腸液漏出の制御を中心とするダメージコントロール手術を行い，全身状態が改善され次第，二期的に修復手術を行う．止血により状態が安定した場合でも，膵頭十二指腸切除を要する場合や他臓器損傷が高度な場合には，侵襲度や腹部臓器の浮腫の状態，術者の技量などを勘案し，損傷部の切除のみにとどめて二期的に修復術に行うことも考慮する[1)2)]．

一方，血行動態が安定している場合には，造影CTで病態を評価する．消化管外のガス像，液体貯留，組織境界の喪失などの所見がみられれば十二指腸全層損傷を疑い，すみやかに開腹手術を行う．しかしながら，後腹膜への十二指腸穿孔のCTによる診断能は感度・特異度とも80％程度にとどまり，正診率は読影の質，損傷からの経過時間にも依存している．そのため，偽陰性を容認して躊躇なく開腹する戦略と，12～24時間後にCTを再検して十二指腸全層損傷がより強く疑われるようになった場合に開腹する戦略の，2つの対応がとられている．

3 手術手技

1. 十二指腸へのアプローチと術中診断

剣状突起から恥骨上縁に至る正中切開で開腹する（「2章-C1．開腹時のcritical decision」の稿，p.119を参照）．

1）十二指腸への到達法

十二指腸外縁から回盲部外縁に至る広範なコッヘル（Kocher）授動術により（図2①），膵頭ならびに十二指腸を結腸肝弯曲部とともに正中部まで授動する（right visceral medial rotation）[3)5)]．この操作で，十二指腸第1～3部後面，膵頭部後面，肝下部下大静脈，右腎前面が露出される（図3）．さらに上腸間膜動脈起始部，右腎動脈のテーピングが可能となる．

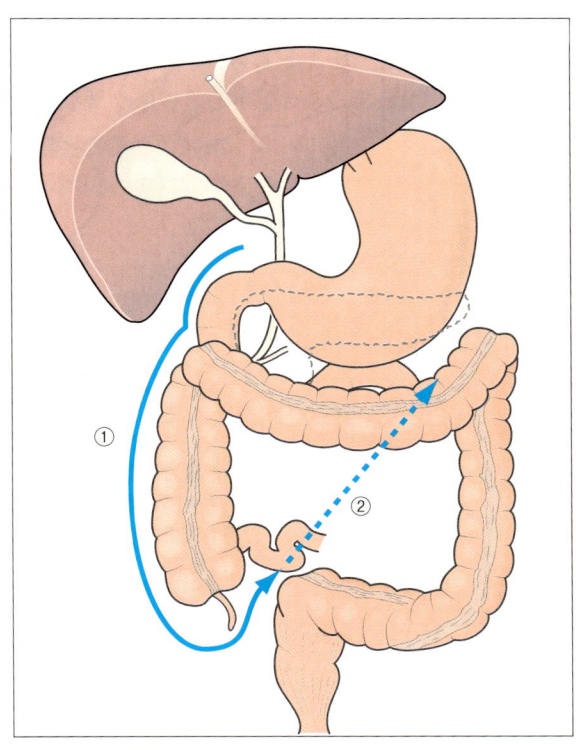

図2◆十二指腸への到達法
①拡大コッヘル授動術：十二指腸から回盲部までを内側に授動する
②小腸間膜をトライツ靭帯方向まで切離し，上腸間膜動脈支配領域全体を腹頭側へ脱転する

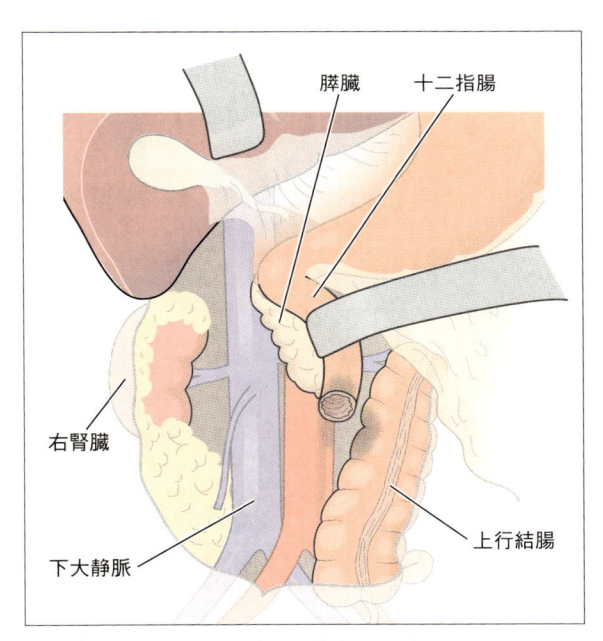

図3◆Right visceral medial rotation

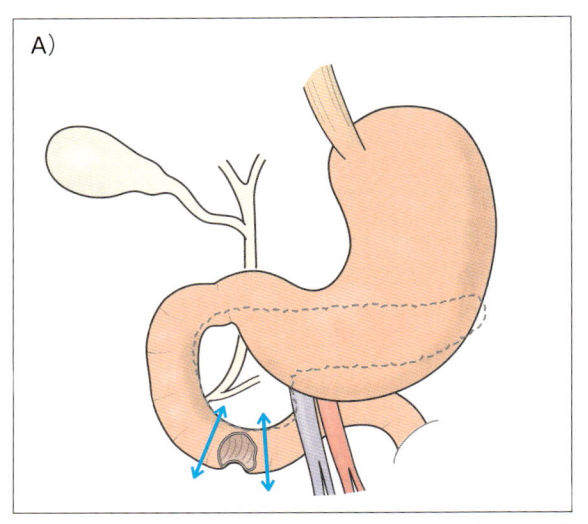

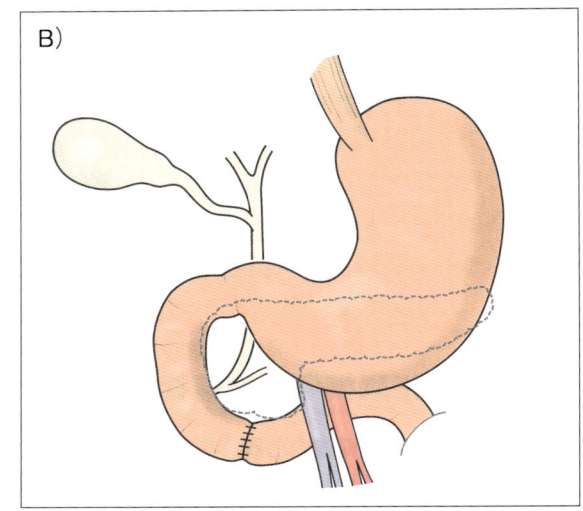

図9 ◆ 十二指腸損傷部切除（第3，4部）(A)，十二指腸端々吻合術 (B)

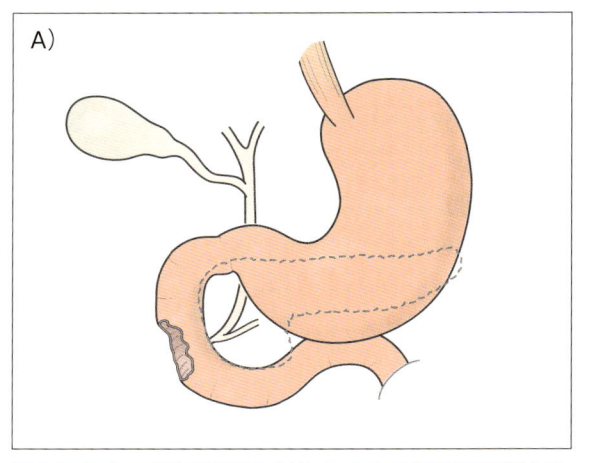

図10 ◆ 十二指腸損傷部 (A) との十二指腸空腸側々吻合術 (Roux-en-Y) (B)

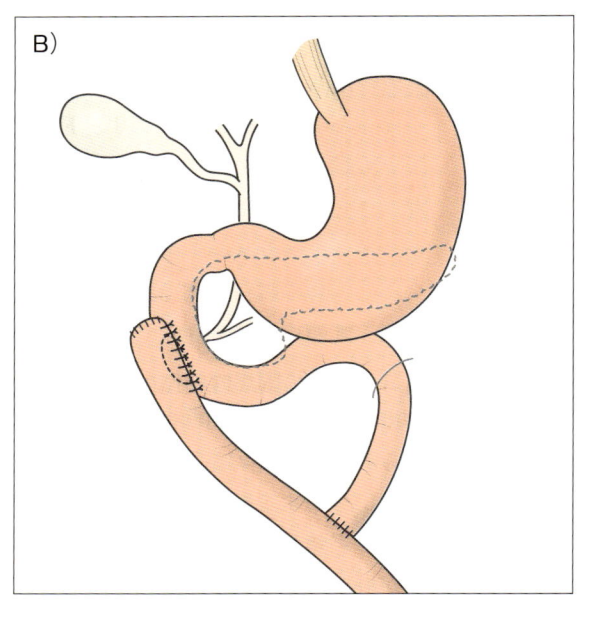

に後結腸的に挙上したRoux-en-Y脚との側々吻合を選択する（図10）．**損傷部位，大きさに影響されず，かつ内腔に狭窄をきたすことなく自由度の高い吻合が可能である**[1)4)6)7)]．

5）第3・4部の広範囲損傷への対応

第3・4部の広範囲損傷では，腸管切除を要する場合が多い．端々吻合が困難な場合も多く，その場合には損傷前後の腸管を健常部分で離断して縫合閉鎖し，Roux-en-Y脚を口側十二指腸と側々吻合する[1)4)6)7)]（図11）．

また，尾側腸管の損傷範囲が広い場合は，尾側十二指腸と空腸起始部を切除し，挙上空腸を十二指腸と側々（端々）吻合することも可能である（図12）．大動脈グラフト術後や上腸間膜動脈損傷修復を併施する場合など，血管再建部の汚染を極力回避したい場合などに有用である．

いずれの再建においても，乳頭の位置を確認して，乳頭損傷を確実に回避することが肝要である．

6）第1・2部の広範囲損傷への対応

副乳頭より口側の第1・2部の広範囲損傷では，損傷十二指腸切除ならびに胃前庭部切除を行い，Billroth II法またはRoux-en-Y式の胃空腸吻合再建が可能である[6)7)]（図13）．十二指腸損傷が膵付着部に及び，前述の損傷部十二指腸と挙上空腸（Roux-en-Y脚）との側々吻合が困難な例が適応となる．十二指腸閉鎖部の縫合不全のリスクが高いので，損傷部と健常部との境界が明瞭で，副乳頭の確認が可能な例が適応となる．また，組織が脆弱だったり，自動縫合器では縫い代が得られず牽引圧のかかる場合もあるので，内腔を確認しながら確実に2層で手縫い縫合閉鎖する技術を持ち合わせる必要がある．

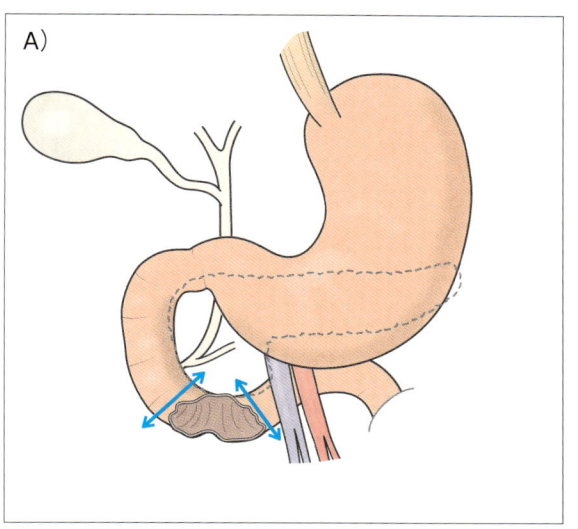

図11 ◆ 十二指腸損傷部切除（第3，4部）(A)，十二指腸空腸端々吻合術（Roux-en-Y）(B)

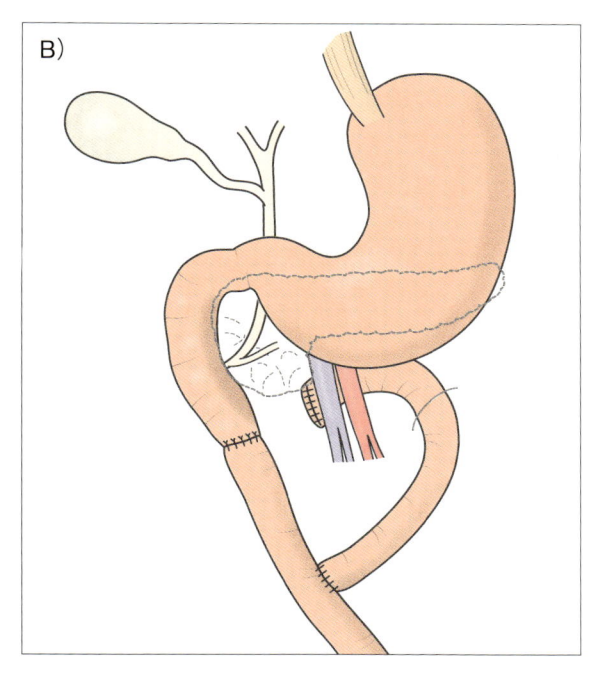

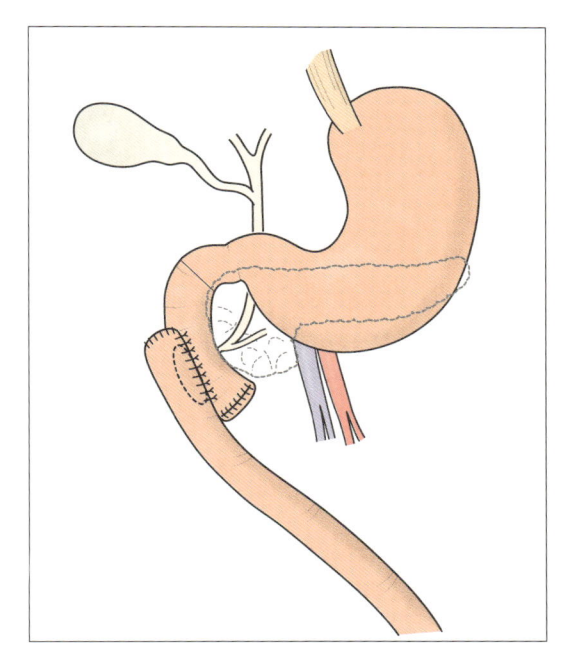

図12 ◆ 十二指腸損傷部切除（第3，4部），空腸部分切除，十二指腸空腸側々吻合術（Roux-en-Y）

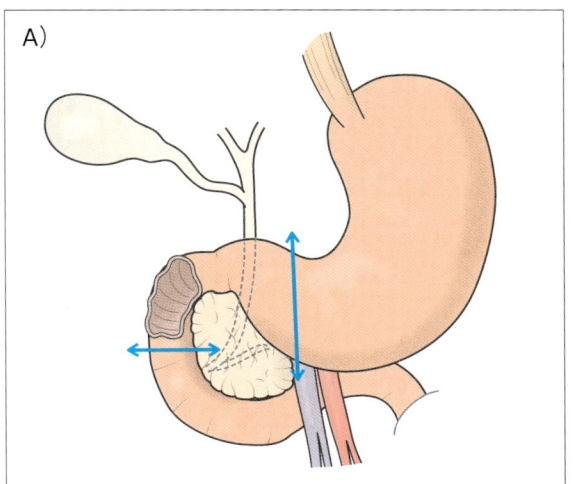

図13 ◆ 十二指腸損傷部切除（第1部，第2部の一部）(A)，胃前庭部切除，胃空腸吻合術（B）

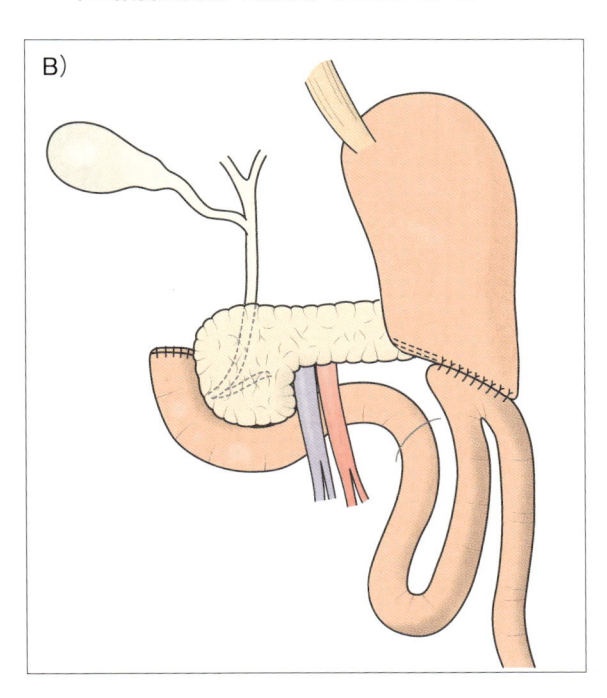

7) 主膵管損傷を伴う十二指腸損傷への対応

膵頭十二指腸切除の適応である（図14）．この場合，問題となるのは主膵管損傷の評価法，手術時間を含めた手術侵襲度の高さ，術者および施設内での本術式の熟練度である．

膵頭損傷が高度で，主乳頭損傷を伴う十二指腸断裂などの例では本術式の適応は明らかであるが，膵頭部の鈍的・鋭的損傷例では主膵管損傷の評価が難しい場合も多い．さらに限局的な損傷では膵管ステントのみで治療可能な例もあり，主膵管損傷の判別が困難な場合には，十二指腸修復と膵頭前後面のドレナージのみにとどめ，膵頭十二指腸切除の必要性を二期的評価する戦略も取りうる[1)2)]（「2章-C4. 膵損傷」の稿，p.163を参照）．

膵頭十二指腸切除は，熟練した外科医であっても通常3時間以上を要し，一般的には5時間以上を要する侵襲度の高い長時間手術である．しかも，膵頭十二指腸切除が必要となる外傷例の多くはすでに大量出血を伴っている．そのため，**本術式を選択する前提として，現在の状態が安定していることはもちろんのこと，術者が本術式を完遂するまでに死の三徴（低体温，アシドーシス，凝固異常）が出現しうることを念頭に置きながら実施すること，ダメージコントロール手術の対応がとれることが重要である．さらに，併存膵損傷範囲が直視下観察以上に及んで膵腸吻合予定部が必ずしも健常膵ではなかったり，ショックに対する大量輸液のため再建予定腸管の浮腫が進行したりなど，外傷独特の条件が加わることも知る必要がある．**そのため，日常診療で膵頭十二指腸切除を数多く行っている経験豊富な術者であっても，過信は禁物である．場合によっては，切除のみにとどめ二期的再建も考える余裕が必要である．一方で，膵頭十二指腸切除は，high volume centerで合併症発生率や死亡率が低いとされている．可能ならば本術式の経験豊富な外科医とともに実施することが推奨される．

3. 付加手術

損傷から修復までに24時間以上を要した場合，修復部が脆弱な場合，縫合部に牽引圧が加わる場合，膵胆道損傷を伴う場合などでは術後合併症発生率や死亡率が高くなることが知られている．このように損傷修復にリスクを伴う場合には，付加手術が選択されることがある．ただし，付加手術の適応と術式選択には施設により見解が分かれる．

1) 十二指腸憩室化（duodenal diverticularization）

幽門側胃切除後に胃空腸吻合を行い，胃内容の十二指腸通過を阻止する術式である[1)〜7)]（図15）．原法では迷走神経幹切除，前庭部切除，胃空腸吻合，チューブ十二指腸瘻，胆摘，胆管外瘻が行われているが，

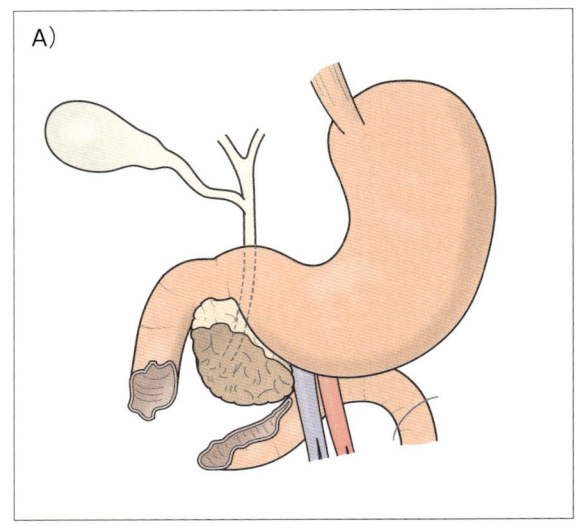

図14 ◆ 主膵管損傷を伴う十二指腸損傷（A）と膵頭十二指腸切除（B）

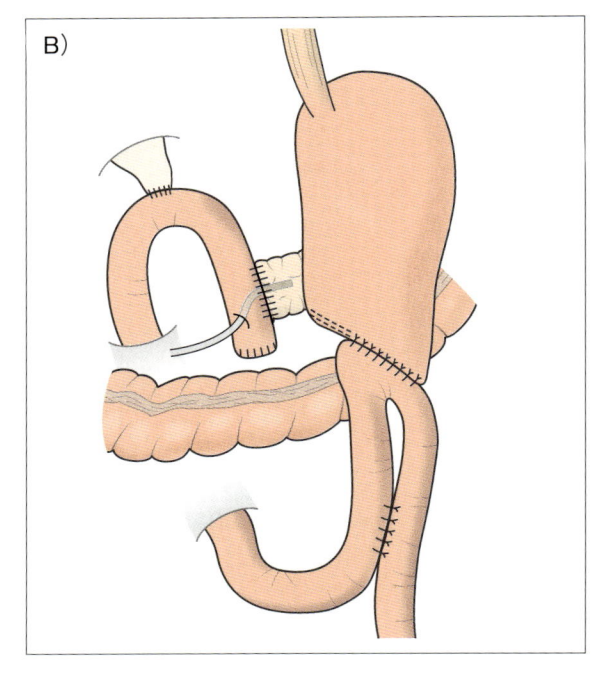

PPI製剤の登場で迷走神経幹切除の意義は少なくなっている．術後早期から食事が開始できること，仮に十二指腸損傷修復部の縫合不全が生じても盲端状の十二指腸瘻にとどまり，消化管排液量の多い外側瘻孔よりは管理がしやすいとのメリットがある．

2）幽門閉鎖術（pyloric exclusion）

胃内容の十二指腸通過を阻止するより簡便で低侵襲な方法として幽門閉鎖術がある[1)～7)]．幽門近傍の大弯を切開して，幽門へ内腔からアプローチする．幽門輪の0時と6時をバブコック鉗子で把持して縦長のスリットとし，結節縫合または連続1層または2層で縫合閉鎖する．吸収糸でも非吸収糸でもよいが，糸の材質により幽門の再開通時期が異なる．非吸収糸でも6～12週で再開通することが多いが，内視鏡で抜糸することも可能である[1)]．原法では胃空腸吻合を併施する（図16）．幽門閉鎖のための大弯切開部位，または同部を縫合閉鎖した後に口側に新たに吻合する．最近では胃腸吻合を行わず，減圧のためのチューブ胃瘻のみを併設する施設もある．

3）その他の付加手術

胃内容の十二指腸通過量を減量させるための胃瘻または十二指腸瘻，損傷部の外瘻化，幽門閉鎖と胃空腸吻合の代替法としての十二指腸瘻と逆行性空腸瘻による減圧法など，チューブを用いた付加手術が行われる．また，脆弱な損傷部の保護と血流増加を目的として大網による被覆，頻度は少ないが空腸を用いた漿膜パッチなども行われる．いずれの術式においても，チューブ空腸瘻の造設は術後の栄養管理に有効である．

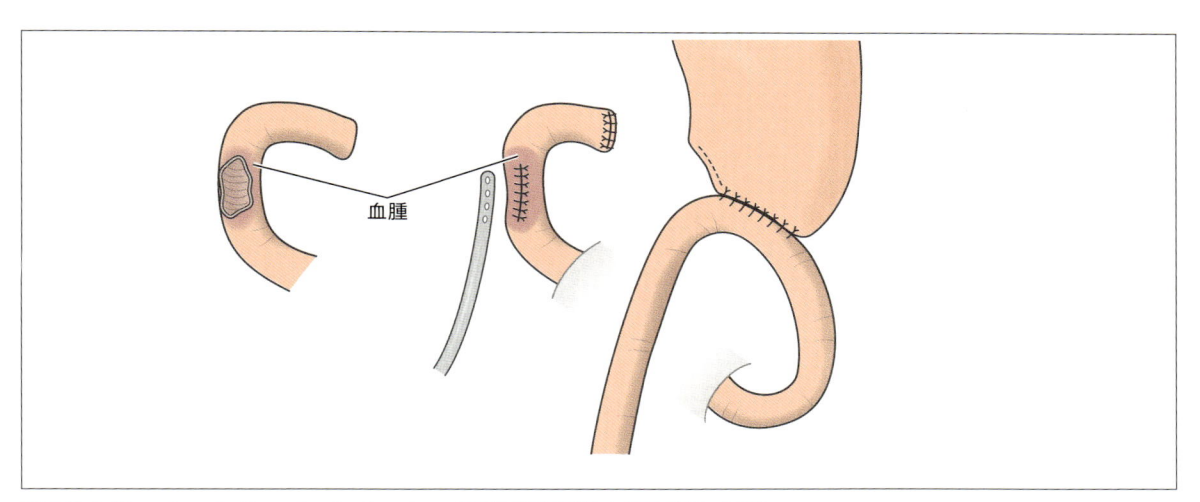

図15 ◆ Duodenal diverticularization（胃前庭部切除と胃空腸吻合術）

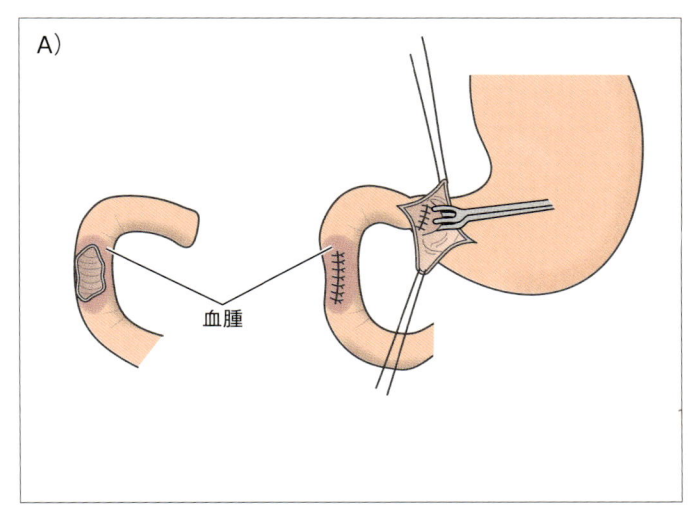

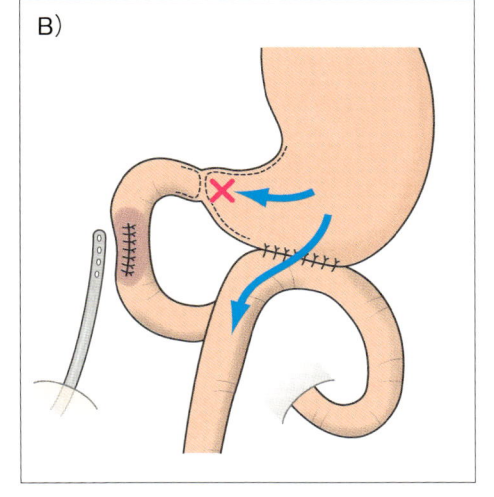

図16 ◆ Pyloric exclusion
十二指腸損傷（第2部）に対する縫合閉鎖，幽門輪閉鎖術（A）と胃空腸吻合術（B）

4 IVRのコツとポイント

　十二指腸損傷の治療に直接IVRを用いることは少ない．しかしながら他臓器損傷を伴うことが多く，併存する肝損傷，膵損傷および大血管損傷による出血をコントロールする目的に多用される．さらに，膵十二指腸損傷のおよそ10％の症例で術後出血を生じ，IVRによる止血が必要となる．

5 周術期管理のポイント

　術後早期死亡の最大の原因は出血である．特にダメージコントロール手術を要する場合には，低体温，アシドーシス，凝固異常をすみやかに補正する努力をした後，再び手術室に戻り根治術を行う．

　その後の合併症としては，十二指腸瘻，十二指腸狭窄，膵液漏，腹腔内膿瘍などがある．十二指腸損傷部の縫合不全から高排液量の外側瘻孔を形成した場合は，ソマトスタチンアナログである酢酸オクトレオチドが排液量の減少に有効とされる．しかしながら，瘻孔閉鎖期間や自然閉塞率には影響がないとの報告もあり，感染制御や長期間に及ぶ栄養管理を要することが多い．膵損傷に伴う膵液漏も同様である（「2章-C4．膵損傷」の稿，p.165を参照）．またいずれの病態であっても胃酸と胃液量の制御が重要で，PPIの投与は必須である．

　十二指腸狭窄は十二指腸瘻の結果として生じる場合が多い．胃瘻や十二指腸瘻を造設して，十二指腸損傷の治癒を促し，閉塞を生じた場合にはバイパス術で改善を図るべきである．

　腹腔内膿瘍も高率に合併する．術後7～10日で感染症が疑われた場合には，膿瘍形成を想定してCT検査を行い，引き続き経皮的ドレナージを行う．この時期の手術的検索は合併症発生頻度と死亡率を上昇させるため，できるだけ回避すべきである．

6 長期的な注意点

　十二指腸狭窄を合併した症例，胃空腸吻合を施行した症例では，消化性潰瘍の発生に注意する必要がある．また，膵頭十二指腸切除の施行例は，膵腸吻合部狭窄による晩期の膵炎や仮性嚢胞の形成，さらに膵機能不全（糖尿病・外分泌機能不全による消化吸収障害）の合併に注意する必要がある[1]．

●文献

1) Kashuk JL, Burch JM : Management of specific injuries ; duodenum and pancreas. "Trauma 6th ed" (Feliciano DV, et al eds), pp.701-718, The McGraw-Hill, New York, 2008
2) Braslow B, Koenig GJ Jr : Injuries to the duodenum and pancreas. "Trauma, contemporary principles and therapy"(Flint L, et al eds), pp.419-432, Lippincott WW, Philadelphia, 2008
3) Asensio J, Rodriguez A, Bauza G, et al : Abdominal trauma, duodenal injury. "Acute care surgery"(Britt LD, et al eds), pp.367-372, Lippincott WW, Philadelphia, 2012
4) Feliciano DV : Pancreatic & duodenal injuries. "Current surgical therapy, 10th ed"(Cameron JL, Cameron AM, eds), pp.944-949, Mosby, United States, 2011
5) Scott-Conner CEH, Dawson DL : Pyloric exclusion and duodenal diverticularization. "Operative anatomy, 3rd ed"(Scott-Conner CEH, Dawson DL, eds), pp.390-394, Lippincott WW, Philadelphia , 2009
6) 森眞二郎，森田敏夫，中村篤雄，他：十二指腸損傷に対する手術術式．消化器外科，35：1253-1261，2012
7) 北野光秀：十二指腸損傷の手術術式．救急医学，29：937-944，2005
8) 袴田健一，豊木嘉一，石戸圭之輔，他：膵頭部損傷に対する治療戦略．消化器外科，35：1235-1244，2012

2章 外傷ごとの戦略と手術手技
C. 腹 部

6. 脾損傷

村尾佳則，横山恵一，松島知秀，丸山克之，坂田育弘

外傷性脾損傷に対する治療として，従来は脾摘出術が一般的であったが，脾摘出後の免疫能の低下から小児領域において重症感染症（overwhelming postsplenectomy infection：OPSI）を起こすことが報告され，成人の症例においても脾温存の必要性が認識されるようになった．この稿では脾損傷の手術適応におけるエコーと造影CTの役割ならびに経皮的動脈塞栓術（transcatheter arterial embolization：TAE）の適応と，外科的治療として手術手技を中心に解説する．

1 診断と戦略

1. バイタルサイン不安定例

受傷機転により，左胸部から腹部に打撲痕がある場合や左下位肋骨骨折のある場合には，脾損傷があるものと疑ってかかることが重要である．JATECの外傷初期診療ガイドライン[1]に沿って診断を進め，1～2Lの細胞外液製剤の初期急速輸液でも血圧が回復しない症例で，FAST（focused assessment for sonography for trauma）において，大量の腹腔内出血（図1）または短時間で増量傾向のあるとき（図2）は，non-responderとして輸血療法とともに緊急開腹手術の適応となる．エコーによる左横隔膜下，脾周囲の腹腔内出血（図3）の確認は脾損傷を疑う所見となる．術中の検索により，脾損傷と診断することになる．

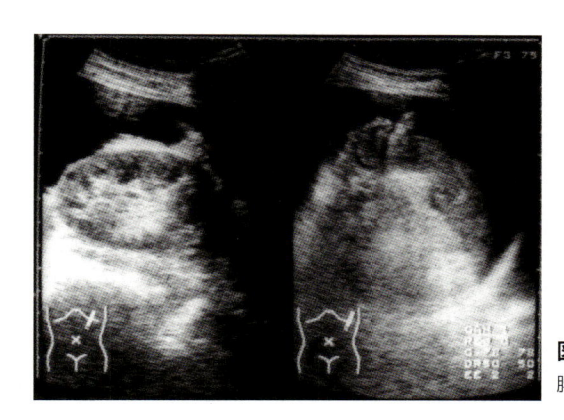

図1◆FASTによる腹腔内液体貯留像
脾臓周囲に大量の液体貯留を認める

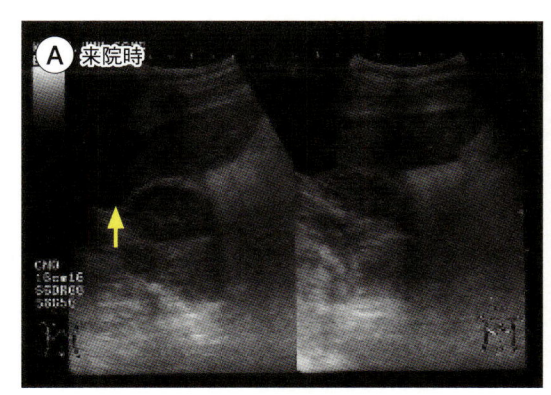

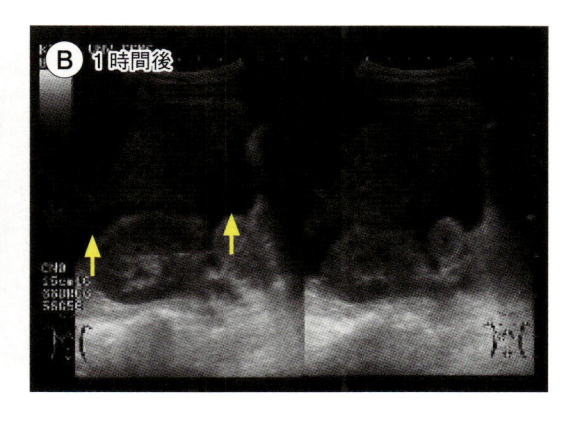

図2◆FASTによる腹腔内貯留液の増量
A）モリソン窩の液体貯留（血液），B）1時間後のモリソン窩の液体貯留（血液）の増量．モリソン窩の液体貯留が約1時間で急速に増量している．矢印（⇨）が貯留液を示す

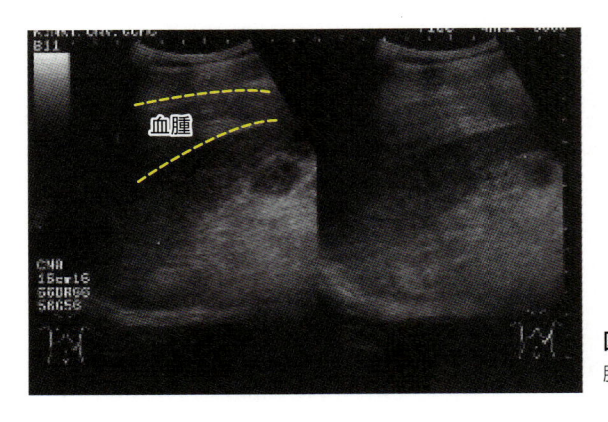

図3 ◆ **FASTによる脾周囲の血腫**
脾臓外側にdensityの高い血腫像を認める

2. バイタルサインの安定化した症例

　3相撮影（単純，動脈相，平衡相を含む）の腹部造影CTが有用である．脾損傷の分類には日本外傷学会による脾損傷分類が用いられる[2]（図4）．手術方法としては，脾摘出術，脾部分切除術，脾縫合術があり，他にメッシュラップ法，止血製剤の塗布などがある．また，造影CTを撮影した症例では，全身状態を考慮して損傷形態により治療方針を決定する．Ⅰ型，Ⅱ型は保存的治療が行われることが多く，Ⅲ型の場合には手術またはTAEが行われることが多い[3]．血管外漏出像，仮性動脈瘤のある症例は，TAEを考慮する．

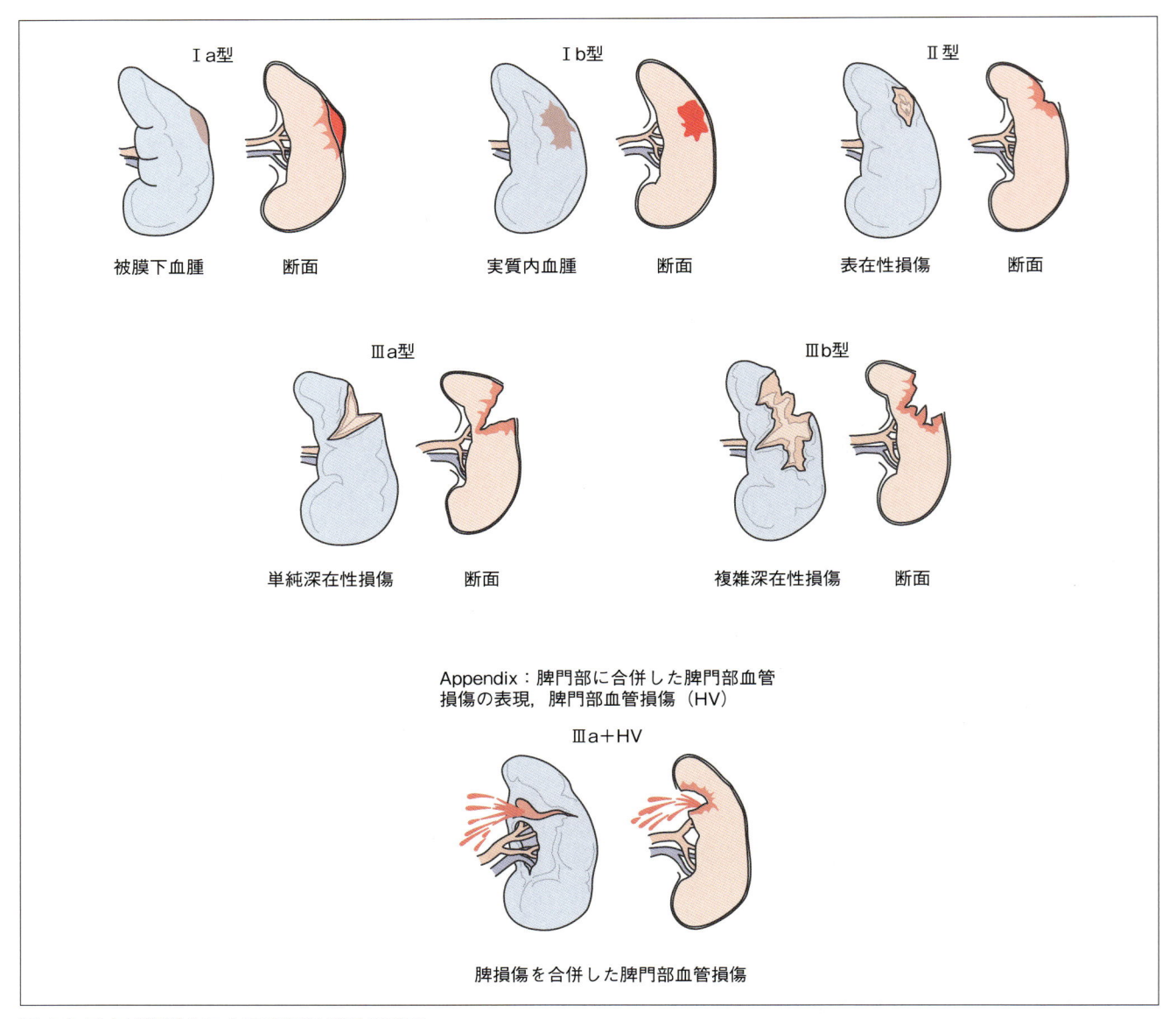

Ⅰa型　被膜下血腫　断面
Ⅰb型　実質内血腫　断面
Ⅱ型　表在性損傷　断面
Ⅲa型　単純深在性損傷　断面
Ⅲb型　複雑深在性損傷　断面

Appendix：脾門部に合併した脾門部血管損傷の表現，脾門部血管損傷（HV）

Ⅲa＋HV
脾損傷を合併した脾門部血管損傷

図4 ◆ **日本外傷学会による脾損傷分類2008**

2 手術のタイミング

治療方針の決定には全身状態，腹部エコー，造影CTにより判断される．ショックバイタルで，腹部エコーで腹腔内出血を確認し手術適応を決めるか，造影CTでの脾臓の損傷形態により，手術かTAEを選択する必要がある．

主な手術のタイミングとして，以下のことが挙げられる．

1. **Non-responder症例**：1～2Lの細胞外液製剤の急速輸液でショックより離脱しないnon-responderと判断される場合で，その原因として腹部エコーで腹腔内出血（図1）を確認する．この場合，術中所見により，脾損傷と診断される．
2. **ダメージコントロール**の概念に相当するとき：多部位損傷があり，死の三徴とよばれる「**deadly triad**」〔低体温（hypothermia），アシドーシス（acidosis），凝固異常（coagulopathy）をきたす状態〕に陥り，脾損傷からの出血をすみやかに制御するべきとき．診断には造影CTやFASTが参考になる．例：多発外傷でISSが25以上[3]，推定出血量2L以上[1]，頭部外傷の合併，など．
3. 造影CTにより脾臓に損傷が認められ，**血管外漏出像**があるとき：損傷形態はⅢ型の場合が多く，患者の全身状態とともに，損傷の形態により，TAEまたは手術療法が選択される．造影剤の血管外漏出像があり腹腔内に多く出血している場合（図5）または腹腔内出血の増量がエコーにより証明された場合（図2）は手術が選択されることが多く，脾臓内を中心に血管外漏出像がみられる場合（図6）はTAEが選択されることが多い．
4. 動脈塞栓術を含め保存的治療施行後に，バイタルサインが再度不安定になり，止血が完了していないとき．

などが考えられる．

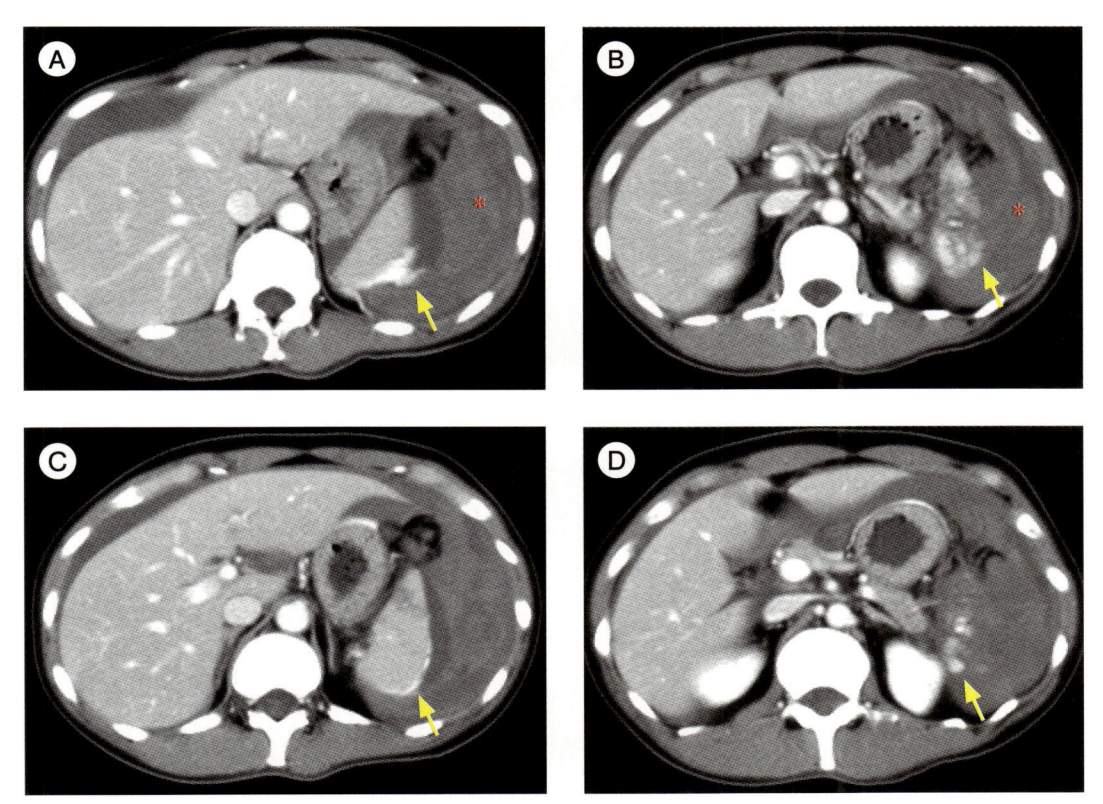

図5 ◆ 血管外漏出像：腹腔内への出血が多い（CT）
脾周囲に多量の血腫と主に腹腔内への血管外漏出像を認める．矢印（→）が血管外漏出像，＊は血腫を示す

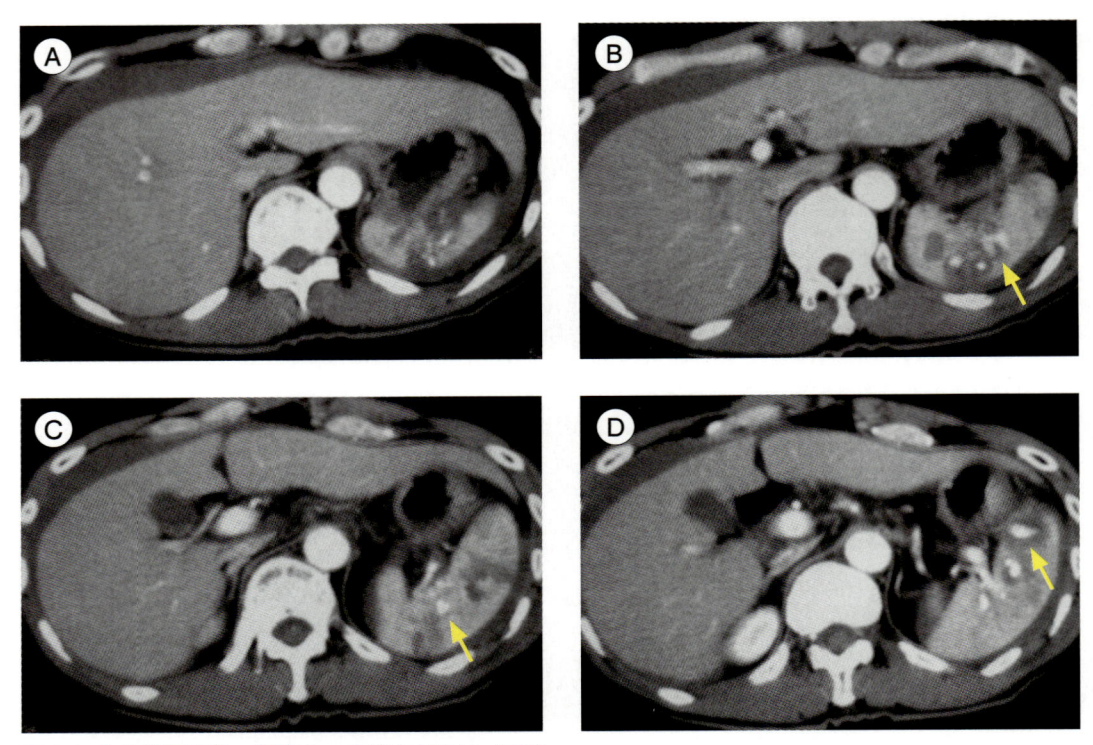

図6 ◆ 血管外漏出像：脾臓内への出血が多い（CT）
主に脾臓内に出血している血管外漏出像を認める．矢印（⇨）が血管外漏出像を示す

3 手術手技

DVD2 2-C6

手術にあたり，知っておくべき解剖学的知識として脾臓周囲の臓器を前面よりみた位置関係（図7），脾臓周囲の血管走行（図8），脾臓周囲の冠状断面の解剖学的位置関係（図9）を示す．

1. 皮膚切開（図10）

ショックによる緊急開腹手術がもっとも多いので，十分な視野の得られる上下腹部正中切開が基本である．左横隔膜下での脾臓の処置が不十分な場合には，左側腹部に切開延長する．
開腹後，脾臓を触診し，出血量を減らすために，大きな損傷部の裂傷部が密着するように手あるいはタオルで圧迫し，以下の手技に移る．

2. 脾臓外側の腹膜の切開から脾腎ヒダの切離（図11）

脾臓の外側に手を入れ，脾臓を腹部正中側に寄せると，脾臓外側の脾腎ヒダに続く腹膜が露出される．この腹膜を切開し，さらに切開口をクーパーもしくは電気メスで切開し上下に延長する．

3. 脾臓の脱転（図12）

右手または左手の示指または中指を後腹膜に入れて腎臓が背側にあることを触診で確認する．脾腎ヒダに続く膜を示指または中指で持ち上げてさらに切開を延長し，膵臓の後面まで用手的に鈍的剥離を行う．脾臓と膵臓の背側および上下を剥離すると，これらを脱転して，脾臓を正中部側に展開することができる．

4. 脾門部の把持と出血コントロール

出血が続いている場合には，用手的に脾門部を把持して出血をコントロールする（図13）．必要に応じてサテンスキー鉗子による脾門部血流の遮断を行う（図14）．このとき，膵臓にかからないように脾臓側で遮断する．以上で，出血コントロールがなされる．

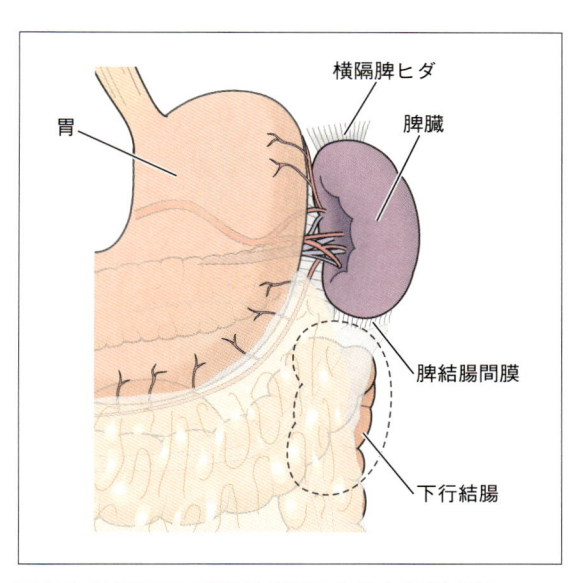

図7 ◆ 脾臓周囲の臓器を前面よりみた位置関係

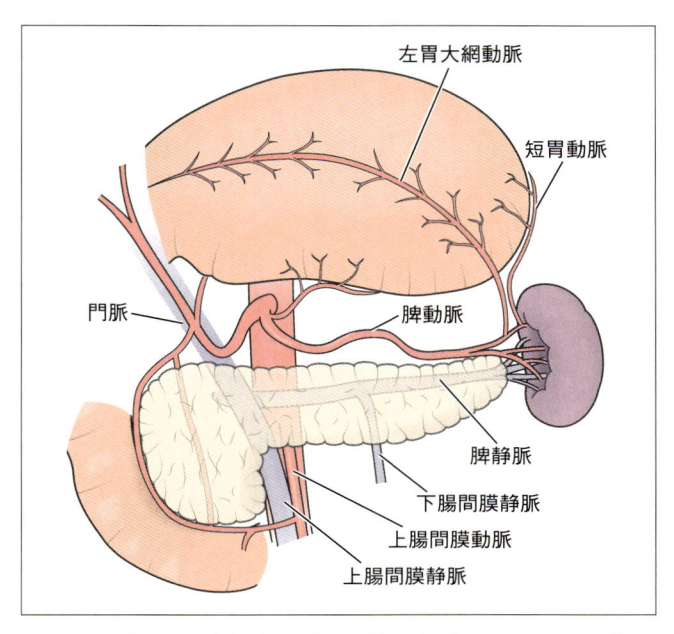

図8 ◆ 脾臓周囲の血管走行（胃を持ち上げているイメージ）

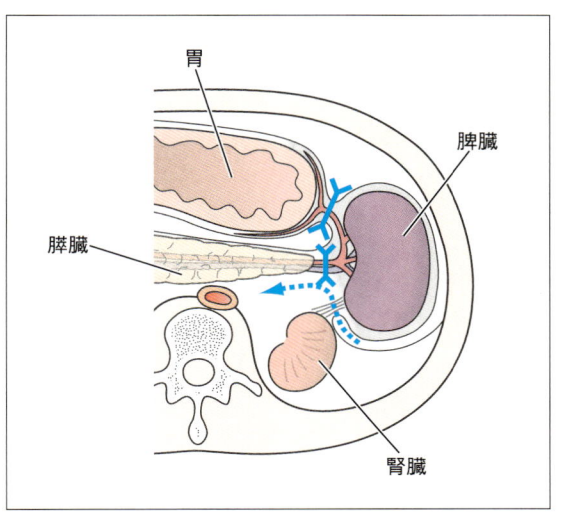

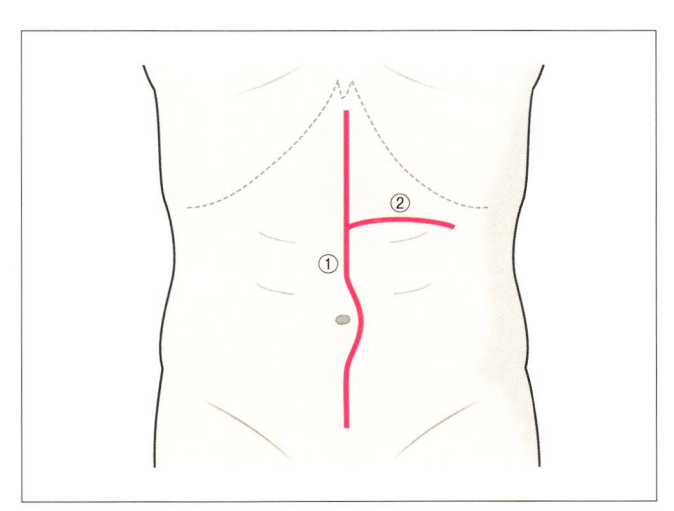

図9 ◆ 脾臓周囲の冠状断面の解剖学的位置関係
脾摘出術時には，点線に沿って剥離を進める．脾臓の授動，脱転の後，脾門部の血管処理をする

図10 ◆ 皮膚切開
十分な視野の得られる上下腹部正中切開（①）が基本であり，左横隔膜下での脾臓の処置が不十分な場合には，左側腹部に切開延長する（②）

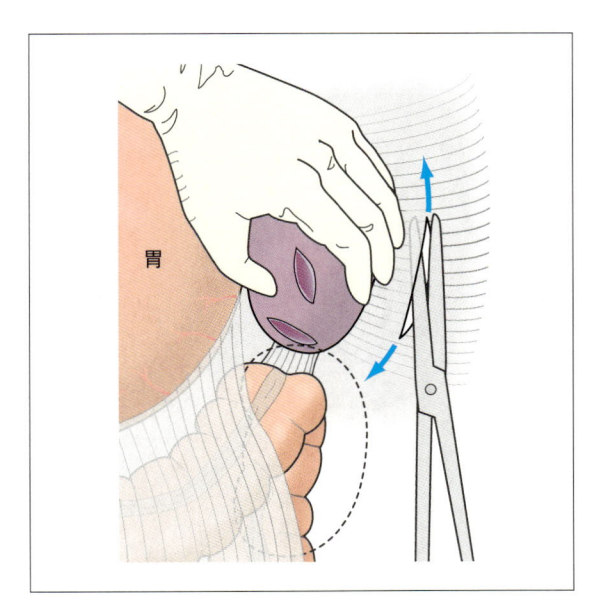

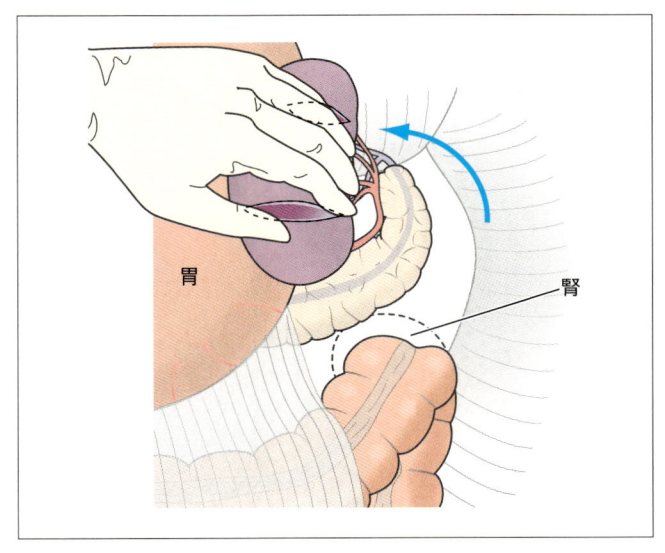

図11 ◆ 脾臓外側腹膜の切開と脾腎ヒダの切開

図12 ◆ 脾臓の脱転
脾臓を脱転すると正中部側に展開することができる

2-C 腹部

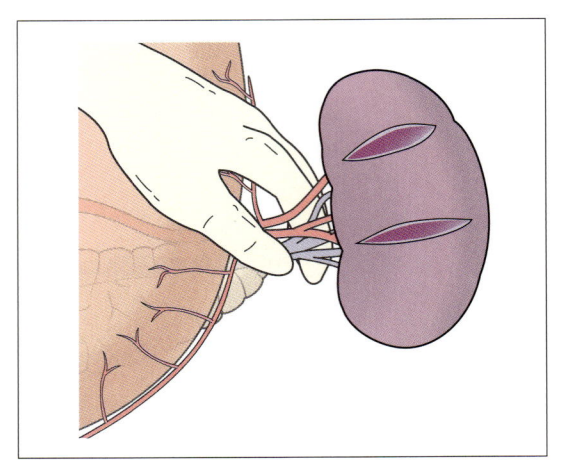

図13 ◆ 脾門部血管の用手的圧迫

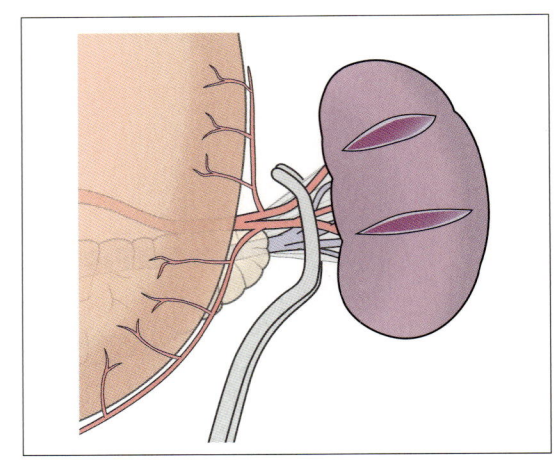

図14 ◆ 脾門部のサテンスキー鉗子による血流遮断

　この後，損傷形態を確認した後，全身状態を考慮し，脾摘出術を行うか脾温存術を行うかの方針を決定する．ここまでの手技は，脾摘出術，脾部分切除術，脾縫合術に共通する．

5. 脾摘出術

　摘出術を選択する条件としては，以下の状態が挙げられる．
　①脾門部を遮断してもショックが遷延
　②出血源が脾臓以外にもある
　③多発損傷でISSが25以上
　④脾門部血管損傷，損傷形態が複雑で深い，挫滅虚血範囲が25％を超える，修復不可能
　⑤重症頭部外傷を合併
　⑥多部位致死的損傷がある
　⑦deadly triad（低体温，アシドーシス，凝固障害）に陥っているとき
　⑧温存手術を試みて，止血が得られないとき
　⑨術者が温存手術に慣れていない
　などが挙げられる．
　サテンスキー鉗子で脾門部を一括に遮断すると出血が制御されるので，脾門部の血管だけを露出し，二重結紮し，切離する．前方から処理するときは，胃脾間膜の短胃動静脈，左大網動静脈の切離，脾結腸間膜，脾動静脈の結紮，切離の後，脾臓を切除する（図15，16）．

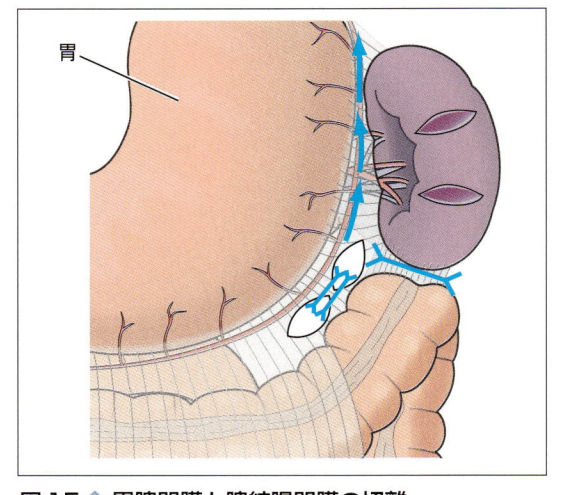

図15 ◆ 胃脾間膜と脾結腸間膜の切離
剥離した大網間の孔より結紮切離を進める

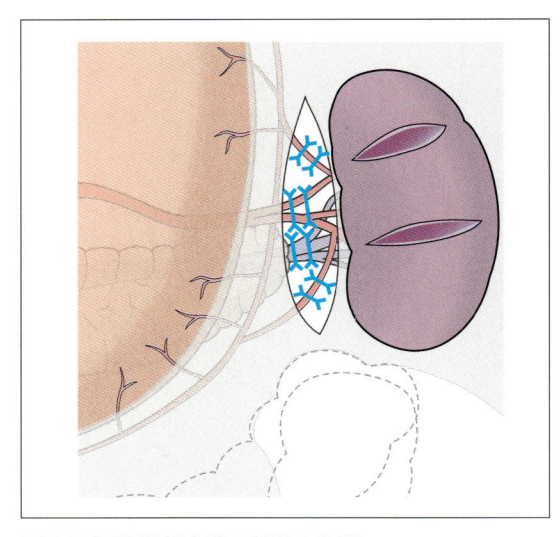

図16 ◆ 脾門部血管の結紮と切離

6. 脾温存術の適応

開腹後に以下の条件が得られた場合には脾温存術を考慮する．
①循環動態が安定
②重症頭部外傷がない（出血量，低血圧，凝固障害は脳の二次損傷に関係する）
③他に致死的外傷がない
などが挙げられ，損傷形態により，縫合止血，部分切除，圧迫止血，止血材の塗布などを選択する．

7. 脾部分切除術（図17）

脾機能は1/3〜1/2の脾臓組織が温存されれば維持されることから[4]，脾損傷が上下極に限局していて，血流がない場合に脾部分切除術が選択される．支配領域の血管を結紮し，血流を遮断する．挫滅部より少し離れて電気メスで切除し，損傷部脾臓あるいは，血流のない部位で切除を行う．できれば，フィッシュマウス型に切除すると縫合閉鎖しやすい．断端は脾縫合術と同様にプレジェットを用いて，水平マットレス縫合を行う．

8. 脾縫合術（図18）

脾臓を脱転し，正中部側に寄せ，損傷形態を観察し，縫合の可否を観察する．出血コントロールができている症例に対して，損傷形態を考えて縫合する．3−0または4−0丸針付きモノフィラメント血管縫合糸とプレジェットを用いて，水平マットレス縫合を行う．組織が若干くぼむ程度まで締めて，結紮する．糸の滑りをよくするため，留置針をつけた20 mLの注射器で生理食塩水をかけてもらい，結紮する．血管縫合糸のため，7回以上結紮点をつくり，結び目よりやや長めに縫合糸を切離する（0.5〜1 cmの余裕をもたせるようにする）．静脈性出血が残っている場合には，タココンブ®，オキシセル®による止血が有用である．

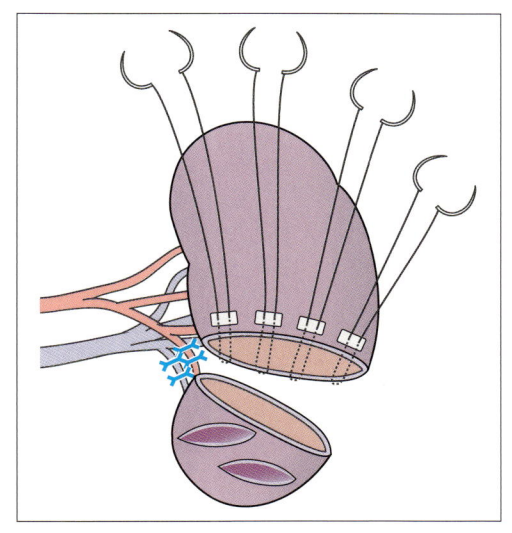

図17◆ 脾部分切除術

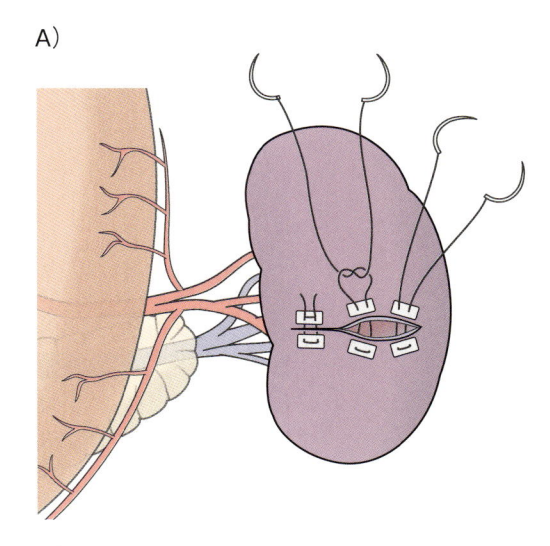

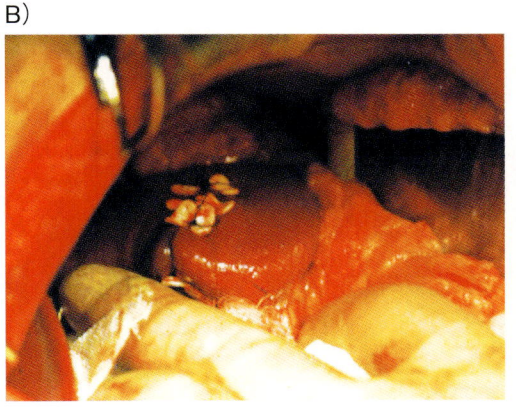

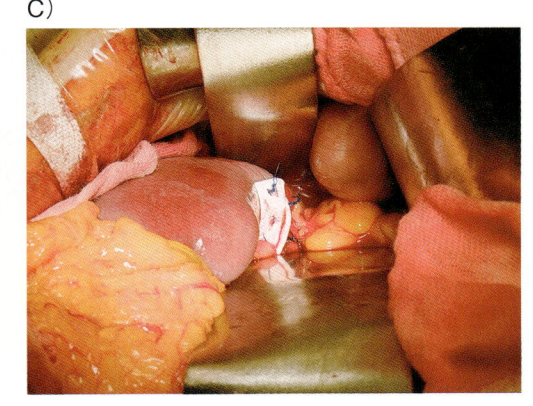

図18◆ 脾縫合術
A）3−0または4−0丸針付きモノフィラメント血管縫合糸とプレジェットを用いて水平マットレス縫合を行う．
B）縫合後：プレジェットを用いて縫合．C）縫合後：短冊状にしたテフロンで縫合

4 IVRのコツとポイント

TAEを含めた非手術治療の成功率が89～96%に向上してきている[3), 5)～7)]．また，TAEの施行率が上昇するとともに非手術治療の成功率，脾臓の温存率，さらに，院内死亡率も改善したと報告されている[7)]ことから，造影CTにより**活動性出血**が疑われた場合，もしくはⅢb型以上の損傷が疑われ多量の腹腔内出血を伴っている場合を血管造影の適応とし，**血管外漏出像，仮性動脈瘤，動静脈瘻**のある症例がTAEの対象となる（図19～21）[3), 5)～7)]．

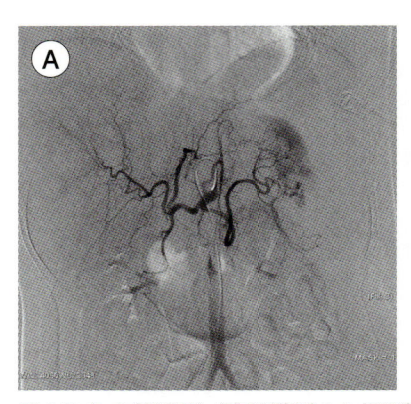

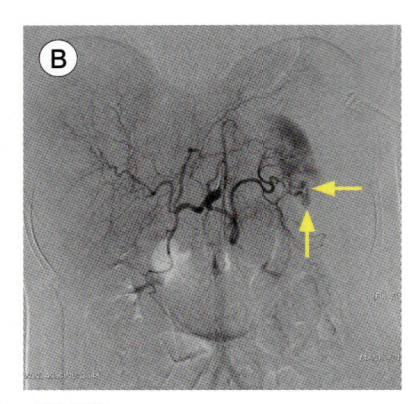

図19 ◆ 血管造影（腹腔動脈より撮影）：TAE前
脾臓下極寄りのところに仮性動脈瘤様の像（⇒）を認める

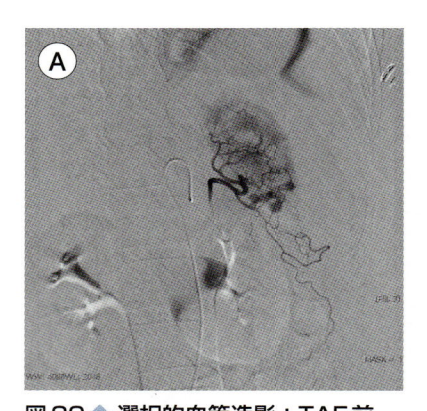

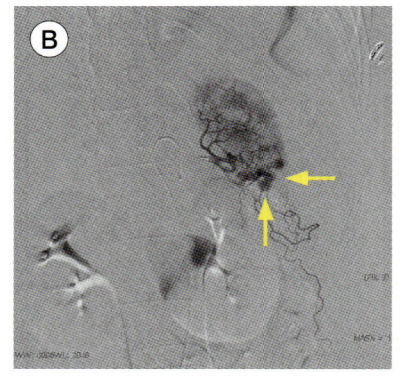

図20 ◆ 選択的血管造影：TAE前
脾門部の仮性動脈瘤の像（⇒）近くまでカテーテルを進める．ジェルパート® 2mmで塞栓した

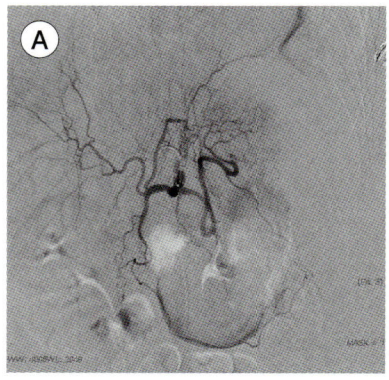

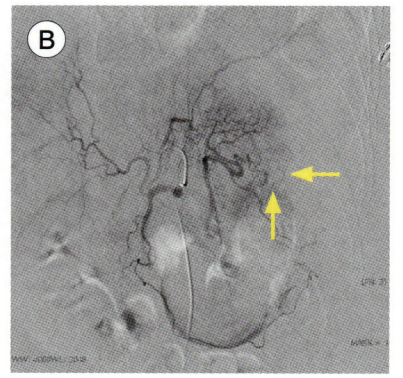

図21 ◆ 血管造影（腹腔動脈より撮影）：TAE後
図20の仮性動脈瘤の像を認めない（⇒）

TAEの手技には，脾動脈本幹の塞栓術により脾動脈の血流を低下させる方法と，脾動脈の分枝領域に選択的にカテーテルを進め損傷部の近傍にて塞栓する方法がある．本幹塞栓には金属コイルが，選択的塞栓にはゼラチンスポンジ細片（ジェルパート® 1 mmまたは2 mm）が用いられる．脾動脈本幹のレベルで塞栓術を行うと，脾臓への血流は低下するが，左胃大網動脈，短胃動脈と吻合をもっているため，側副血行路からの血流があり脾梗塞を生じることなく，動脈圧を下げることによる止血が可能である．ところが，塞栓した脾動脈本幹の遠位への供血によって再出血を生じる可能性がある．一方，選択的な脾動脈塞栓術は，損傷部近傍で塞栓することで止血効果が高く，非損傷部実質が温存される．また，再出血に対して再び塞栓術で治療を行い得るルートが残るという利点がある．

5 周術期管理のポイント

原則として，ICUに収容し，バイタルサインの変化に注意するとともに必要に応じて腹部エコーをくり返し行う．

1. 術後出血

脾摘出術，脾部分摘出術，脾縫合術後の出血がみられるときは，止血が得られていない場合であり，原因として結紮糸の逸脱，播種性血管内凝固症候群（disseminated intravascular coagulation：DIC）による再出血がある．

2. 左横隔膜下膿瘍と脾膿瘍

脾摘出術後の左横隔膜下膿瘍や，TAE後に脾膿瘍が起こる可能性がある．造影CTやエコー検査で診断し，必要に応じてドレナージを行う．

3. 膵液瘻

膵液瘻は脾摘出術の際に，膵尾部を損傷している場合に認められる．ドレーンの排液のアミラーゼ測定により診断する．

4. 血栓症

脾摘出術後，血小板は増加し，術後2〜3週でピークに達する．一般に，血小板が80〜100万/mm^{3}以上になると，血栓ができやすくなるといわれている．アスピリン製剤の投与を行う[8)9)]．

5. 遅発性脾破裂

保存的治療を行った場合で，仮性動脈瘤形成例などでは遅発性脾破裂に注意を要する．発症の時期は68〜80％が2〜3週間以内という報告があるが，通常約2週間を観察期間とする意見が多い[10)〜12)]．造影CTによるフォローアップが必要である．

6 長期的な注意点

◆脾臓摘出後重症感染症（OPSI）の予防としてのワクチン投与

脾摘出術後には重症感染症（overwhelming postsplenectomy infection：OPSI）が発生しやすく，小児では大人より発症率が2.5倍といわれている[13)]．この予防には，肺炎球菌ワクチンの投与が勧められる．米国やカナダの外傷外科医のアンケートでは外傷による脾摘出術後に対してPneumococcalワクチンを99.2％の医師が患者に投与し，Meningococcalワクチン投与は62.8％，Hemophilius influenzae type Bワクチンは72.4％で投与がなされ，これら3種すべてを56.7％の医師が6週間以内に投与していた[14)]．

Nakaeら[15]は，脾縫合術やTAE症例では脾摘出術に比べて免疫能が改善していないことより，これらの症例にも脾摘出術と同様に経過観察するべきとしている．

●文献

1) 「改訂第3版　外傷初期診療ガイドラインJATEC」（日本外傷学会・日本救急医学会/監，外傷初期診療ガイドライン第3版編集委員会/編），へるす出版，2008
2) 日本外傷学会臓器損傷分類委員会：脾損傷分類2008（日本外傷学会）．日外傷会誌，2：263，2008
3) Fu CY, Wu SC, Chen RJ, et al：Evaluation of need for operative intervention in blunt splenic injury：intraperitoneal contrast extravasation has an increased probability of requiring operative intervention. World J Surg, 34：2745-2751, 2010
4) Leonard AS, Giebink GS, Baesl TJ, et al：The overwhelming postsplenectomy sepsis problem. World J Surg, 4：423-432, 1980
5) Renzulli P, Gross T, Schnüriger B, et al：Management of blunt injuries to the spleen. Br J Surg, 97：1696-1703, 2010
6) Peitzman AB, Heil B, Rivera L, et al：Blunt splenic injury in adults：Multi-institutional Study of the Eastern Association for the Surgery of Trauma. J Trauma, 49：177-187；discussion 187-189, 2000
7) Rajani RR, Claridge JA, Yowler CJ, et al：Improved outcome of adult blunt splenic injury：a cohort analysis. Surgery, 140：625-631；discussion 631-632, 2006
8) 斎藤和好：脾摘術．消化器外科，25：1199-1205，2002
9) Saadi Z, Inaba K, Barmparas G, et al：Extreme thrombocytosis in trauma patients：are antiplatelet agents the answer? Am Surg, 75：1020-1024, 2009
10) 北岸英樹，高橋均，丸山次郎，他：鈍的脾損傷における脾温存術後に発症した遅発性脾破裂の1例―脾内仮性動脈瘤の臨床的意義．日救急医会誌，9：595-599，1998
11) 木村圭一，井戸弘毅，利光鏡太郎，他：遅発性脾破裂の2例．日臨外会誌，59：2902-2905，1998
12) 米沢圭，下松谷匠，中村誠昌，他：受傷の約1ヶ月後に発症した遅発性脾破裂の1例．日臨外会誌，68：677-681，2007
13) Sttyrt B：Infection associated with asplenia：risk, machanism, and prevention. Am J Med, 88：33-42, 1990
14) Shatz DV：Vaccination practices among North American trauma surgeons in splenectomy for trauma. J Trauma, 53：950-956, 2002
15) Nakae H, Shimazu T, Miyauchi H, et al：Does splenic preservation treatment (embolization, splenorrhaphy, and partial splenectomy) improve immunologic function and long-term prognosis after splenic injury? J Trauma, 67：557-563；discussion 563-564, 2009

2章 外傷ごとの戦略と手術手技
C. 腹 部

7. 胃・腸管・腸間膜損傷

北野光秀

> 外傷性消化管損傷のなかでは小腸損傷が最も多い．胃損傷は稀であり，わが国ではほとんどが刺創である．鈍的大腸損傷はS状結腸と右結腸に多く，腸間膜損傷を合併することが多い．
> 消化管損傷は，漿膜損傷のような穿孔のないⅠ型と，穿孔のあるⅡ型に分類される．さらにⅡ型は，全周にわたる離断のⅡb型と一部でも連続しているⅡa型に細分類される．外傷受傷後すぐに手術が必要なのはⅡ型である．

1 診断と戦略

　小腸損傷に起因する腸穿孔では腹膜炎となり腹部理学的所見で容易に診断がつくと思われるかもしれないが，実際は受傷早期には腹膜刺激症状をきたす患者は30〜34％と少ない[1]．大部分の患者の腹部所見は軽度である．逆に，腹壁打撲や腹壁血腫の患者は高度の腹部理学的所見を呈し，このような患者を開腹すると不必要開腹となる．これらを鑑別することは初期診療時には難しく，外傷外科医を悩ませる問題の1つとなっている．また，小腸損傷では穿孔部から空気が腹腔に漏れ，腹腔内遊離ガスがX線写真やCTで検出できると考えるかもしれない．しかし，救急室の初期診療時に遊離ガスが検出できるのはCTを用いても57％で[2]，CTに頼っていると診断ミスの発生する可能性がある[3]．このように，鈍的小腸損傷に特徴的な臨床的・放射線学的所見は不十分であるので，初期診療時に確定診断をつけることは難しいことが多い．

　一方，腹部理学的所見がはっきりしない場合は入院経過観察を行うことも多い．様子をみているうちに，腹膜刺激症状が出現したりX線写真で遊離ガスが認められることがある．従来，小腸損傷は受傷後24時間以内に開腹すれば問題はないといわれていたが，米国外傷学会による多施設研究では小腸損傷では8時間という短時間の開腹遅延でも死亡例があったと報告された[4]．このように経過観察という診断ストラテジーには問題が残る．

　このような腹部所見があいまいで，CTで遊離ガス像など認められない症例では，診断的腹腔洗浄（diagnostic peritoneal lavage：DPL）や腹腔鏡などを使用し早期診断に努める以外にない．DPL[5]や腹腔鏡[6]の方法などについては他誌に譲る（「3章-2．外傷における内視鏡手術の応用」，p.246も参照）．

　消化管に外傷性穿孔がある場合には，保存的治療は困難であり手術適応である．損傷部が小さく患者の状態が良好でも，腹膜炎は進行するので早急な開腹手術が要求される．

2 手術手技

1．穿孔部単純閉鎖術

DVD 2　2-C7

1）適応
1．腸間膜対側の小穿孔
2．穿孔周囲の腸壁の色調良好

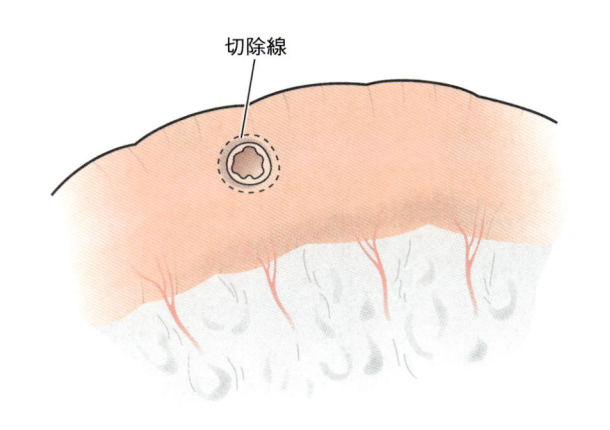

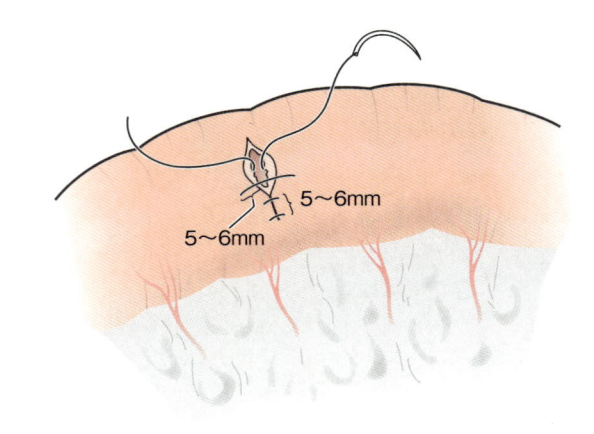

図1 ◆ 小腸損傷の穿孔部のデブリードマン

図2 ◆ 小腸穿孔の穿孔部閉鎖
著者はAlbert縫合は3-0または4-0吸収糸で内翻結節縫合を行っている

2）術式

①穿孔部のデブリードマン（図1）

　鈍的外傷では通常，穿孔部の創縁に挫滅があるので，メッツェンバームまたは尖刃で1〜2mmの幅で注意深くデブリードマンする．

②縫合の方向

　通常は腸管内腔の狭窄を防止するため，腸管の長軸方向に対して垂直に行う．ただし，結腸など時に長軸方向に長く損傷することがあり，これは長軸方向に縫合閉鎖するしかない．

③縫合閉鎖

　通常Albert-Lembert縫合で閉鎖する．著者はAlbert縫合は3-0または4-0吸収糸（バイクリル，モノクリル）を用いて内翻結節縫合で行っている（図2）．通常，縫い幅5〜6mm，取りしろ5〜6mm程度にしている．Lembert縫合は3-0絹糸で結節で施行している．

　大腸では，層々吻合またはGambee 1層縫合で施行している．大腸では粘膜が脱出することが多いので，層々吻合が行いやすい．もちろんAlbert-Lembert縫合でもかまわず，術者の得意な方法でかまわない．

2. 穿孔部単純閉鎖術（器械吻合）

1）適応

　胃腸管の小穿孔が器械閉鎖のよい適応であるが，特に胃は内腔が大きいので器械吻合での閉鎖はやりやすい．器械吻合では縫合器を大きくかけると消化管の狭窄が起こるので注意が必要である．

2）術式

①穿孔部をアリス鉗子で挙上する（図3）
②自動縫合器TAステープラーあるいはロティキュレーターをかける．鈍的穿孔では穿孔周囲が挫滅しているのでその部分を切除側に含めるように大きめにかける（図4）．
③fireする．
④切除組織はメスまたはクーパーでTAステープラーあるいはロティキュレーターの顎に沿って切除する．
⑤器械吻合器をはずす．
⑥断端から出血のあるときは，小出血なら電気メス凝固で止血．動脈性出血なら3-0絹糸を用いて縫合止血する．

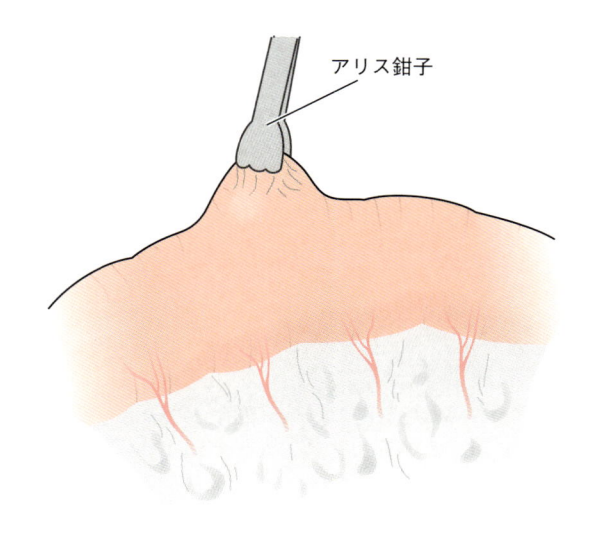

図3 ◆ 器械吻合での穿孔部の挙上
穿孔部をアリス鉗子で挙上する

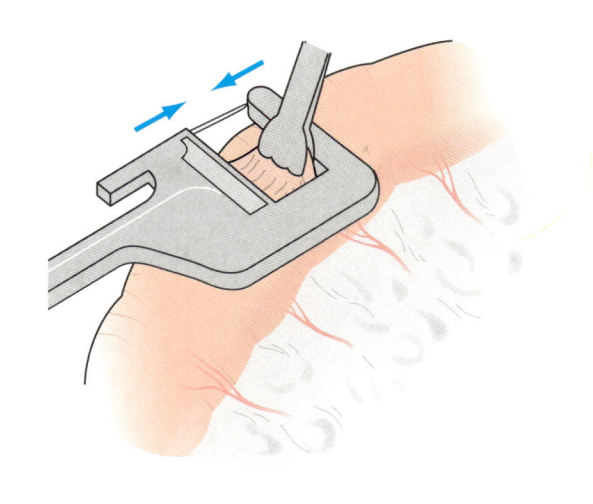

図4 ◆ 器械吻合での穿孔部単純閉鎖術
TAステープラーあるいはロティキュレーターで閉鎖する

3. 腸管切除・吻合術

1）適応
1．腸間膜側の穿孔
2．穿孔周囲の腸壁にも損傷・挫滅あり
3．比較的大きな穿孔（デブリードマンすると腸管壁が1/3程度しか残らず，このような可能性の高いときは最初から腸管切除の方がよい）

2）術式

①切除範囲の決定

　腸管穿孔だけで血流に問題がなければ必要最小限の切除範囲とする．腸間膜損傷を合併しているときは，血行を考慮して安全な位置で行う．

②腸間膜の処理

　まず腸間膜の切除範囲に電気メスで印をつける．次に腸間膜側の血管処理を行う．1-0絹糸や3-0絹糸を用いて，動静脈をまとめた集簇結紮でかまわないが，比較的太い動脈のあるときは動脈断端をさらにケリー鉗子で止め，3-0絹糸で2重結紮とする．

③腸管切離

　手縫いのときは，縦溝鉗子をかけてメスで切離する．口径差があるときは，小さい腸管の切離を斜めにすると多少口径差が緩和される（図5）．器械吻合のときは，自動縫合器（GIA 6.0-3.5）などで腸管を切離する．

④腸々吻合

　腸のねじれがないように注意して口側，肛側の腸管に腸鉗子をかける．腹腔内汚染を予防するために，吻合部の腸鉗子の背側に大ガーゼを2枚おく．縦溝鉗子をはずし，粘膜を損傷しないように腸内容を吸引する．腸管内側を小綿球で清拭する．

　小腸吻合は主に，Albert–Lembert縫合が行われる．著者はAlbert縫合は3-0または4-0吸収糸（バイクリル，モノクリル）を用いた内翻結節縫合，Lembert縫合は3-0絹糸を用いた結節縫合で施行している．もちろん，連続縫合や外翻でもかまわない．本稿では，著者らの施行しているAlbert–Lembert縫合・内翻結節縫合について述べる．まず，後壁からAlbert縫合を開始する．通常，縫い幅5～6 mm，取りしろ5～6 mm程度にしている．針付糸で内→外→外→内にかけ，通常は1針ずつ糸針をかけ結紮してから次の糸針をかければよい．後壁の縫合が終了した後，前壁の縫合に移る．前壁も後壁と同様に縫合するが，内翻になるように内→外→外→内にかけ，1針ずつ結紮した後，次の糸をかける（図6）．

切離線

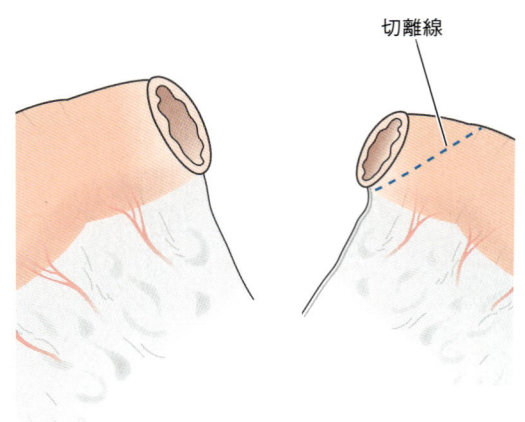

図5 ◆ 腸管の口径差がある場合
小さい腸管の切離を斜めにすると多少口径差が緩和される

A)

B)

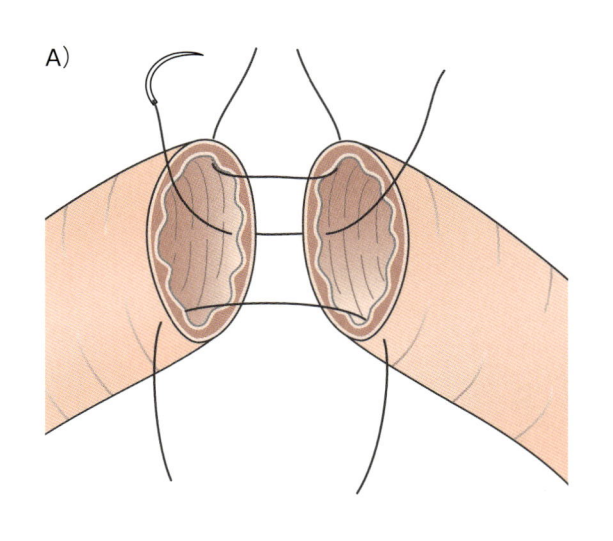

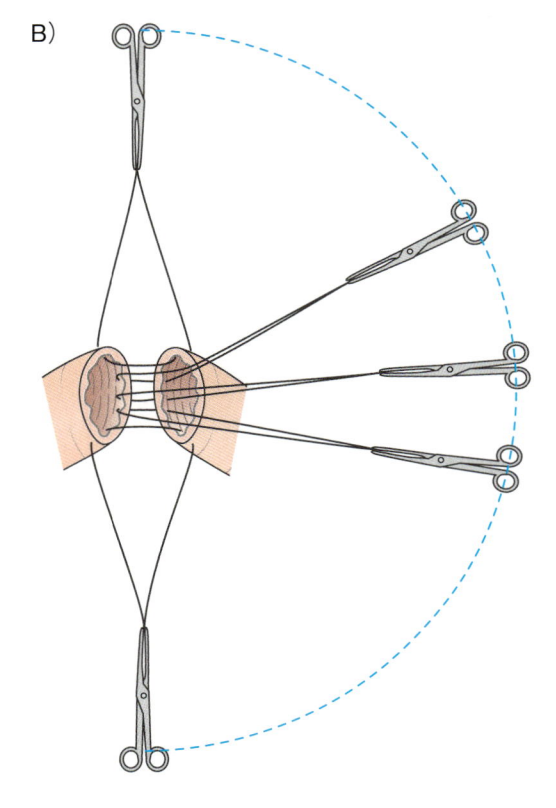

図6 ◆ 手縫い腸管吻合（口径差のある場合）
A) まず両端の縫合糸をかけておき、軽く牽引する。次に両糸の真ん中に次の糸針をかける
B) 糸と糸の中点に糸針をかけモスキートペアンで止め、術者の対側に半円周状においておく

　Albert縫合が終了したら、次にLembert縫合に移る。通常、3-0の絹糸を使用して結節縫合を行っていく。

⑤口径差のある場合の手縫い吻合

　口径差のある場合は、まず両端の縫合糸をかけておき、軽く牽引する。両糸のちょうど真ん中に次の糸針をかける（**図6 A**）。この糸は結紮せずモスキートペアンで止めておく。さらにその真ん中に糸針をかけモスキートペアンで止め、術者の対側に半円周状においておく（**図6 B**）。このようにしていくと初心者でも均等に糸針がかけられる。

　大腸では、層層縫合やGambee 1層縫合が行われる。Albert-Lembert縫合でももちろんかまわない。

⑥腸間膜の縫合閉鎖

　腸間膜を縫合閉鎖する。この際、腸間膜内の血管を損傷しないように注意する。腸間膜断端に血管が露出しているときは、腸間膜の漿膜だけ浅く糸針をかけ縫合閉鎖する。

⑦腹腔内洗浄

　腹腔内を生理的食塩水 5,000 mL～10,000 mL で洗浄する。ダグラス窩や左右の横隔膜下などに洗い残しがないように用手的によく洗浄する。

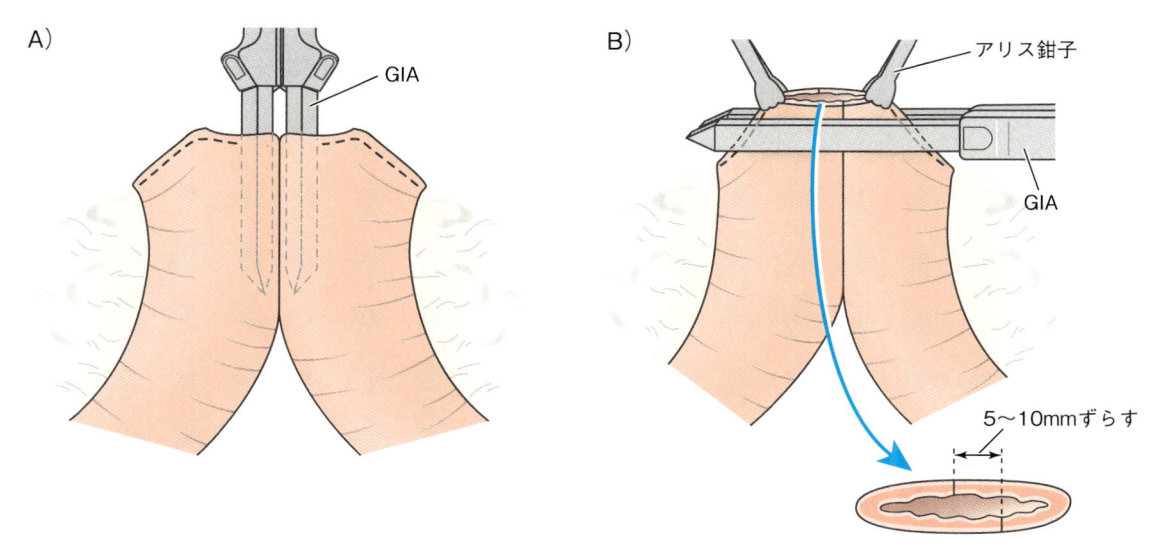

図7 ◆ Functional end-to-end anastomosis（機能的端々吻合）
A）GIAなどリニアステープラーのフォークを片側ずつ挿入した後，フォークを接合する
B）ステープルラインを約5〜10 mmずらしてリニアステープラーをかけて，断端を再びGIAなどリニアステープラーで閉鎖する

⑧ドレナージ

　胃や小腸損傷では，受傷からの時間が短時間であれば，腹腔内をよく洗浄すればドレーンは不要なことがある．受傷から時間の経過した症例ではインフォメーションドレーンとしてペンローズドレーンをダグラス窩に入れる．腹腔内の汚染が強い症例では，左右の横隔膜下とダグラス窩にシリコンドレーンを挿入して確実にドレナージが効くようにする．

⑨閉腹

　通常の2層の閉腹とする．

4. Functional end-to-end anastomosis（機能的端々吻合）

①なるべく腸管の腸間膜対側を側側吻合の吻合口にする．腸間膜を吻合時に挟みこまないように注意する．
②腸間膜対側の断端にハサミまたは電気メスで2〜3 cmの小孔を開ける．
③2本のアリス鉗子で両方の小孔を把持する．
④GIAなどリニアステープラーのフォークを片側ずつ挿入した後，フォークを接合する（図7 A）．
⑤腸間膜や他臓器が挟まれていないことを確認した後，fireする．
⑥フォーク挿入口から，吻合部の出血の有無を確認する．出血があれば内腔から3-0（または4-0）吸収糸で全層の結節縫合を加えて止血する．
⑦ステープルラインを約5〜10 mmずらしてリニアステープラーをかけて，断端を再びGIAなどリニアステープラーで閉鎖する（図7 B）．
⑧吻合部の股の部分には力がかかりやすいので，2針ほどLembert縫合で補強する．

5. 結腸一期的切除・吻合術

1）適応

　大腸損傷も他の消化管損傷と同様に損傷部の修復は縫合閉鎖もしくは切除・吻合が原則である．大腸内は糞便があり胃や小腸に比べ損傷部が汚染されていて，従来，縫合や吻合をせず人工肛門にする傾向があった．しかし，腹腔内汚染が高度でない受傷後早期に手術が行われれば，人工肛門を造設せずに一期的に損傷部を修復しても縫合不全などの合併症の発生はほとんどない[7]．したがって，患者の全身状態が良好であり，合併疾患などもない場合は積極的に破裂部の縫合閉鎖や一期的切除・吻合を行う．

2）術式

　基本的には小腸の腸管切除・吻合術と同様である．

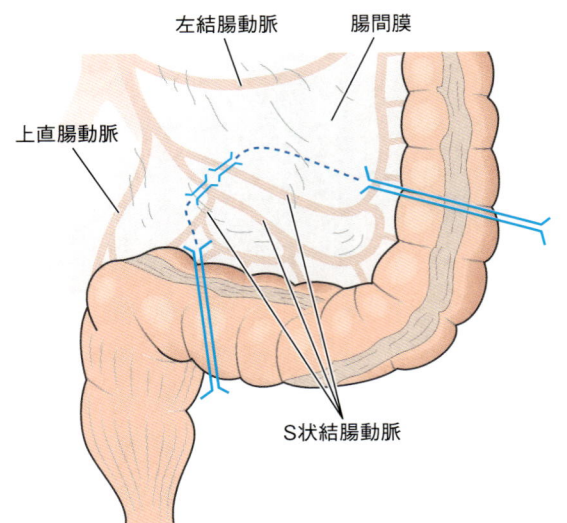

図8 ◆ S状結腸損傷に対する腸間膜の処理
上直腸動脈や左結腸動脈は温存してS状結腸間膜の血管の処理を行う

①結腸の授動

　結腸損傷では，結腸癌の手術とは異なり腸間膜根部のリンパ節郭清は不要なので徹底した授動は不要である．しかし，腸間膜損傷も合併し比較的長い結腸を切除する必要のある場合は結腸の授動は施行した方がよい．S状結腸のように可動性の大きい部位では，授動の不要なこともあり，S状結腸の左側の癒着を剥離しておくと以後の操作が施行しやすい．

②腸間膜の処理

　腸管損傷部および腸間膜損傷部を含めて腸間膜を処理する．

　例えばS状結腸損傷に対するS状結腸切除では，癌の手術ではないのでS状結腸動脈や下腸間膜動脈の根部で血管を処理する必要はない．むしろ上直腸動脈や左結腸動脈は温存してS状結腸間膜の血管の処理を行う（図8）．上直腸動脈や下腸間膜動脈の損傷があり，これらの血管を結紮切離する必要のあるときは，S状結腸の肛門側の切離線は岬角（promontorium）とした方が血流の点から安全である．

③損傷腸管の切離

　以降は，前項の腸管切除・吻合術の③以降と同様である．

6. ハルトマン手術

1）適応

　大腸損傷で腸管の一期的切除・吻合ができない場合，すなわち
1．患者の全身状態が悪い
2．腹腔内が高度に汚染されている
3．吻合部に過度の緊張が生じるか，腸管を寄せられない
などはよい適応である．

2）術式

　S状結腸損傷に対する結腸部分切除・ハルトマン手術について述べる．

①S状結腸の授動

　ハルトマン手術では，一期的切除・吻合に比べ吻合部の緊張を考慮する必要がないので，授動の不要なことも多い．しかし，挙上腸管が短ければ，脾弯曲部における脾結腸靱帯を切離し，下行結腸の授動まで必要になることがある．

②S状結腸間膜の切離

　癌の手術ではないので，S状結腸動脈や下腸間膜動脈の根部を露出する必要はない．結腸切除後の口側結腸断端を楽に挙上できるようにS状結腸間膜を処理する．S状結腸動脈の末梢の1～2カ所の辺縁動脈を結紮切離すれば十分体外へ挙上できる．

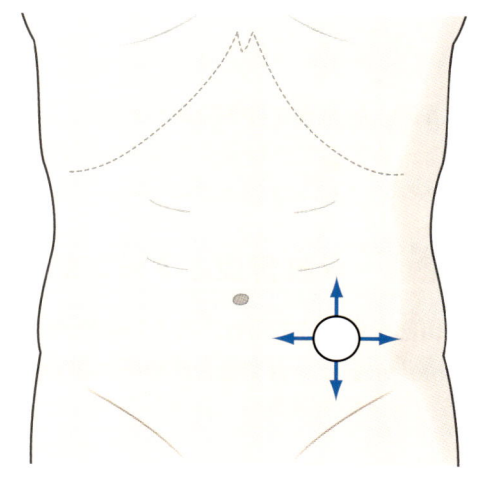

図9◆ ハルトマン手術における人工肛門の位置
通常，左下腹部・側腹部におくが，外傷の緊急手術ではあまりこだわる必要はなく口側結腸断端が楽に体外へ引き出せる位置とする

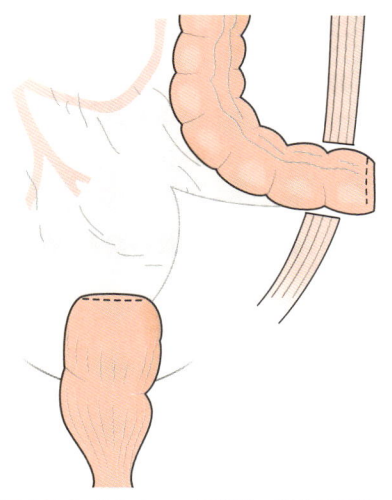

図10◆ ハルトマン手術における腸管断端の腹腔外への誘導
腹腔内経路で腸管断端を腹腔外へ引き出す

③口側断端の処理

　口側損傷がない正常結腸部をGIAで切離する．もちろん縦溝鉗子・リスター鉗子でクランプした後，その間をメスで切離してもよい．

④肛門側断端の処理

　肛門側は器械吻合器で切離閉鎖する．通常GIAを使用するが骨盤腔内ではロティキュレーターで閉鎖する．肛門側断端の漿膜筋層縫合は必須ではない．

⑤腹壁孔の作成

　通常，人工肛門の位置は左下腹部・側腹部におくが，外傷の緊急手術ではあまりこだわる必要はない．口側結腸断端が楽に体外へ引き出せる位置とする（図9）．皮膚をコッヘルで把持し，皮膚・皮下組織を円形状に切開・切除する．大きさは直径2.5～3 cmを目安とするが，腸管の状態で適宜調節する．皮下の死腔や陥没の原因となるため，皮下脂肪を切除しない．皮下脂肪は筋鉤で鈍的に分け，筋膜前鞘を露出させる．皮下脂肪を切除しなくても，トンネルスペースは十分確保できる．

　筋膜前鞘に電気メスで約4 cmの縦切開を加え，腹直筋を筋鉤で分け，筋膜後鞘を露出させる．腹腔内より腹膜・後鞘を手で押し上げ，手の中でこれらを筋線維方向に切開する．指2本の大きさがあれば，十分である．穴が小さくて腸管が誘導できなければ，筋膜前鞘が小さいことが原因であることが多い．この操作で下腹壁動静脈を損傷しないよう注意する．

⑥腹腔外への誘導

　腹腔外への誘導において後腹膜経路は必要ない．腹壁孔を通したアリス鉗子で腸管断端を把持し，ねじれないように愛護的に腸管を腹腔外へ誘導する（図10）．腹腔外に3 cm程度は出しておく．閉腹時の脱落予防のため，切開した腹膜と腸管壁を吸収糸で数針，軽く固定しておく．

⑦閉腹

　十分な洗浄後に，腹腔内へ適切なドレーンを留置し，閉腹する．人工肛門造設の際，閉腹創は汚染されないようタオルで覆うなど配慮する．

⑧人工肛門の作成

　挙上腸管の断端を自動縫合器に沿って切除し開放する．腸間膜のトリミングは断端より1cm以上は行わない．やりすぎると後に壊死に陥る．

　4-0吸収糸を用いて腸管全層と皮膚を縫合する．最初に腸管粘膜面から皮膚方向に運針するように上下左右の4針ほどかけて結紮縫合を行う．さらに，その間へ全周性に縫合を行う．計16針程度縫合する．皮膚瘻を予防するため真皮に縫合する方法もある．腹腔外腸管の長さに余裕があれば，皮膚の高さで漿膜筋層縫合を追加すると外翻しやすくなる．

2章 外傷ごとの戦略と手術手技

C. 腹部

8. 腎・尿管・膀胱損傷

金子直之

　腎・尿管・膀胱損傷は，他の腹部外傷や骨盤骨折に合併することが多いが，それぞれ単独でも発生する．腎損傷の主な病態は出血であり，致命的になることもある．腎損傷のもう1つの病態である尿瘻と，尿管・膀胱損傷は，いずれも尿の流出により炎症を生じ，見逃すと重篤な感染症を生じることがある．本稿では腎・尿管・膀胱損傷のそれぞれについて症状・診断と手術適応，手術法を示す．なお，腎損傷については成書も多いため，ここでは尿管損傷と膀胱損傷に比重を高めて概説する．

1 診断と戦略

1. 腎損傷

　腹部外傷の約10％に合併する[1]．損傷の程度は被膜下血腫（日本外傷学会 腎損傷分類2008[2]）のⅠa）から腎断裂（Ⅲb），血管損傷（PV）までさまざまである（図1）．多くが**肉眼的血尿**を呈する．診断には

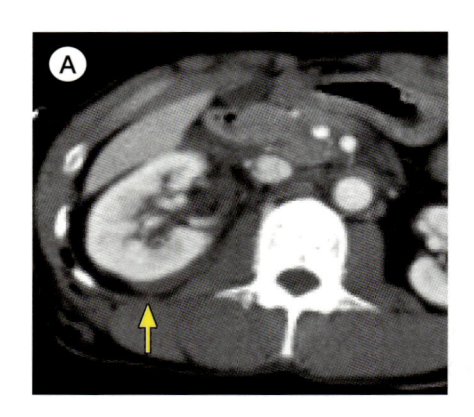

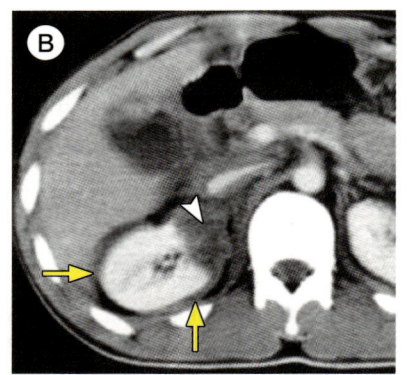

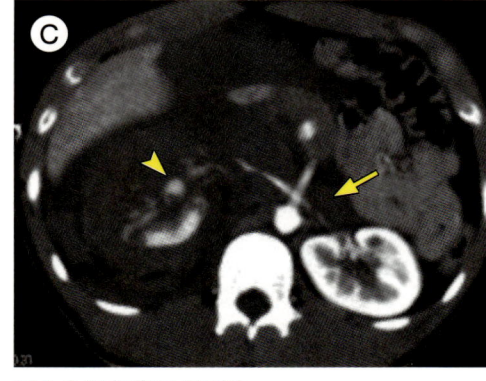

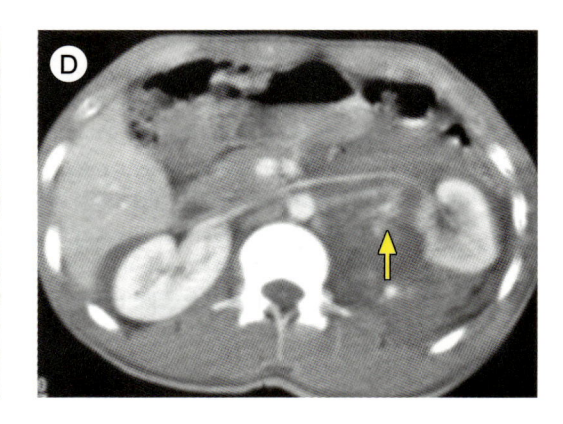

図1 ◆ 腎損傷のCT例
A) 被膜下血腫（→），B) 腎周囲血腫（→）と部分梗塞（▷），C) 腎断裂（▷）と，対側に及ぶ血腫（→），D) 腎動脈損傷による造影剤漏出（→）

CTがもっとも強力なツールで，現在は100％近い診断が望める．初期診療で読影すべきものは**血腫の大きさ**，**損傷形態**，**造影剤漏出**，**腎梗塞**である．詳細に関してはここでは論じないが，単純・造影CTの意義については自著[3]を参考にされたい．

2. 尿管損傷

腎盂尿管移行部（ureteropelvic junction：UPJ）**に好発し**[1)4)]，他に腸骨血管との交叉部（crossing point：CP），膀胱流入部に発生する．発生率は鋭的外傷の4％，鈍的外傷の1％以下である[1)4)]．肉眼的血尿は約50％にしか認められない[4)]．画像診断では，従来は経静脈的腎盂尿管造影（intravenous pyelography：IVP，drip infusion pyelography：DIP）（**図2A**）が好まれたが，正診率は高くなく，近年は**造影CTが取って代わった**[4)]．CTでは，尿管周囲の液体あるいは**尿管不整像**（**図3**）が得られるが，血腫があると判別しにくい．近年は3D-CTの有用性も報告されている[5)]．早期診断は容易ではなく，多発外傷の治療後に**尿瘤**（urinoma）で診断されることもある（**図2B, C**）．また単独尿管損傷で，受傷数日を経て腰痛で来院する症例もある．**尿管損傷の可能性を常に念頭に置く**ことが重要で，疑った場合は造影CTの8〜10分後の**排泄相**や[6)]，**CT後の腹部単純X線写真**も有用である（**図4**）．膀胱鏡を用いた逆行性腎盂尿管造影（retrograde pyelography：RPG）を行うこともあるが，多発外傷の初期診療では推奨されない[4)]．

3. 膀胱損傷

骨盤骨折に合併することが多いが，膀胱緊満状態での下腹部叩打などでも発生する．**腹膜外破裂**と腹腔

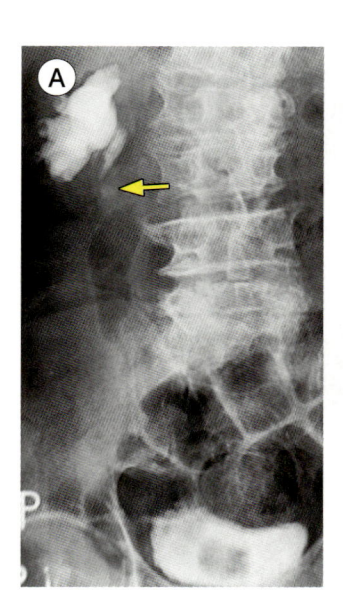

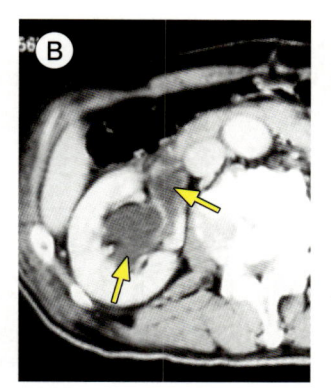

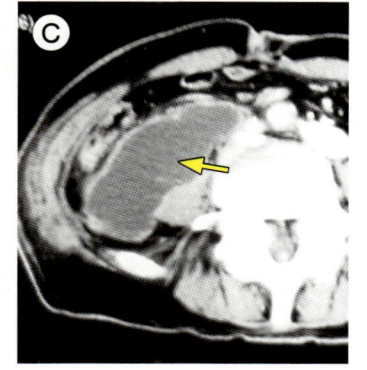

図2◆ 尿瘤（urinoma）により尿管損傷を診断した症例
A) DIP. 尿管損傷部（⇒），B) 腎杯腎盂拡張（⇒），C) CT. 尿瘤（⇒）

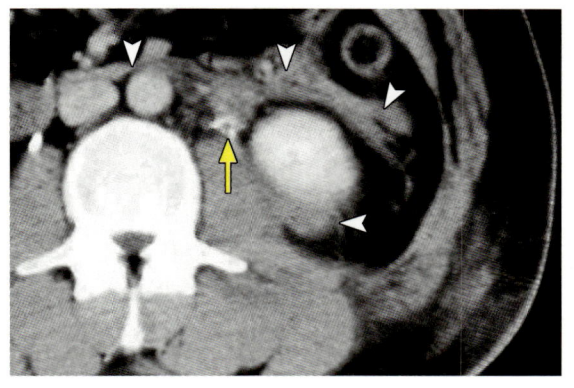

図3◆ 尿管損傷の尿管不整像（CT）
左腎周囲腔の液体貯留が右にも及び（▷），左尿管に不整がみられる（⇒）

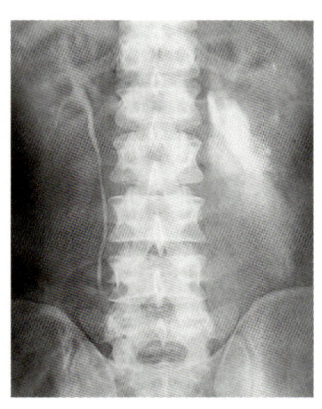

図4◆ 左尿管損傷例の造影CT後の腹部単純X線写真

内破裂がある．前者は膀胱粘膜が破裂しているが腹膜は保たれているもので，前壁に生じて腹壁に尿が漏出する型が多い（図5A）．後者は腹膜損傷も伴って腹腔内に尿が漏出するもので，頂部に好発する．95％以上で**肉眼的血尿**を認めるが，認められない例もあることを念頭に置く[7]．通常の造影CTでの正診率は低い．造影剤の比重は高く，膀胱内の背側に溜まるため，損傷部からは流出しにくい（図5B）．**膀胱壁肥厚**（図5A, B）や膀胱内の血腫（図5B）は膀胱損傷を疑う根拠になる．腹腔内破裂の場合，腹腔内臓器損傷による液体貯留と鑑別が困難である．腹膜外・腹腔内破裂とも，膀胱損傷を疑った際の古典的診断法は**逆行性膀胱造影**（retrograde cystography：RCG）である．このコツは，偽陰性を回避するために，十分な量の造影剤（成人で300〜400 cc）で膀胱を緊満させた後に，再び造影剤を吸引して排除することである．腹膜外破裂のRCGでは，腹壁内に漏出した造影剤が描出され，「**火焔様（flame-shaped）**」と呼ばれる（図6A）．腹壁への拡散の範囲は側面像で認識しやすい（図6B）．腹腔内破裂では，腹腔内に造影剤漏出が確認される（図7A）．近年はRCGに代わり，造影剤注入後にCTを撮影する**CT cystography**（CTCG）が推奨される[8]．腹膜外破裂は腹壁内や恥骨後隙（Retzius腔）への造影剤漏出（図8，9），腹腔内破裂は腹腔内への造影剤漏出（図7B）で確認される．膀胱鏡は侵襲があり，正診率も低いため推奨されない．

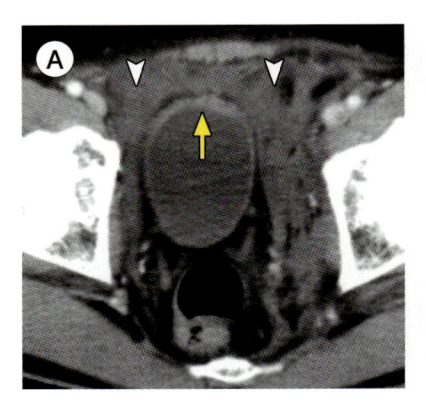

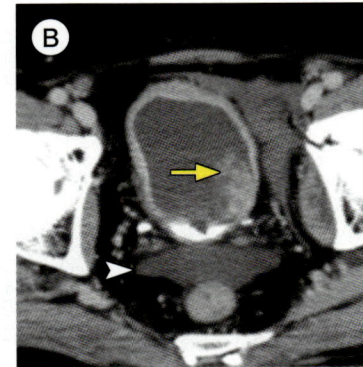

図5 ◆ 膀胱損傷の造影CT像
A）腹膜外破裂．膀胱前壁肥厚（→）と，周囲の腹膜外の液体貯留（▷）が認められる
B）腹腔内破裂．膀胱壁肥厚と膀胱内血腫（→）がみられる．ダグラス窩に液体貯留が認められる（▷）が，膀胱背側に沈殿している造影剤は漏出していない．左腹膜外にも液体貯留が認められる

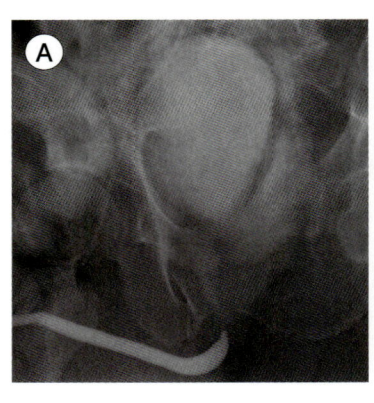

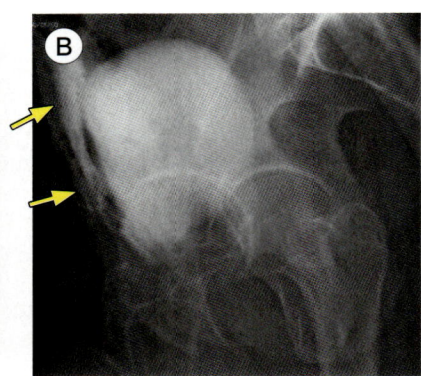

図6 ◆ 膀胱損傷（腹膜外破裂）の経尿道的膀胱造影
A）正面像．膀胱周囲に淡く広く造影剤が漏出する（火焔様）
B）側面像．拡散の範囲が認識しやすい（→）

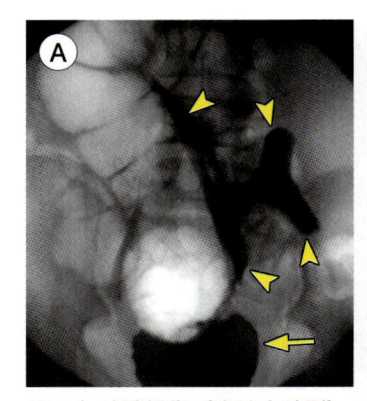

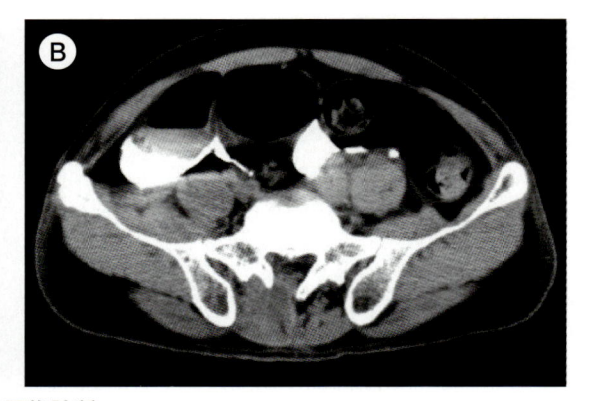

図7 ◆ 膀胱損傷（腹腔内破裂）の画像診断
A）経尿道的膀胱造影．膀胱（→）から，直腸・S状結腸周囲へ造影剤が漏出している（▷）
B）膀胱造影後CT．腹腔内に漏出した造影剤

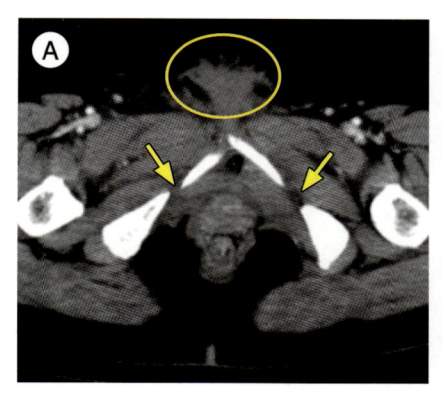

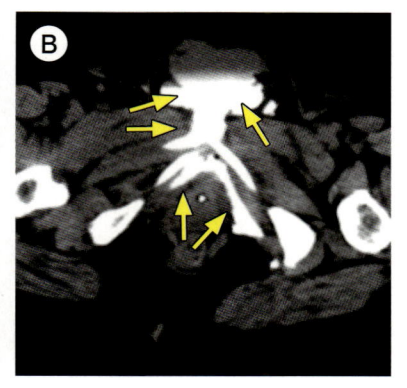

図8 女性における膀胱損傷（腹膜外破裂）のCT像
A）単純CT．両側坐骨骨折（→）と，腹壁内に低吸収域（○）がみられる
B）CT cystography．膀胱前面と左側面，腹壁に造影剤漏出（→）がみられる

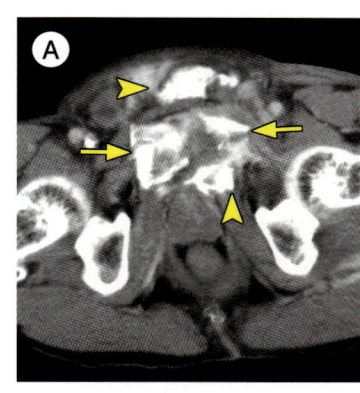

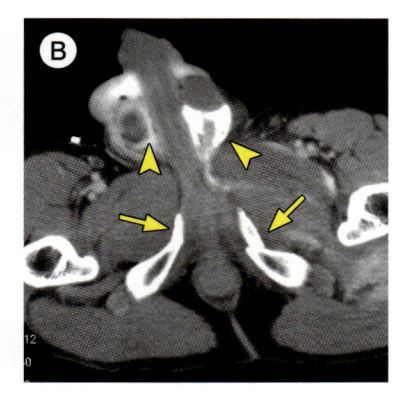

図9 男性における膀胱損傷（腹膜外破裂）のCT cystography
A）恥骨骨折（→）と，膀胱からRezius腔，腹壁への造影剤漏出（▷）がみられる
B）坐骨骨折（→）と，陰嚢内への造影剤流入（▷）がみられる

2 手術のタイミング

1. 腎損傷

　近年はTAEが発達し出血を制御しやすくなったが，**non-responderやtransient-responderでは手術**が推奨される．また腎が断裂している場合は腎杯損傷の可能性が高く，TAEで出血は制御できても，後に尿漏で炎症を起こす場合がある．早期に手術した方が腎の温存率が高いことは理解しておく[9]（図10）．鋭的損傷は手術適応である．

2. 尿管損傷

　早期診断されれば緊急手術の適応である．逆に，診断が遅れた場合は炎症のために手術は困難になる．この場合，DIPやRPGで**非全周性損傷**と診断できれば（図11A），一旦は腎瘻による順行性ステント留置，あるいは膀胱鏡による逆行性ステント留置（図11B）と，尿瘤のドレナージ（図11C）を行い，それで改善しなければ手術が推奨される[1]．**全周性損傷**でステント留置が不可能な場合はその時点で手術適応となるが，この場合は腎全摘を余儀なくされることが多い．

3. 膀胱損傷

　腹膜外破裂では，尿漏が少量なら手術適応はなく，尿道バルーン留置による減圧で治療可能である．しかし損傷が大きく尿漏が腹壁や陰嚢内など広範囲に拡散する場合（図6，8，9）や，損傷部に骨片がある場合（図9A）は手術適応である．**腹腔内破裂**は手術適応である．

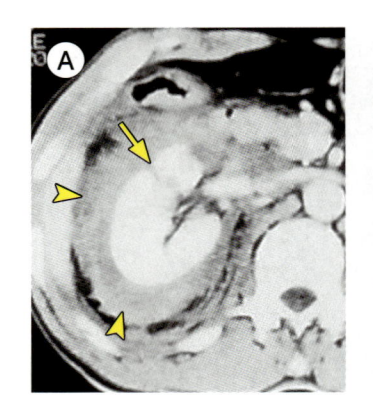

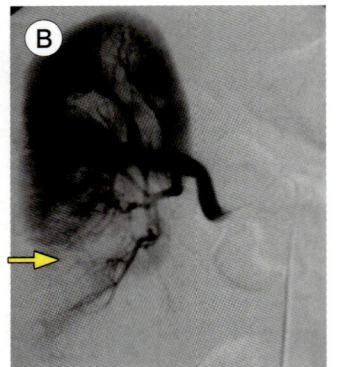

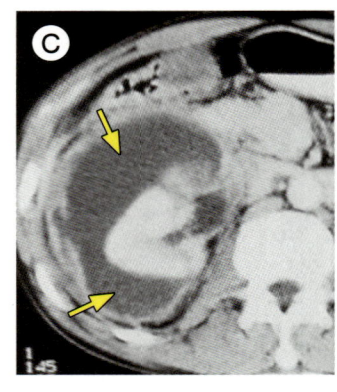

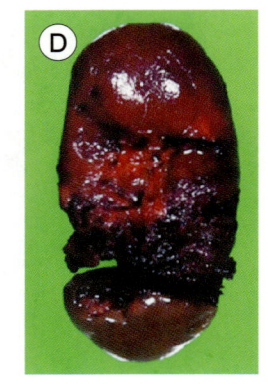

図10 ◆ ショックで来院した腎断裂・腎杯損傷例
A) 来院時造影CT．腎断裂（→）と腎周囲血腫（▷）がみられる
B) 血管造影．腎下極の断裂（→）がみられ，下極枝に塞栓術を行った
C) 2週間後の造影CT像．腎周囲に尿瘤（urinoma）がみられる（→）
D) 摘出腎．手術では腎周囲の炎症性硬結が著しく，腎全摘を余儀なくされた

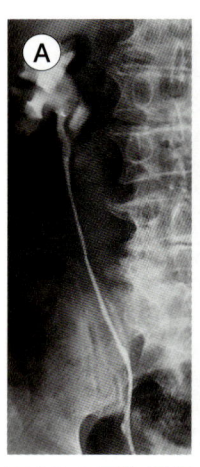

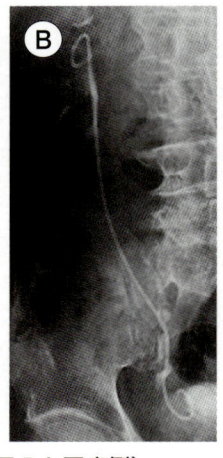

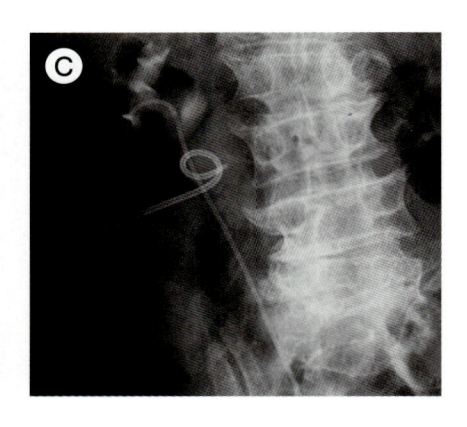

図11 ◆ 尿管損傷（図2と同症例）
A) 逆行性尿管造影で，UPJでの造影剤漏出はあるが尿管の連続性は保たれている
B) DJステント留置
C) 尿瘤（urinoma）に対してはピッグテールカテーテルでドレナージした．4週後にピッグテールカテーテルを抜去し，8週後にDJステントを抜去した

3 手術手技と管理

1. 腎損傷

損傷形態に応じて術式を選択する．安易な全摘は慎む．腎へのアプローチは経腹的に結腸を脱転し，腎筋膜（Gerota筋膜）前葉を縦切開して行うが，直接アプローチすると大出血をきたし，全摘を余儀なくされることが多い．腎筋膜を切開する前に腎動脈起始と腎静脈を遮断すれば術中出血量が減り，腎を温存しやすくなる．

1）腎茎部予備的血流制御（preliminary pedicle vascular control：PPVC）[10]

空腸起始部を右に圧排し，その左側の後腹膜に透見できる下腸間膜静脈との間を縦切開すると，大動脈

前面に至る．切開を上腸間膜動脈起始に向けて頭側に延長すると，直下に左腎静脈を露出できる．左右腎動脈起始はその背側または尾側にあることが多く（図12），そこでまず動脈を遮断する（図13B）．次に，左腎損傷の場合は左腎静脈を遮断するが，右腎静脈にこの術野から至るのは困難である[11]．PPVCで重要なことは，①左腎静脈は尾側から前側頭側に牽引すること（尾側に向けて牽引すると，頭側で副腎静脈が切れることがある），②動脈を先に遮断すること（静脈を先にすると出血が増える），③習熟していないと時間を要するため自らの力量を考慮すること，である．なお，動脈を1本遮断しても出血を制御できるとは限らない．両側とも約2割は複数の腎動脈起始をもつ[11]．また約3割は，左腎静脈より頭側に少なくとも1本の動脈が起始する[11]．術前に，造影CTで冠状断（図13A）や3D angiographyを再合成しておくとこれらの関係がわかり，安全に操作しやすい．大動脈前面の血腫が非常に厚い場合や，鋭的損傷で腎筋膜がすでに大きく開放されている場合は，PPVCは行わない．

2）腎門一括遮断（renal hilar cross-clamp）

PPVCを行えずに直接アプローチした場合や，PPVCを行ったが出血が制御できていない場合は，一括遮断を行うと無出血野が確保される（**阻血法**）．結腸を脱転した後に腎筋膜前葉を縦切開し（図14A），左手を内腔に入れ（図14B），腎周囲を用手的に一気に剥離し，拇指と示指で腎門を握り，サテンスキー鉗子で

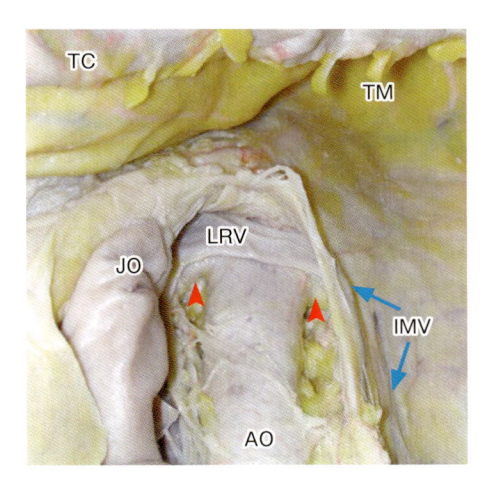

図12 ◆ 予備的血流制御の術野（解剖用遺体で剖出）
▶は左右の腎動脈起始を示す
AO：大動脈，IMV：下腸間膜静脈，JO：空腸起始，LRV：左腎静脈，TC：横行結腸，TM：横行結腸間膜

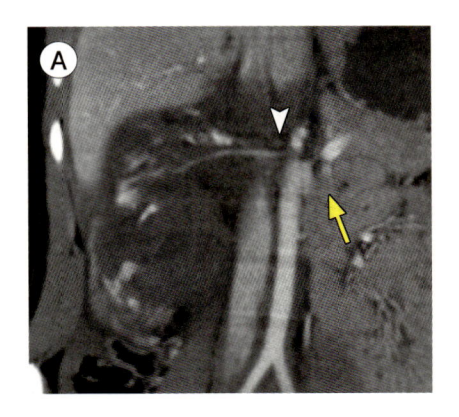

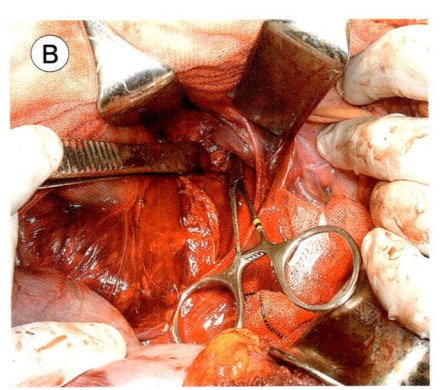

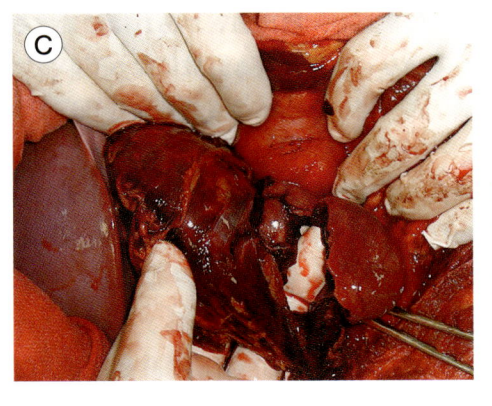

図13 ◆ 腎損傷と予備的血流制御
A）造影CTの冠状断．2本の右腎動脈（▷）が左腎静脈（⇨）より頭側で起始する
B）予備的血流制御．ブルドッグ鉗子では届かなかったため，モスキート鉗子を用いた
C）損傷腎の露出．予備的血流制御が施してあるので，安全に露出できた

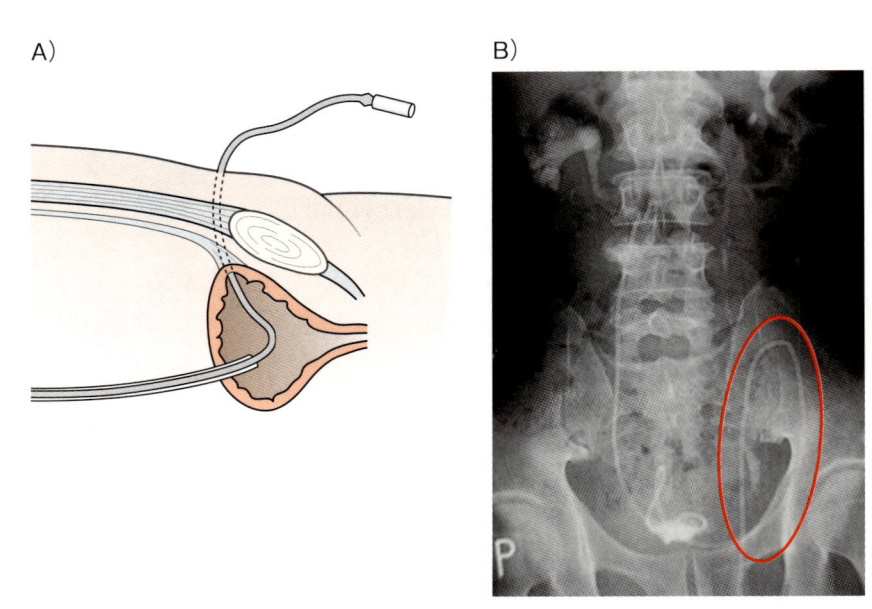

図18 ◆ 体外に導出する尿管ステント留置法
A）方法の模式図
B）術後腹部単純X線撮影像．左側にみられるループ（○）は，体外で皮膚の上に固定してある部分である

再建部に適切なドレナージを行うことも重要である．再建部が腸骨血管より頭側であれば，近傍にペンローズドレーンを留置し，尾側であればダグラス窩にデュープルドレーンやマルチドレーンを留置する．いずれにおいても，ドレーンが再建部に接しないように注意する．

1）同側尿管尿管吻合〔(ipsilateral) ureteroureterostomy：U-U再建〕

損傷部での端端吻合（end-to-end anastomosis）で，もっとも多用される方法である．UPJでの損傷のほとんどはこれで修復できるが，下部尿管は細く狭窄しやすい．損傷部が鋭利な場合はそのまま吻合してもよいが，多くは**デブリードマンして断端を整える**必要がある．デブリードマンは必要最小限に行い，吻合孔拡大のために断端が斜方向になるように行うか（図19A），あるいは水平に切ったうえで縦方向に数mmのカットを入れる（図19B）．縫合は4-0または5-0の吸収糸を用いて，**単結節**で，**壁は外翻ぎみ**に行い，8〜10針で，**意図的に疎**に行うことで狭窄を予防する（図19C）．糸のかけすぎや連続縫合は狭窄をつくりやすい．尿管吻合を半周終えたところで**ステントを留置**する．吻合の糸の密度は，術後1週目の造影で少量のリークがあり，2週目でリークがなくなる程度でもっとも狭窄しにくいといわれる（図20）．

2）対側尿管尿管吻合（transureteroureterostomy：TU-U再建）

CP以下の損傷で，損傷が大きく欠損が生じ，同側再建が困難な場合に行う．損傷側の近位（腎臓側）尿管に十分な長さと可動性があり，吻合部に十分な面積が確保できることが条件となる．損傷尿管を大血管前面で対側に回し，正常尿管に端側吻合（end-to-side anastomosis）する．正常側には損傷側断端と同大の孔をメスで作成する．損傷側血管の断端のデブリードマンの要領やステント留置は前述と同様である．損傷側の遠位尿管は結紮する．

3）膀胱流入部再建：尿管再埋没再建（ureteral reimplantation, ureteroneocystectomy）

下部尿管損傷でU-U再建が不可能な場合，膀胱側を結紮したうえで，新たな尿管口を再建する．正常膀胱では尿管口手前に長さ約2cmの筋層内トンネルがあるので，再建でも**トンネル作成**（antirefluxing tunneling）を意識する．まず膀胱を横切開し，尿管口作成部位を決める．真の尿管口よりやや内側前方がよいが，精管や精囊を損傷しないように注意する．同部の粘膜を径1cm弱，円形に切除し（図21A），そこから弯曲型ケリー鉗子を粘膜下に約2cm通す．そこでケリー鉗子の向きを外側に変えて，全層を通す．次に吻合する尿管断端に糸をかけ（図21B），ケリー鉗子でその糸を把持し膀胱内に引き込む（図21C）．そこで4-0吸収糸を用いて，まず引き込んだ尿管と膀胱筋層を数針固定する．尿管断端が膀胱内にやや突出する程度にするとよい．最後に4-0吸収糸を用いて尿管と膀胱粘膜を6〜8針で固定する（図21D）．

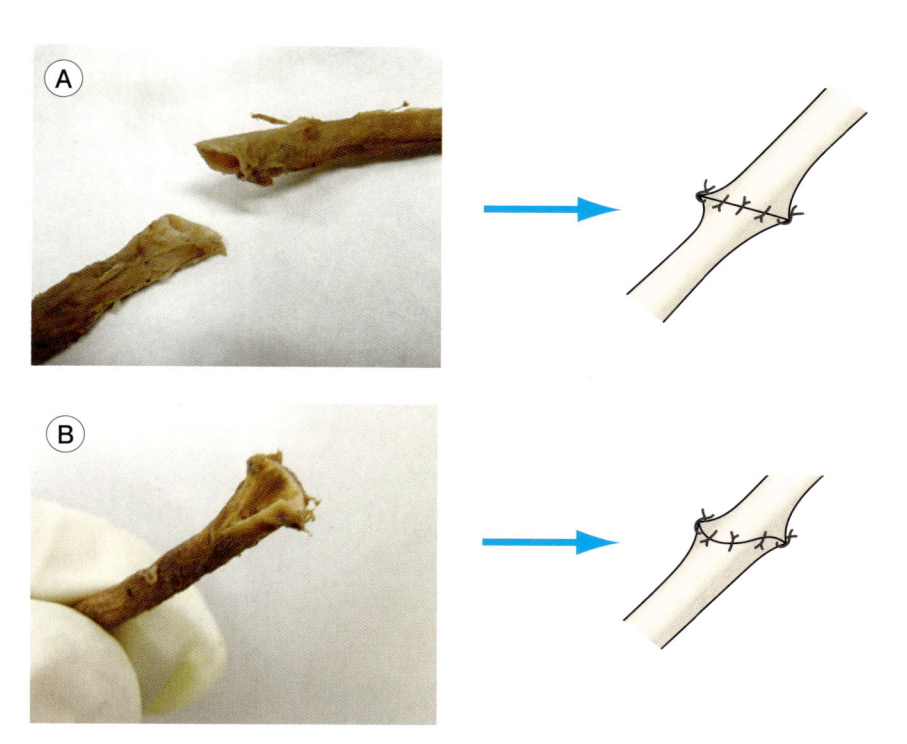

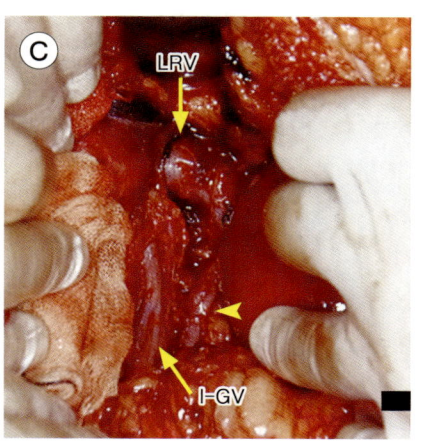

図19 ◆ 尿管尿管吻合法（解剖用遺体で剖出）
A）断端を斜めにカットする
B）断端から縦方向に数mmカットを入れる．対になる尿管には反対側でカットを入れる
C）UPJにおける尿管損傷再建（Aの方法）の術中写真（▷）．LRV：左腎静脈，l-GV：左性腺静脈

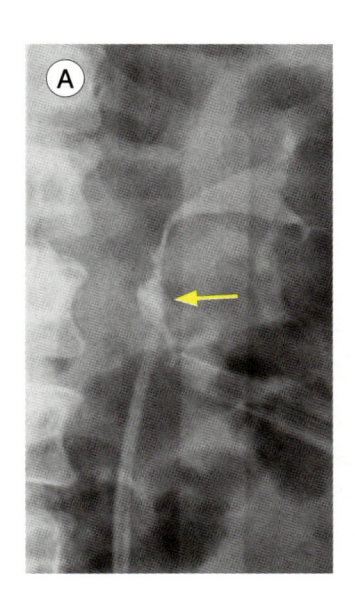

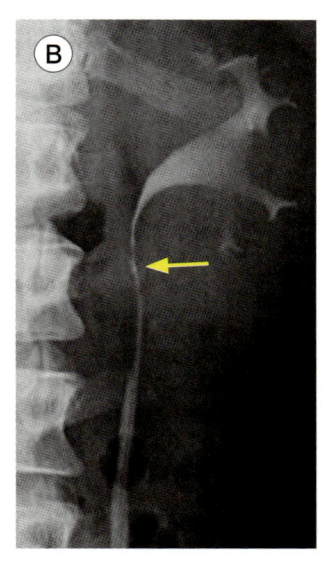

図20 ◆ 尿管尿管吻合後のステント造影像
図18の方法でステントを留置してある
A）術後1週目．ステントを損傷部手前に引き抜き造影した．再建部からマイナーリークがあり，近傍に留置したペンローズにドレナージされている．ペンローズはこの4日後に液体流出がなくなり抜去した
B）術後2週目．吻合部からのリークはなくなっている．検査後にステントを抜去した

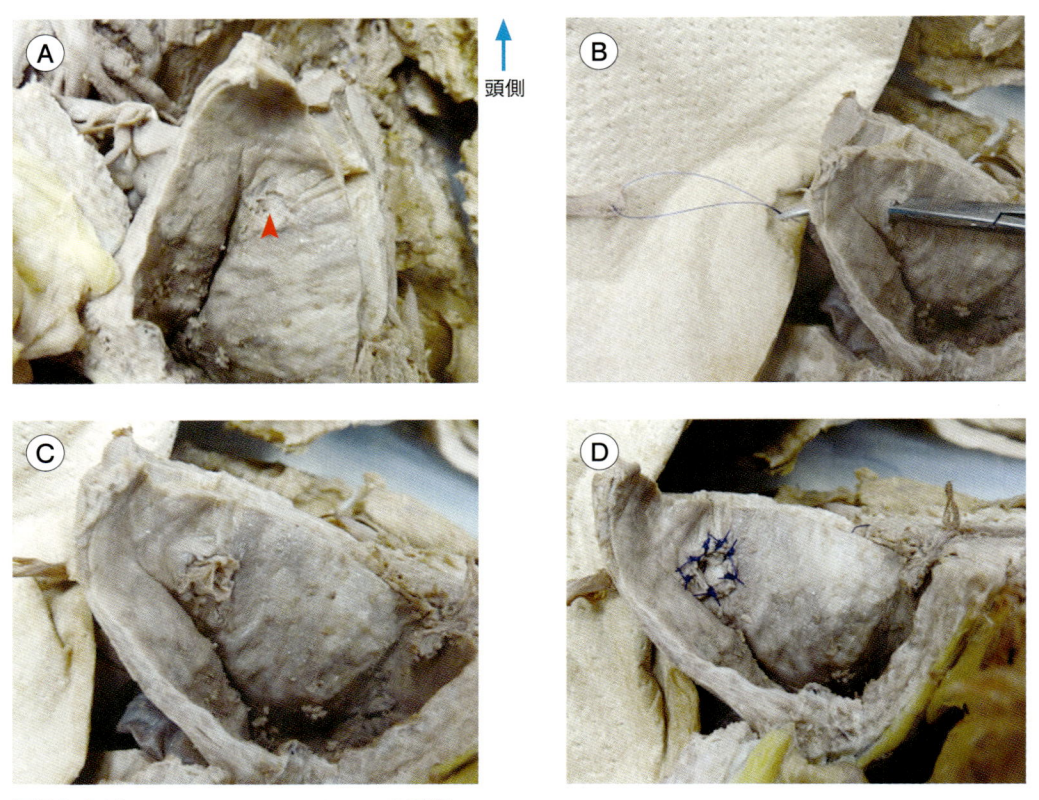

図21 ◆ Ureteroneocystectomy の手順
解剖用遺体で剖出し，膀胱は 3/4 を切除し，粘膜面を開放して示してある．A で ▶ は膀胱粘膜切除部．以下の手順の説明については本文参照

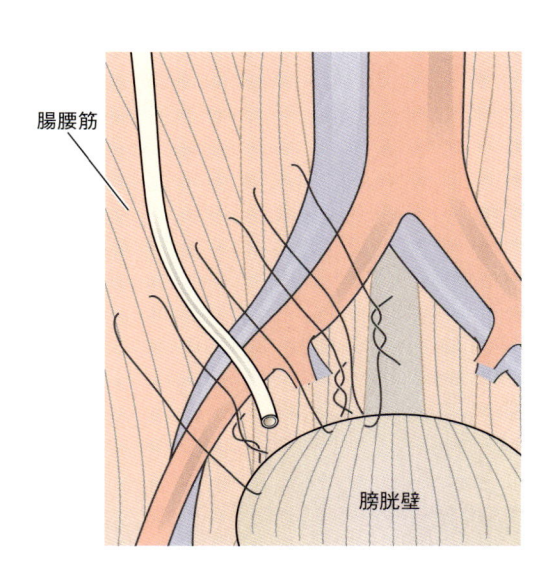

腸腰筋

膀胱壁

図22 ◆ Bladder psoas hitch

　吻合部に緊張がかかる場合，膀胱壁を総腸骨血管の頭側の腸腰筋に縫着する（bladder psoas hitch，**図22**）．2-0 または 3-0 吸収糸を用いて 5 針ほどの結節縫合で行う．

4）膀胱流入部再建：膀胱弁尿管形成（bladder-flap ureteroplasty，Boari flap）

　広範な尿管損傷で，1）〜3）の再建が行えない場合に適応となる．**膀胱壁を用いて代用尿管を作成する方法である**．まず膀胱全層をコの字型に切離し，茎部が背側になるような有茎フラップを作成する．フラップの長さは尿管断端を十分に埋没できるようにする．次にフラップ断端から 2 cm の部位に尿管口作成を予定し，そこから鉗子を入れてフラップ断端の膀胱粘膜下に出す（**図23A**）．次に断端から尿管を引き込み，antirefluxing tunnel と尿管口を作成する（**図23B**）．緊張を減弱するためにフラップ断端に尿管を 1〜2 針縫着する（**図23C**）．トンネル作成が困難な場合は，トンネル作成を行わずに尿管と膀胱フラップ

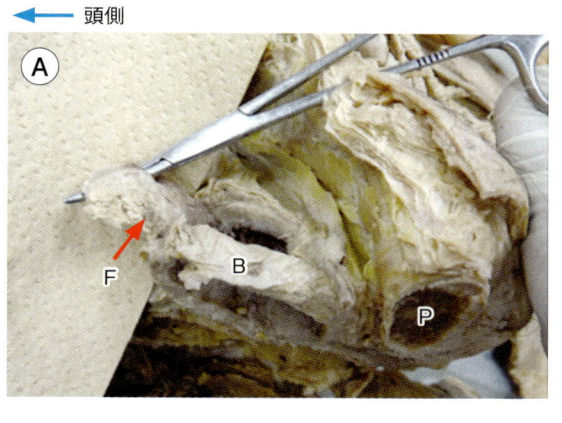

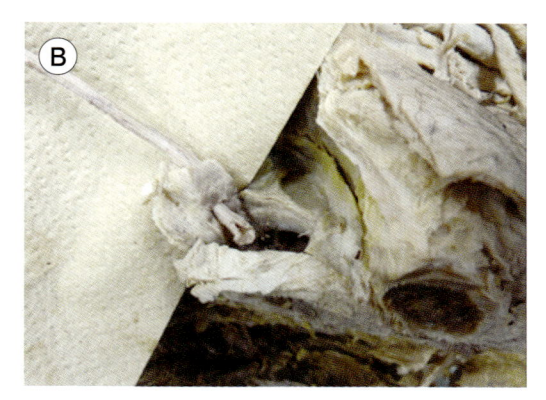

図23 ◆ Bladder-flap ureteroplasty (Boari flap) の手順

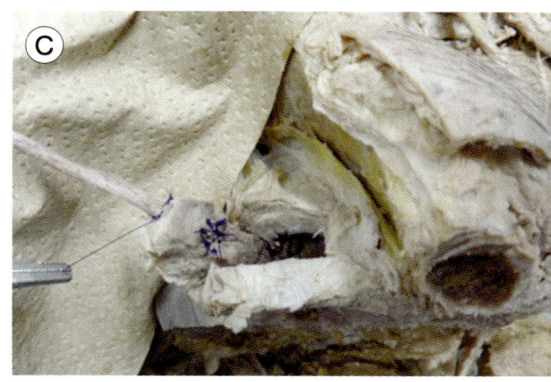

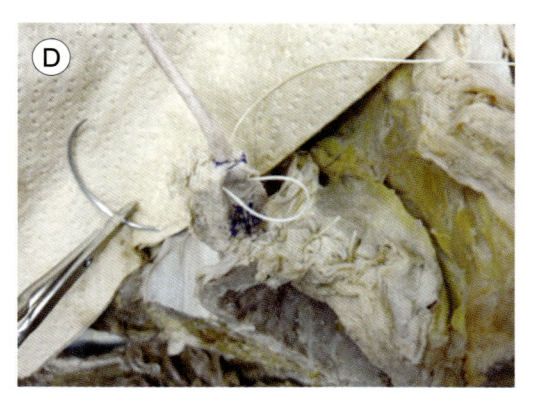

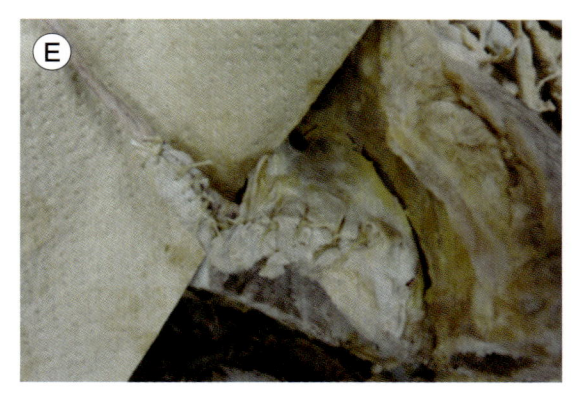

解剖用遺体で剖出してあり，正中矢状断した左側を用いている．膀胱は収縮した状態で固定されているので厚く硬いが，実際は薄く，伸展性がよい
B：膀胱，F：フラップ，P：恥骨結合離断部
（実際の手順の説明については本文参照）

端の端端吻合でもよいが，狭窄しやすい．最後にフラップを取った膀胱を2層で縫い上げ（図23D），さらにフラップを管状に縫い上げて終了する（図23D, E）．3）に比べて合併症が多い．

5）回腸尿管置換（ileal ureteral substitution）

尿管の不足部分に対して回腸を用いて代用する方法であるが，外傷では好まれない．

6）自家移植（autotransplantation）

きわめて頻度は少ないが，UPJ損傷で，遠位尿管の損傷が広範囲に著しい場合，定位置の腎臓では再建できず，腸骨窩への自家腎移植が必要になる．術式については他書に譲る．

3. 膀胱損傷

腹膜外破裂と腹腔内破裂で，若干方法が異なる．いずれでも，膀胱は十分な大きさがあり伸展性もよいので，狭窄を気にかける必要はない．**ドレナージは，ダグラス窩に行うものと，膀胱の内減圧目的で行うものが必要**である．後者は通常の尿道バルーン留置で十分であるが，全身管理のための排尿管理が長期に及ぶ場合は膀胱瘻を造設してもよい．縫合不全がなければダグラス窩ドレーンは3〜5日で抜去し，尿道バルーンは7〜14日で抜去する．膀胱造影を推奨する報告が多いが，筆者は行っておらず，バルーンは7日目に抜去している．

1）腹膜外破裂に対する修復術

恥骨前まで皮膚切開を行う．尿の漏出部位である空洞に到達し，そこから損傷部を同定できる（図24A）．膀胱粘膜を十分に同定できる場合は（図24B），**2層で縫合修復**する．粘膜縫合は，3-0吸収糸を用いて連続縫合で行う．軟部組織の縫合は，吸収糸を用いて厚めに行う．**死腔を残さないようにする**ことが重要である．粘膜を十分に剥離できないときは，2-0吸収糸を用いて**全層一括で縫合**する．その際は粘膜を拾い損ねないように留意する．

恥坐骨骨折を合併している場合，膀胱損傷が骨折に伴う血腫に埋没しているときがある．この場合，損傷部を同定しようとして血腫を剥離しすぎると思わぬ出血をきたし，制御不能になることがあるので注意する．危険を感じたら**直接アプローチを止め，腹腔内で膀胱頂部を切開し，内腔から損傷部を同定して縫合**する．

ドレナージは，開腹していなければダグラス窩には必要ない．一方，腹壁に生じている空洞（尿が漏出していた空間）には，ペンローズドレーンを用いたドレナージが必要である．

2）腹腔内破裂に対する修復術

損傷の全周を確認し（図25），粘膜層をバブコック鉗子やアリス鉗子で把持し，粘膜層と腹膜筋層に分けて**2層で縫合修復**する．前者には3-0吸収糸を用いた連続縫合，後者には2-0吸収糸を用いた結節または連続縫合を行う．腹膜と筋層が一文字に裂けていても，粘膜損傷も必ずしも同じ方向とは限らず，しばしば三角形などの複雑な形に裂けている．**縫合のコツは「元通りにすること」**である．

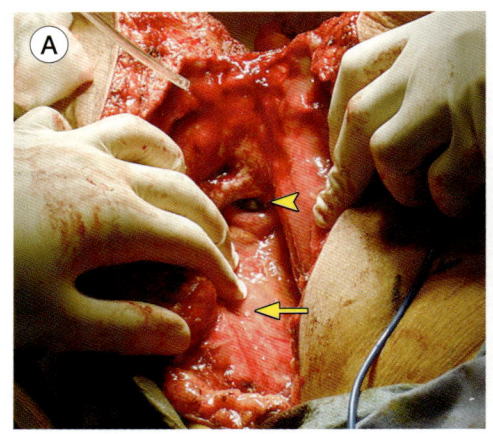

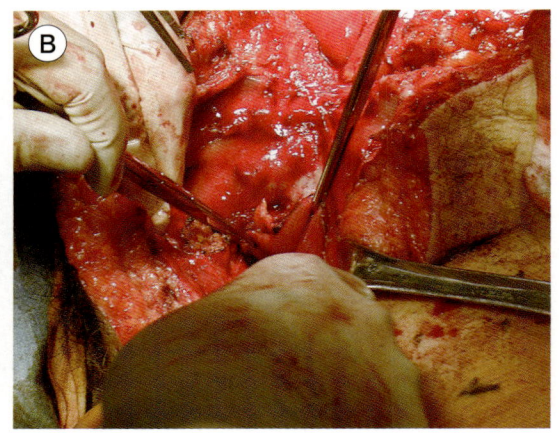

図24 ◆ 膀胱損傷（腹膜外破裂）の術野（図8と同症例）
A）下腹部正中切開で，恥骨前に形成された空洞に入り，そこから膀胱損傷が同定される（⇨は恥骨結合部，▷は膀胱破裂部で，尿道バルーンが露出している）
B）膀胱修復に際し，粘膜全周を同定しているところ

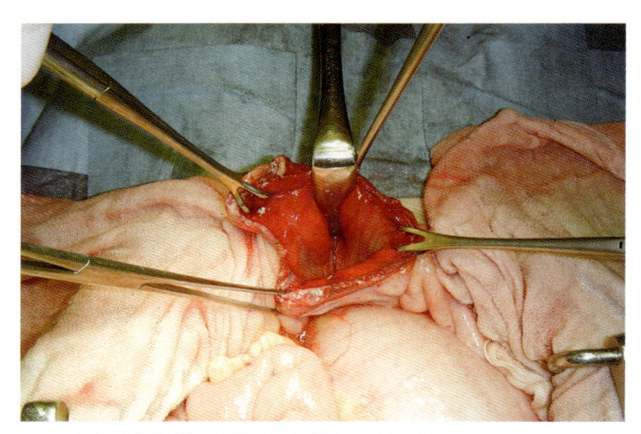

図25 ◆ 膀胱損傷（腹腔内破裂）の同定

●文献

1) Coburn M : Genitourinary trauma. Trauma 6th edition（Feliciano DV, Mattox K, Moore E）, pp. 789-825, McGraw-Hill, New York, 2008
2) 日本外傷学会臓器損傷分類委員会：腎損傷分類2008（日本外傷学会）．日外傷会誌，22：265，2008
3) 金子直之，加地辰美：鈍的腎損傷診断における単純・造影CTの意義と日本外傷学会分類．日腹部救急医会誌，22：531-539，2002
4) Pereila BMT, Oglivie MP, Gomes-Rodriguez JC, et al : A review of ureteral injuries after external trauma. Scand J Trauma Resusc Emerg Med, 18 : 6, 2010
5) Vaziri K, Roland JC, Fakhry SM : Blunt ureteropelvic junction disruption. J Am Coll Surg, 202 : 707, 2006
6) Ortega SJ, Netto FS, Hamilton P, et al : CT scanning for diagnosing blunt ureteral and ureteropelvic junction injuries. BMC Urol, 8 : 3, 2008
7) Carroll PR, McAninch JW : Major bladder trauma : mechanisms of injury and a unified method of diagnosis and repair. J Urol, 32 : 254-257, 1984
8) Quagliano PV, Delair SM, Malhotra AK : Diagnosis of blunt bladder injury : a prospective comparative study of computed tomography cystography and conventional cystography. J Trauma, 61 : 410-421, 2006
9) Husmann DA, Gilling PJ, Perry MO, et al : Major renal lacerations with devitalized fragments following blunt abdominal trauma : a comparison between non-operative versus surgical management. J Urol, 150 : 1774-1777, 1993
10) McAninch JW, Carroll PR : Renal trauma : kidney preservation through improved vascular control-a refined approach. J Trauma, 22 : 285-290, 1982
11) Kaneko N, Kobayashi Y, Okada Y : Anatomic variations of the renal vessels pertinent to transperitoneal vascular control in the management of trauma. Surgery, 143 : 616-622, 2008

2章 外傷ごとの戦略と手術手技
C．腹　部

9. 血管損傷

横田順一朗

> 受傷機転（鈍的外傷か穿通性外傷か），循環動態，損傷や血腫形成の位置により止血方法（開腹手術か血管内手術か），術野展開の方法が異なる．血管損傷の外科的修復は，用手圧迫と血行遮断による出血の迅速な制御と解剖特性を周知した後腹膜の展開が成否の鍵を握る．

1 診断と戦略

　腹部の血管損傷は蘇生的な止血術を必要とする致命的な外傷であるが，損傷血管に到達するアプローチは必ずしも容易ではない．それは大血管とその分枝の大半が後腹膜に位置し，腹側にある腹腔の諸臓器で覆われているからである[1]（図1）．血管の破綻により後腹膜に血腫を形成するが，腹腔内臓器損傷を伴う場合や穿通性損傷の場合は腹腔内出血を認める．

　初期輸液療法に反応しないショックであれば，外傷初期診療ガイドライン（JATEC™）に沿ったプロセスでショックの鑑別と蘇生を図る[2]．FASTによる腹腔液体貯留を認めるなら緊急開腹術を行うが，FASTが陰性であっても閉塞性ショックおよび他の出血源（胸部や骨盤骨折）を除外できれば，第4の内出血部として高位の後腹膜出血を予測する（図2）．CT検査にて後腹膜血腫，血管損傷を診断する余裕がなければ，超音波検査にて確認し，緊急の開腹術を行う．**腹部血管損傷は銃傷や刺傷など穿通性外傷でよくみられ，その多くは外科的修復を原則とする**．したがって，乳頭部より鼠径部までの体幹前面または肩甲骨下縁から腸骨稜上縁までの背面に穿通性損傷を認める場合は腹腔臓器および血管損傷の可能性が高く，血気胸への対策を行ったうえで開腹術に踏み切るのがよい[2]．一方，循環動態が安定しているなら，造影CT検査にて血管系の描出，造影剤の漏出，および血腫の広がりを評価する．血管造影を行ったうえで，血管手術（TAE，ステント）の適否，非手術療法の可否を検討する．ただし，本外傷ではこのような落ち着いた状況はまずない．

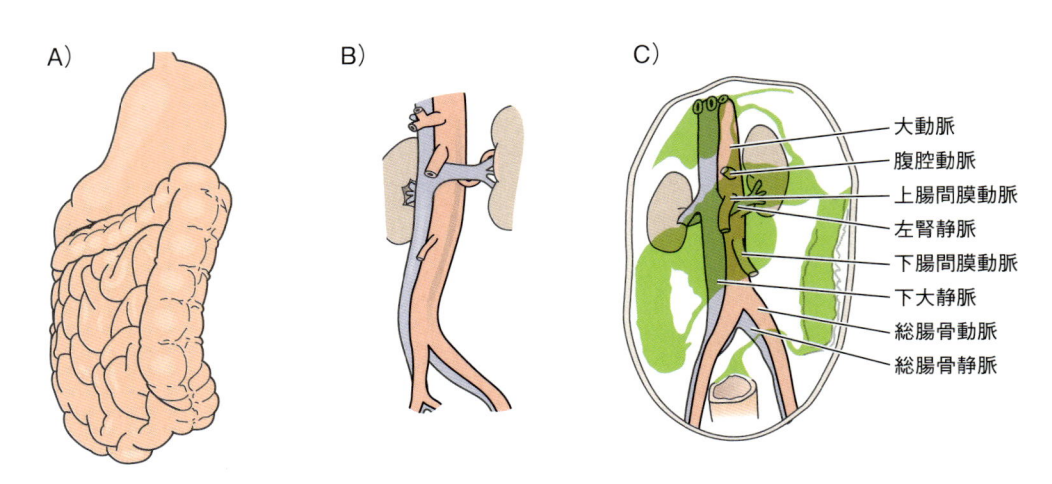

図1◆腹部大血管と臓器の後壁固定
腹部大血管は後腹膜を走行し，前面を腹部臓器で覆われる（A，B）．
上中腹部の中央部は臓器・腸間膜が付着し（緑色），その他の部分（白色）は腹膜で覆われる（C）

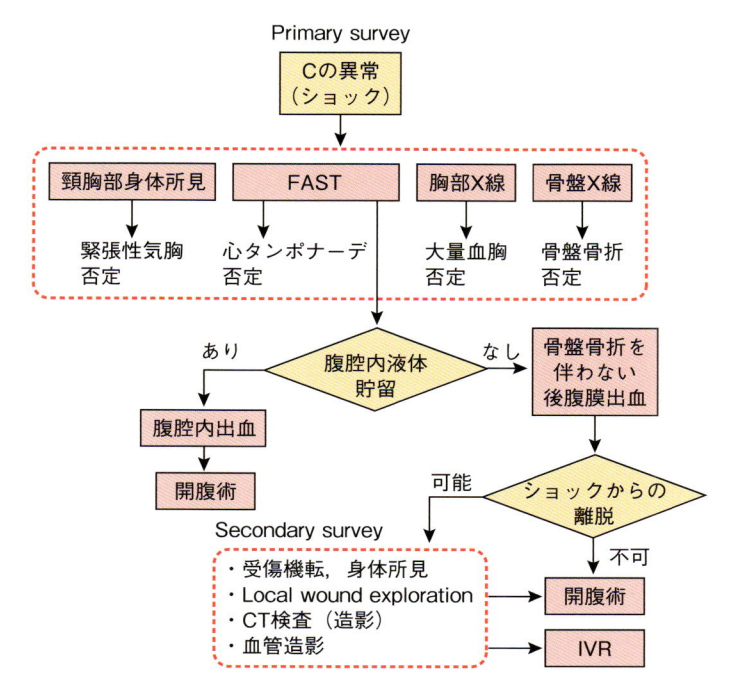

図2 ◆ 腹部血管損傷の検索と治療方針

出血源が大量血胸，腹腔内出血および骨盤骨折に伴う後腹膜出血で説明がつかなければ，高位の後腹膜出血，すなわち腎損傷や腹部血管損傷を疑う．
ショックからの離脱が可能であれば，CT検査などで検索のうえ，治療方針を決定する．

2 手術のタイミング

循環動態が不安定であるか，ショックからの離脱が困難な例はすべて手術適応がある．しかし，循環の安定化が可能な症例ではIVRも考慮に入れて，画像診断により損傷の評価を行う．損傷部位によっては術野の展開と出血の制御が容易でないことと静脈系損傷は後腹膜被覆によるタンポナーデ効果を期待できることなどの理由による．

3 手術手技

1. 手術野の確保と開腹術の皮切

腹部外傷の標準とされる胸骨上縁から膝までを術野とする[3]（図3A）．これは，①胸骨縦切開（下大静脈）や左開胸術（胸部大動脈），②鼠径部での血管処理やカテーテル操作，③血管修復時の大伏在静脈の確保のためである[4]．**開腹に至る皮切は正中切開で剣状突起下から恥骨上縁まで広く開ける**．必要なら，開腹に先立ち大腿動脈にカテーテル挿入用のシースを確保する．

2. 開腹直後の出血の制御

1）腹腔内パッキング

開腹後，直ちに腹腔内の4分画と出血の続く部分をガーゼでパッキングする[5]（図3B）．穿通性損傷で出血する部位が限局している場合は，その部位を直接，圧迫止血する．血液の吸引とパッキングガーゼの交換を行いつつ，主損傷の部位と性状を把握する．腹腔内の腸間膜や大網などの脈管損傷なら結紮止血，実質臓器損傷なら圧迫止血し，後腹膜血腫の部位と広がりを確認する．

2）一時的血行遮断

損傷血管の検索と修復に先立ち，中枢側および遠位側の血行を制御するのが原則であり，少なくとも血腫にもっとも近い中枢側動脈の遮断は必須である．主な方法を以下に示す．

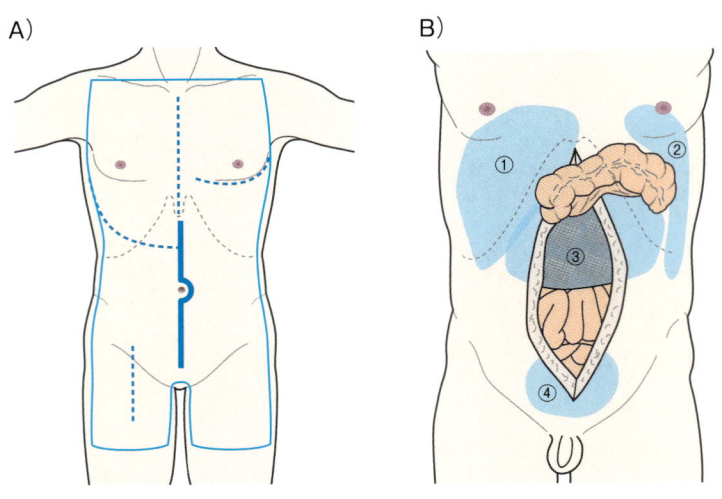

図3 ◆ 手術野と開腹後の圧迫止血
A）手術野は胸骨上縁より膝上まで広くする
B）開腹後，主要血管の集中している両側腎茎部血管（①，②），大動脈・下大静脈（③），骨盤部（④）近傍にパッキングする．この部位は図10におけるゾーンのそれぞれⅡ，Ⅰ，Ⅲに相当する．

a．横隔膜上胸部大動脈遮断法

左前側方開胸により，下行大動脈を横隔膜上で遮断する（手技は「1章-3．出血性ショック時の大動脈遮断手技」p.40，「2章-B2．開胸時のcritical decision，ダメージコントロール」p.55の稿を参照）．

b．腹腔動脈上大動脈遮断法（supraceliac aortic control）

経腹的に行う近位大動脈遮断の基本手技である（図4）．

＜手技＞
1．小網を縦に切離し，下部食道および胃を外側・下方に圧排する．
2．左肝三角靱帯を切離して，肝左葉外側区を授動し，右側に筋鉤で圧排する[6]（図4 B）．
3．横隔膜右脚を筋線維に沿って鈍的に剥離して，大動脈前面に至る．
4．示指で鈍的に大動脈周囲から軟部組織を剥がし，大動脈外膜に沿って頭側に剥離を進め，後部縦隔まで至る[4)5)7]．
5．示指および中指にて大動脈を挟み，椎体もしくは傍脊柱筋へ押しつける遮断を試みる．時間的余裕がなければ，この用手圧迫でよしとする（図4 C）．
6．剥離の先端が椎体または傍椎体筋に至れば，動脈に鉗子をかける．鉗子の柄が腹腔内でその後の術

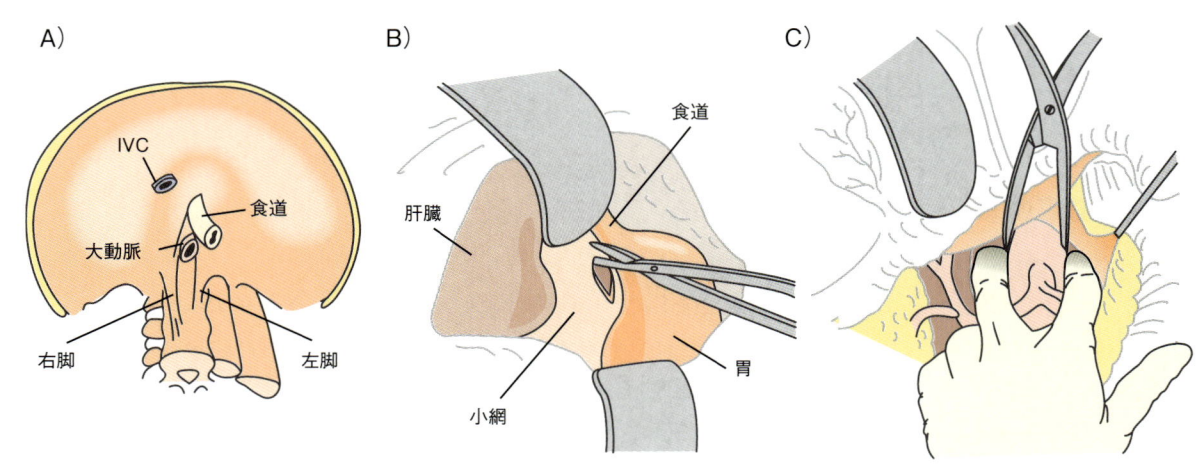

図4 ◆ 腹腔動脈上大動脈遮断法
大動脈は食道の正中背面にあり，食道裂孔を形成する横隔膜右脚で覆われている（A）．肝，食道を圧排後（B），横隔膜右脚を切離して大動脈に至る（C）
（Cは文献7をもとに作成）

野の妨げとなるので，ガーゼ等を巻き付け胸部側へ固定する[6]．特製の大動脈遮断器やスポンジ付き鉗子で大動脈を椎体に押し付ける変法もある[5]．

7．遮断解除時には血圧が下がるので，麻酔科医にその旨を伝える[6]．

c．腎下大動脈遮断

横行結腸より尾側の損傷では中枢側遮断として，横行結腸より頭側の損傷では遠位側の大動脈遮断として採用する（図5）．

＜手技＞

1．横行結腸を頭側に脱転し，正中後腹膜よりアプローチする．
2．十二指腸外側で腸間膜左側の後腹膜を切開し，大動脈に至る[7]（図5A）．
3．剥離や遮断（図5B）に際し，十二指腸，腎静脈および下大静脈の副損傷に気をつける．
4．腎損傷時，さらに剥離を頭側に進めて腎茎部の4血管をルンメル遮断し（midline looping），腎臓の出血を制御する[8]（表1のゾーンⅡを参照）．剥離が困難な場合は，無理をせず椎体に向かって用手圧迫する．

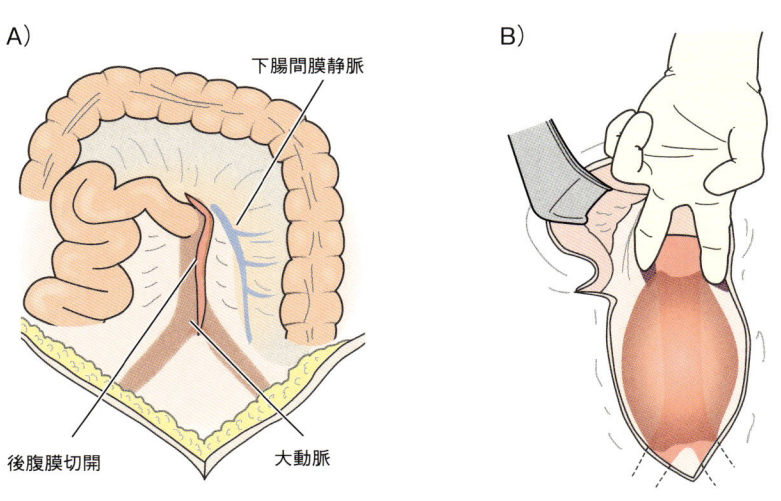

図5◆腎下大動脈遮断と腎血管正中処理
横行結腸間膜の尾側後腹膜から腎下大動脈に至る方法である．下腸間膜静脈の正中側，大動脈上で後腹膜を切開し（A），大動脈周囲を用手的に剥離し，圧迫する（B）
（Bは文献6をもとに作成）

表1◆後腹膜血腫の位置と術式の選択

ゾーン	血腫の位置	想定される損傷	後腹膜開放の可否 穿通性損傷	後腹膜開放の可否 鈍的損傷	中枢側血行遮断部位	後腹膜到達法および特殊操作
Ⅰ	正中部で，横行結腸より頭側	腎上大動脈，腹腔動脈・上腸間膜動脈起始部	可	可	腹腔動脈上大動脈	Mattox操作
	正中部右寄りで，横行結腸より頭側	膵十二指腸動脈，門脈，腎上下大静脈，腎静脈	可	選択的に可	腹腔動脈上大動脈	Cattell-Braasch操作
	正中部で，横行結腸より尾側	腎下大動脈，上・下腸間膜動静脈	可	可	腎下大動脈または腹腔動脈上大動脈	後腹膜正中切開 または Cattell-Braasch操作
	正中部右寄りで，横行結腸より尾側	腎下下大静脈	可	可	腎動脈下大動脈，下大静脈（上下）	Cattell-Braasch操作
Ⅱ	外側，腎周囲	腎損傷，腎茎部脈管	選択的に可	不可	腎茎部血管遮断（正中アプローチ）	Cattell-Braasch操作またはMattox操作後に腎臓を授動
Ⅲ	骨盤部	腸骨動静脈	可	不可	大動脈分岐部，下大静脈	Cattell-Braasch操作

d. 血管内バルーン遮断法（Intra-aortic balloon occlusion）

セルジンガー法により上腕動脈または大腿動脈より血管遮断用カテーテルを挿入して血行を遮断する[9]．中枢側遮断には上腕動脈が推奨されるが，カテーテル挿入の困難なことが多い．迷入，副損傷に注意すれば大腿動脈のアプローチが早い．また，腸骨動脈の遮断は外科的手技が容易でないため，本法が好まれる[3]．

3. 代表的な後腹膜到達法

腹部主要血管の大半が後腹膜に存在する．このため，血行遮断および損傷部修復に必要な術野の確保には腹部臓器を脱転する必要がある．後腹膜を分画する筋膜と血腫が進展するとされる "interfascial plane" の解剖特性を理解すると後腹膜を展開する手技の助けとなる[10)11)]（図6）．

代表的な後腹膜到達法を以下に示すが，それぞれに到達できない部位がある．

1）左側臓器正中脱転法（Mattox操作，Left-sided medial visceral rotation）

左側の臓器を後壁から剥離，正中へ脱転して腎動脈上大動脈周辺に到達する手技である．横隔膜裂孔部から左腸骨動脈までの大動脈に到達でき，腹腔大動脈起始部，上腸間膜動脈起始部，下腸間膜動脈，左腎および腎茎部血管へのアプローチが可能となる．頭側[4]，尾側[5)6)]いずれから開始してもよいが，到達したい部位により決定する．以下には尾側より開始する手技を示す（図7）．

＜手技＞
1. 下行結腸のToldtの白線を鋭的，鈍的に切離し，尾側から脾弯曲へ授動する．
2. 脾臓も腹側，内側に授動するが，その際，脾臓と膵尾部を後腹膜につなぎとめている間膜に注意し，脾臓を損傷しないように切離する．
3. 腎前面の面を指で鈍的に剥離しながら，左側結腸，脾臓，膵尾部および胃を正中に翻転する．この際，**左尿管および左腎静脈に合流する精巣（卵巣）静脈**を損傷しないよう注意する．通常は腎臓を後腹膜に留め置くが，大動脈後面へは到達はできない．
4. 腎臓後面の損傷や腎下大動脈損傷があれば，腎臓および腎茎部血管を同時に脱転する（図8）．
5. この部位より腹腔動脈上大動脈遮断が必要な場合，側方から大動脈周囲を覆う横隔膜左脚（図4A参照）を切離し，指で大動脈周囲を剥離する[6]．

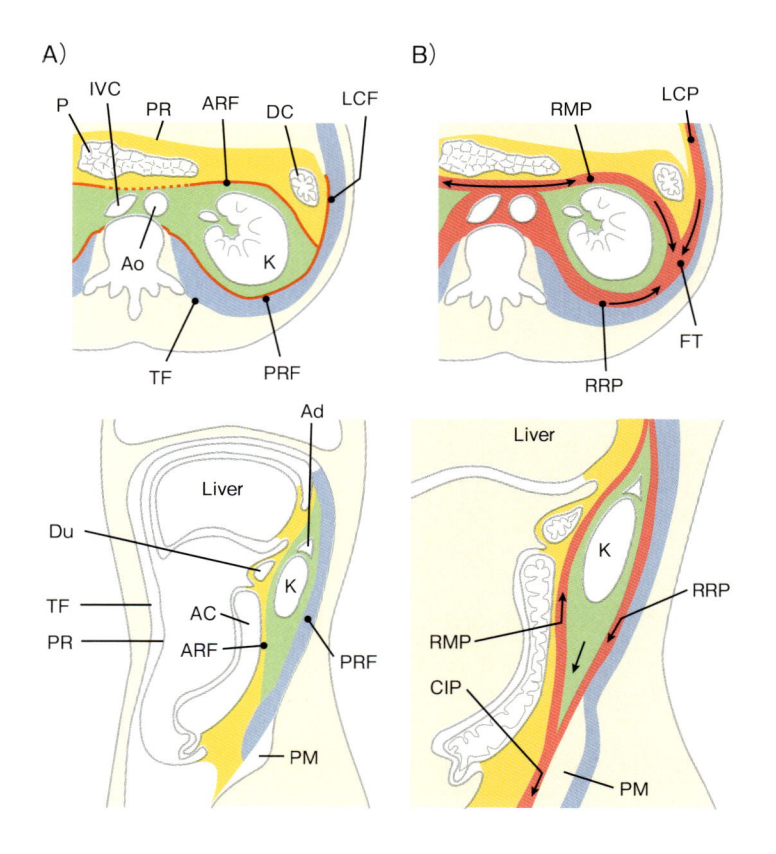

図6 ◆ 後腹膜における出血の広がり

後腹膜は筋膜で3区画にわかれている（A）．血液は筋膜の間（interfascial plane）を広がるとする説がある（B）．この説はCTなどの画像診断によって提唱された理論であるが，後腹膜を展開する手術手技の参考となる．血腫の進展している面に沿って進めると無理しないで損傷血管へのアプローチできるが，この理論を支持する傍証と思われる

AC：ascending colon，
ARF：anterior pararenal fascia，
CIP：combined interfascial plane，
DC：descending colon，
FT：fascia trifurcation，LCF：lateroconal fascia，
LCP：lateroconal plane，PM：psoas muscle，
PR：peritoneum，PRF：posterior pararenal fascia，
RMP：retromesenteric plane，RRP：retrorenal plane，
TF：transversalis fascia

（文献10より転載）

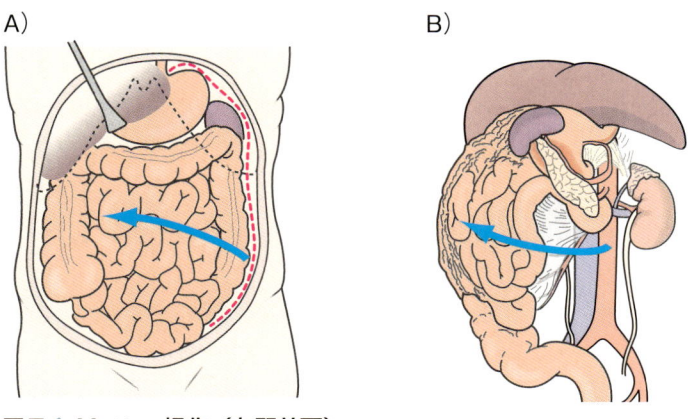

図7◆ Mattox操作（左腎前面）
左側の腹部臓器を後腹膜から脱転し，主として大動脈とその分岐に至るアプローチである．胃・脾から下行結腸外側まで切開し（A），臓器を鈍的に授動しながら大血管に至る（B）
（Aは文献17，Bは文献7をもとに作成）

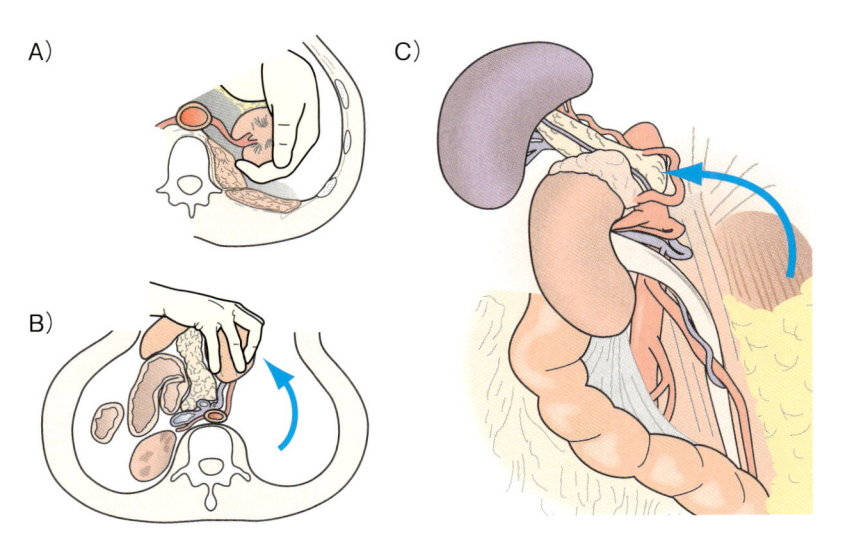

図8◆ 左腎臓の脱転を含むMattox操作
指先を腎臓後面に進め（A），手のひら全体で腎臓を脱転する（B）．大動脈後面と椎体近傍へのアプローチが可能になる（C）
（Aは文献6，Bは文献13，Cは文献15をもとに作成）

> ＜ポイント[6]＞
> ・臓器の剥離・脱転は，指先で後壁の筋層の抵抗を感じとりながら行うこと．
> ・腎動脈より遠位で大動脈を同定し，この層を維持しながら剥離を頭側に進める．腎上大動脈では大動脈周囲をガングリオンや線維組織が覆うため，その部位での剥離が困難なことが多いからである．

2）右側臓器正中脱転法（Cattell-Braasch操作，Right-sided medial visceral rotation）

　膵頭・十二指腸，上行結腸，小腸腸間膜などの右側臓器を正中に脱転することにより，右腎臓，右腎茎部血管，左腎静脈，肝下大静脈，両側の総腸骨動静脈，さらに十二指腸第3，4部および上腸間膜動静脈への到達が可能である[12]．これは発生学上の内臓の捻転と後壁への固定を逆に利用した手術操作である．

　Kocher操作よりはじめ，順次術野を拡大する方法[6]と回盲部よりはじめる方法[5]があるが，血行制御を行いたい脈管，血腫の部位により決定する．以下には頭側より開始する3段階の方法を記載する（図9）．

　＜手技＞
　1．第1段階（Kocher maneuver）：十二指腸下行脚外側で腹膜を切開し，左手で鈍的に十二指腸，膵頭部背面を剥離しながら，前方に持ち上げ，頭側は総胆管，尾側は下大静脈近傍まで広げる．右腎

門部，下大静脈が術野に入る．**下大静脈に合流する右精巣（卵巣）静脈を損傷しないように気をつける．**

2．第2段階（extended Kocher maneuver）：上行結腸外側でToldtの白線を回盲部まで切離する（図9A）．下行結腸の脱転を加えることで，下大静脈全体と右総腸骨動脈を術野に入れることができる．結腸を脱転するとき右結腸静脈を損傷しないように注意する．
3．第3段階（super-extended Kocher maneuver）：回盲部からTreitz靱帯に向けて後腹膜を切開し，鈍的に腸間膜付着部を後腹膜から遊離させる．これにより小腸も加えた大半の臓器が腹腔外へ脱転でき，腎下大動脈，肝下大静脈，両側の腎動静脈，両側の総腸骨動静脈，十二指腸第3，4部および上腸間膜動静脈への手術操作が可能となる（図9B）．
4．腎背面からの出血があれば，Gerota筋膜を切離し，腎臓を脱転する[6]．
5．横行結腸尾側の下大静脈や上腸間膜動静脈損傷が主体のときは，逆に上記のステップと逆の方向で進める．

4. 後腹膜血腫の位置と後腹膜到達の選択

後腹膜到達法の選択は，血腫の位置，受傷機転，および血腫の性状（拍動，増大）より判断する．脈管分布の解剖学的特徴から後腹膜を3つのゾーンに区画できる[4]（図10）．ゾーンごとにみられる血腫や穿通創で治療方針や手術手技にも特徴がある[4], [6]〜[8], [13]（表1）．

1）ゾーンⅠ（腹部正中の血腫）

a．正中，横行結腸頭側の血腫

腎上大動脈，腹腔動脈・上腸間膜動脈起始部の損傷が想定される（図11）．通常，穿通性外傷により生じ，鈍的外傷では稀である．ショックまたは活動性出血であれば腹腔動脈上大動脈遮断を行う．循環が安定していればMattox操作で大動脈およびその分枝の精査を行う[8]．その際に近位大動脈遮断が必要であれば，側方から横隔膜左脚を切離して，腹腔動脈上大動脈に至る（3-1）-5．Mattox操作p.215を参照）．遠位部の遮断は腎下大動脈で行う．

＜腹腔動脈起始部損傷の処理＞

胃損傷とその背側の巨大な血腫，または小弯側よりの活動性出血の場合は，この損傷を示唆する．Mattox操作のみでは，腹腔動脈およびその分岐の処置は困難である．胃の体部離断（自動縫合器）で膵臓上縁よりアプローチするが，腹腔動脈周辺は繊維性固着が強く，剥離はかなり困難である[6]．正面より大きな弯曲鈍針（0号プロリン，一般名：ポリプロピレン糸）で小弯側を縫縮し，事なきを得た例が報告されている[6]．

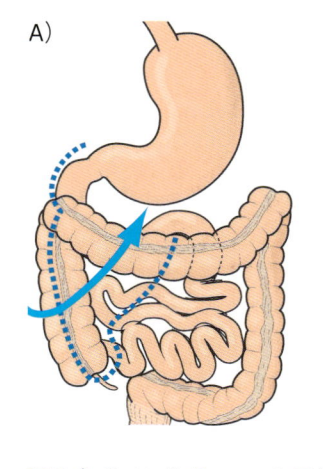

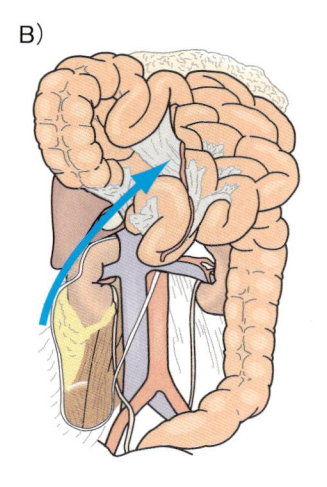

図9 ◆ Cattell-Braasch操作
右側の腹部臓器を後腹膜から脱転し，主としてとして下大静脈，右腎茎部および上腸間膜動静脈に至るアプローチである．十二指腸，上行結腸の外側を切離し，さらに回盲部からTreitz靱帯に向かって後腹膜を切開する（A）．膵頭・十二指腸，右半結腸および小腸を後腹膜より剥離する（B）
（文献6をもとに作成）

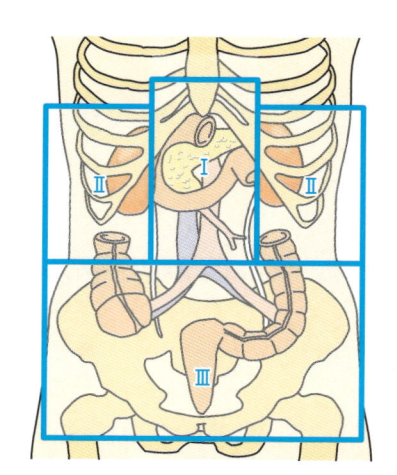

図10 ◆ 後腹膜の3ゾーン
文献15をもとに作成

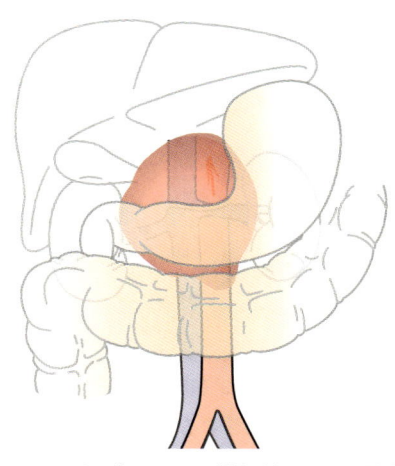

図11 ◆ ゾーンⅠで横行結腸より頭側寄りの血腫
文献6をもとに作成

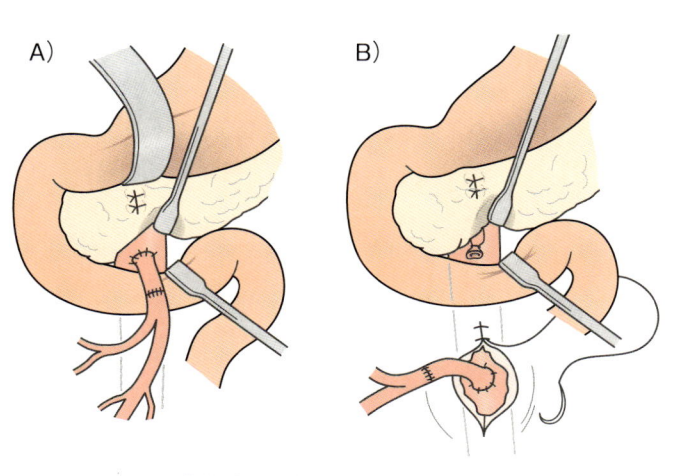

図12 ◆ 上腸間膜動脈の再建
人工血管の補填を必要とする．吻合は元の位置（A）よりも腎下大動脈や総腸骨動脈を選ぶのがよい（B）．吻合部を大網で被覆して腹腔内汚染より保護する
（文献8をもとに作成）

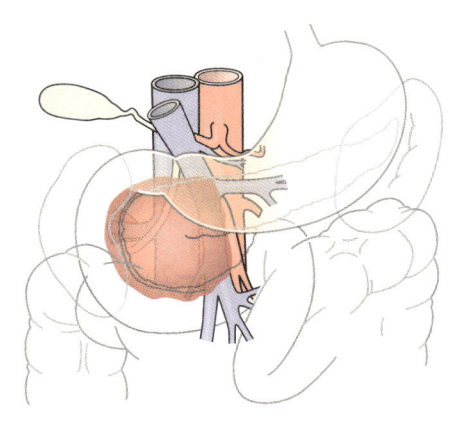

図13 ◆ ゾーンⅠで横行結腸より頭側で正中よりやや右寄りの血腫
『TOP KNIFE』によれば，この部位は止血術の最も過酷な場所で，外科医が足を踏み込みたくない聖地とされる
（文献6をもとに作成）

腹腔動脈の修復は困難である．上腸間膜動脈が無傷であれば，動脈起始部で結紮止血してもよい．左胃動脈，脾動脈も結紮してよい．総肝動脈については胃十二指腸動脈が無傷でこれより中枢側の損傷なら結紮止血できる[4)8)]．

＜腹腔動脈・腎動脈間の大動脈損傷の処理＞

致命的である．周辺組織，脈管損傷も甚大で，アプローチも難しいが，Mattox操作による側方アプローチで修復できればよしとする[6)]．

＜上腸間膜動脈起始部損傷の処理＞

横行結腸直上の正中部血腫として認知される．Mattox操作に加え，前面正中からのアプローチを追加する．小弯を割って入り，膵上縁で膵体部を尾側に牽引する．膵体部の離断が必要なこともある．腸間膜根部の血腫が大きければ，上腸間膜動脈の損傷は膵臓下縁での可能性がある．網嚢より膵下縁に至り，横行結腸間膜の遠位動脈より中枢に剥離するか，腸間膜根部treitz靱帯の切離後あるいはCattell–Braasch操作後に上腸間膜動脈に沿って中枢に剥離を進める[5)]．**この血管を結紮した場合は，必ず再建が必要である．** 再建は，6 mmリング付きePTFE（expanded polytetrafluoroethylene）人工血管を用い，遠位の大動脈または右総腸骨動脈と吻合する[6)]（図12）．

b．正中右寄り，横行結腸頭側の血腫

膵頭部を中心とした血腫で，膵十二指腸アーケード，上腸間膜動静脈，門脈，下大静脈，右腎静脈などの血管が集中しており，外科操作を進めるほどに止血が困難になる．『TOP KNIFE』では "spherical area, not much larger than a silver dollar, centered on the head of the pancreas."（図13）を "seat of the soul" と呼び，"they are more lethal than any other type of abdominal trauma." であると記述してい

1．創縁の同定と把持：創縁の一端でもみつかれば血管鉗子（アリス鉗子がよい）で把持し，順次，創縁を見つけ出して連続して鉗子をかける．相対する創縁を同時に挟み替え，全創縁を把持し，端から連結縫合で修復する[16]（図17）．

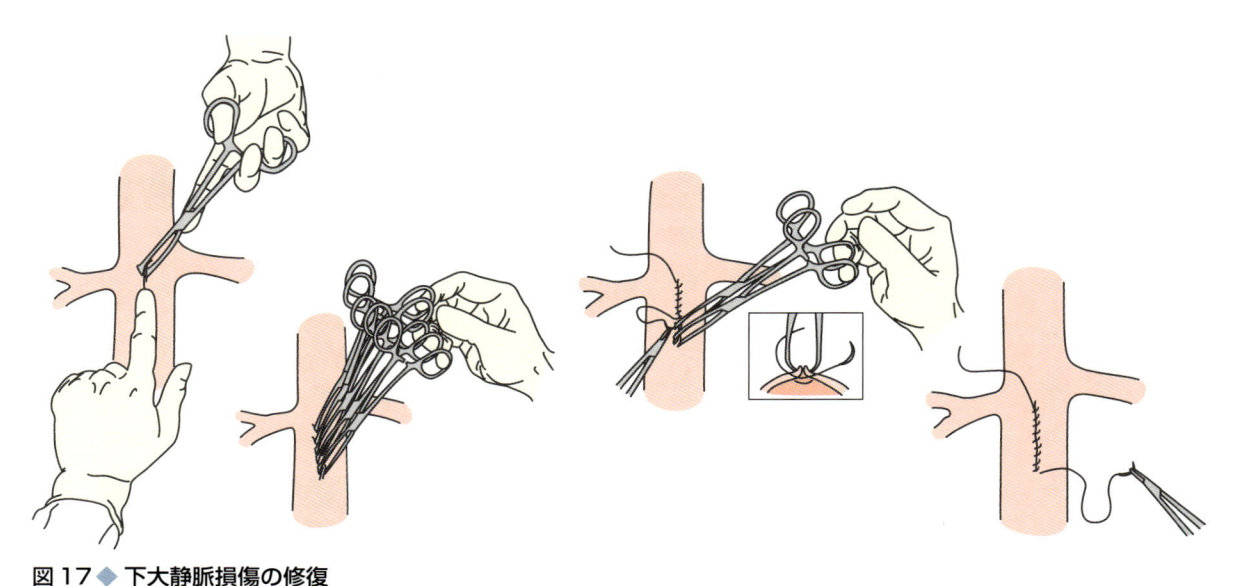

図17 ◆ 下大静脈損傷の修復
文献16より引用

2．2点支持と軽い緊張：長軸の創縁両端が同定できれば，支持糸をかける．2点間に軽い緊張をかけて止血を図りつつ，縫合する[6]．支持糸がかけられない場合や出血の制御が困難な場合はサテンスキー血管鉗子で側方クランプを行う．側方クランプをかけた場合はその状態で損傷部を縫合する．

DVD2 2-C9-②

3．尿道バルーンの血管内挿入：創縁全体をみつけられない場合は，止血の補助手段として，フォーリーカテーテルを内腔に入れ，バルーンをふくらませて止血を試みる[6]．
4．右腎臓の脱転を追加：十二指腸ループ背面からの出血は腎静脈近傍の下大静脈の損傷である．背面，左腎静脈起始部の損傷にはこの方法しかないが，修復の困難なことが多い．
5．結紮：腎静脈下での下大静脈の損傷なら，修復困難であれば結紮してよい[9]．
6．パッキング：腎静脈上での下大静脈の損傷は，パッキングを行うか，心停止が間近なら結紮もやむを得ない．

<ポイント>
虚脱した静脈血管壁の剥離は難しく，さらに針糸で切れやすいために損傷部を拡大させやすい．このため，上記の1～3のいずれかを試みても止血に成功しない場合は速やかに結紮やパッキングを行う．

2）ゾーンⅡ（外側の血腫）

鈍的外傷で拍動・増大のない場合は開放しない．多くは腎損傷であり，TAEを含めた非手術療法で管理する．穿通性外傷ではたとえ拍動・増大がなくても精査するのがよい．尿管損傷，結腸損傷などがあるからである．中枢側の血行制御は正中後腹膜切開から行う．

3）ゾーンⅢ（骨盤部血腫）

大動脈分岐部から**腸骨動静脈領域の血管損傷**で生じる．骨盤外傷など鈍的外傷と穿通性外傷とでは対応が全く異なる．

a．鈍的外傷

鈍的外傷では原則，後腹膜を開放しない．骨盤骨折では創外固定またはC-Clampで骨盤骨折の安定化

と骨盤容積の広がりを制御する．並行してTAEを行うことが標準となっている[2)4)]．これに持ち込めないほど循環が不安定なら，まず骨盤パッキングを行う．腹腔内出血にて開腹術に至った場合でも後腹膜の開放は可能な限り避け，パッキングおよびTAEを行う[3)]．

b．穿通性外傷

穿通性外傷では，持続する出血や血腫の増大があれば外科的止血を図る．同部の解剖学的特性として**腸骨動脈が腸骨静脈の腹側に位置している点と尿管が横切る**点がある．さらに，**総腸骨静脈は総腸骨動脈の後壁と強固に結合している**ため，総腸骨静脈の授動は困難であり，無理に剥離すると大量出血の原因となる．基本となる遠位大動脈・腸骨動静脈露出の手技を以下に示す（図18）．

＜遠位大動脈・腸骨動静脈露出方法＞

1. 右中心なら回盲部を，左中心ならS状結腸を脱転するが，両側にかかる場合，Cattell-Braasch操作を行う．
2. 血管の露出による血行遮断ができるまでパッド，柄付きスポンジを使用するか，または用手的に損傷部を直接圧迫して出血を制御する．
3. 中枢側の血行制御は，まず大動脈を下大静脈とともに圧迫止血し，その上で総腸骨動脈に血管鉗子をかける（図18B）．剥離をする余裕があれば血管周囲にテープをかけ，ルンメル遮断する．
4. 遠位側血行遮断には確実な方法なない．外腸骨動脈の遠位部血行の遮断は，①鼠径靭帯上に別の皮切を入れて遮断する方法[7)]（図18C），②鉤の先を恥骨に押しつけるようにして外腸骨動静脈を圧迫する方法[6)]，③血管内バルーンによる遮断[9)]など慣れた方法で対応する．
5. 動脈損傷の修復は単純縫合，吻合ができなければ人工血管を用いる．ダメージコントロール時には血管内シャントを採用するか，結紮する．救命される予測が立てば，術直後に腹腔外でバイパス術を行う[6)]．
6. 下大静脈分岐部，総腸骨静脈を十分露出するには，右腸骨動脈を結紮，切離する[5)6)]（図19）．術直後に腹腔外でバイパス術を行う．

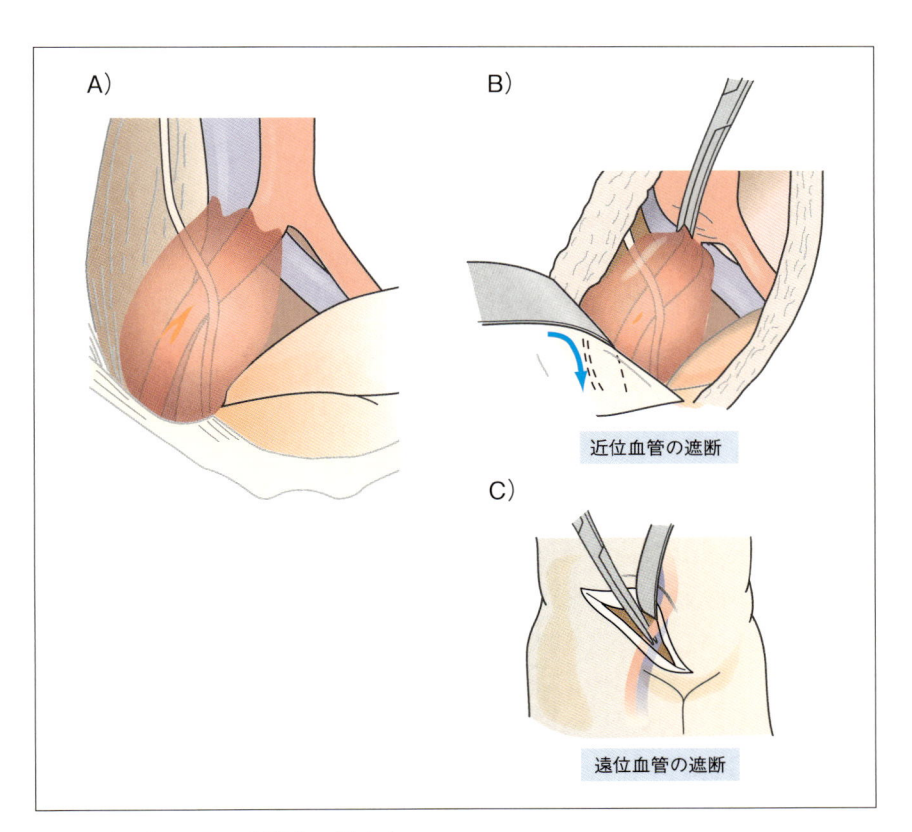

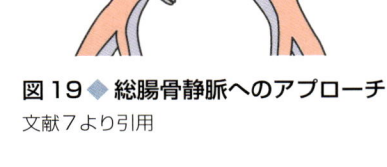

図19 ◆ 総腸骨静脈へのアプローチ
文献7より引用

図18 ◆ ゾーンⅢの血腫と一時止血
AとBは文献6，Cは文献7をもとに作成

4）結紮止血後の合併症と対策

止血を兼ねた血管修復は必ずしも容易ではない．救命のためには結紮止血せざるをえない．血管の結紮により予測される合併症と対策を表2に示す．

表2 ◆ 腹部血管の結紮により予測される合併症と対策

血管	合併症	対策
腹腔動脈幹	なし	
脾動脈	短胃動脈が無傷なら，なし．脾臓梗塞の可能性あり	脾臓摘出を考慮
総肝動脈	門脈が無傷なら，なし．胆嚢虚血の可能性あり	胆嚢摘出術を考慮
上腸間膜動脈	腸管虚血	"Second-look" を行う
上腸間膜静脈	腸管虚血	"Second-look" を行う
門脈	腸管虚血	"Second-look" を行う
腎上下大静脈	急性腎不全	透析療法
腎下大動脈	下肢虚血	下肢の筋膜切開／バイパス術を検討
腎下大静脈	下肢の浮腫	DVT予防策
左腎静脈（中枢側）	なし	
右腎静脈	腎虚血	腎臓摘出術を行う
総・外腸骨動脈	下肢虚血	下肢の筋膜切開／バイパス術を検討
総・外腸骨静脈	下肢の浮腫	DVT予防策
内腸骨静脈	なし	

いずれの場合も，結紮に先立って一時的な血管シャントを考慮する
文献16より引用

4 IVRのコツとポイント

外科的到達が困難な血管損傷に対して威力を発揮する．原則として循環動態が比較的安定していることが条件である．ただし，例外として骨盤骨折に伴う内腸骨脈管の損傷に対しては手術より内腸骨動脈の塞栓術が推奨される．CT検査で血腫および造影剤漏出が後腹膜に限局している場合は血管造影にて血管損傷や血行を評価する．内腸骨動脈以外でも動脈，脾動脈や肝動脈からの出血なら血栓術が行える．大動脈起始部に近い場合はコイルで塞栓する．鈍的外傷による内膜損傷の場合，ステント留置を試みる場合がある．

5 周術期管理のポイント

外傷の標準的な術後管理に加え，腹部臓器や下肢の虚血や浮腫に注意を払う．大動脈や外腸骨動脈の血行障害では下肢のコンパートメント症候群発症が必発なので術直後に必ず筋膜切開を行う[6)7)]．主要血管の結紮を行った場合，血管内シャントなどダメージコントロールとした場合は，second-lookを予定する[4)17)]．血行を再建した部位で閉塞することがあるため，術後，身体所見，血管造影または3D-CTなどで血行を評価し，再手術またはIVRを検討する．感染徴候がない限り実質臓器の虚血壊死は経過観察してよいが，胆嚢や腸管の虚血壊死は摘出する．血管修復近傍の感染は感染性血腫，再出血（仮性瘤）となるので修復とドレナージを行う．厄介な合併症として動脈腸管瘻がある．

6 長期的な注意点

　長期に観察しなければならない合併症として仮性動脈瘤や動静脈瘤があるが，IVRで対応できない場合は手術適応となる．また，下肢静脈，腸骨静脈の深部静脈血栓を生じやすいので下大静脈フィルターの挿入など肺血栓塞栓症に対する対策を行う[4]．また，リンパ還流も低下し象皮症となりやすい．処理した血管および臓器により腹腔臓器，泌尿生殖器，下肢にさまざまな合併症が生じる．腎機能低下，腸管機能障害，生殖機能障害，下肢の神経・筋障害などである．

●文献

1) 「臨床応用局所解剖図譜 第2巻 胸部・腹部・四肢」（Pernkopf E/著，Ferner H/編，小川鼎三/訳），医学書院，1966
2) 「改訂第3版 外傷初期診療ガイドラインJATEC」（日本外傷学会・日本救急医学会/監，外傷初期診療ガイドライン第3版編集委員会編），へるす出版，2008
3) 横田順一朗：循環動態が不安定な腹腔内出血の蘇生．消化器外科，32（4）：445-450，2009
4) Manual of definitive surgical trauma care 2nd ed（Boffard KD, ed），Hodder Arnold, London, 2007
5) American college of surgeons committee on Trauma：Advanced surgical skills for exposure in trauma（ASSET）．American college of surgeons Chicago, 2010
6) Top Knife（Hirshberg A, Mattox KL, ed），TFM, Nr Shrewsbury, 2005
7) Ciesla DJ, Moore EE：Fundamental operative approaches in acute care surgery．Acute care surgery；principles and practice（Britt LD, Trunkey DD, Feliciano DV, ed），pp.43-66, Springer, New York, 2007
8) Dente CJ, Feliciano DV：Abdominal vascular trauma．Trauma 6th ed（Feliciano DV, Mattox K, Moore E, ed, pp.737-757, McGraw-Hill, New York, 2008
9) Meier GH, Sayed HFE：Intraabdominal vasculature．Acute care surgery；principles and practice（Britt LD, Trunkey DD, Feliciano DV, eds），pp.524-548, Springer, New York, 2007
10) Aizenstein RI, Wilbur AC, O'Neil HK：Interfascial and perinephric pathways in the spread of retroperitoneal disease：refined concepts based on CT observations. AJR, 168：639-643, 1997
11) Ishikawa K, Tohira H, Mizushima Y, et al：Traumatic retroperitoneal hematoma spreads through the interfascial planes．J Trauma, 59（3）：595-607；discussion 607-608, 2005
12) Cattell RB, Braasch JW：A technique for the exposure of the third and fourth portions of the duodenum．Surg Gynecol Obstet, 111：378-379, 1960
13) Goaley TJ：Feliciano DV．Abdominal vascular injuries．Current therapy of trauma and surgical critical care, 1st ed（Asensio JA, Trunkey DD, ed），p.410-415, Mosby, Philadelphia, 2008
14) Jurkovich GJ, Hoyt DB, Moore FA, et al：Portal triad injuries．J Trauma, 39：426-434, 1995
15) Current therapy of trauma and surgical critical care, 1st ed（Asensio JA, Trunky DD, ed），pp.341-347, Mosby, Philadelphia, 2008
16) Henry SM, Duncan AO, Scalea TM：Intestinal Allis clamps as temporary vascular control for major retroperitoneal venous injury．J Trauma, 51：170-172, 2001
17) Shapiro MB：Abdominal vascular injury．The trauma manual：trauma and acute care surgery 3rd ed（Peitzma AB, Rhodes M, Schwab CW, et al, ed），pp.273-282, Lippincott Williams & Wilkins, Philadelphia, 2008

2章 外傷ごとの戦略と手術手技
D. 骨盤部

1. 骨盤骨折

小林誠人

骨盤骨折は強大な力が体に加わったときに起こる骨折で，骨盤外の外傷を伴う多発外傷の形をとることが多い[1]．多発外傷の場合，往々にして骨盤外の損傷が早期に生命に危険を及ぼすことになるが，骨盤骨折そのものも後腹膜腔に大量出血を起こし得る．すなわち外傷患者を診療する場合，出血性ショックの原因として骨盤骨折を常に念頭に置き，迅速な初期診療，蘇生，止血に努めなければならない．

本稿では外傷初期診療における骨盤骨折の治療戦略を概説する．よって，内固定術（観血的整復固定術）については割愛する．

1 診断と戦略

JATEC™[2]に準拠した外傷初期診療を行う．**骨盤骨折に対する初期診療の目的は，循環動態に影響を及ぼす不安定型骨盤輪骨折と骨盤開放骨折の有無を診断し，止血治療を図ることである．**

骨盤骨折の診断はprimary surveyにおける骨盤正面X線写真でまず行う．開放骨折については，骨盤周囲や会陰部の開放創の有無について観察を行う．表1に日本外傷学会の臓器損傷分類2008における骨盤損傷分類[3]を示す．

骨盤損傷分類Ⅰ型の安定型骨盤骨折で，循環動態が安定している場合は骨折形態に応じた簡易あるいは創外固定を考慮する場合もある．なお，血液凝固系の影響，疎な結合組織，動脈硬化は微細な動脈損傷であっても止血されにくく，安定型骨盤骨折であっても循環変動に対する注意が必要である[4]〜[6]．

骨盤損傷分類Ⅱ型，Ⅲ型の不安定型骨盤骨折を認める場合，蘇生対象の患者であることが多い．骨盤骨折が出血性ショックの一因であることを念頭に置きながら，他部位の損傷の有無，程度を検索，把握したうえで治療の優先度を決定する．骨盤骨折由来の出血に対する，蘇生としての止血戦略は「**骨折部の安定化・固定**」と「**血管損傷に対する治療**」である．固定法の選択，骨折部の安定化と血管損傷に対する治療の優先度に関しては統一された指針は存在せず，対象患者の状態および各施設の体制などにより適宜あるいは順次施行することになる[7]．

急性期（蘇生期）における固定法を表2，図1，2にまとめる．簡易固定法はprimary surveyで不安定

表1 ◆ 骨盤損傷分類2008（日本外傷学会）

Ⅰ型	Ⅱ型	Ⅲ型
単純X線像およびCT像で骨盤環の連続性が保たれている損傷，ないしは前方骨盤環に限局する損傷をいう	単純X線像で前方骨盤環の離開を認め，かつ明らかな後方骨盤環の離開を認めないもの．またはCT像で後方骨盤環の離開幅が10 mm未満のもの	単純X線像で後方骨盤環の離開が明らかなもの，またはCT像で後方骨盤環の離開幅が10 mm以上のもの，または垂直性不安定型の骨盤骨折
安定型	不安定型	重度不安定型
a. 片側性 b. 両側性	a. 片側性 b. 両側性	a. 片側性 b. 両側性 c. 垂直性

表2 ◆ 骨盤骨折の急性期固定法

	簡易固定法	創外固定法	Pelvic clamp
使用製品	・シーツラッピング法 ・SAMSLING®（SAM Medical社）（図1）	・ホフマンⅡ骨盤フレームセット®（Stryker社）（図2）	・pelvic stabilizer® Depuy Ace社（現DePuy Orthopaedics社） ・pelvic C clamp®（Synthes社）
方法	・両側の大腿骨大転子部に巻く ・両下肢を内旋するよう膝上に抑制帯を巻くのも有効	・両腸骨稜にピンを2～3本ずつ刺入し，フレームを組んで固定する	・腸骨外板に太いピンを経皮的に刺入し，アームで圧力をかけ固定する
長所	・施設，技術，場所を問わず施行可能 ・数分で施行可能 ・比較的強い圧迫力	・比較的簡便に施行可能 ・骨折部の整復と不動化が可能 ・骨折面同士の再圧着により骨折部からの出血を制御 ・長期使用が可能	・骨盤輪後方部の安定化
短所	・長期間の固定には適さない ・側方圧迫型骨折は適応外 ・鼠径部周辺の操作が困難 ・圧迫による皮膚トラブル	・骨盤輪後方部の安定化は弱い ・骨粗鬆症では固定力が弱い	・神経，血管損傷の可能性 ・ピン刺入部の感染の危険性 ・透視下留置が原則 ・長期使用には適さない

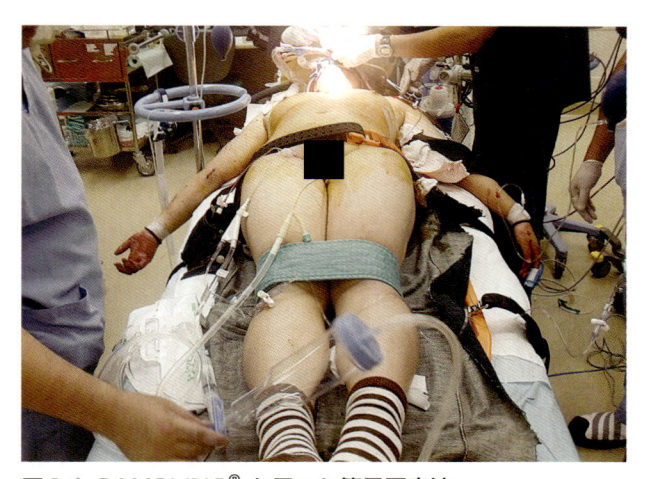

図1 ◆ SAMSLING®を用いた簡易固定法
両下肢を内旋するよう膝上に抑制帯も巻いている

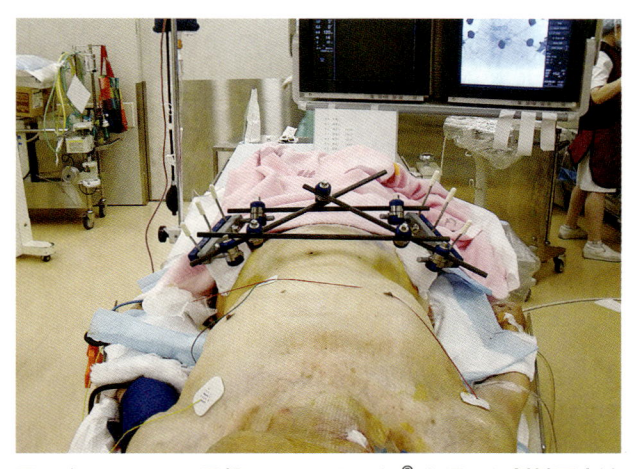

図2 ◆ ホフマンⅡ骨盤フレームセット®を用いた創外固定法

型骨盤輪骨折が確認されたら，側方圧迫型骨折を除いて早期に装着する．

2 手術のタイミング

不安定型骨盤骨折で，骨盤輪の固定（簡易固定法，創外固定など），動脈損傷に対する対応（TAE，大動脈クランプ，バルーンによる大動脈閉塞など）を行っても，**輸液，輸血に反応しない循環動態の場合，骨盤ガーゼパッキングを考慮する**．これは，骨盤骨折に起因する出血の約85％が静脈系と言われており，止血のためのタンポナーデ効果を減弱させることなく，ガーゼなどによって直接圧迫止血を行う対応である[7]．

3 手術手技

骨盤腔内の損傷血管や両側内腸骨動脈を開腹手術により直視下に結紮する方法は，開腹によりタンポナーデ効果を減弱させるとされ，推奨されない．現在，骨盤ガーゼパッキングの方法は，**腹膜外アプローチによる後腹膜パッキングが一般的である**[8)～10)]．

1. 後腹膜ガーゼパッキング

仰臥位で手術を開始する．創外固定を立てている場合，フレームの向きを頭側あるいは尾側へ変更する．基本は下腹部正中に約8cmの皮膚切開をおく（図3）．腹直筋前鞘を切開し，腹直筋を露出させる（図4）．弓状線より尾側には腹直筋後鞘は存在せず，腹直筋の背側を剥離すると腹膜が現れる．この腹直筋と腹膜の間を指などによって，鈍的に剥離を進める．前面〜尾側は膀胱周囲および小骨盤腔まで剥離を行う．外側は腹横筋と腹膜を剥離，そのまま背側に回り込み，仙腸関節部まで剥離を行う．図5に剥離する層を示す．片側の後腹膜出血であれば，傍腹直肋切開によるアプローチでもよい．ここで注意すべきは，腹膜損傷による開腹である．開腹に伴うタンポナーデ効果の減弱や，術後の腸管脱出など患者に不利益となることは避けなければならない．

剥離の後，X線造影糸を織り込んだ柄付きガーゼを以下の3カ所に詰め，パッキングを行う（図6）．
- 仙腸関節前面を含む後方部分
- 腸骨に沿った骨盤腔
- 恥骨後面および膀胱周囲

骨盤内の後腹膜腔を前方から後方まで完全にガーゼでパッキングするイメージとなる．15〜20分以内に完結可能な手術であり，動脈，静脈，骨折部からのすべての出血に対応可能とされている．

一時的な閉創は皮膚のみを行う．筆者はループ針を使用し，皮下のみの連続縫合による閉創としている（図7）．

感染の合併を考え，パッキングしたガーゼは24〜48時間以内に取り出すべきである．

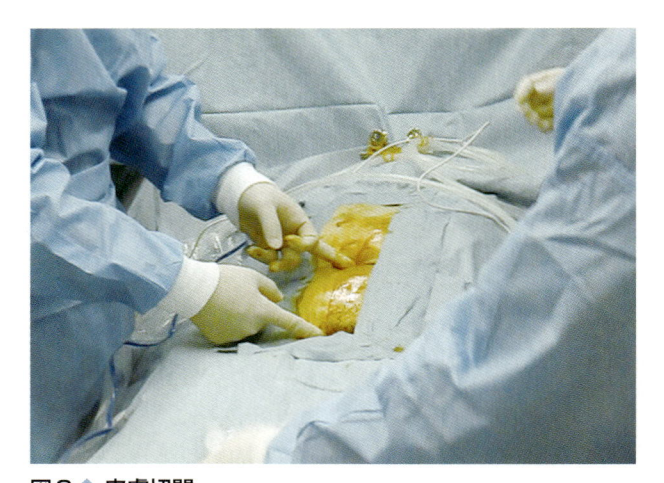

図3 ◆ 皮膚切開
下腹部正中に約8cmの皮膚切開をおく

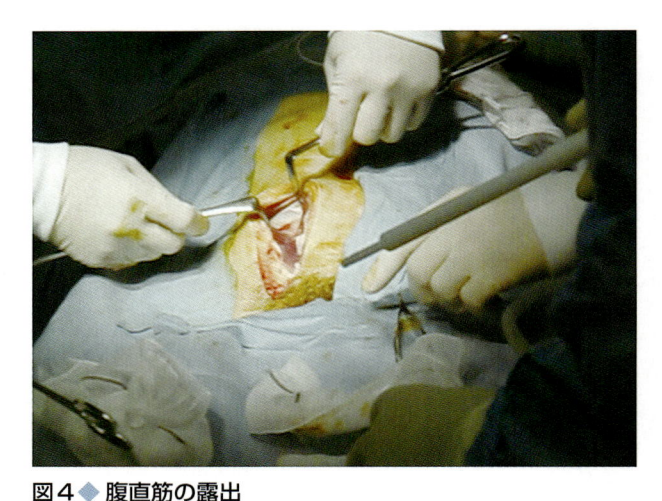

図4 ◆ 腹直筋の露出
腹直筋前鞘を切開し，腹直筋を露出する．弓状線の尾側で腹直筋と腹膜を剥離する

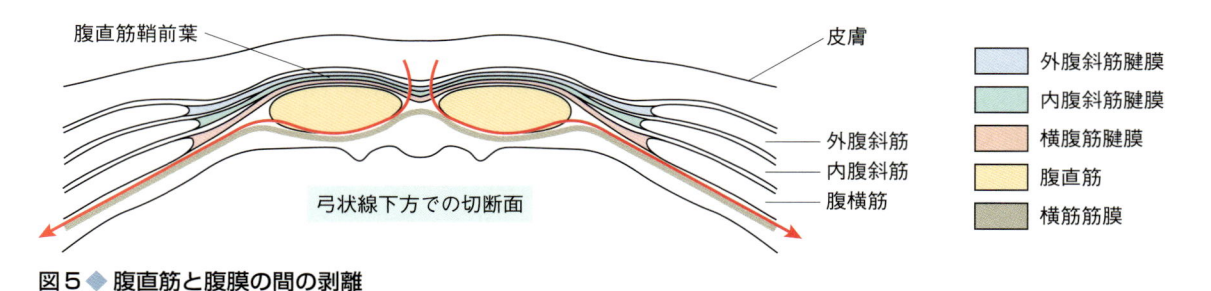

図5 ◆ 腹直筋と腹膜の間の剥離
赤矢印線（→）の層で腹直筋と腹膜の間を指などによって鈍的に剥離を進める．外側は腹横筋と腹膜を剥離，そのまま背側に回り込み，仙腸関節部まで剥離を行う

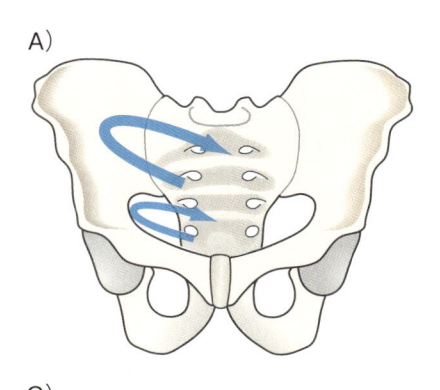

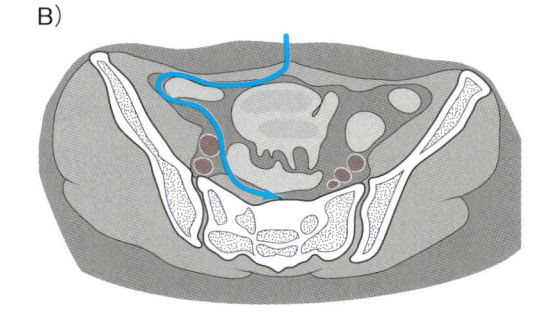

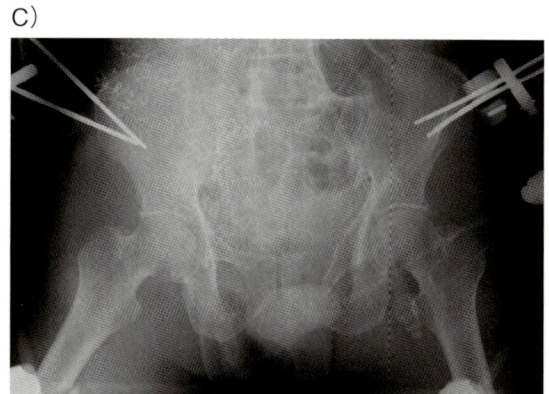

図6 ◆ ガーゼパッキングの実際
A）パッキングの方向性，部位（➡）
B）剥離面およびガーゼを充填する部位（➡）：腹膜外に剥離を行い，腸骨に沿った骨盤腔，内外腸骨動静脈前面および仙腸関節前面を含む腔が十分に充填される程度のガーゼでパッキングを行う
C）ガーゼパッキング（右側）後の骨盤X線：骨盤内の後腹膜腔が前方から後方まで完全にガーゼでパッキングされている

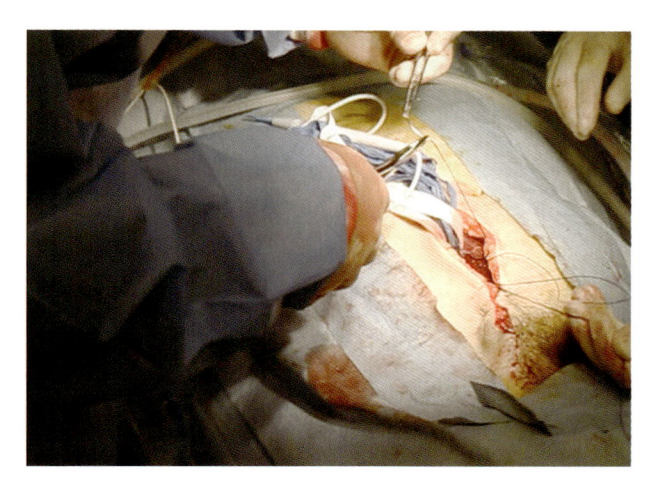

図7 ◆ 一時的な閉創
ループ針を使用した，皮下のみの連続縫合による閉創

2. 骨盤開放骨折

骨片が皮膚もしくは膣，直腸を介して外界と交通する骨盤骨折である．

蘇生期における手術手技のポイントは，開放創（局所）からの直接ガーゼパッキングと，創部の徹底的なデブリードマンとなる．

会陰部，直腸に開放創がある場合は，S状結腸または横行結腸にdiverting colostomyを造設している．筆者は小開腹下で横行結腸によるloop colostomyを原則としている．

4 TAEのコツとポイント

骨盤骨折に由来すると考えられる全動脈出血の90％以上は，造影CT（図8）で指摘可能である[11]．よって，このような症例がTAEの適応と考えてよい[11]．

血管造影は，まずピッグテール型カテーテルを用い，骨盤大動脈造影を行い全体像を把握する．これは骨盤骨折に由来する出血が内腸骨動脈のみならず，正中仙骨動脈，腰動脈，外腸骨動脈分枝も出血源となり得るためである．その後，フック型カテーテルを用いて両側内腸骨動脈近位部からゼラチンスポンジによる全体的な塞栓術を行う方法が一般的である[12)13)]．症例によっては，マイクロカテーテルを用いた選択的塞栓術や，損傷動脈形態，血管径に応じ金属コイルを用いることもある．

過度な非選択的塞栓術は，組織壊死を起こし得ること，また骨盤骨折由来の出血は静脈，骨折部からも多いことを考慮し，TAEとともに前述の他の治療法を組み合わせることも必要である．

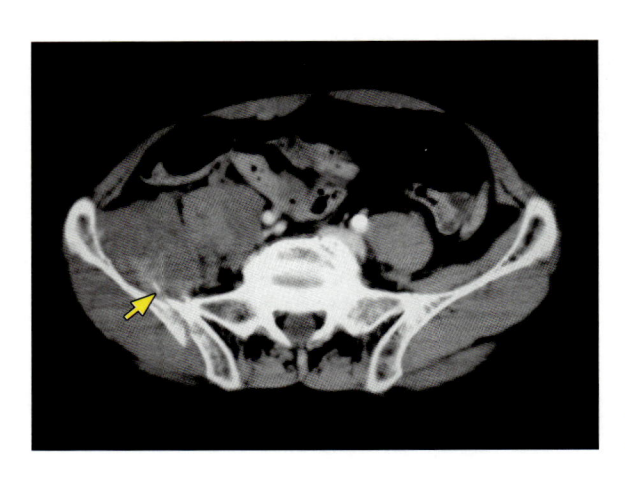

図8 ◆ 造影CT
造影剤の漏出が認められる（→）

5 周術期管理のポイント

各種モニタリング，血液検査データなどを参考に，循環動態，凝固系，体温などをモニタリングし，正常化を図る．濃厚赤血球だけではなく，新鮮凍結血漿，血小板の輸血を忘れてはならない．

Secondary surveyでは，身体所見と画像所見から合併損傷の検索を行う．特に膀胱・尿道損傷，直腸損傷，膣損傷などの合併頻度は稀ではなく，注意を要する．

6 長期的な注意点

骨盤骨折の治療上，短期あるいは長期的な合併症として忘れてはならないのは深部静脈血栓症である[2)]．合併頻度も高く，短期的には肺血栓塞栓症の発症を防止する．長期的には下肢皮膚潰瘍などの慢性的な合併症を防止する．予防法の詳細は他書へ譲るが，外傷形態などをふまえ，個々の症例に応じて対応する．

骨盤骨折，特に不安定型骨盤骨折では，骨の変形癒合などが原因となる腰痛や臀部痛などの後遺障害がみられる．生命予後のみならず，長期的な機能予後を見据えた治療戦略（早期の内固定，リハビリなど）が必要である．

●文献

1) Bassam D, Cephas GA, Ferguson KA, et al : A protocol for the initial management of unstable pelvic fractures. Am Surg, 64 : 862-867, 1998
2) 「改訂第3版 外傷初期診療ガイドライン JATEC」（日本外傷学会・日本救急医学会/監，外傷初期診療ガイドライン第3版編集委員会/編），へるす出版，2008
3) 日本外傷学会臓器損傷分類委員会：骨盤損傷分類2008（日本外傷学会）．日外傷会誌，22：274, 2008
4) Sarin EL, Moore JB, Moore EE, et al : Pelvic fracture pattern does not always predict the need for urgent embolization. J Trauma, 58 : 973-977, 2005
5) Henry SM, Pollak AN, Jones AL, et al : Pelvic fracture in geriatric patients : a distinct clinical entity. J Trauma, 53 : 15-20, 2002
6) Kimbrell BJ, Velmahos GC, Chan LS, et al : Angiographic embolization for pelvic fractures in older patients. Arch Surg, 139 : 728-732, 2004
7) The pelvis. Manual of definitive surgical trauma care 2nd ed.（Boffard KD, ed), pp.144-148, Hodder Arnold, London, 2007
8) Ertel W, Keel M, Eid K, et al : Control of severe hemorrhage using C-clamp and pelvic packing in multiply injured patients with pelvic ring disruption. J Orthop Trauma, 15 : 468-474, 2001
9) Gänsslen A, Giannoudis P, Pape HC : Hemorrhage in pelvic fracture : who needs angiography? Curr Opin Crit Care, 9 : 515-523, 2003
10) Smith WR, Moore EE, Osborn P, et al : Retroperitoneal packing as a resuscitation technique for hemodynamically unstable patients with pelvic fractures : report of two representative cases and a description of technique. J Trauma, 59 : 1510-1514, 2005
11) Miller PR, Moore PS, Mansell E, et al : External fixation or arteriogram in bleeding pelvic fracture : initial therapy guided by markers of arterial hemorrhage. J Trauma, 54 : 437-443, 2003
12) Metz CM, Hak DJ, Goulet JA, et al : Pelvic fracture patterns and their corresponding angiographic sources of hemorrhage. Orthop Clin North Am, 35 : 431-437, 2004
13) Velmahos GC, Chahwan S, Hanks SE, et al : Angiographic embolization of bilateral internal iliac arteries to control life-threatening hemorrhage after blunt trauma to the pelvis. Am Surg, 66 : 858-862, 2000

2章 外傷ごとの戦略と手術手技
E. 末梢血管

1. 四肢の主幹動脈損傷

岡本雅雄

> 四肢の主幹動脈損傷は比較的稀な外傷であるが，早急な診断と血行再建が不可欠である．外出血に対する不適切な処置が失血死を招き，血行再建の遅れから重篤な全身的，局所的合併症を生じることがある．特に鈍的外傷では，血管損傷が見逃されやすく注意を要する．

1 診断と戦略

　刃物による刺創や切創に伴う穿通性動脈損傷は，一般に外出血を認めるため診断は比較的容易である．一方，打撲・圧挫・轢過などに伴う鈍的動脈損傷の場合，受傷後早期には阻血症状を欠くことがあり注意を要する．すなわち，鈍的外傷を受けると血管壁は圧挫，伸展され内膜損傷を起こし，その後，内膜損傷部に二次的な血栓を形成し，徐々に動脈閉塞に至る可能性があるからである．したがって，**受傷後早期にはたとえ末梢動脈の拍動が触れていても，後に阻血症状が現れてはじめて異常に気づくことがあり，経時的に観察しなければならない**．特に多発外傷では，生命を脅かす他臓器損傷に目を奪われ，四肢動脈損傷の診断が遅れがちになる．

　このように看過されやすい四肢主幹動脈の鈍的損傷であるが，**病歴聴取と身体所見から特徴的な所見を見つけ出せば早期診断は十分に可能である**．受傷機転では，膝関節後方脱臼に伴う膝窩動脈の伸張損傷，肩甲帯外傷に伴う腋窩動脈損傷や自動二輪車のハンドルの直達外力による大腿動脈損傷などはその典型的なものとして銘記しておくべきである[1]．一方，身体所見では外出血を認めない症例においても，局所の皮下出血，短時間で増大したり拍動を伴う血腫や四肢末梢の阻血症状5徴候（疼痛，蒼白，知覚異常，運動麻痺，末梢動脈拍動の減弱・消失）に注意すれば，動脈損傷を疑い診断に導くことができる．

　動脈損傷を疑えば，引き続き造影CT検査を行い動脈損傷の有無を確認し，損傷部位を特定する．近年，MDCT（multi-ditector computed tomography）が急速に普及しているが，これは迅速かつ低侵襲な検査であり画像再構築による診断的価値が高く，血栓閉塞，活動性出血，内膜損傷，動静脈瘻や仮性動脈瘤を容易に描出できる．これまで確定診断には血管造影がしばしば行われてきたが，時間的・人的要因からMDCTがその代用として頻用されている[2]．

　四肢の主幹動脈損傷と診断すれば，早期の血行再建を考慮しなければならない．しかし，全身状態，組織損傷の程度や阻血症状の有無によって治療方針が左右される．つまり，全身状態が不安定な症例，患肢の機能予後が期待できない高度挫滅例や長時間の阻血例では，一次切断を余儀なくされる．また，上肢では下肢と異なり側副血行路が発達しているため阻血症状が現れにくく[3]，このような場合は，十分に経過を観察し待機手術も可能である．

　四肢の血行再建では骨接合を同時に行うことが多いが，骨折部の固定と血行再建のどちらを先に行うかは未だ議論がある．著者は，通常創外固定器を用いて骨折や脱臼を整復固定した後に血行再建を行っている．その方が術野は安定し，血行再建が容易になるからである．逆に，血行再建後に整復や骨接合を行うと血管損傷が危惧されることになる．内固定が短時間で行える症例では，術前の阻血時間や手術技量を考慮して一次内固定を行うこともあるが（**症例2**を参照），血行再建後の再灌流症候群やコンパートメント症候群に留意しなければならない．一般的に，阻血のgolden hourは受傷後6〜8時間とするものが多いが，必ずしも絶対的なものではない．つまり，側副血行路による影響[3]や鈍的損傷による遅発性閉塞では，真

の阻血時間は定かでないということである．したがって，筋膜切開の是非は各症例で慎重に判断する．

2 手術のタイミング

阻血症状を呈する血管損傷の修復はすべて緊急を要する．しかし，活動性出血がある場合は，まず止血を行って循環動態を安定させることが先決である．止血法は用手圧迫法が基本であるが，制御できない場合は止血帯を使用する．しかし，大腿近位や上腕近位からの外出血では止血帯を使用できないこともあり，このような場合には，出血制御と手術野を確保するために開腹総腸骨動脈遮断や血管閉塞用バルーンカテーテルの挿入を考慮する．

3 IVRのコツとポイント

近年，血管内治療の技術向上や画像機器の進歩に伴い，四肢主幹動脈の仮性瘤や動静脈瘻に対するステントグラフト挿入術，分枝動脈からの出血に対する塞栓術が報告されている．また，外傷に伴う内膜損傷後の血栓閉塞に対するバルーン拡張術[4]やステント留置術[5]，部分断裂に対するステントグラフト挿入術[6]などの報告もあり，従来の手術法に比べてはるかに迅速かつ低侵襲な方法である．しかし，外出血のある場合や完全断裂，阻血時間が長い場合，術後抗凝固療法の施行困難例などは適応にならず，未だ種々の制約があるため一般的ではない．今後，外傷性血管損傷に対する血管内治療の適応と手技の確立，長期成績の報告が期待される．

4 手術手技

四肢の各主幹動脈への展開法は専門書に委ねるが，骨折や軟部組織損傷を伴う場合はこれらの治療も考慮して適宜対応しなければならない．展開の際には止血帯を使用して損傷血管を剥離するが，血管修復に必要な術野を十分に確保する．損傷血管の血流遮断は，血管に重みがかかりにくい小型軽量の小血管用鉗子（ブルドック鉗子）を用いるが（**図1**），比較的小口径の血管吻合には血管固定鉗子（生田式）を用いると便利である．

血管内の血栓に対しては，フォガティカテーテルを用いて血栓除去を行い，中枢血管からは血液が勢いよく吹き出すことを確認する．また，吻合後の血栓形成を防止するため内膜損傷部は確実に切除しなければならないが，一般に切除範囲が2 cm以内であれば端々吻合が可能である．それ以上の場合には静脈移

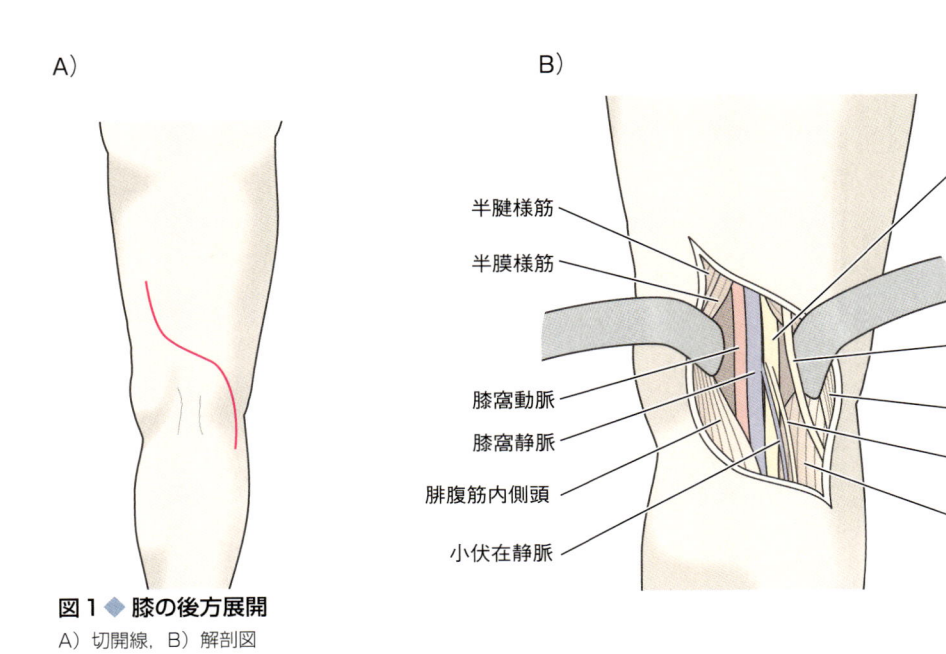

図1 ◆ 膝の後方展開
A）切開線，B）解剖図

植を要することが多く，四肢の主幹動脈再建では大伏在静脈でおおむね対応できる．

血行再建前に行う骨軟部組織損傷の処置や移植血管の採取に時間を要する場合は，temporary shunt tubeを用いると阻血時間の短縮が可能である（図6）．新藤ら[7]はチューブの内外面にヘパリン化親水性材料をコーティングしたAnthron® bypass tube（門脈バイパス用）の有用性を報告し，Sriussadapornら[8]は点滴静注用の延長チューブを用いた約2時間のシャント経験を報告している．

血管吻合は，5-0～7-0 ナイロン糸（またはプロリン糸）を用いて単純結節縫合または連続縫合を拡大鏡（または顕微鏡）下に行う．連続縫合は所要時間が短いが，血管径が細い場合には狭窄を起こしやすく熟練を要する．血管吻合後の血栓形成を予防するため全身ヘパリン投与を血管吻合時から行うが，ヘパリン投与が禁忌となる出血性病変がある症例には行わない．

四肢の主幹動脈損傷では，膝窩動脈損傷がもっとも多く，上腕動脈損傷，大腿動脈損傷がそれに次いでいる．これらについて症例を提示し，手術の実際を解説する．

1. 膝窩動脈損傷

膝窩動脈はハンター管出口から前脛骨動脈分岐部までであるが，近位は内転筋管，遠位はヒラメ筋のtendinous archに固定され，さらに内外側に分枝を出すため可動性に乏しいという解剖学的特徴がある．それゆえ，膝関節脱臼や転位のある骨折により損傷されやすく，このような場合には膝窩動脈損傷を念頭において診察しなければならない．

膝窩動脈への展開には，後方展開と内側展開がある．腹臥位で行う後方展開では，膝窩部を緩いS字状切開から腓腹筋内側頭と外側頭の間を鈍的に分け入ると神経血管束を容易に剥離できる（図1）．手技は容易で短時間で展開できるが，大伏在静脈を採取するには術中の体位変換が必要であることが難点である．一方，内側展開[9]は仰臥位で行うが，鵞足（縫工筋，半腱様筋，薄筋）と半膜様筋，腓腹筋内側頭の腱性部を切離して展開する（図2）．手技がやや煩雑であるが，骨接合から移植静脈（大伏在静脈）の採取，血行再建まで体位変換なしで行える利点がある．さらに展開を拡大するには，遠位へはひらめ筋を切開，近位へは内転筋管を開放すればよい．特に多発外傷例において，他臓器損傷との同時手術や頭部外傷合併例で腹臥位を避けたい場合などは必須の手技である．

◆症例1

> 19歳，男性．バイク走行中誤って転倒し，左膝関節部を受傷した．近医へ搬送され，左足の蒼白と冷感から動脈損傷が疑われ当院へ転送された．左膝関節は高度の不安定性を認め（図3），ドップラー聴診器で後脛骨動脈の拍動を確認したが，足部の末梢動脈は触知せず膝窩動脈損傷と診断した．造影

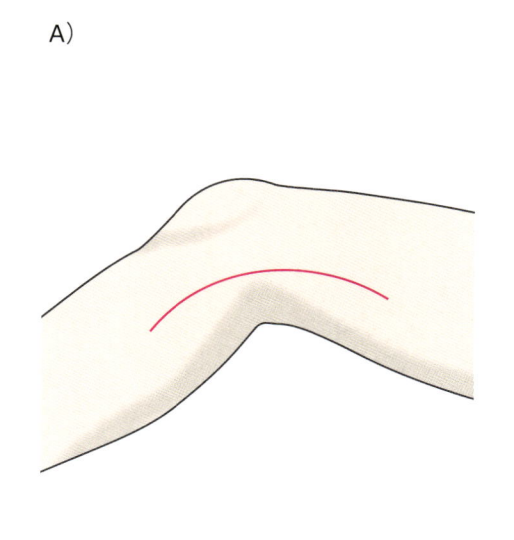

図2 ◆ 内側展開
A）切開線，B）解剖図

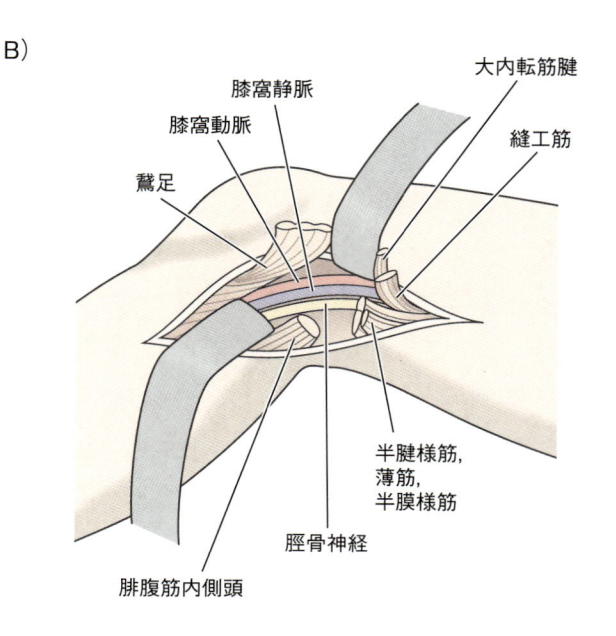

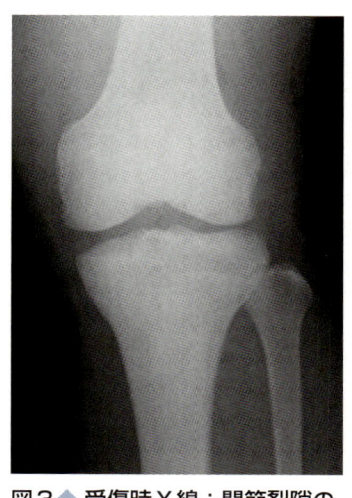

図3◆ 受傷時X線：関節裂隙の開大

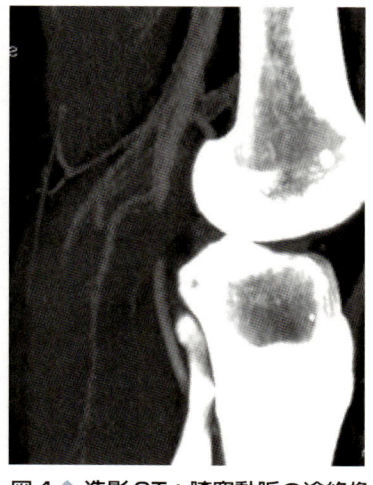

図4◆ 造影CT：膝窩動脈の途絶像

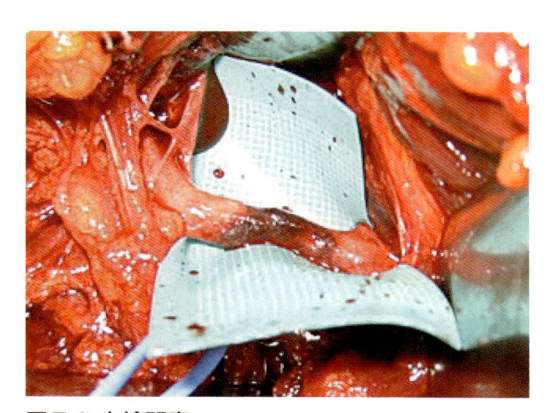

図5◆ 血栓閉塞

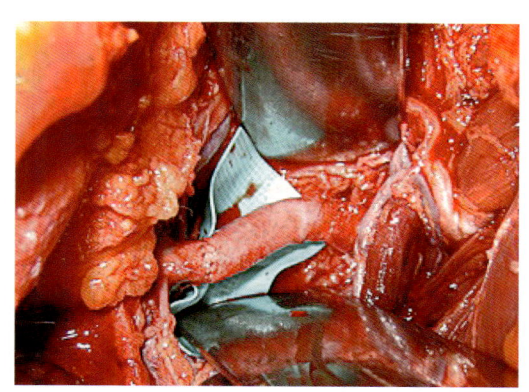

図6◆ 静脈移植後

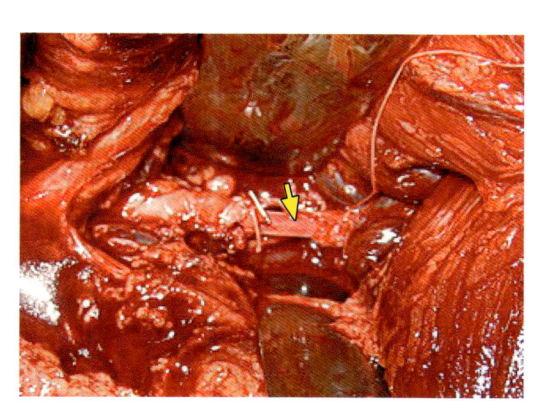

図7◆ temporary shunting（→）

　CT検査で膝窩動脈の損傷部位を確認し（図4），緊急手術を行った．
　膝関節軽度屈曲位で創外固定器を設置した後，腹臥位をとり膝窩部を展開した．膝窩動脈は血栓閉塞を認め（図5），血管損傷部の近位と遠位の血栓を除去した．内膜損傷部を2.5 cm切除すると端々吻合が困難となり，右大伏在静脈を採取し静脈移植を行った（図6）．静脈採取時は仰臥位への体位変換を要するため，temporary shunt tubeを設置して一時的な灌流を図った（図7）．血行再開は受傷後8時間を経過していたが下腿筋の緊満感は軽度であり，経時的に筋区画内圧を測定し筋膜切開は施行しなかった．後日，複合靱帯損傷に対する靱帯再建術を行い，約1年後，野球部活動に完全復帰した．

2. 上腕動脈損傷

◆症例2

　51歳，男性．仕事中機械に左上肢を巻き込み受傷，機械を破壊して救出された．左上腕は，上腕三頭筋の一部を含む後方軟部組織と神経（正中・尺骨・橈骨）のみで連続していた（図8，9）．左手部は蒼白であり，無知覚であった．MESS（mangled extremity severity score，表1）[10]は11点，阻血や挫傷による神経機能の回復不良が危惧されたが，患肢温存を希望し再接着術を行った．洗浄・デブリードマン後，骨折部を短縮し創外固定器を設置，上腕動脈とその伴走静脈，肘正中皮静脈をおのおの端々吻合，血行再開は受傷後7.5時間であった．第36病日にプレート固定，自家骨（腸骨）移植（図10）と遊離植皮術を行った．神経麻痺は回復したが，高度の肘関節拘縮（伸展／屈曲：－75°／110°）が残存し，DASH（disabilities of the arm, shoulder and hand）score[11]も44.2と満足度は低い．

5 周術期のポイント

血行再建後には，**再灌流症候群**と**コンパートメント症候群**に注意する．すなわち，前者は動脈損傷後にその末梢組織が阻血にさらされることによって血管内皮細胞が障害され，筋組織内では嫌気性代謝が亢進する．さらに筋細胞の崩壊によって放出されたミオグロビン，カリウム，乳酸，活性酸素などが血行再開とともに全身を循環することになる．これらによって生じる高カリウム血症や高ミオグロビン血症，代謝性アシドーシス，血管透過性の亢進による循環血液量の減少などが再灌流症候群の主たる病態である．臨床面では不整脈，急性腎不全，呼吸不全，循環不全などの臓器障害を呈し，重篤な場合は多臓器不全に至る．したがって，阻血時間や阻血部位に留意し，時期を逸することなく病態に適する対処をとらなければならない．

一方，後者のコンパートメント症候群の病態は筋区画内圧が上昇することによる微小循環障害や神経筋障害であるが，骨折，挫傷，血腫，熱傷など種々の原因で起こりうる．四肢の主幹動脈損傷では，阻血後再灌流障害によって血管透過性が亢進し，筋区画内に浮腫を生じて筋区画内圧が上昇する．早期診断は阻血性の激しい痛みや筋を他動伸張した際の疼痛誘発，知覚障害が決め手となる．しかし，全身麻酔下での血行再建後や意識障害例では評価困難であり，他覚的に緊満感のある腫脹を認めれば，筋区画内圧を測定して筋膜切開の是非を判定する．

6 長期的なポイント

神経損傷などの合併損傷を伴わない四肢主幹動脈の穿通性損傷では，適切な血行再建により良好な機能予後が期待できる．しかし，血行再建の遅れによる筋壊死や神経障害をきたした症例，不全切断や重度の開放骨折症例では，高度の機能障害を残したり，ときには肢切断を余儀なくされたりする．患肢温存の目標は，単に外面的な温存だけではなく機能する四肢を再建することである．そのため，患肢温存の適応か否かは初療段階での適切な判断が重要であり，これまでに種々の評価基準が考案されてきた．MESS（**表1**）[10]はその代表格であり7点以上は切断の可能性がきわめて高いと報告しているが，後に微小血管外科の技術進歩に伴い切断基準の引き上げに関する報告[12]が散見される．さらに，重度損傷例や阻血のgolden hourを過ぎた症例では組織損傷の評価が複雑であるばかりでなく，患者自身の精神的・社会的要因も加わるため，画一的な評価は困難であり評価基準は参考程度に用いられるに過ぎない．したがって，明らかな一次切断適応症例を除き，まずは患肢温存をめざし，しかる後に損傷肢の再評価を行う．さらに，患者の社会的背景（職業，家族構成，補償問題など），個人的要因（既往症，精神状態，経済的背景など）を考慮して十分なインフォームドコンセントをとりながら，最終的に患肢温存か切断かを決定すべきである[13]．

●文献

1) Peck MA, Rasmussen TE : Management of blunt peripheral arterial injury. Perspect Vasc Surg Endovasc Ther, 18 : 159-173, 2006
2) Willmann JK, Wildermuth S : Multidetector-row CT angiography of upper-and lower-extremity peripheral arteries. Eur Radiol, 15 (Suppl 4) : D3-D9, 2005
3) Levin PM, Rich NM, Hutton JE Jr : Collaternal circulation in arterial injuries. Arch Surg, 102 : 392-399, 1971
4) Lönn L, Delle M, Karlström L, et al : Should blunt arterial trauma to the extremities be treated with endovascular techniques? J Trauma, 59 : 1224-1227, 2005
5) Papaconstantinou HT, Fry DM, Giglia J, et al : Endovascular repair of a blunt traumatic axillary artery injury presenting with limb-threatening ischemia. J Trauma, 57 : 180-183, 2004
6) Castelli P, Caronno R, Piffaretti G. et al : Endovascular repair of traumatic injuries of the subclavian and axillary arteries. Injury, 36 : 778-782, 2005
7) 新藤正輝：血管損傷を伴う膝周辺骨折の診断と治療．MB Orthop, 16 : 60-65, 2003
8) Sriussadaporn S, Pak-art R : Temporary intravascular shunt in complex extremity vascular injuries. J Trauma, 52 : 1129-1133, 2002

9) Gray JL, Cindric M : Management of arterial and venous injuries in the dislocated knee. Sports Med Arthrosc, 19 : 131-138, 2011
10) Johansen K, Daines M, Howey T, et al : Objective criteria accurately predict amputation following lower extremity trauma. J Trauma, 30 : 568-572, 1990
11) Imaeda T, Toh S, Nakao Y, et al : Validation of the Japanese Society for Surgery of the Hand version of the Disability of the Arm, Shoulder, and Hand questionnaire. J Orthop Sci, 10 : 353-359, 2005
12) Lin CH, Wei FC, Levin LS, et al : The functional outcome of lower-extremity fractures with vascular injury. J Trauma, 43 : 480-485, 1997
13) 岡本雅雄：重度下腿開放骨折に対する患肢温存か切断か．MB Orthop, 22 : 75-82, 2009

3章

外傷外科手術に必要なその他の手技・トピックス

3章 外傷外科手術に必要なその他の手技・トピックス

1. 救急室での開胸術と開腹術

阪本雄一郎

外傷患者の診療では受傷から処置開始までの時間経過がきわめて重要であることはいうまでもない．よって，救急隊員による病院選定を誤ると，根治治療可能な施設への到着時間が遅れる可能性がある．この点に対しては外傷病院前救護ガイドラインであるJapan Prehospital Trauma Evaluation and Care（JPTEC）の普及が一定の効果を示している[1]．また，地域におけるmedical control体制の整備や，治療開始時間を決定的に短縮させるためのドクターカーやドクターヘリコプターの普及も，本邦における外傷診療体制の充実に寄与している．

一方，病院到着時に循環動態がきわめて不安定な重症外傷症例の診療においては初療室（emergency department：ED）において緊急手術を要することも少なくない．

日本救急医学会 診療の質評価指標に関する委員会が全国の救命救急センターに対して行ったアンケート調査によれば，ショックを呈した腹部外傷患者の来院から手術開始までの平均時間は約3時間で，4時間以上を要した施設が約1/4を占めた[2]．すなわち，本邦における外傷診療体制の整備には，地域や施設ごとに解決すべき課題があることを認識しなければならない．

初療室における外科手術には，通常の開胸・開腹手術をやむを得ず初療室で行う緊急手術と，蘇生目的で行う救急室開胸術の2つがある．そこでそれぞれの適応と概略を以下に説明する．

1 初療室における緊急手術の適応

重症外傷患者に対して蘇生や救命を目的として行われるDCS（damage control surgery）の治療戦略の重要性が報告され[3]〜[5]，近年，本邦においても標準的な治療戦略として定着しつつある．DCSを選択する際の生理学的基準としてさまざまな報告がなされているが，その中心はdeadly triad，すなわち，代謝性アシドーシス，低体温，凝固異常の3因子である[4][6][7]．しかし，凝固異常の客観的評価は心停止が切迫している症例などでは必ずしも容易ではなく，Ⅲb型肝損傷などの重症外傷におけるDCSの決断は，収縮期血圧90 mmHg以下，35℃以下の低体温，BE＜-7.5 mmol/Lのアシドーシスの3項目に基づくべきと筆者らは報告した（表1）[8]〜[10]．また，Ⅲb型肝損傷においては，初療室で前述のDCS決断基準2項目を満たし，循環動態がきわめて不安定な症例または3項目を満たした症例は，初療室における緊急開腹手術（emergency room laparotomy：ERL）の適応症例であった[11]．したがって，前述のDCS決断基準の3項目を評価し，循環動態が不安定で手術室までの移動が困難であると判断した症例に対しては，救急室における開胸・開腹手術が推奨される．

表1 当院のdamage control surgery決断基準スコア

1. 収縮期血圧＜90 mmHg
2. 35℃以下の低体温
3. BE＜-7.5 mmol/L

2 救急室開腹術

　緊急手術を来院から約20分以内に手術室で行うのは，院内体制を整備しなければ困難である．術中感染の危険性を考慮すると，救急室ではなく手術室において手術を施行すべきであり，救急室の手術で主たる出血源がコントロールされた段階で，患者を手術室に移動することも忘れてはならない．

　ERLを要するような重症外傷症例は全身状態も不良なことが多く，腸管浮腫が高度で，閉腹が困難か，あるいは閉腹による腹腔内圧上昇から腹部コンパートメント症候群（abdominal compartment syndrome：ACS）をきたす危険性もあるため，silo closure法（図1）による一時的閉腹術を行うことも少なくない．Silo closure法は，腸管虚血が疑われるか，または腸管虚血により腸管切除ラインの決定に難渋する際に，腸管の色調変化を経時的に観察できる利点を有する（P.132参照）．また，救急室における開胸・開腹手術を終了する際には，通常の閉胸・閉腹は行わず，towel clipなどを用いて創を迅速に閉鎖し，すみやかに集中治療室に入室させるべきである（図2）．

3 救急室開胸術

　心肺停止状態や心肺停止が切迫している外傷症例で，出血性ショックや心タンポナーデが疑われる場合には，蘇生目的の開胸術が必要となる．救急室における緊急開胸術の目的は表2のごとくであり，適応があれば機を逸することなく迅速に手術を開始すべきである．

　外傷による心肺停止症例の蘇生率はきわめて低いのが現状であり，蘇生を目的とした緊急開胸術に関しては否定的な意見が多い．しかしながらわれわれは，心停止からの時間が短時間である場合には蘇生の可能性が残されていると考えている．心肺停止状態の鈍的外傷に対する救急室開胸術施行症例の転帰は不良であり，特に5分以上心肺蘇生を行っている症例では救命がきわめて困難である[12]．一般的に，外傷による心肺停止状態で蘇生の効果が期待できるのは鋭的損傷であり，特に心停止時間が15分以内の症例においては救命効果が期待できるといわれる[12]．一方，心停止に陥る前のいわゆる死戦期呼吸の症例のうち，腹部，頸部，四肢などの血管損傷例で救命例が報告されている．また，生命徴候が認められる心損傷に対する

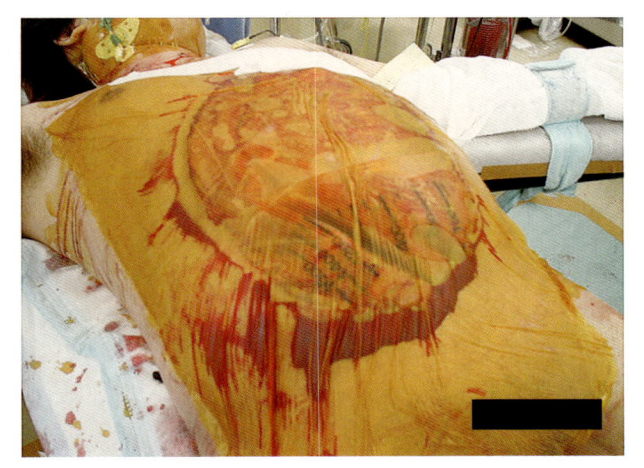

図1 ◆ Silo closure法

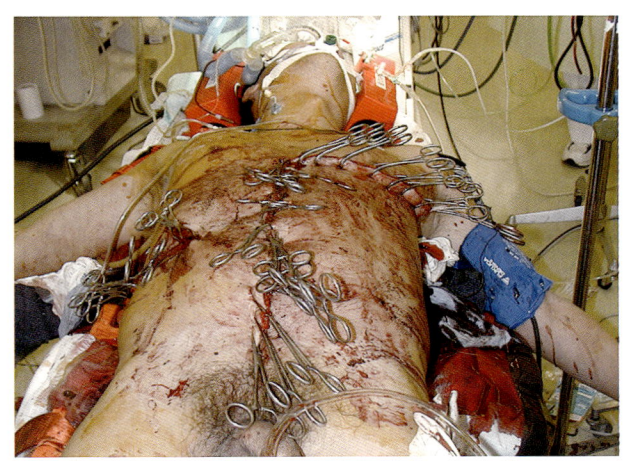

図2 ◆ Towel clip closure法

表2 ◆ 救急室緊急開胸術の目的

- 胸腔内の出血コントロール
- 大動脈の血流コントロール
  （腹腔内出血や骨盤骨折などに対して大動脈のcross-clampにより血流をコントロールする）
- 心タンポナーデの解除
- 気管・気管支損傷に対する空気塞栓などのコントロール
- 開胸下における心マッサージ

緊急開胸術も生存率を上げることが報告されており，特に心タンポナーデの解除がきわめて有効である[13]．したがって，適応と考えられる症例に対しては，躊躇することなく心停止に陥る前に緊急開胸術を施行することがきわめて重要である．

通常の心肺蘇生においては胸骨圧迫が行われ，この効果は正常時の心拍出量の約25％，脳・冠血流量の約10〜20％が得られるが，出血性ショックや心タンポナーデなどによる閉塞性ショックの際には急速輸液や外科的処置を行わない限り同様の効果を得ることはできない[14]．救急室における開胸術（emergency room thoracotomy：ERT）は，引き続き行われる開胸心臓マッサージ（open cardiac massage），腹部以下の大量出血に対応するための下行大動脈遮断，心膜切開による心タンポナーデの解除，心損傷修復などの重要な蘇生処置につながる．ERTの適応となるのは表3のような状態であり，十分な清潔野を確保できずに手術を開始せざるを得ないことも多い（図3）．

表3 ◆ 救急室緊急開胸術の主な適応症例

- 開胸において大動脈遮断が有効である症例．胸部大動脈よりも末梢側からの大量出血による出血性ショックの症例が，搬送中もしくは搬送後救急室において心停止に陥った症例もしくは心停止が切迫している症例
- 肺損傷による大量出血によって心停止に陥ったか心停止が切迫している症例
- 心タンポナーデと診断され，心嚢穿刺術や心嚢開窓術が無効で心停止か心停止が切迫している症例
- 偶発性低体温症例が原因で心停止に陥った症例．開胸により温生理食塩水を胸腔内に入れることによって体温の上昇を図る
- 胸郭の変形が著しいために閉胸式の胸骨圧迫が有効に行えない症例

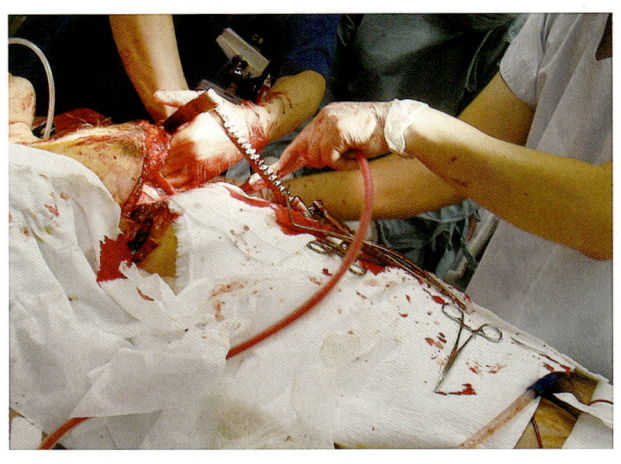

図3 ◆ 救急室における開胸術

1. 緊急開胸術の手順

仰臥位で左上肢を頭側に挙上し，肋間を広げた状態で皮膚切開を開始する．第4もしくは第5肋間の前側方開胸を行うための皮膚切開ラインを確認する．迅速に切開を行うため男性では乳頭直下，女性では乳房下縁を目安に皮膚を切開する（図4）．

左開胸のみでは視野を得るのが困難な場合には，胸骨を横断して両側開胸（clamshell thoracotomy）とし，視野を得る（図5，6）．心タンポナーデなど，心破裂が疑われる際には胸骨縦切開（図7）でアプローチすると，以後の手術操作に際して視野の確保が容易である．

＜皮膚切開後の手順＞
1. 皮膚切開を開始したら途中の止血操作は行わず，迅速に開胸し，下行大動脈遮断や開胸心マッサージなどの処置を行うために十分な視野を確保する．
2. 胸腔の視野を広げる切開を行う際に左手の示指を胸腔内に入れて肺と胸膜の癒着を確認しながら切開を行う．肺損傷を危惧して開胸後の蘇生処置が遅れることは避けなければならない．
3. 閉胸に要する手術時間を短縮するため，皮膚切開部の縫合を行わずtowel clip closure法による緊急閉胸を行う（図8）．

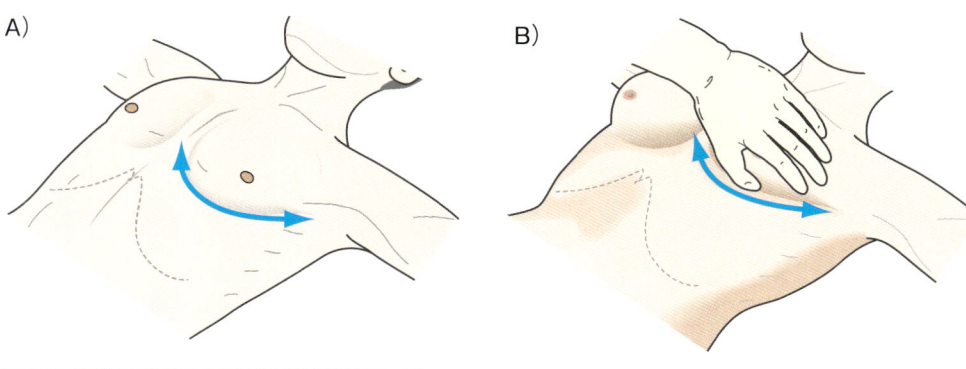

図4 ◆ 緊急開胸術における皮膚切開ライン
A）男性，B）女性

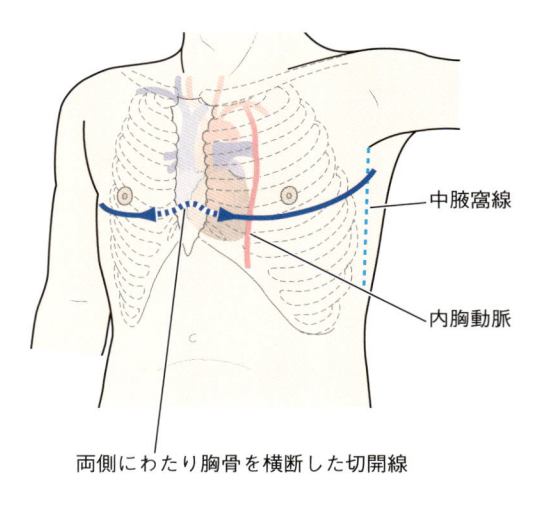

図5 ◆ Clamshell thoracotomy

中腋窩線
内胸動脈
両側にわたり胸骨を横断した切開線

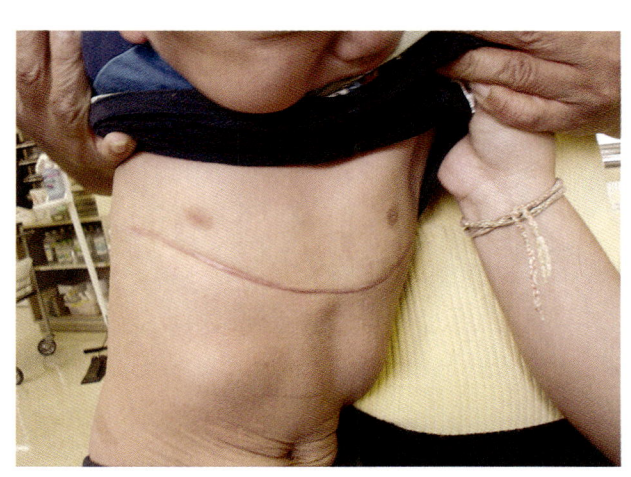

図6 ◆ Clamshell thoracotomyによって救命された小児の皮膚切開線

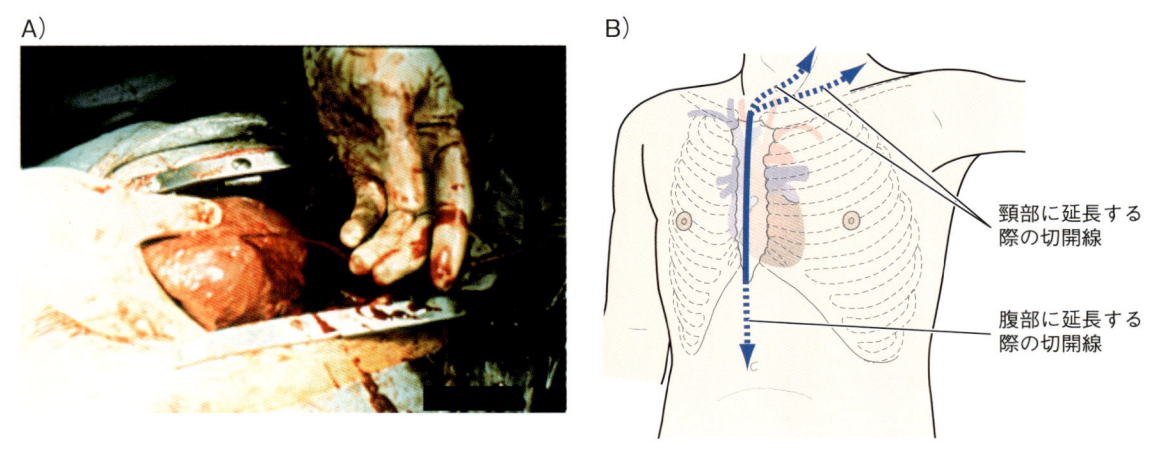

図7 ◆ 胸骨縦切開
A）胸骨縦切開の利点は広い視野が得られる点，B）胸骨縦切開における皮膚切開線

頸部に延長する際の切開線
腹部に延長する際の切開線

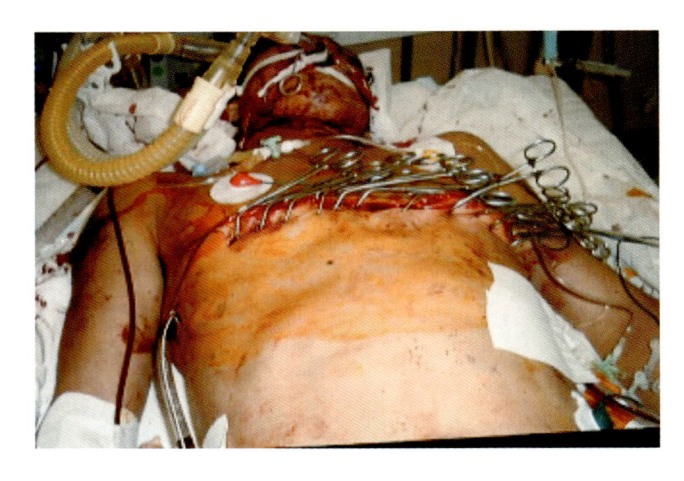

図8 ◆ Towel clip closure法による緊急避難的閉胸

2. 開胸心マッサージ

　心停止症例に対して開胸心マッサージを行う際，片手で心臓をつかむと親指で心破裂をきたす恐れがあるため，心臓を胸骨後面に向かって圧迫するようにして心マッサージを行う（図9）．また，心臓を直接両手で圧迫する場合には，手根部を蝶番にして両手の手掌部で心臓を包み込み，左右の心室を圧迫する（図10）．心マッサージ中に心室細動など除細動の適応となった場合には直視下に心臓を電極で挟み込んで体内式除細動（internal defibrillation）を施行する（図11）．

3. 心膜切開の注意点

　緊急開胸したら心タンポナーデの有無を直視下に確認し，必要に応じて心膜切開を施行する．心囊前面を縦走する横隔神経を切離しないように注意して心膜を切開する（図12）．

4. 大動脈遮断の概略

　開胸下に大動脈遮断を行う際は，左手を肺の背側に滑り込ませて下行大動脈の位置を確認し，大動脈を用手的に遮断した後，この左手をガイドとしてサテンスキー鉗子など大動脈遮断鉗子を大動脈まで進めてクランプを行う．

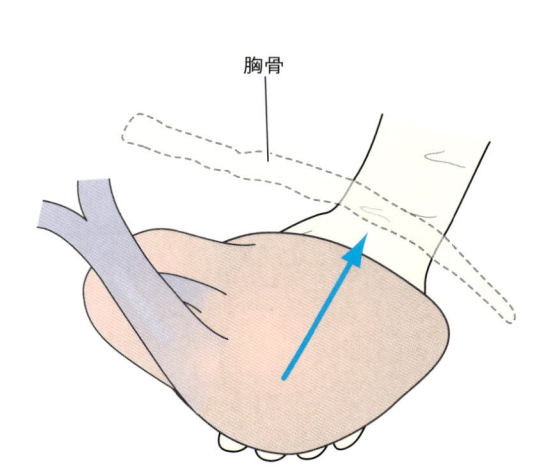

図9 ◆ 開胸心マッサージ術（片手の場合）

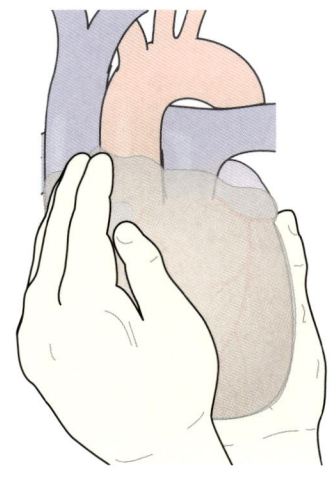

図10 ◆ 開胸心マッサージ術（両手の場合）

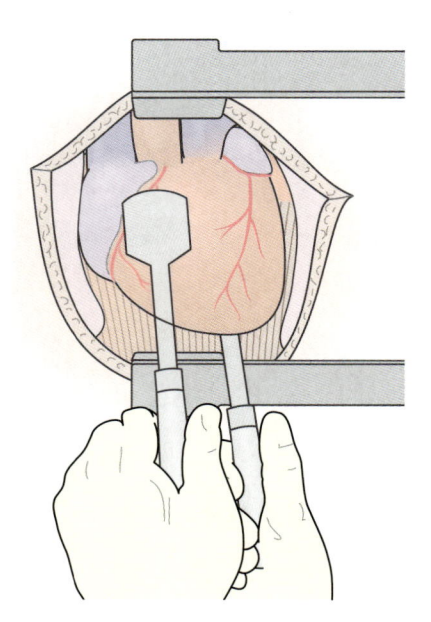

図11 ◆ 体内式除細動

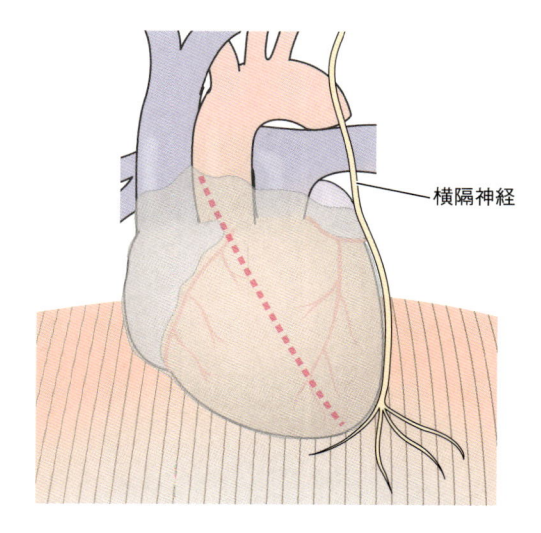

図12 ◆ 心膜切開術
横隔神経を切離しないように注意する

4 重症肺損傷に対する救急室における緊急処置の概略と注意点

　重症肺損傷では大量の出血や空気漏出により出血性ショックや緊張性気胸による閉塞性ショックをきたす．肺破裂によって気管支肺静脈瘻から空気塞栓を生じる恐れがある場合は胸腔ドレナージ術による脱気のみでは不十分であり，空気塞栓（bronchovenous air embolism）の進展を防ぐため緊急開胸下に肺門部遮断を行う必要がある（「2章-B4．肺・肺血管損傷，肺門部遮断」の稿，p.73 も参照）．

　また，肺出血の出血量が胸腔ドレーン挿入時で500～1,000 mL以上か，1時間当たりのドレーンからの血性排液量が300～500 mL以上の場合には緊急開胸術による緊急開胸止血術を考慮しなければならない．

●文献

1) 阪本雄一郎，益子邦洋，松本尚，他：交通事故減少に対するJPTEC普及の効果および今後の展開．日臨救医誌，9：433-437, 2006
2) 大友康裕：腹部外傷 non-responder―日本における診療の現状―．救急医学，29：878-882, 2005
3) Feliciano DV, Mattox KL, Jordan GL Jr：Intra-abdominal packing for control of hepatic hemorrhage：a reappraisal. J Trauma, 21：285-290, 1981
4) Stone HH, Strom PR, Mullins RJ：Management of the major coagulopathy with onset during laparotomy. Ann Surg, 197：532-535, 1983
5) Rotond MF, Schwab CW, McGonigal MD, et al：'damage control'：An approach for improved survival in exsanguinating penetrating abdominal injury. J Trauma, 35：375-382, 1993
6) 葛西猛：Damage controlとdeadly triad．救急医学，26：644-648, 2002
7) Brasel KJ, Ku J, Baker CC, et al：Damage control in the critically ill and injured patient. New Horizons, 7：73, 1999
8) 阪本雄一郎，益子邦洋，松本尚，他：Ⅲb型肝損傷におけるDamage Control Surgeryの決断基準．日外傷会誌，19：329-335, 2005
9) 阪本雄一郎，益子邦洋，朽方規喜，他：Ⅲb型膵損傷に対するDamage Control Surgeryと膵頭十二指腸切除術の意義．日臨外会誌，6：18-22, 2007
10) 阪本雄一郎，益子邦洋：肝損傷の治療戦略についての検討．日腹部救急医誌，28：803-807, 2008
11) 阪本雄一郎，益子邦洋，松本尚，他：重症肝損傷に対する救急室開腹手術の意義．日臨救医誌，9：428-432, 2006
12) Powell DW, Moore EE, Cothren CC, et al：Is emergency department resuscitative thoracotomy futile care for the critically injured patient requiring prehospital cardiopulmonary resuscitation? J Am Coll Surg, 199：211-215, 2004
13) Lewis G, Knottenbelt JD：Should emergency room thoracotomy be reserved for cases of cardiac tamponade? Injury, 22：5-6, 1991
14) 阪本雄一郎，益子邦洋：開胸心マッサージ術．救急医学，28：1445-1450, 2004

3章 外傷外科手術に必要なその他の手技・トピックス

2. 外傷における内視鏡手術の応用

山下裕一

　現在，胸腔鏡や腹腔鏡などの体腔鏡を利用した手術は，主に内視鏡外科手術として予定手術の対象となる良性・悪性腫瘍や，救急手術として気胸，急性胆嚢炎，急性虫垂炎などの非外傷性疾患に対して行われ，診断を目的として審査腹腔鏡・胸腔鏡検査がなされている．しかし，外傷患者に対して，これら体腔鏡を利用した診断や治療は広く臨床応用されているとはいえない．文献を渉猟する限りでは，内視鏡外科手術を積極的に行っている施設から外傷性内臓損傷に対する内視鏡外科手術の臨床報告が散見される．これらの報告のなかで体腔鏡を使用した診断や治療の適応は，急性期では呼吸・循環動態が安定し，内視鏡外科手術に適した病態の症例に限定され，亜急性期では全身状態が一応落ち着いた，主に治療を目的とした症例である．しかし，それらの症例は全体からみると限定された対象にすぎないのが現状のようである．本稿では，外傷に対する内視鏡外科の臨床応用は標準的でないのでその手技については述べず，対象となる臓器についての論文報告をもとに解説する．

1 適応

　一般的に胸腔鏡や腹腔鏡などの体腔鏡を用いた診断や治療は，呼吸・循環動態などが不安定な症例や重篤な頭部外傷患者に対しては行われていない．体腔内臓器の外傷性損傷に対する体腔鏡を用いた診断と治療は，急性期では呼吸・循環動態などが安定した症例と，急性期を過ぎ病態が安定した亜急性期の症例が適応となっている．

2 内視鏡ビデオカメラ装置とエネルギーデバイス

　内視鏡外科手術は，内視鏡ビデオカメラ装置と電気メスを代表とするエネルギーデバイスが必須となる．内視鏡ビデオカメラ装置には，1〜3 CCD（charge coupled device）のビデオカメラやハイビジョンビデオカメラが使用されている．体腔内に挿入する内視鏡には，硬性鏡である直視鏡，前方斜視鏡があり，手元のノブで先端を上下左右に調節できるフレキシブルスコープがある．現在のビデオカメラ装置を用いた画像はきわめて鮮明である．

　通常の胸腔鏡や腹腔鏡などの手術で使用される主なエネルギーデバイスとしては，電気メスや超音波凝固切開装置がある．電気メスには，モノポーラ（単極）型とバイポーラ（双極）型がある．モノポーラ型電気メスは，対極板と呼ばれる人体に貼り付ける金属板，手にもつメス先電極（ハンドピース），高周波を発生させる本体装置から構成されている．切開作用と凝固作用を随意に選べ，組織や臓器を切開し凝固させることできる．凝固は主に止血を目的に使用される．凝固作用の特殊な用法としてスプレー凝固作用があり，メスの先端と凝固する組織は接触せず，両者間に連続したアーク放電を起こし広範囲を止血するものである．また，アルゴンガスをメス先から吹きつけながら臓器を凝固させるアルゴンビームコアギュレータという特殊な電気メスもある．これはアルゴンガスをメス先電極付近から患部へ吹きつけ，そこに高周波電流を流すとアルゴンガスがイオン化して電気が通りやすくなる性質を利用した凝固作用であり，少な

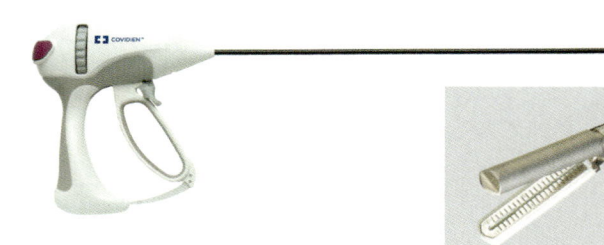

図1 ◆ コンピューター制御バイポーラ型電気メス
内視鏡外科手術に適した形状で5 mmポートから体腔内への挿入が可能となっている（LigaSure™：コヴィディエン ジャパン株式会社）

い電気エネルギーで凝固作用を得ることができる．しかし，腹腔鏡下外科手術では二酸化炭素による気腹を行うが，アルゴンガスの送気には圧設定がないので気腹圧が設定値を超える危険性があり，あまり使用されていない．

一方，バイポーラ型電気メスは，ピンセット型を典型例とした双極電極と高周波を発生させる本体装置から構成され，凝固作用のみの使用となる．凝固電流はピンセット型や体腔鏡用鉗子の両極間のみを流れ，他部位に漏電せず高い止血能を有している．最近，コンピューター制御バイポーラ型電気メス（LigaSure™）が体腔鏡手術に保険適応され，高い止血能と内蔵されたメスでバイポーラ型電気メスの欠点であった切開が凝固と同時に可能となり，その使用が広まっている．体腔鏡で使用するこれらの電気メスは腹壁や胸壁に刺入したポートより挿入するのに適した形状となっている（図1）．

超音波凝固切開装置は，ハンドピース先端のアクティブ・ブレードで高い周波数の超音波振動を発生させ，組織に対して切開と低温（約100℃前後）での凝固が可能となる．切開は，振動するブレードが局所的に組織を弾性限界以上に進展させることをくり返し，器械的に切開する．凝固は，ブレードの振動がタンパク質を変成させ粘着性のコアギュラムが発生し，毛細血管や動脈を溶着することができる．

3 胸部外傷

胸部外傷患者における**胸腔鏡下手術**手技の報告については，①胸腔内の止血や凝血塊除去[1]，②自動縫合器などを用いた肺からのエアリーク治療，③外傷性胸腔内異物の除去[2]～[4]，④外傷性横隔膜ヘルニアの外科治療，⑤頻度は稀であるが，保存的療法が困難であった外傷性の胸管損傷による乳び胸の治療などの報告がある．呼吸・循環動態が安定した胸部外傷患者で，胸腔内からの少量ではあるが持続する出血の原因箇所の検索と止血を目的に胸腔鏡下手術手技を用いることは有用である．そして，早期の胸腔鏡下手術による治療は開胸手術の頻度を少なくし，入院期間を短縮するとの報告がある[1]．このような症例では，電気メス止血機能としてモノポーラ型電気メスのスプレー凝固やバイポーラ型電気凝固は高い止血機能を有し，的確な電気メスの選択は確実な止血に役立つ．また，各種の吸収性止血材（料）があり，各々特性は異なるが，出血の状況により特性を使い分けて利用すると効果的である．

1. 横隔膜損傷

外傷性横隔膜損傷は，鋭的外傷と鈍的外傷により発生し，鋭的外傷としては刺創が多く，胸部では腹部境界部領域，上腹部では側腹部の刺創で起こる．その頻度は，腹部の刺創の7％および左側の胸腹部付近の刺創の17％に不顕性損傷が存在する[5]．呼吸・循環動態が安定した全身状態を有する鈍的または鋭的外傷性横隔膜損傷を疑う患者において，胸腔鏡や腹腔鏡を用いた正確な診断と内視鏡外科治療は有用である．しかし，腹腔鏡を用いる場合には，腹腔内の視野を確保するため二酸化炭素を用いて腹腔内圧を8～12 mmHgに保つ気腹操作を行う．そのため横隔膜損傷がある患者では胸腔内圧が気腹圧と同じ圧となり，安定していた呼吸・循環動態が不安定になることがあるので注意が必要である．

横隔膜損傷が疑われた171例の全身状態が安定した胸部刺創患者に胸腔鏡下外科手術を行った結果，その35％（60例）に横隔膜損傷を認めた．これら60例中の93％の症例に腹腔鏡で横隔膜を修復し，また，60例中の78％に腹腔内臓器損傷があり，開腹による措置が行われている[6]．このように，横隔膜損傷を疑う胸部の刺創症例では，横隔膜の修復は胸腔鏡下だけでなく腹腔鏡下の措置が必要となる可能性が高く，

開腹移行となることも念頭に置く必要がある．胸部や腹部刺創患者で非手術的治療を選択する場合に腹腔鏡を用いた横隔膜損傷の有無の確認は有用である[7]．

4 腹部外傷

　術者は腹腔鏡を用いて診断や治療を行うにあたり，気腹操作は緊張性気胸のリスクを増すことや横隔膜損傷がある場合には胸腔内圧を上昇させ呼吸・循環動態を不安定にする要素となることを念頭に置く必要がある．解剖学的要素として小腸や大腸は数メートルに及ぶ長さがあり，加えて折り重なる腸間膜のため損傷部位の発見が困難である．このように腹腔鏡による観察では，所見の見落としがあることに留意する．しかし，最近の報告では刺創による小腸損傷の診断率は向上したとの報告[8]があり，腹部刺創患者において不要な開腹術を減じている．呼吸・循環動態が安定した外傷患者に対して開腹術に先行した腹腔鏡による観察は，不要な開腹術を少なくする可能性が期待され，今後は腹部刺創患者では刺創部を通して腹腔鏡による腹腔内損傷部の観察が積極的に行われるようになるものと思われる．最近の進歩した内視鏡外科手術手技やこれらの機器を使用することにより，外傷性の腹部臓器損傷の診断や治療は一段と進展していく可能性をもっている．

1. 肝損傷

　肝損傷の非手術的治療を試みる場合に，腹腔鏡下外科手術を行い治療に奏効した症例が報告され，腹腔鏡下外科手技を利用した止血措置としてフィブリン糊[9]や止血材（料）の使用，腹腔内出血の吸引とドレナージ，内視鏡的逆行性胆管ドレナージ術（endoscopic retrograde biliary drainage：ERBD）を併用した胆汁瘻の措置とドレナージなどがある[10]．また最近，腹腔鏡下外科手術により開腹治療を減少させ，入院期間の短縮につながったとの成功例が報告されている[11]．

2. 脾損傷

　外傷性肝損傷と同様に腹腔鏡下外科措置による脾臓温存や脾摘術が報告されている[11][12]．止血にはフィブリン糊や止血材（料），アルゴンビーム凝固，メッシュによる脾臓ラッピングが使用されている．また，急性期を過ぎた症例に対しての脾梗塞や脾仮性嚢胞の治療として試みられている[6]．

3. 膵損傷

　最近，小児の外傷性膵損傷に対し，腹腔鏡下の膵体尾側切除術の報告が散見される[13]～[16]．それらの報告では，十分に適応を検討した小児症例に対し，脾臓温存腹腔鏡下膵体尾部切除術が行われている．術後の経過は比較的良好であり，合併症発生を低下させ入院期間の短縮につながると報告している．この手術は受傷後72時間以内に行われているが，外傷性膵損傷は膵酵素の逸脱があり，受傷膵のみならず周囲の組織にも炎症性変化があるため内視鏡外科手術に習熟した高度な技術が必要である．とりわけ腹腔鏡下膵臓切除術の経験が豊富な外科医がはじめて安全に施行できる術式であると思われ，トライアルの段階での成功例の報告である．現在，腹腔鏡により外傷性膵損傷の程度を観察し，術式を選定することが行われる方向にあり，今後，救急外科医が内視鏡外科手術手技を習得するには通常の予定手術による内視鏡外科手術に習熟することが必要である．このためにもacute care surgeryの概念の導入は必要である．

4. 腸管損傷

　小腸損傷に限ったことではないが，腹部の鈍的外傷を負った患者において症状や検査結果が明確でない場合，診断の遅延により病態が重篤化する．早期診断と的確な治療は，この悪循環を回避できる．小腸損傷はその程度によっては腹膜刺激症状が比較的軽度なことがあり，出血性や細菌性ショックが直ちに現れず診断確定に時間を要し，外科的治療の開始が遅れる要因となる．診断が確定せずに開腹術を躊躇するような症例に腹腔鏡による観察と治療は有用であり，迅速な治療の開始と不必要な開腹を減らすことができる[17]．小腸の損傷部位を発見したら腹腔鏡下手術により修復するか，腹腔鏡観察下に最短距離の腹壁に小

開腹を置き，損傷した小腸を体外に取り出して縫合や切除を行う．この方法は人工肛門作成にも役立つ．しかし，解剖学的要素として前述のとおり腹腔内には数メートルに及ぶ長さの小腸や大腸があり，加えて腸間膜が重なるように存在するので損傷部位が隠れることがあり，見落としのリスクが高くなるので注意が必要である．

5 小児

小児の外傷治療において，緊急開腹術の決断に躊躇する中等量の腹水を認める症例や，小さな腹部刺創で明らかな実質臓器損傷がない症例などでは治療法選定に迷う場合がある．前述した成人の場合と同様に，小児においても鈍的または刺創や銃創による穿通創などに対する内視鏡外科手術は，適応となる症例を選べば優れた治療成績を示す[18)19)]．Gainesら[19)]は小児の鈍的腹部外傷患者（図2）と腹部の刺創や銃創患者（図3）に対して経過観察，診断・治療目的の腹腔鏡，試験開腹のいずれかを選択するかの適応判別について治療アルゴリズムを提案している．

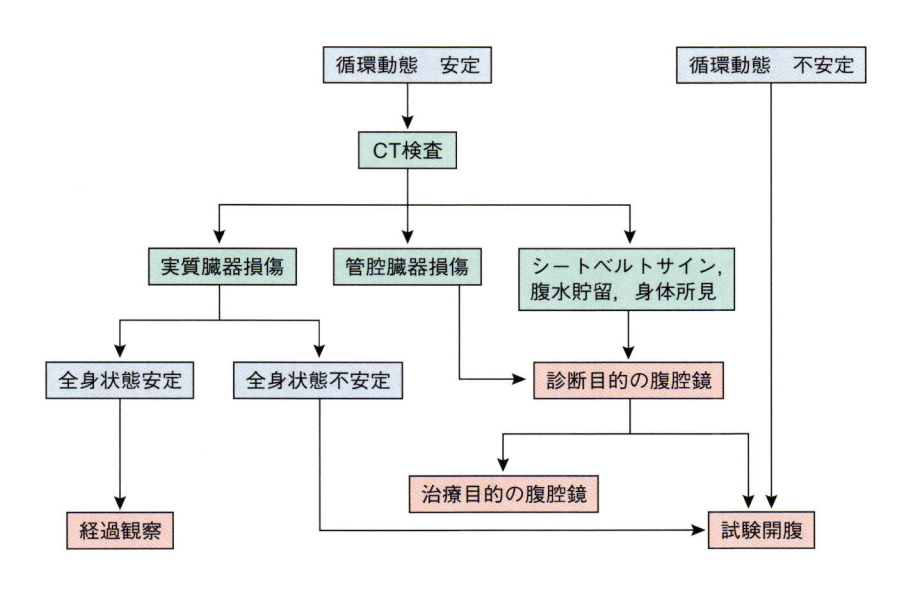

図2 ◆ 小児の鈍的腹部外傷に対する腹腔鏡下手術のアルゴリズム
文献19より引用

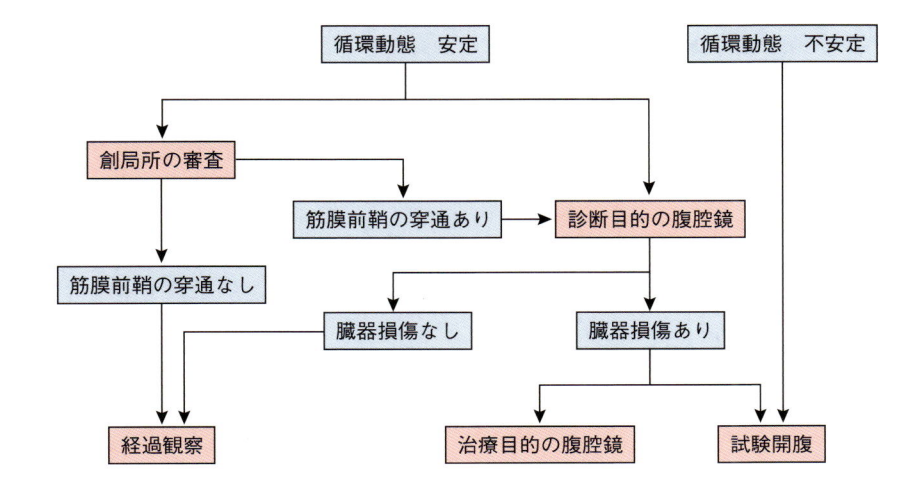

図3 ◆ 小児の刺創や銃創に対する腹腔鏡下手術のアルゴリズム
文献19より引用

6 まとめ

緊急の開胸や開腹の判断に迷う症例に対して胸腔鏡や腹腔鏡による観察と内視鏡外科手技による治療は，診断を確定し早期に治療を行える利点がある．外傷患者のなかで体腔鏡を利用した損傷臓器の診断や治療を行う対象となる患者の比率は多いものではないが，体腔鏡による観察が可能な症例を選別し積極的に臨床応用していくことは有用である．そのためには，救急患者を扱う外科医は内視鏡外科手術の技術習得に努めることが必要となる．

●文献

1) Smith JW, Franklin GA, Harbrecht BG, et al：Early VATS for blunt chest trauma：A management technique underutilized by acute care surgeons. J Trauma, 71：102-107, 2011

2) Bartrek JP, Grasch A, Hazelrigg SR：Thracoscopic retrieval of foreign bodies after penetrating chest trauma. Ann Thorac Surg, 63：1783-1785, 1997

3) Duta R, Kumar A, Das CJ, et al：Emergency video-assisted thoracoscopic foreign body removal and decortication of lung after chest trauma. Gen Thorac Cardiovasc Surg, 58：155-158, 2010

4) Darlong LM：Thoracoscopy for trauma. Lung India, 28：87-88, 2011

5) Leppaniemi A, Haapiainen R：Occult diaphragmatic injuries caused by stab wounds. J Trauma, 55：646-650, 2003

6) Manual of definitive surgical trauma care 3rd ed.（Boffard KD, ed）, pp.191-193, Hodder Arnold, London, 2011

7) Friese RS, Coln CE, Gentilello LM：Laparoscopy is sufficient to exclude occult diaphragmatic injury after penetrating abdominal trauma. J Traum, 58：789-792, 2005

8) Leppäniemi A, Haapiainen R：Diagnostic laparoscopy in abdominal stab wounds. a prospepctive, randomized study. J Trauma, 55：636-645, 2003

9) Cheng RJ, Fang JF, Lin BC, et al：Selective application of laparoscopy and fiblin glue in the failure of nonoperative management of blunt hepatic trauma. J Trauma, 44：691-695, 1998

10) Griffen M, Ochao J, Boulanger BR：A minimally invasive approach to bile peritonitis after blunt liver injury. Am Surg, 66：309-312, 2000

11) Shah SM, Shah KS, Joshi PK, et al：To study the incidence of organ damage and post-operative care in patients of blunt abdominal trauma with haemoperitoneum managed by laparoscopy. J Minim Access Surg, 7：169-172, 2011

12) Fan Y, Wu SD, Siwo EA：Emergency transumbilical single-incision laparoscopic splenectomy for the treatment of traumatic rupture of the spleen：report of the first case and literature review. Surg Innov, 18：185-188, 2011

13) Nikfarjam M, Rosen M, Ponsky T：Early management of traumatic pancreatic transection by spleen-preserving laparoscopic distal pancreatectomy. Pediatr Surg, 44：455-458, 2009

14) Mukherjee K, Morrow SE, Yang EY：Laparoscopic distal pancreatectomy in children：four cases and review of the literature. J Laparoendosc Adv Surg Tech A, 20：373-377, 2010

15) Malek MM, Shah SR, Kane TD：Video Laparoscopic splenic-preserving distal pancreatectomy for trauma in a child. Surg Endosc, 24：2623, 2010

16) Rutkoski JD, Segura BJ, Kane TD：Experience with totally laparoscopic distal pancreatectomy with splenic preservation for pediatric trauma--2 techniques. J Pediatr Surg, 46：588-593, 2011

17) Addeo P, Calabrese DP：Diagnostic and therapeutic value of laparoscopy for small bowel blunt injuries：A case report. Int J Surg Care Rep, 2：316-318, 2011

18) Fuentes S, Cano I, López M, et al：Laparoscopy as diagnostic-therapeutic method in abdominal traumatism in the pediatric age. Cir Pediatr, 24：115-117, 2011

19) Gaines BA, Rutkoski JD：The role of laparoscopy in pediatric trauma. Semin pediatr Surg, 19：300-303, 2010

3章 外傷外科手術に必要なその他の手技・トピックス

3. 外傷外科におけるIVRのポイントとコツ

船曳知弘

外傷治療は手術が本流ではあるが，近年interventional radiology（IVR）が治療戦略の1つとして確立してきている．本稿では，外傷治療におけるIVRに関して記載する．

1 外傷におけるIVRの種類

本来IVRは**血管系IVR**（動脈塞栓術や血管形成術など）と**非血管系IVR**〔膿瘍ドレナージやPTBD（percutaneous transhepatic biliary drainage）など〕とに分けられるが，外傷急性期治療におけるIVRとしては血管系IVRが主体となる（表1）．なかでも**TAE**（transcatheter arterial embolization，経カテーテル的動脈塞栓術）がその主役であり，出血性ショックに対する治療として用いられる．**血管形成術**は施設により適応が限られ，ステントグラフトなどを留置して血管の再開通を図る．

表1 ◆ 外傷外科における血管系IVRの種類

	外傷の部位	主な血管
動脈塞栓術	顔面	外頸動脈
	胸部	肋間動脈
	肝臓	肝動脈
	脾臓	脾動脈
	腎臓	腎動脈
	骨盤	内腸骨動脈
血管形成術	頸部	総頸動脈など
	胸部	大動脈
	腎臓	腎動脈
	骨盤	総腸骨動脈など

2 TAE（経カテーテル的動脈塞栓術）

1. TAEの適応

TAEの適応は，大まかにいえば出血性ショックである．しかし，出血性ショックになりうる状態から，出血性ショックで急速輸液を行っても血行動態が安定しない状態まで含まれ，損傷部位によって，その治療適応は異なる．

1）腹部実質臓器損傷に対するTAEの適応

初期急速輸液を行っても血行動態が改善しないような，腹部臓器損傷による重症ショックでは，開腹止血手術を優先する．時にダメージコントロール手術とし，ガーゼパッキング後にそのまま血管造影室へ移動し（施設によっては手術室で）TAEを行うことも考慮する．

＜ポイント＞
初期輸液で血行動態が安定化せず，そのまま手術室へ移動する場合でもTAEを施行する医師（放射線科医など）に十分な情報を伝え，必要があれば手術終了後すぐにTAEを行えるように準備をしておくとよい．

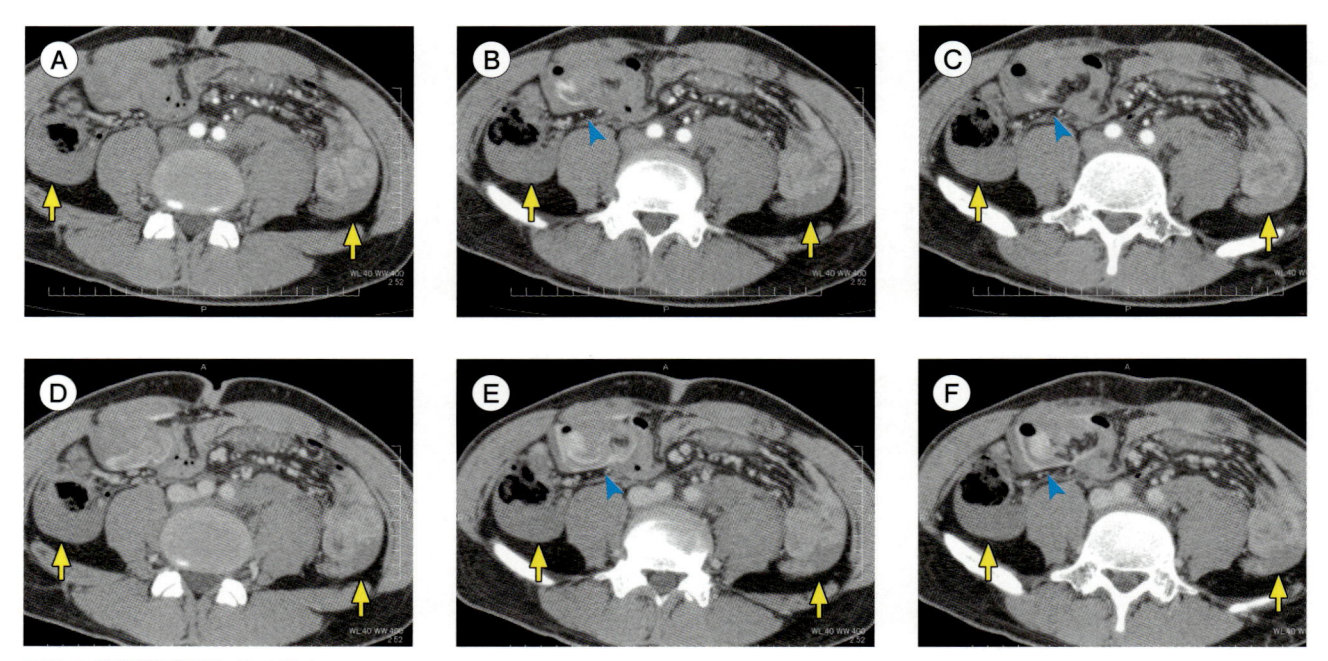

図1 ◆ 腸間膜動脈からの出血
20歳代男性．二輪車乗車中の単独事故．脈拍は90で血圧は120/80 mmHgと一見安定していた．アルコール飲酒のため，酩酊状態で腹部所見が明らかでなかったが，FASTで腹腔内液体貯留を認め造影CTを施行した（A～C：造影動脈優位相，D～F：造影平衡相）．腹腔内液体貯留（腹腔内出血）（⇒）が存在し，血管外漏出像（▶）が認められ，平衡相で拡大している．腸管損傷自体の確定はできなかったが，緊急開腹手術を施行した．開腹では数カ所の腸間膜損傷があり，活動性の出血を認めた．小腸の壁内血腫はみられたが，腸管穿孔自体は認められなかった

急速輸液で血行動態が安定化するようならばCT検査を行い，解剖学的に損傷の部位と程度を把握する．CTの結果，実質臓器ではなく，腸間膜動脈からの出血（図1）が認められたりする場合は基本的にはTAEの適応ではなく，開腹止血術を選択するとよい．腸間膜損傷だけで腸管損傷がないと断言するのは困難である．また腎門部血管損傷や脾門部血管損傷の場合に，TAEのみで完結できる場合もなくはないが，基本的に手術を行う可能性の方が高いと考える．腎頸部での動脈の内膜損傷（腎動脈閉塞）だけで血行動態が安定している場合は腎動脈ステントを考慮する（本稿「3-2.1）腎動脈」P.261を参照）．

> **＜ポイント＞**
> 腎門部血管損傷や脾門部血管損傷の場合，手術を前提としてバルーンカテーテルで血行遮断して手術に臨むと視野の展開が行いやすい場合があるが，IVRの手技に時間を要してはいけない．

血行動態が安定化しており，CTにて**血管外漏出像（図2）**や**仮性動脈瘤（図2）**が認められた場合は基本的にはTAEの適応と考える．特に肝損傷で，腹腔内への血管外漏出像（図3）は早急に対応する必要がある．閉鎖空間〔肝実質内（Ⅰb型肝損傷），筋層内など〕では内圧により血腫が増大しないことがあり，その場合にはTAEを施行しなくてもよい場合がある．ただし血行動態が不安定であるならば躊躇なく止血に移行しなくてはならない．TAEを行う場合であっても**TAEに固執はせず，患者の全身状態をみて，手技の途中であっても開腹手術への移行を考慮することが求められる**．通常は日本外傷学会臓器損傷分類のⅡ型，Ⅲa型でのTAEの有効性の報告が多いが，症例報告としてⅢb型に対するTAEの有効性が認められる．ただし肝損傷Ⅲb型に関しては，門脈損傷や肝静脈損傷を合併しているとTAEでは止血できないため，**門脈や肝静脈損傷が示唆された場合は開腹手術に移行する必要がある**．

2）骨盤損傷に対するTAEの適応

骨盤損傷における出血性ショックの治療法としては，TAEの他に，創外固定や後腹膜パッキングが挙げられる．それらの特徴・手技は，「2章-D1．骨盤骨折」の稿，p.224を参照していただきたい．TAEに関しては，動脈性出血に対して有効であり，他の治療法（創外固定や後腹膜パッキング）に比して非侵襲的であるが，透視が必要であること，静脈性出血や骨折部位からの出血には無効であることなどの短所があ

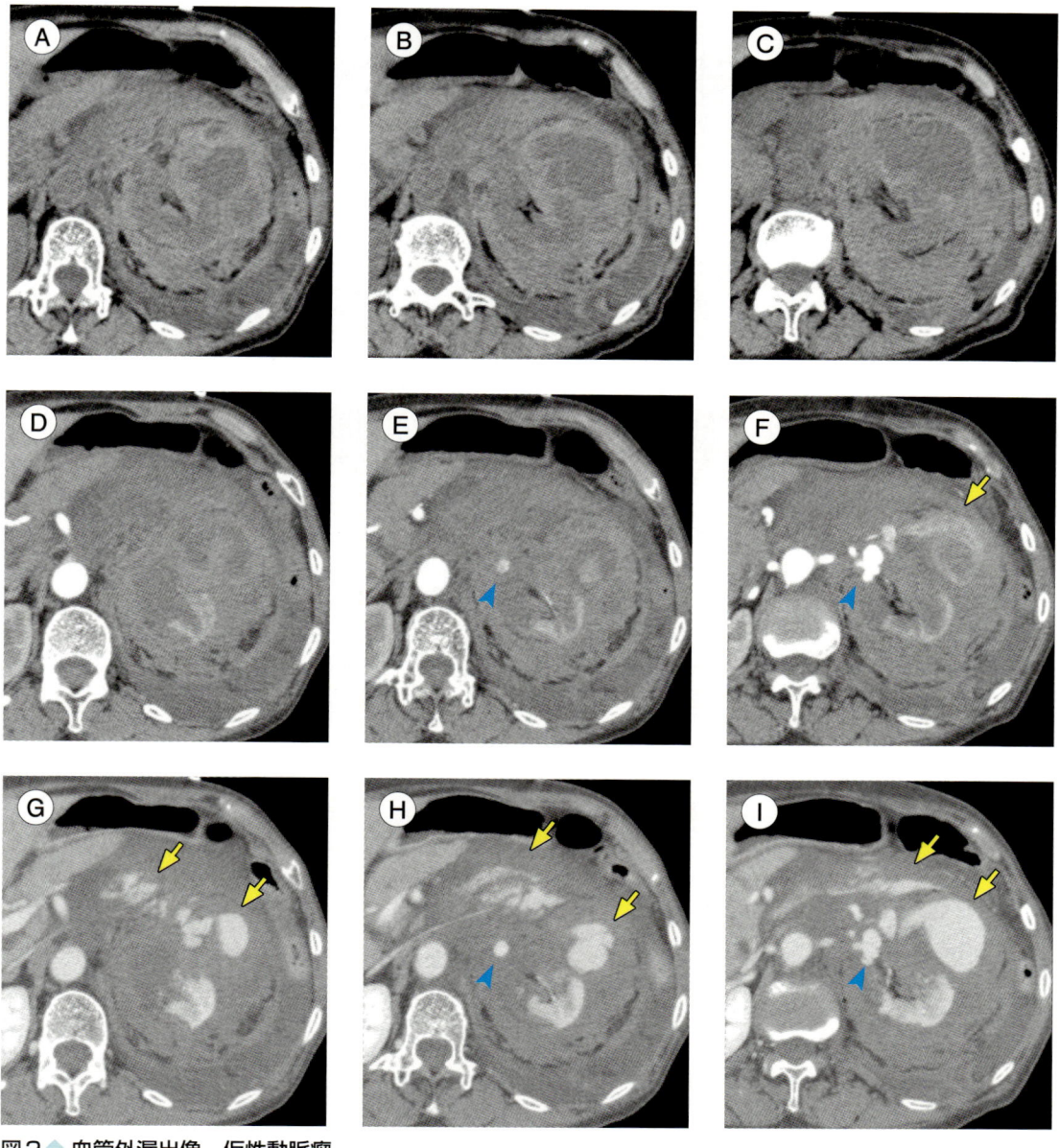

図2 ◆ 血管外漏出像，仮性動脈瘤

60歳代女性．二輪車乗車中に乗用車と接触して受傷．脈拍は70程度であるものの血圧は90/60 mmHgと低下していた．急速輸液により血行動態は一時的に安定化し，施行した造影CT（A～C：単純CT，D～F：造影動脈優位相，G～I：造影平衡相）．腎臓周囲に血腫が認められ，血腫は腎周囲腔を越えて広がっている．血管外漏出像（⇨）も腎周囲腔を越えて広がりがある．腎門部近傍では血管外に漏れている造影剤がそれ以上広がらず，仮性動脈瘤を形成している（▶）．仮性動脈瘤は動脈優位相と平衡相とで，サイズが変わらず，また造影効果も動脈と同様の変化をする

り，各治療法の長所・短所をふまえたうえで治療法を選択する必要がある．重症骨盤骨折では，1つの治療法に固執せずに，上記の治療法を組み合わせて行う場合が多い．

3）その他の部位に対するTAEの適応

その他の部位としては顔面や胸部が挙げられる．顔面からの出血が単独で出血性ショックが改善しないようなことは少ないが，いつまでも止まらず，最終的に致死的になる場合もある．特にそのような場合は重症頭部外傷を合併していることが多い．**外傷に伴い線溶系の亢進から凝固障害をきたすと止血困難となるため，凝固障害が生じる前に対応することが望まれる．**

胸部外傷では，初期輸液に反応しないようなショックや胸腔ドレーンからの出血量によっては手術が選択される．血行動態が安定化しCTで肋間動脈からの血管外漏出が確認できるような場合はTAEを考慮する．

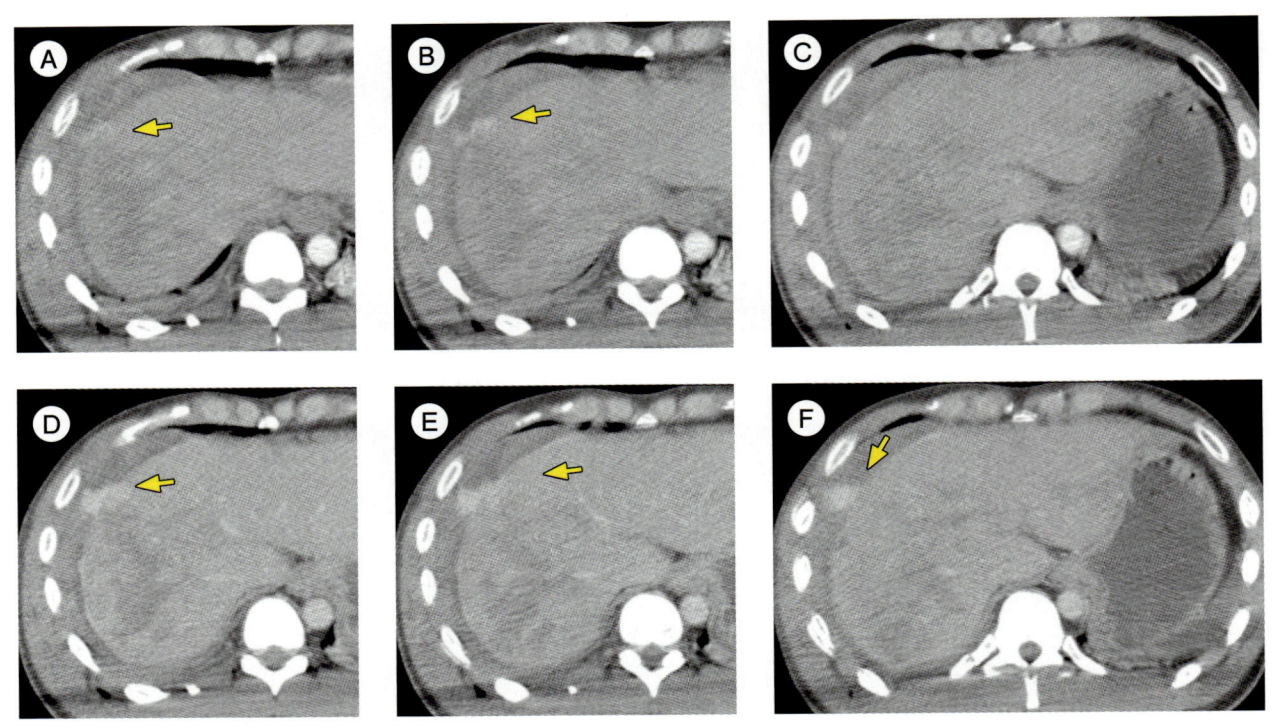

図3 ◆ 腹腔内への血管外漏出像
20歳代男性．電車と接触して受傷した．病院到着時は血圧測定不能であったが，来院直後から急速輸液・輸血を行いCTを施行した．肝右葉の造影効果は不整形の斑状でⅢb損傷が示唆されるが，前区域S8には遊離腹腔内への血管外漏出が認められる（⇨）．このような出血には1秒でも早い止血が必要である

2. TAEの準備

　TAEの準備は通常の予定で行われている血管造影検査と大きな違いはないが，施行医にゆとりがあるときは事前にシースを組立てたり，カテーテルに生食を通しておいたり，ゼラチンスポンジを細かくしておくといった準備をしておくとよい．またコイル塞栓を行うこともあり，日常的にコイルが準備されていない施設ではコイルを取り寄せるといった準備が必要になる．NBCA（p.259を参照）を使う可能性がある場合は，NBCAがイオンと重合すると固まってしまうため，別途清潔台が必要になることを考えておく．

<コツ>
　NBCAは本人の凝固能とは関係なく，イオンで重合することによって固まり，塞栓を行うことができる（詳細は後述）．血液や生食と反応して容易に重合するため，準備の際はこれらの液体と触れないように注意する．カテーテル内のフラッシュ（空気抜き）も5％ブドウ糖液を用いるので準備しておくとよい．

3. TAEの手技

　基本的には損傷している動脈を同定して，その血管から出血するのを止めるだけである．外傷の場合は時間との戦いであり，**止血が遅れれば遅れるほど，凝固異常が表面化し止血が困難となるため**，すばやく必要最低限の止血を行うことが必要である．

<コツ>
　それまでの検査（FASTや胸部骨盤のポータブル単純X線写真，時にCT検査）で損傷部位がわかっていれば，まずは責任血管と思われる部位を塞栓して，すみやかに血行動態の安定化に努める．全体像を把握するのはその後でもよい．

1) 塞栓血管

①骨盤領域

多くの動脈には側副血行路が存在している（図4）．動脈塞栓による側副路からの出血や，逆に動脈塞栓に伴う臓器虚血を考慮しながら塞栓部位を決定すべきである．例えば骨盤骨折であるならば，特に仙骨領域では患側の内腸骨動脈の塞栓術を行っても，健側内腸骨動脈（図5）や正中仙骨動脈からの出血が続くことがある．また，腸骨翼骨折では，内腸骨動脈系（上臀動脈）の出血だけでなく，腰動脈や外腸骨動脈からの深腸骨回旋動脈や内側大腿回旋動脈などの側副血行路からの出血を確認する必要がある（図6）．凝固障害が顕在化すれば，当初出血が認められなかった部位からも出血がみられるようになるので注意する．

②腹部領域

血行動態として余裕があれば，マイクロカテーテルを用いて責任部位までカテーテルを進め，選択的に塞栓することが望まれる．

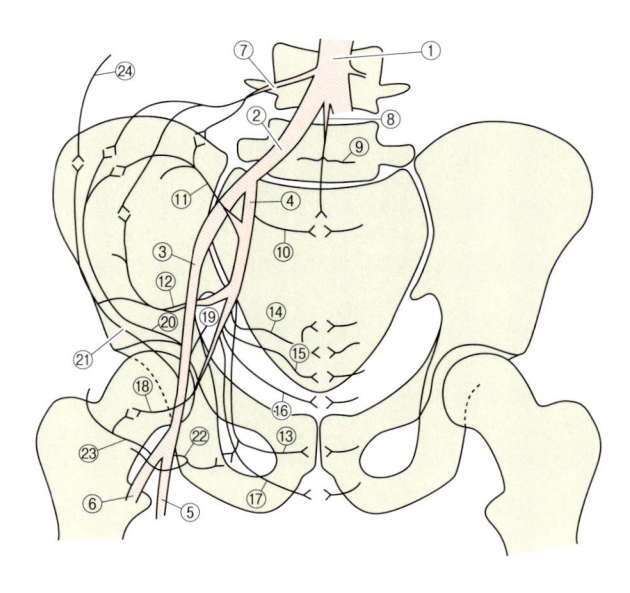

図4 ◆ 骨盤内の動脈（文献1を一部改変）
図中の「―＜＞―」は吻合を示している．
①腹部大動脈，②総腸骨動脈，③外腸骨動脈，
④内腸骨動脈，⑤浅大腿動脈，⑥大腿深動脈，
⑦第4腰動脈，⑧正中仙骨動脈，⑨最下（第5）腰動脈，
⑩外側仙骨動脈，⑪腸腰動脈，⑫上殿動脈，
⑬閉鎖動脈，⑭子宮動脈，⑮下膀胱動脈，
⑯中直腸動脈，⑰内陰部動脈，⑱下殿動脈，
⑲下腹壁動脈，⑳深腸骨回旋動脈，
㉑浅腸骨回旋動脈，㉒内側大腿回旋動脈，
㉓外側大腿回旋動脈，㉔肋下／肋間動脈

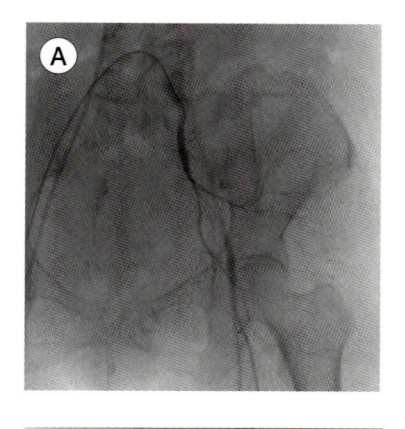

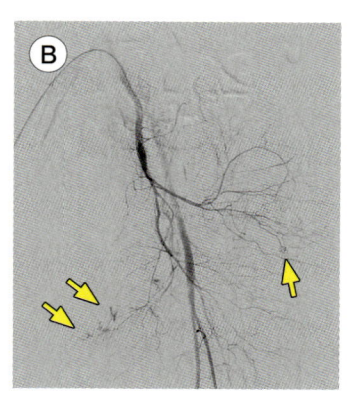

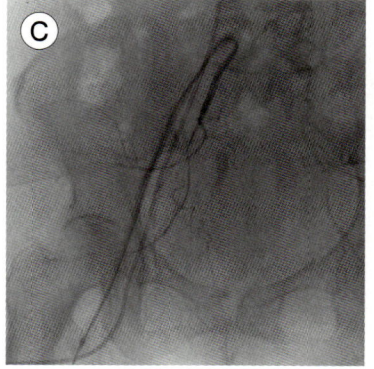

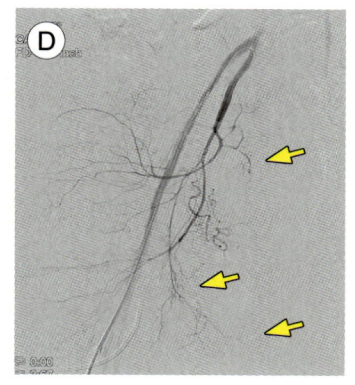

図5 ◆ 内腸骨動脈からの出血
50歳代女性．歩行中に軽乗用車と接触して受傷した．意識障害（E2V1M4）があり，病着時はショックではなかったが，頭部CTで急性硬膜下血腫・くも膜下出血があり，血液検査では線溶亢進型の凝固異常がみられた．CTでは骨盤骨折（左腸骨骨折・左恥坐骨骨折）に伴う血管外漏出はほとんど認められなかったが，凝固異常に伴い血圧が低下傾向を呈し緊急血管造影となった（A・B：左内腸骨動脈造影，C・D：左内腸骨動脈塞栓後の右内腸骨動脈造影）．両側からの血管外漏出を認めている（⇨）

3．外傷外科におけるIVRのポイントとコツ

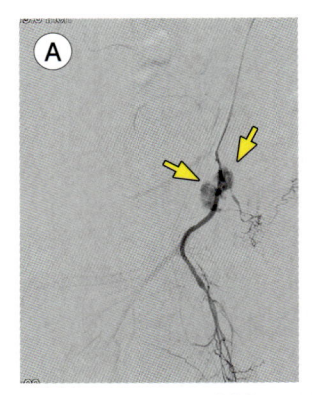

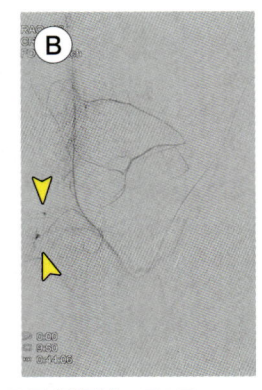

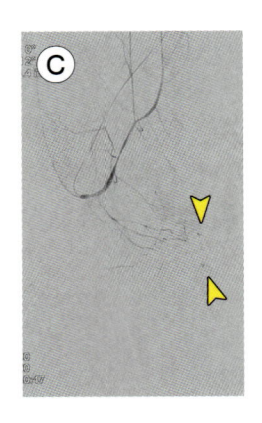

図6 ◆ 図3と同一症例における骨盤領域のTAE
CTで骨盤領域にも血管外漏出を認めており，TAEを行った（A：右内腸骨動脈造影，B：右深腸骨回旋動脈造影，C：右下腹壁動脈造影）．内腸骨動脈の上殿動脈分岐直後から血管外漏出像を認め（→），NBCA（ヒストアクリル®：リピオドール＝1：4）を用いて塞栓後，右深腸骨回旋動脈および右下腹壁動脈からの恥骨枝に血管外漏出（▷）を認めていた．これらは選択的にゼラチンスポンジで塞栓した

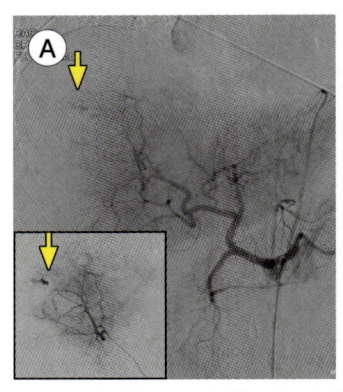

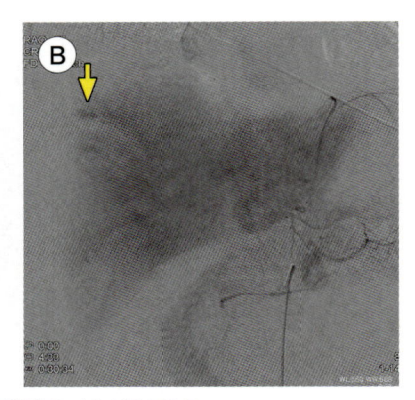

図7 ◆ 図3と同一症例における肝損傷に対するTAE
腹腔動脈造影では右肝動脈A8からの血管外漏出（→）を認め，これをマイクロカテーテルを用いて選択的にAの左下図の部位よりゼラチンスポンジを用いて塞栓した．凝固が破綻している場合は図12のようにNBCAを用いるとよい．できればその近傍までカテーテルを進める（図12参照のこと）

a. 肝損傷

　肝臓への血流は肝動脈と門脈が存在するが，門脈系の出血をTAEで止血することは不可能である．事前にCTを行っている場合，肝損傷が日本外傷学会臓器損傷分類のⅢb型であり，肝内門脈の中枢側に損傷が及んでいる場合は門脈損傷も考慮しなければならない．CTではわかりにくいことも多々あるが，少なくとも血管造影を行う場合は上腸間膜動脈から注入して門脈造影を行っておく必要がある．この造影で門脈からの血管外漏出がわかるほどであれば，通常は重症ショックに陥っていると思われるが，直ちに開腹パッキングへと移行することを考える．また肝内門脈の比較的中枢側で閉塞がある場合，肝動脈の塞栓を行うと肝壊死に陥る可能性を考えておく．TAEでは肝動脈の損傷部近傍までマイクロカテーテルを進め，選択的に塞栓する必要がある（図7）．中枢側でのコイル塞栓では肝内での側副路により出血が持続する．また中枢（肝動脈本幹）からのゼラチンスポンジでの塞栓の場合，肝内の血流は門脈から補われるので，通常は臨床的に問題にならないが，肝壊死に陥る可能性も否定しえないこと，胆囊動脈や右胃動脈への塞栓物質の流入の可能性があることを考えておかなければならない．

b. 脾損傷

　基本的にはマイクロカテーテルを用いて，末梢の損傷血管を選択的に遠位塞栓する（図8）．脾動脈本幹における近位塞栓と末梢まで進めた遠位塞栓とで，メタ解析としては，有意差はないとされている．しかし，コイルを用いて近位塞栓を行って，もし出血がコントロールできなかった場合は，追加治療が困難になるため，脾動脈本幹をバルーン閉塞しておき，血流をコントロールした状態で，マイクロカテー

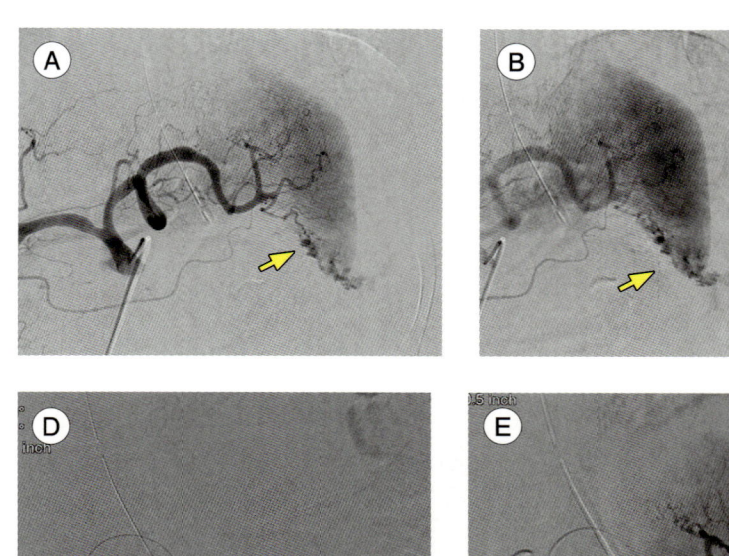

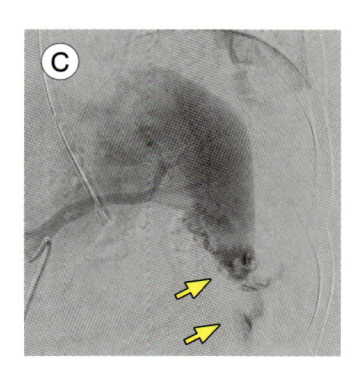

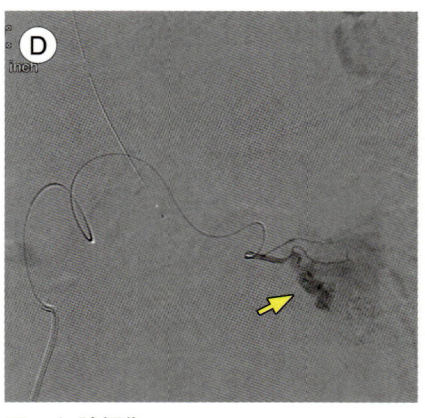

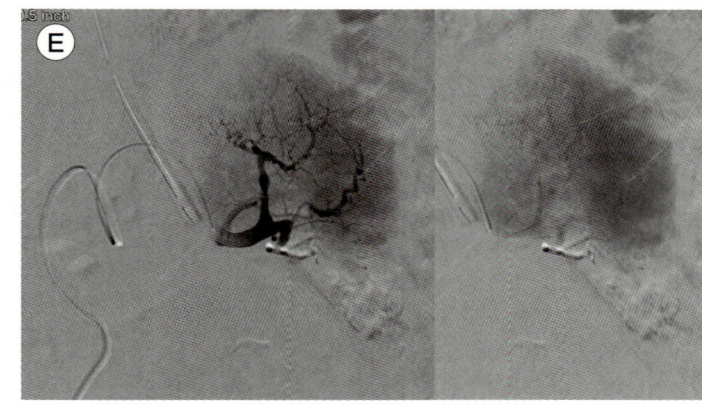

図8 ◆ 脾損傷におけるマイクロカテーテルを用いた遠位塞栓
50歳代男性．自転車走行中に二輪車と接触して受傷した．意識障害（E1V1M4）を認めたが，ショックは認めず，CTで脾損傷（Ⅱ型）の診断で血管外漏出を認めていたため緊急TAEとなった（A～C：腹腔動脈造影，D：損傷血管を選択的に造影，E：塞栓後の脾門部からの撮影）．腹腔動脈造影にて脾臓からの血管外漏出を認め（⇨），損傷血管の近傍までマイクロカテーテルを進め，金属コイルにて塞栓を行った

テルを利用して末梢を選択的に塞栓するのも方法の1つである．また血管外漏出が明らかでない場合に，むやみに塞栓するのではなく，本幹にバルーン留置することで脾臓への血流を低下させ，血行動態の経過を観察する方法もある．

c. 腎損傷

基本的には，損傷血管を同定して選択的に塞栓を行う（図9）．腎動脈本幹で塞栓せざるを得ないような状況であるならば，むやみにコイルなどを多用せず，**バルーン閉塞で出血をコントロールした状態で手術室へ移動することも検討する**．腎動脈本幹を塞栓し，待機的に手術（もしくはそのまま保存的に治療）という手段もある．本幹塞栓の合併症として膿瘍形成や尿瘻が生じることがあるので，頭に入れておく．腎臓に関しては他から血流が回りこむことはなく，腎動脈本幹をバルーン閉塞するだけで血行動態の安定化を期待できる．下副腎動脈や腎被膜動脈の損傷も一緒に評価する．

③その他の領域

前述の外頸動脈塞栓では患側外頸動脈分枝の塞栓術を行っても健側外頸動脈からの出血が続くことがある（図10）．同様に腰動脈・肋間動脈を塞栓しても上下の腰動脈・肋間動脈から出血が持続することがあるため，その血管に回り込む可能性がある血管の塞栓も考慮しなければならない（図11）．腰動脈や肋間動脈の塞栓では親カテーテルが起始部に引っかかっているだけの場合，ここからの塞栓物質の注入は逆流により，大血管に流れ別の末梢血管の塞栓を生じる可能性があるため，通常は親カテーテルからマイクロカテーテルを出して，末梢に進めて塞栓を行う．

臓器虚血として注意すべきは，顔面では脳梗塞，骨盤では臀筋壊死である．外頸動脈と内頸動脈系との交通があること，塞栓が過度になると逆流して内頸動脈に塞栓物質が流れうることを考慮しなければならない．肝臓の血流は二重支配のため壊死にはなりにくい．外傷後に胆汁瘻が生じることがあるが，これ自体はTAEそのものによる影響であるのか外傷そのものによる胆管損傷で生じているのか区別するのは困難である．胆汁瘻が増大する，もしくは腹腔内に漏れ出る場合はドレナージや開腹洗浄などの追加治療が必

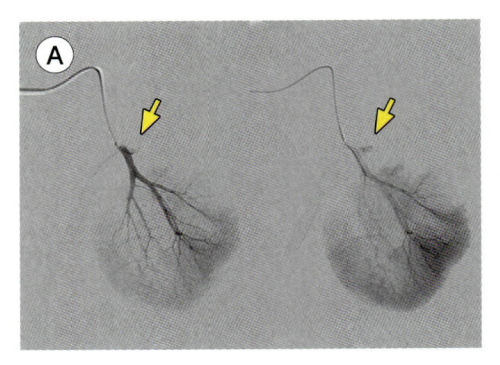

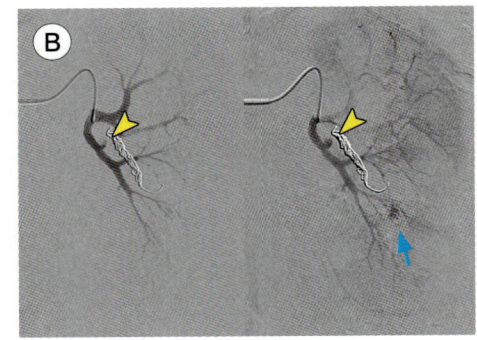

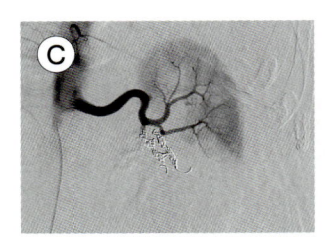

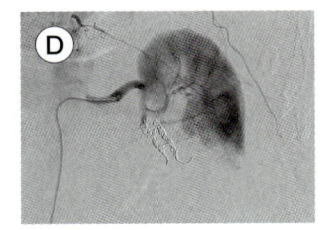

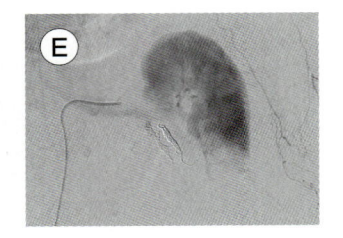

図9 ◆ 腎損傷におけるコイル塞栓
70歳代男性．二輪車と二輪車の接触事故にて受傷．血行動態は安定しているもののCTにて血管外漏出像を認めたため，TAEを施行することとなった（A：左腎動脈背側枝造影，B：左腎動脈背側枝を塞栓後の腹側枝の造影，C～E：塞栓後の左腎動脈造影）．腎動脈本幹には損傷はないものの背側枝の造影で起始部に仮性動脈瘤（⇨）が認められ，背側枝をコイルで塞栓した．腹側枝を造影したところ同様に仮性動脈瘤（⇨）と血管外漏出（→）が認められ，腹側枝の下極枝を同様にコイル塞栓した

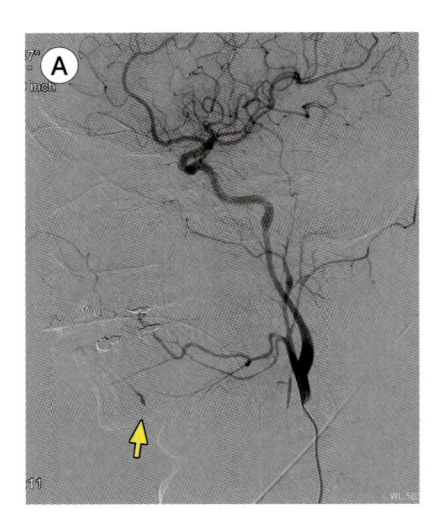

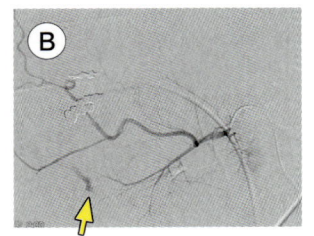

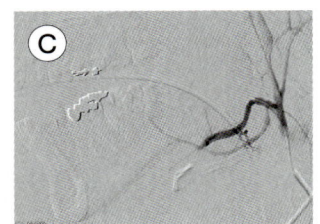

図10 ◆ 図3と同一症例における顔面のTAE
搬入時は口腔内から出血はみられなかった．下顎骨骨折は認められていたが，凝固能異常の遷延にしたがって口腔内から出血を認めるようになった．肝臓・骨盤のTAEとともに顔面のTAEも施行した（A：左総頸動脈造影，B：左顔面動脈造影，C：左外頸動脈造影）．顔面動脈の末梢から血管外漏出（⇨）を認め，これを選択的にゼラチンスポンジ細片で塞栓した．対側からの確認の造影を行ったが，血管外漏出は認めなかった

要になる．脾動脈塞栓による脾梗塞や腎動脈塞栓による腎梗塞の可能性に関しては，まずは出血のコントロールが優先される．

2）塞栓物質
①個体の塞栓物質

固体の一時塞栓物質として，ゼラチンスポンジ（スポンゼル®，ゼルフォーム®，ジェルパート®）が存在するが，現在，保険適応になっているのは肝臓におけるジェルパート®のみである．数日から1週間前後で再開通するといわれており，安価で使いやすい．シート状のゼラチンスポンジからの作成方法に関しては施設によって異なり，三方活栓を用いて撹拌することによりサイズを細小化することが多い．サイズが一定になるようにハサミで細かく切って使用する場合もあるが，**出血性ショックで時間がない場合はサイズがある程度不揃いであっても早急に塞栓することが求められる**．

固体の永久塞栓物質としては，金属コイルがある．多種多様なコイルが発売されており，腹部領域においてもデタッチャブルコイルが使われるようになってきた．プッシャブルコイルは，カテーテルにコイル

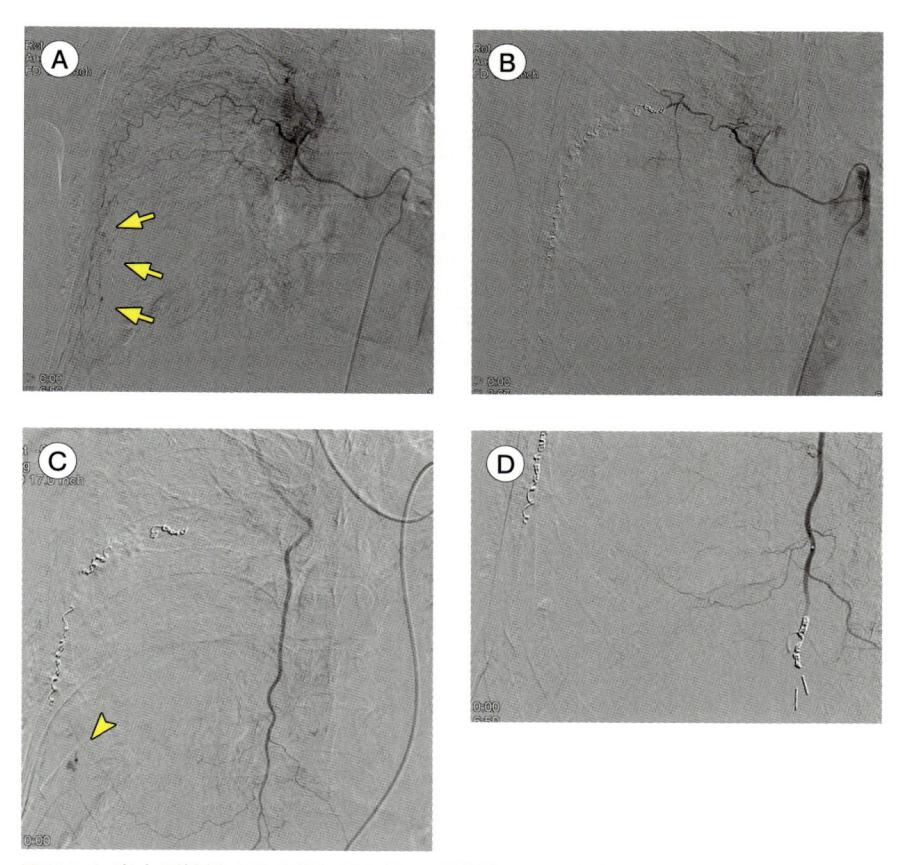

図11 ◆ 出血が持続する血管に回り込む可能性のある血管の塞栓
60歳代男性．自宅で木の剪定中に高さ7〜8mから墜落して受傷した．側胸部から背部の疼痛を訴え救急要請となった．血行動態は安定したため造影CTを施行．血管外漏出を認め，TAEを行うこととなった（A：右第6肋間動脈造影，B：右第6肋間動脈の塞栓後の造影，C：右内胸動脈造影，D：左内胸動脈塞栓後の造影）．第6肋間動脈造影で数カ所の血管外漏出を認め（⇨），これを塞栓した．第7肋間動脈造影でも血管外漏出がみられたが，損傷部までマイクロカテーテルが進まず，ゼラチンスポンジ細片で塞栓した．右内胸動脈造影では，肋間動脈との交通があり，末梢で血管外漏出を認めた（▷）が，その末梢まではマイクロカテーテルは進まないため，この分枝を挟むように内胸動脈をコイル塞栓した

を装填すると後戻りができないというデメリットがあるが，デタッチャブルコイルに比して1つ1つは安価で，留置に手間取らない．しかしながら1つで塞栓することは難しく，いくつも重ねて留置することが多い．デタッチャブルコイルは，切り離すまでコイルを回収することができ，それまでであればコイルの留置位置をやり直すことができるメリットがあるものの，高額で，使い慣れていないと留置しにくいというデメリットがある．金属コイルにしてもゼラチンスポンジにしても，塞栓物質を留置・注入することにより血管が閉塞するには患者自身の凝固能が必要である．

②**液体の塞栓物質**

液体永久塞栓物質としては，NBCA（n-butyl 2-cyanoacrylate，ヒストアクリル®）がある．NBCAの場合は，患者の凝固能に関係なくイオンと重合することにより固まるため，特に**凝固障害がみられる場合に有利**である．カテーテルが血管内で固着することもありうるため，注入後にすみやかにマイクロカテーテルを回収する必要がある．またカテーテルに付着し，他の動脈系に塞栓をきたすこともあるので，使用に際してはある程度の慣れが必要である．またNBCAは単体では透視で確認できないため，通常リピオドールと混和して用いる．その配合比率はNBCA：リピオドール＝1：3〜5程度で用いることが多い．希釈している方が固まりにくい．血流の速さや塞栓部位に応じて配合比率を変えるとよい（図12）．フラッシュには5％ブドウ糖液を用いる．

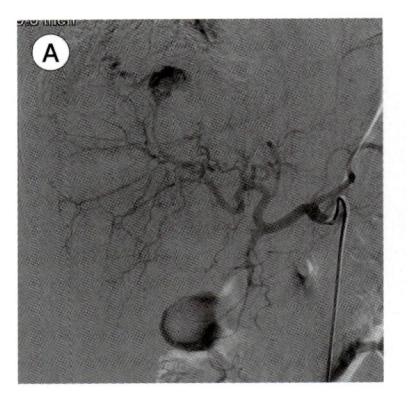

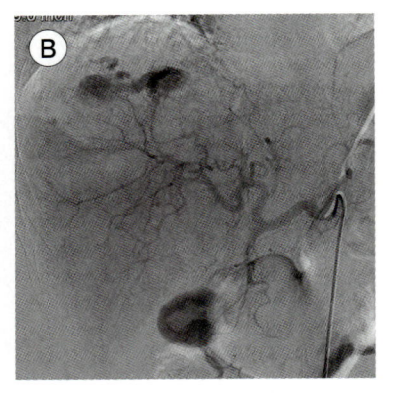

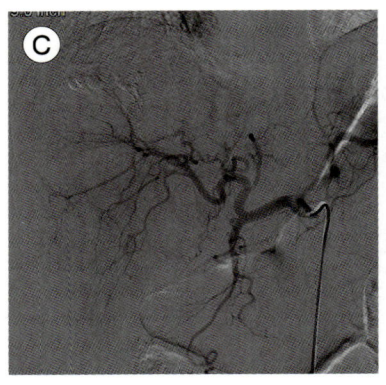

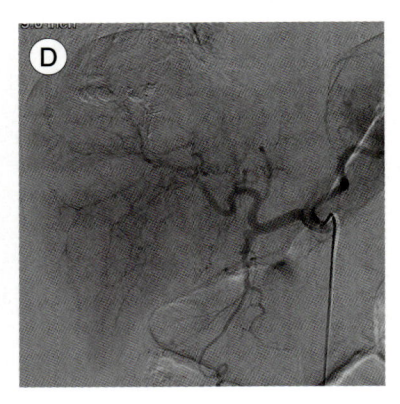

図12 ◆ 肝損傷におけるNBCAを用いた塞栓

30歳代男性．二輪車と乗用車の接触事故で受傷した．意識は良好（E3V5M6）で血行動態は安定（脈拍70，血圧130/64 mmHg）しており，腹部造影CTにて肝右葉S8に血管外漏出を伴う損傷を認めた．血管外漏出がみられる．損傷部分には被膜の断裂はないと考えられたが，被膜に近いため，緊急血管造影となった（A・B：腹腔動脈造影，C・D：塞栓後の腹腔動脈造影）．肝右葉S8に大きな血管外漏出が認められ，これをマイクロカテーテルを用いて，選択的にA8の損傷部まで進めた．塞栓物質はスポンゼル細片でも問題ないと思われたが，マイクロカテーテルのすぐ先に血管損傷部位があり，ゼラチンスポンジ細片がそのまま血管外に出てしまい，塞栓が困難の可能性を考えて，NBCA（ヒストアクリル®：リピオドール® ＝ 1：3）にて塞栓を行った．塞栓後の撮影では血管外漏出は消失している

> **＜コツ＞**
> 骨盤骨折に伴う後腹膜出血による出血性ショックでは，まずは患側の内腸骨動脈の起始部からスポンゼル®で塞栓する．部位によっては対側の内腸骨動脈からの塞栓を加え，ついで骨盤動脈撮影を行う．はじめに塞栓した部位は再開通して出血が続いている場合がある．その場合は患側の動脈塞栓を追加する．凝固異常が顕著になっている場合はゼラチンスポンジでの止血は困難であり，NBCAでの止血も考慮する．

3 血管形成術

1．大動脈ステントグラフト

　外傷性大動脈破裂は大動脈峡部に好発し，大動脈外膜や縦隔胸膜まで穿破した場合には受傷直後に失血死することが多い．一方，破裂部位が大動脈の外膜や縦隔胸膜で覆われることによって一時的に止血されている場合には，胸腔内破裂を起こす前に診断し外科的処置を行えば救命可能であり，適切な早期診断および早期治療が救命率を左右する．

　外傷性大動脈損傷では，保存的治療とするのか，緊急でのグラフト置換を行うのか，意見が分かれることも多い．グラフト置換を行う場合は，通常全身のヘパリン化が必要であり，他の外傷部位からの出血に注意しなければならない．大動脈損傷単独であることは少なく，そのため緊急手術をためらうこともあるが，縦隔内血腫や仮性動脈瘤のサイズなどによっては，保存的治療の限界があり，早期に修復することが望まれる．手術にかわる血管修復の代替手段として大動脈ステントグラフトが近年用いられるようになってきた．

　胸部大動脈瘤に対するステントグラフト留置術（thoracic endovascular aortic repair：TEVAR）を実施できる施設においても，外傷に対してステントグラフト留置術を行える施設は現時点では少なく，今後の症例の積み重ねが必要である．

2. その他の動脈へのステント・ステントグラフト

1）腎動脈

腎動脈内膜剥離に伴う腎動脈本幹閉塞では，臓器温存のため，近年ではステントを用いて修復することが可能である．大動脈ステントグラフトほどではないが，サイズが合うステントを準備するのに多くの施設では多少なりとも時間を要するため，その適応に関しては施設間によって大きく異なる．ショックを伴っている場合，血管径が通常状態よりも細くなっており，径の選択には注意を要する．また若年者に対する血管の成長も考慮しなくてはならない．腎動脈の狭窄が残存すると腎血管性高血圧をきたしうるため注意が必要である．

また腎静脈損傷を伴っている場合は，動脈開通後に出血が増量しショックが悪化するので注意する．CTを施行していればCT所見，また閉塞部通過後の遠位からの血管造影所見を参考にする．

＜ポイント＞
閉塞部位をワイヤーで通過させ，閉塞部遠位までカテーテルを挿入する．遠位からの造影を行い，腎静脈損傷の合併の有無を確認する．

2）頸動脈

鈍的損傷に限らず，鋭的損傷に対しても頸動脈のステントグラフトを行った報告はある．血管外漏出を伴う場合はステントグラフトが必要になる．デバイスの長さや径により制限があるため症例ごとに検討を要する．

3）外腸骨動脈

外腸骨動脈損傷に対しても同様に開腹手術ではなくステント・ステントグラフトを行うことがある．内膜損傷に対する閉塞であるならばステントを，血管外漏出を伴うようならステントグラフト（カバードステント）を用いる．緊急では前述の他の血管と同様にサイズが合わず，エンドリークを生じることがあり，これに対して追加のIVR（TAE）を要する場合がある．タイプ1のエンドリークであるならば追加の選択的塞栓を行う．タイプ2のエンドリークに関しては通常，そのもととなる血管の塞栓を行うことにより解決できる場合がある（図13）．

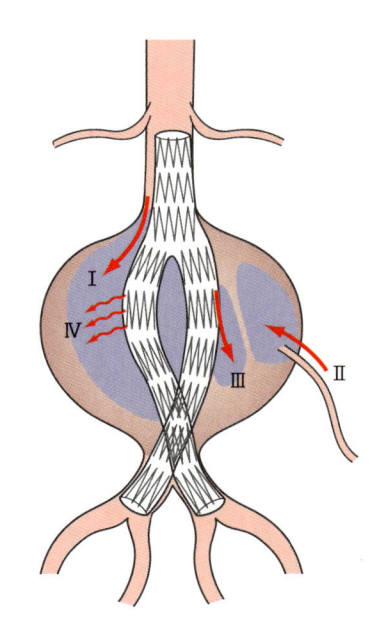

図13 ◆ エンドリーク

TypeⅠ：ステントグラフトと宿主大動脈との接合不全に基づいたleakで，perigraft leakとも呼ばれる
TypeⅡ：大動脈瘤側枝からの逆流に伴うleakで，side branch endoleakとも呼ばれる
TypeⅢ：ステントグラフト-ステントグラフト間の接合部，あるいはステントグラフトのグラフト損傷等に伴うleakでconnection leakあるいはfabric leakとも呼ばれる
TypeⅣ：ステントグラフトのporosityからのleakでporosity leakとも呼ばれる
TypeⅤ：画像診断上，明らかなendoleakは指摘できないが，徐々に拡大傾向をきたすもので，endotensionとも呼ばれる

（文献2より引用）

●文献

1）先端医療シリーズ27『救急医療の最先端』（島崎修次，山本保博，相川直樹/編），p101，図5.42，先端医療技術研究所，2004
2）http://www.j-circ.or.jp/guideline/pdf/JCS2011_takamoto_d.pdf『循環器病の診断と治療に関するガイドライン』（2010年度合同研究班報告）/『大動脈瘤・大動脈解離診療ガイドライン』（2011年改訂版）/Guidelines for Diagnosis and Treatment of Aortic Aneurysm and Aortic Dissection（JCS 2011）

3章 外傷外科手術に必要なその他の手技・トピックス

4. デブリードマン，植皮

河野元嗣

外傷に起因する汚染創や挫滅創では，創部の感染や壊死の危険性が高い．これらを回避するためにデブリードマンが行われるが，広範なデブリードマンを行う場合にはそれに伴う皮膚欠損に対して植皮術が必要となる．

1 デブリードマン

debridementは"デブリードマン"と読み，日本語訳は「壊死組織切除[1]，創面・病巣の清掃，挫滅組織切除[2]」となっている．診療報酬上では「K-002 デブリードマン」に収載されており，汚染された挫創に対して行われるブラッシングまたは汚染組織の切除であって，通常麻酔下で行われる程度のものを行ったときに算定する[3]，とある．

debridementはもともとフランス語で，フランスの外科医デソー[4]が，18世紀後半の病原微生物の存在がまだ確認されていない時代に，汚染創の治癒のためには不整な辺縁を整え，異物および病的な肉芽を排除する必要性を発見したことによる．フランス古語のbrider，ドイツ古語のbridle，ラテン語のbherekに由来し，「馬勒〔馬の頭部に着ける手綱，面懸，轡の総称〕をはずす」という意味である[5]という．

デブリードマン，植皮は熱傷の治療で日常的に実施する手術手技であるが，本稿の目的は外傷手術におけるデブリードマン，植皮であるので，汚染の著しい挫滅創，壊死創が対象となる．手順としては診療報酬早見表の解説[3]にあるとおりで，まず十分な麻酔を行い，異物を除去し，ブラッシングして，汚染組織の切除などを行う．以下，手順を解説する．

1. 治療方針の決定と麻酔

デブリードマンは異物と壊死組織を除去し，その後の感染を予防し良好な肉芽形成を促進させるものであるから，切除範囲は正常組織に一部切り込む形となる．正常組織を切除すると出血し疼痛を伴うので，疼痛を気にして切除範囲が不十分にならないよう，切除が予想される十分な範囲の麻酔が必要である．局所浸潤麻酔で対処可能な範囲であれば外来処置で可能だが，腰椎麻酔や全身麻酔が必要と判断される症例は入院が必要ということになる．外来処置で対処可能か，手術室が必要かの判断は，単に創部の面積や体表の部位で規定されるものではない．多発外傷に伴う広範囲な創処置は，デブリードマン手技に伴う疼痛刺激や出血を伴う処置であることから，全身麻酔下，手術室で全身管理の下で施行することが望ましい（図1）．

2. 壊死組織切除

除痛を得た後，可視範囲の異物を摘除する．繊細な鑷子（アドソン鑷子，マッカンドー鑷子など施設ごと，術者ごとに使い慣れた器具を用いるとよい）を用いて丁寧に摘除する（図2）．線維組織に混入している異物や壊死組織は切除が必要となる[6][7]．鋭匙を用いて平面状にデブリードマンするのも有用である（図3）．顔面のように組織欠損がその後の治療に大きな影響を与える部位では切除範囲を最小限にとどめるべきであるが，その他の部位では十分な範囲の清浄化をめざす．亜急性期でデマルケーション（分界線）が明確であれば切除範囲の設定は容易であるが，新鮮外傷超急性期における切除範囲の目安は必ずしも明確

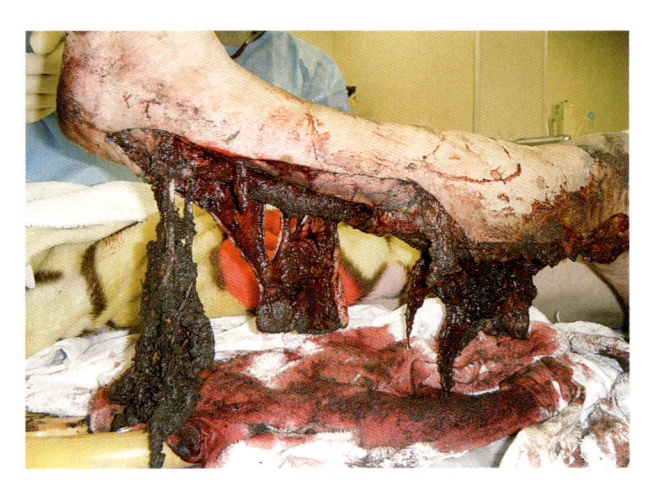

図1◆広範囲にわたる下肢の挫滅汚染創
広範なデブリードマンが必要な下肢の挫滅汚染創であり，全身麻酔下，手術室での手術が必要である

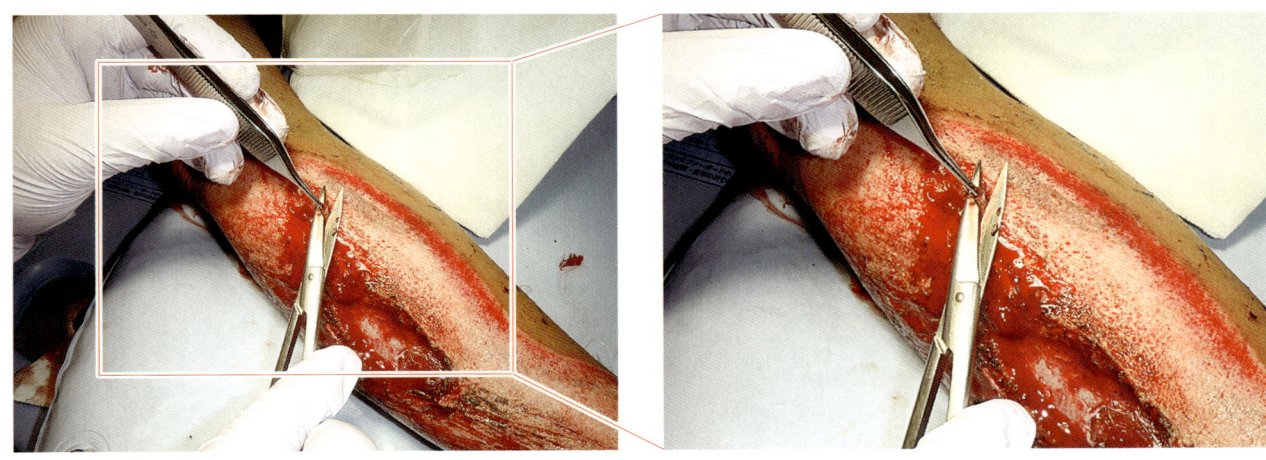

図2◆アドソン鑷子と剪刀を用いた壊死組織の切除
軽ワゴン車運転中に運転席側を下にして横転し受傷した．右上肢を運転席右側面窓にかけていたため，右前腕から手背にかけて道路面で擦過し挫創を生じた．異物混入を伴う広範な挫滅があり，異物除去と壊死組織の切除を行っているところである

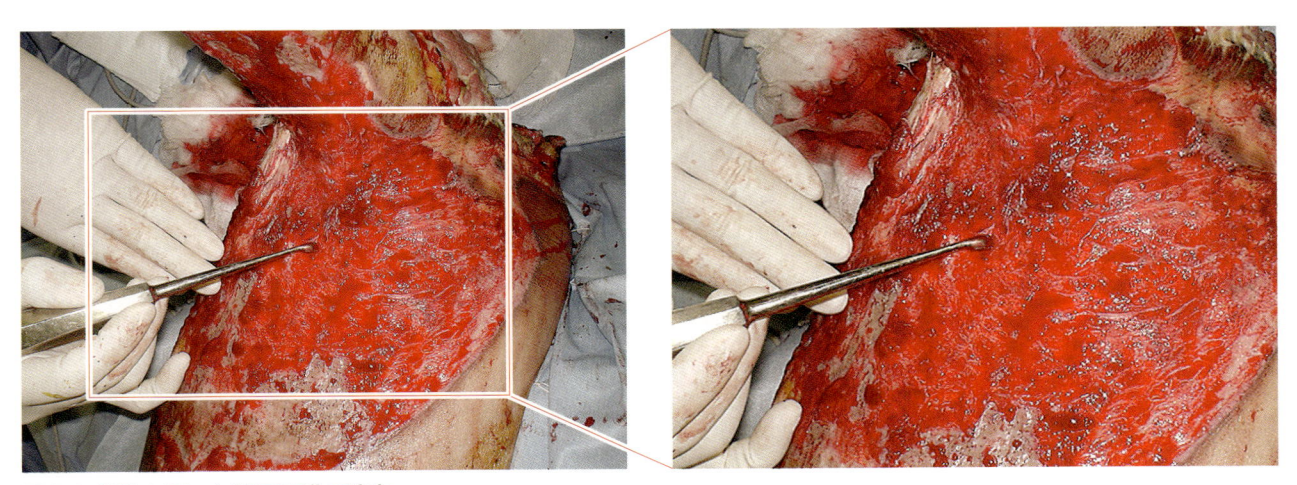

図3◆鋭匙を用いた壊死組織の除去
熱傷症例に対するデブリードマンの状況である．左腋窩の壊死創を広範に切除した後，さらに鋭匙でデブリードマンを追加している

でない（図4）．皮膚色調が不良で切開しても血流を認めない部位や，支持組織を失い血流不全が予想される部位は躊躇せずに切除した方がよい．血流豊富な健常組織が露出するまで切除するが，切除に伴う活動性出血は丁寧に止血する（入院後，病棟で止血しようとしても道具が揃わず十分な止血処置は困難である）．

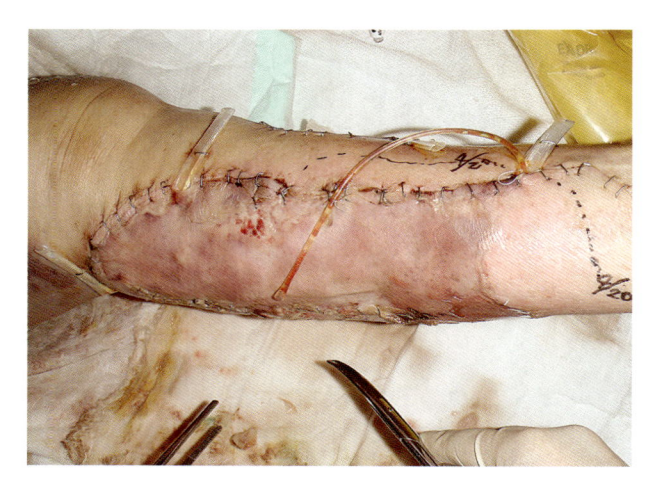

図4 ◆ 右臀部から下肢にわたる広範なデグロービング損傷
自転車運転中トラックの下敷きとなり受傷した．高齢肥満女性で皮膚が脆弱なため右臀部から下肢の広範なデグロービング損傷を生じた．右下腿の一期的閉創を試みたが，創部感染や皮膚壊死の危険性は高いと判断してドレーンを多数留置した．受傷後第1病日，皮膚色調は不良である

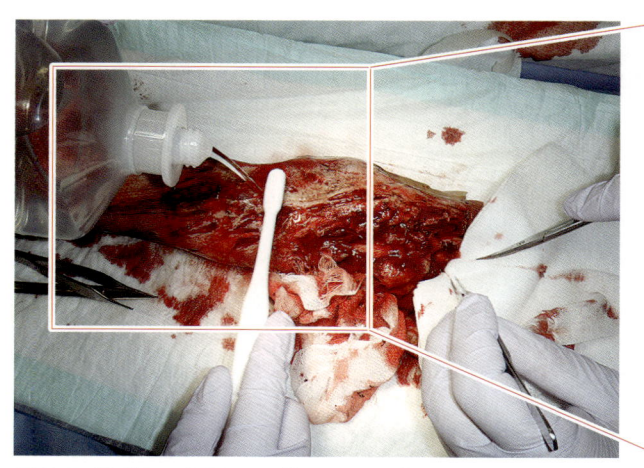

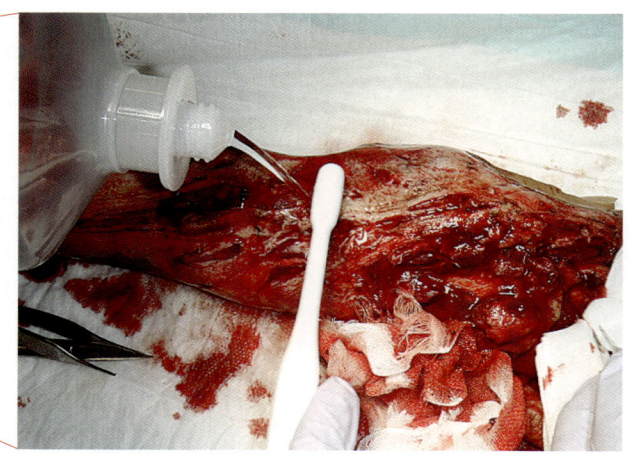

図5 ◆ 歯ブラシを用いたブラッシングと，鑷子・剪刀を用いた壊死組織の切除
図2症例における手背部のデブリードマンで，前腕側は歯ブラシを用いたブラッシングと生理食塩水による洗浄を，手背側は鑷子と剪刀による壊死組織切除を施行しているところである

3．洗浄，ブラッシング

　肉眼的に可能な限り異物を摘除した後，生理食塩水で洗浄し，ブラッシングして細かい異物を洗い流す．洗浄用の生理食塩水プラボトルを温蔵庫に常備しておくことが望ましいが，500 mL当たり電子レンジ500Wで約1分で適温に加熱できる（使用前に適温であるかを確認することは必須である）．範囲が広ければ手術手洗い用のハンドブラシを用いる．四肢末梢で小範囲の場合は歯ブラシを用いるが，学会出張のときのホテルのアメニティグッズを持ち帰り，個別にガス滅菌をかけておくと便利である．血流が良好な健常組織が露出するまで壊死組織切除と洗浄，ブラッシングをくり返す（図5）．開放骨折を合併している場合には，さらに入念にデブリードマンと洗浄をくり返す．

4．デブリードマン後の処置

　壊死組織の切除範囲が小範囲で一期的閉創が可能と判断される場合は，ドレーンを留置して閉創する．一期的閉創が可能か否かは，縫合部や周囲の皮膚にかかる張力の度合いを勘案する．一期的閉創を追求するあまり，創部の緊張が過度となり，かえって創部の壊死をきたすこともあるので判断は慎重にしなければならない．
　皮膚欠損を伴い一期的閉創が困難な場合は開放創のままとし，ウェットドレッシングで創部の湿潤環境を保持する．一期的閉創後でも開放創でも，縫合線上や周囲に感染や壊死を生じていないかどうか，創部の状態は頻回に確認する必要がある．発赤，膿性浸出など感染徴候を認めた場合には，抜糸開創を必要とする．組織壊死を認めた場合には，再度のデブリードマンが必要となる．

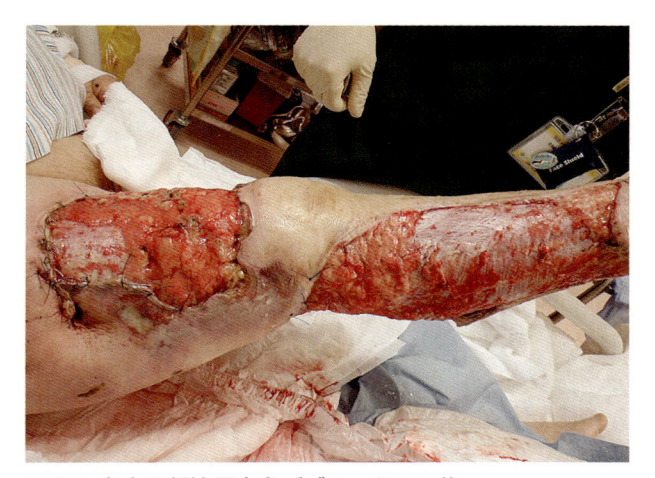

図6 ◆ 右大腿部壊死皮膚デブリードマン後
図4症例の第4病日．右下腿皮膚は壊死したため壊死部分をデブリードマンした．筋膜が露出しているが肉芽増生が始まっている

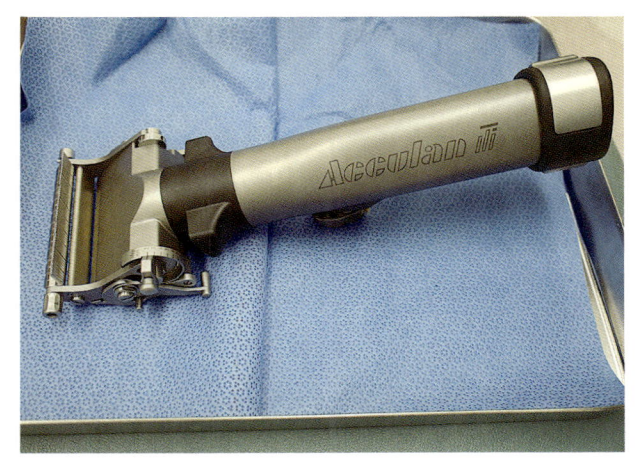

図7 ◆ 電動デルマトーム
Acculan 3Ti dermatome＜ビー・ブラウンエースクラップ（株）＞の上面

　皮膚欠損は，後日，何らかの形で閉創しなければならない．感染を制御できれば良好な肉芽増生が得られる．皮膚欠損が小範囲の場合は，そのまま瘢痕収縮と辺縁からの上皮化により二次治癒をめざす方法，再度の縫合により三次治癒をめざす方法がある．広範囲の場合は，次に述べる植皮が必要となる（図6）．

2 植皮術

　デブリードマンにより生じた皮膚欠損に対し，欠損範囲が広範囲の場合や，瘢痕拘縮の予防や整容性の向上を目的に植皮術が必要となる．

1. 植皮術の時期の決定

　創部の感染が消退し，良好な肉芽増生が得られ，全身状態が安定していれば植皮術を施行できる．創部に感染性の不良肉芽を伴う場合は，十分なデブリードマンを前提として同時に植皮術を計画する方法もある．

2. 採皮部位の決定

　採皮は，平面状で，皮下深層に骨がある固い部分で，日常生活で露出しない部位が望ましい．四肢の場合，植皮部位と同側から採皮するか，健側から採皮するかは状況による．採皮部位は清潔野であるのに対し，植皮部位は多少の感染を残した不潔野となるからである．同側採皮の利点は，術野が限定されるので消毒や術野確保が容易なこと，整容面で健側に新たな創部を作成しなくてすむことである．欠点は，清潔野と不潔野が混在することである．健側採皮の利点，欠点は上記の逆となる．あらかじめ植皮面積は判明しているはずなので，最初に採皮操作を施行して採皮部を被覆した後，植皮操作を行えば，清潔野と不潔野を分離することができる．

3. 採皮

　遊離分層植皮術が主体となる．電動デルマトームを用いれば，初心者でも良好な採皮片を採取することができる（図7）．デルマトームで採皮する前に，採皮部の皮下に生理食塩水を注射して平面状の「台地」をつくっておく．デルマトームの滑りをよくするために，滅菌グリセリンを塗布するのもよい．採皮厚はデルマトームの機種によりミリメートル表示とインチ表示のものがあり，有棘層で採皮できるよう調節する．デルマトームで採皮する際には，均一な採皮層を確保するために，術者・助手ともに皮膚にカウンタートラクションをかけて皮膚の緊張を保持するよう心がける．有棘層でうまく採皮できていると，採皮片には白色の有棘層が付着しており，採皮部は有棘層からの点状出血が格子状にみられる．採皮片が褐色の場合は角化層だけで採皮片は薄く（採皮層が浅い），採皮部に皮下脂肪が露出している場合は採皮片が厚い（＝採皮層が深い）．デルマトームの角度を皮膚面に対して立てれば採皮層は深く，寝かせれば浅くなるの

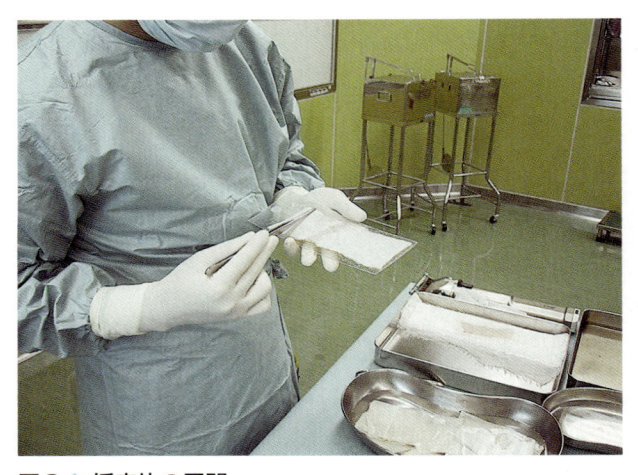

図8◆採皮片の展開
採皮片をメッシュ板上に展開する

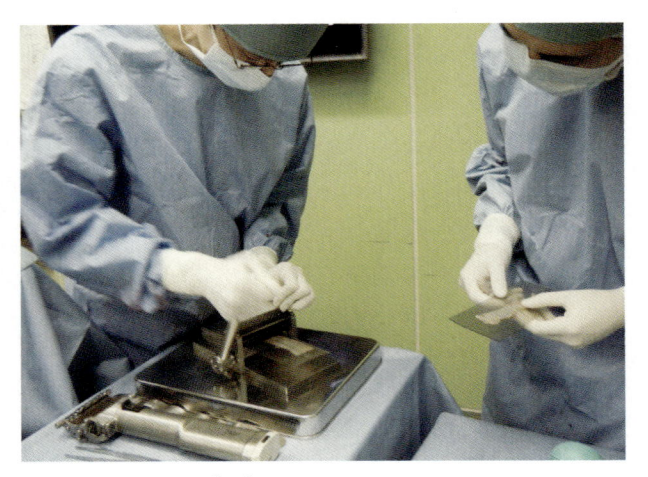

図9◆メッシュの作成
メッシュ板をメッシュ作成機にかける

で，微調整しながら採皮する．採皮片は生理食塩水中に保存し，採皮部位はアドレナリン入り生食ガーゼで止血しておく．

採皮が完了したら，止血を確認して，線維芽細胞増殖因子スプレーを噴霧し，皮膚保護剤で被覆する．

4. 皮膚片の準備

採皮片を，メッシュ板の溝が切ってある面上に展開する（図8）．このとき，角化層が下面（メッシュ板側），有棘層が上面（メッシュ板の反対側）となるように展開すると，メッシュ板をひっくり返せばそのまま植皮できるので便利である．しかし，植皮操作が始まると，次々に皮膚片が必要となり，その都度メッシュを作成していては間に合わないので，あらかじめメッシュ作成を終了しておかなければならない場合もある．

メッシュ板上に展開した皮膚片を，メッシュ作成機にかける（図9）．メッシュ作成当初は，皮膚片がローラーに巻き込まれないよう注意を払う．メッシュ板は何回か使用するうちに切れが悪くなり，メッシュの編み目にムラが生じたり，メッシュ板に皮膚片が固着するようになるため，その前に新しいメッシュ板に交換する．

5. 植皮部の準備

増生した肉芽を再度，鋭匙で掻爬して良好な創床を確保する．出血は植皮片遊離の原因となるので，丁寧に止血する．電気メスで止血する場合は，出血点をピンポイントで止血することを心がけ，漫然と広く電気焼灼することは極力避ける．植皮部を温生食で洗浄し，創面が乾燥しないように生食ガーゼで被覆しておく．洗浄が終わった段階で覆布を追加し，清潔な術野を確保することが望ましい．

6. 植皮

皮膚片を植皮部に縫着する前に，線維芽細胞増殖因子スプレーを塗布しておく．次にメッシュをかけた皮膚片を植皮部に縫着していく．有棘層が創面側，角化層が外表側となるよう，皮膚片を縫着することはいうまでもない．針糸で皮膚片を縫着してもよいが，皮膚縫合器を用いると簡便である（図10）．皮膚片の一辺を固定して，メッシュの編み目を徐々に伸ばしていく．メッシュの編み目はメッシュ板に対して横方向にしか伸びないので，皮膚片の配置は植皮部位のデザインを考えて配置する．

植皮部には軟膏を十分に塗布して湿潤環境の保持に努める（図11）．植皮片を固定するためには包帯を用いればよいが，体幹部や部位の形状が複雑で包帯が巻けない部位では，タイオーバーを用いる．これは深部結紮用の長い糸（3−0絹糸75cmなど）を用いて植皮部辺縁や植皮部中央に糸かけしておき，綿花や丸めたガーゼを包み込むようにして植皮面を圧迫する方法である（図12）．

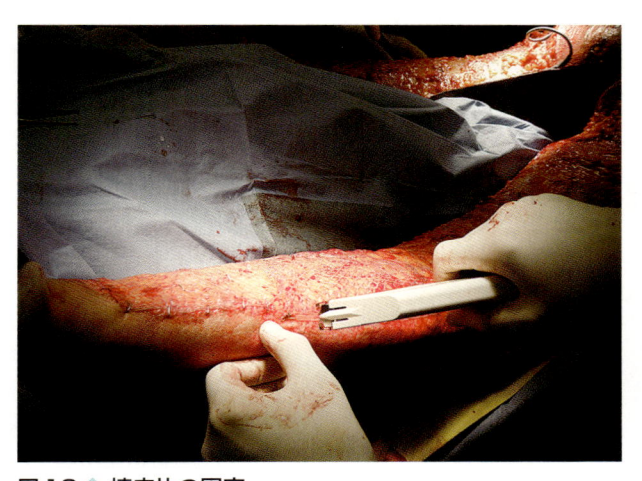

図10 ◆ 植皮片の固定
植皮片を皮膚縫合器で固定する

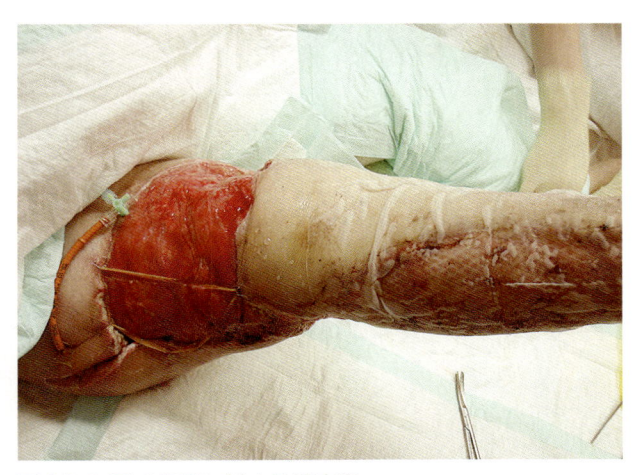

図11 ◆ 図4症例に対する植皮術
図4症例の受傷後第19病日．植皮術を施行した．右下腿部にはメッシュグラフトが植皮されており，抗菌薬入り軟膏を塗布してシリコンガーゼで被覆し，湿潤環境の保持に努めた．右大腿部は植皮せず，ゴムをかけて創部の縮小を図っている

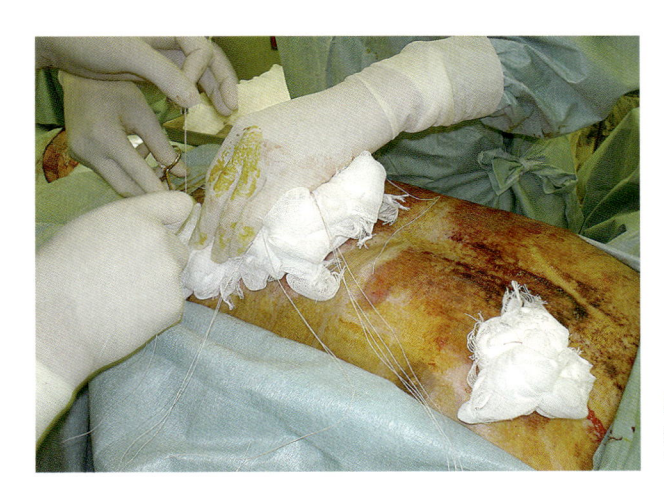

図12 ◆ タイオーバーによる植皮術の固定
熱傷症例に対する植皮術の状況である．体幹部の植皮片をタイオーバーで固定している

3 デブリードマン，植皮に関連した最近の進歩

　ここまで外科的デブリードマンについて述べたが，デブリードマンにはタンパク分解酵素製剤を用いた化学的デブリードマンもある．最近ではジェット水流を応用した装置が開発されている[8]．また，線維芽細胞増殖因子スプレーの実用化は皮膚欠損の治療に多大な効果を上げている．さらに陰圧持続吸引（vacuum-assisted closure：VAC）療法が保険収載され，利便性が高まった．これらの方法を応用して創傷治癒の促進に努めたい．

●文献

1) 「日本外傷用語集改訂版2008」（日本外傷学会用語委員会／編），p.12，春恒社，2008
2) 日本外科学会用語集（http://yougosyu.jssoc.or.jp/index_search.php?i=D）
3) 「診療点数早見表　2010年4月／2011年4月増補版」（杉本恵申／編集協力），p.478，医学通信社，2011
4) 大村敏郎：創傷処置「デブリドマン」の父 P. J. デソー－デソー没後200年に当たって－．日外会誌，96：547-549，1995
5) The American heritage dictionary of the english language（William Mossis, ed），p.340，Houghton Milfflin, Boston, 1980
6) 川上正人，岡田芳明：創洗浄とデブリドマン．救急医学，19：1876-1879，1995
7) 山崎亮一，小関一英：創洗浄，デブリードマンと縫合．救急医学，27：1911-1915，2003
8) 松村一：新しいデブリードマン技術：Hydrosurgery – VERSAJET Hydrosurgery System によるデブリードマンの有効性．医学のあゆみ，237：151-154，2011

3章 外傷外科手術に必要なその他の手技・トピックス

5. 外傷外科手術のチームアプローチ

渡部広明

> 外傷外科手術は典型的なチーム医療である．一般外科で行う予定手術もチームワークは重要であるが，外傷外科手術というきわめて緊迫した環境下では，よりチームの役割は大きく，チームワークによって患者の救命をも左右しかねない．特に重症外傷患者の救命には患者搬入直後の外傷初期診療においてもチーム医療はきわめて重要である．この稿では外傷外科手術を含む外傷診療全体におけるチームの重要性と，そのチーム構築に向けてのアプローチについて解説する．

1 外傷外科（外傷診療）におけるチームの重要性

1. 外傷診療における統制と指揮命令系統

外傷初期診療ガイドライン（Japan Advanced Trauma Evaluation and care：JATEC）における外傷初期診療では，1人の医師でも安全に外傷患者を診療し，防ぎ得た外傷死（preventable trauma death：PTD）を回避できるようデザインされている．このため，チーム医療という点に関してはあまり強調されてこなかった．しかし，実際の外傷診療では決して1人の医師もしくは，1人の優秀な外科医のみでは患者を救命できない．外傷初期診療においては，少なくとも医師，看護師，手術室担当者，臨床検査技師，診療放射線技師などの存在は欠かすことができず，これらすべての職種が集まることで患者救命を可能にしている．さらに，医師に関していえば，救急初療担当医，一般外科医，脳外科医，整形外科医，血管外科医，放射線科医，麻酔科医など損傷部位が多岐にわたればわたるほど各科医師による協働が重要となる．十分な人員を確保することで，多発外傷患者に対して多方面からのアプローチが可能となり，患者を救命することができる．したがって，多発外傷の診療こそ真のチーム医療が必要とされる領域である．

しかしその一方，非常に多くのスタッフが診療に従事することから，**統制**がとれた診療が行われなければかえって現場は混乱し，患者に対して不利益を与える可能性がある．場合によっては，患者の周りに十数人のスタッフがごった返し，円滑な診療が阻害されることもある．例えば，頭部，胸部，腹部外傷および四肢骨折を伴う多発外傷症例に対して，各方面の専門医師とその他のチーム員が参集したとしても，これらの損傷をどの順番でどのように治療していくのかという，いわゆる，「かじ取り」を行うシステムがなければ，それぞれの個人はばらばらに活動することになり，烏合の衆と化す危険性がある．場合によっては，脳外科医は頭部CTのオーダーを，一方で一般外科医は腹部緊急開腹手術のオーダーを，また整形外科医は整形外科手術の指示を，といったようなばらばらの命令が各所から看護師に出され，結果的に現場は大混乱して円滑な診療が進行しないということになりかねない．チーム医療によって最大の効果を発揮するためには，明確な**指揮命令系統**のなかでの整然たる診療の進行が不可欠である．こうしたシステムを構築することができれば，各チーム員の能力を最大限に発揮し，迅速で円滑な診療が可能になる．さらにはダメージコントロール手術のような迅速性と的確性が要求される手術も，スムーズに完結することができる．外傷外科手術には指揮命令系統の確立が重要であり，統制のとれたチームワークが求められる．

2. チーム構成員の役割

こうした指揮命令系統を基軸としたチームを構築するためには、各チーム員の役割を明確にする必要がある。外傷外科手術チームに必要な役割には、チームリーダー、執刀医、第1助手、第2助手、麻酔医、麻酔介助医、器械出し看護師、外回り看護師、診療放射線技師、臨床検査技師などがあるが、特にチームリーダーの役割は大きい。

チームリーダーは手技を行わずチーム員全体をコーディネートすることに努める。リーダーが手技を行うとチーム全体が見渡せなくなり、正しい状況判断や指示ができなくなる。チームリーダーは、常に全体が見渡せる位置に立ち、司令塔としての役割を果たすべきである（図1）。また、現場では多くの医師が活動しているが、各医師から直接看護師などに指示が出されると現場が混乱をきたすことから、各チーム員への指示出しはリーダーを介して一元化されるべきである。チーム員からの情報を統合し、リーダーは意思決定を行い、指示を出す。こうすることで現場の混乱が抑えられ、統制のとれた円滑な診療が実現できる。また、多発外傷の場合、どのような順序で治療を進めていくのか、どのような戦略で臨むのかという意思決定を行わなければならない。上記のような指揮命令系統を確立するためには、チーム員からリーダーへの情報の集約やリーダーからの指示の伝達を確実に行うための環境整備が重要となる。そのためにチーム員は、救急初療室や手術室において不要な物音をたてないよう配慮して活動しなければならない。

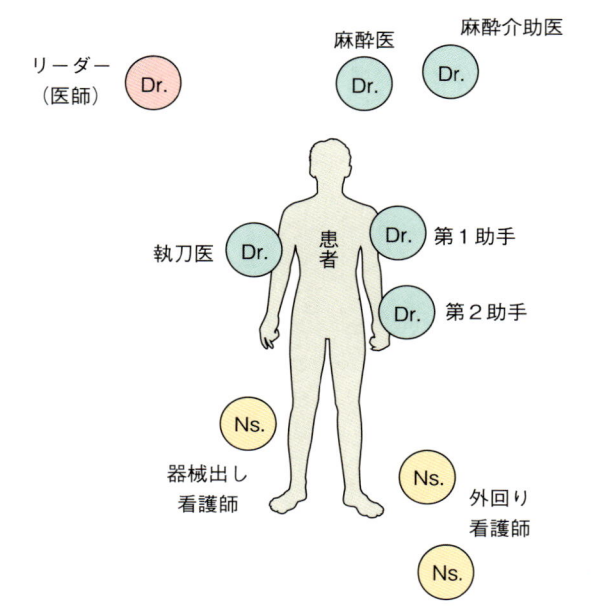

図1 ◆ 外傷外科手術チーム員の配置

2 チームワークとその構築

「**チームワーク**」とは、ある共通の目的を達成するために集まったグループにより、観察・思考・計画・実施といった工程をくり返し行いながら達成される作業、と定義することができる。抽象的でイメージがわきにくい表現であるが、この定義のなかに外傷外科手術チームにおけるチームワーク構築にとっての重要な要素が含まれている。

1つには、チームワーク構築には必ず目的が必要である。目的がないところにチームワークは発揮されない。さらに、前述のごとく多数のチーム員が活動するがゆえに「かじ取り」すなわち、リーダーの存在が重要となる。また、チーム員は集団のなかで行動することから、観察・思考したものを伝達するために良好なコミュニケーションが重要となる。以下に、外傷外科手術におけるチームワークを構築するうえで重要と考えられる要素（ポイント）について解説する。

1. チームの目的を達成するための戦略（計画）を口頭で明確にせよ！

　外傷外科手術チームの目的は，言うまでもなく「患者の救命」である．この目的を達成するためのロードマップともいえるものが，「治療戦略」である．このロードマップ（戦略）の実施には，戦略決定がなされた理由（観察，思考の経過）と，結果として選択された戦略を明確にする必要がある．外傷外科手術は，予定手術と異なり事前に治療戦略や戦術が決まっているわけではなく，患者の身体所見などから得られた情報（観察，思考）をもとに瞬時に戦略を決定しなければならない．こうした外傷外科手術の特殊性上，チーム員がそれぞれ共通認識のなかで行動し，1つの方向に向かってチームが動いていく必要がある．例えば，重症肝損傷患者の緊急手術の場合，術野の情報や患者の生理学的情報を総合的に判断してダメージコントロール手術を決断することになるが，リーダーや執刀医が頭の中で考えているだけでは，チーム員にはそのめざすべき目標を理解させることはできず，迅速な処置は実現できない．チームワークを発揮して迅速かつ的確に手術を遂行するためのキーワードの1つは，**リーダーもしくは執刀医による「戦略の明確化」**である．

　ダメージコントロール手術では一刻も早く手術を終了して，次なる集中治療管理へ迅速に移行することが重要となる．迅速な手術終了を実現するためには，適切な戦術（術式）の選択を行う必要がある．戦術のなかには医師の手技もさることながら，看護師の介助も含まれており，これらは手術時間を大きく左右する要因となる．看護師の視点に立てば，術野の情報がわからなければ，予定手術のように先読みして介助を行うことはできない．医師から適切な情報提供を受けることで迅速な介助も実現できる．そのためには，リーダーや執刀医は自分で下した意思決定のプロセスを口頭でチーム員に聞こえるよう伝えることが重要で，ダメージコントロール手術のような一刻を争う環境下でこそ，口頭での「戦略の明確化」による**情報共有**が必要とされることを理解すべきである．

2. リーダーシップの重要性

　前述のごとく，外傷外科ではチームの指揮命令系統の確立は重要である．リーダーの指揮のもと，行動することでチームの統制が維持される．また，リーダーはチームを正しい方向へと誘導する水先案内人としての役割も大きく，判断の誤りは患者の生命を危険にすることを理解しなければならない．リーダーシップ発揮にあたっては，注意しなければならない点がある．

1）権威勾配の適正化

　リーダーが非常に強いリーダーシップを発揮することは重要であるが，それが過度になると逆にチームワークを崩壊させてしまうこともある．チームの目的達成のために不都合な事態が発生した場合，相手を攻撃したり非難したりしがちであるが，これは根本解決とならないばかりか，チームワークを乱すことにつながりかねない．

　重症膵頭部損傷手術を例にとって解説する．例えば，執刀医が膵臓外科の専門医で膵頭十二指腸切除術をしようと試みるが，下級医師の第1助手が外傷死の三徴の存在から膵頭十二指腸切除を回避してダメージコントロール手術へと移行するよう進言したとする．ここで執刀医が，「黙って俺の言う通りにしろ！」と激しい怒鳴り声をあげたとすると，一瞬にしてチームワークは崩壊してしまうかもしれない．このような状態を，権威勾配が強い状態という．**権威勾配**とはもともと航空業界の用語であり，航空機のコックピット内の機長と副操縦士との関係を表したもので，ヒューマンエラー発生においてきわめて重要視されている．権威勾配が高いと上記のような状態となる一方，低くなるとチームを牽引することができず，これもまたチームワークを乱すことにつながる．**権威勾配を適正な状態に保つことが重要で**，上級医師は，権威勾配の適正化に配慮が必要である．

2）集団思考（group think）

　チームでの意思決定はチーム員の進言をもとにリーダーが決断していく．しかし，個々人は非常に優秀な人材が集まったチームであっても，時として大きく誤った判断をチームとして決断してしまうことがある．これを**集団思考（group think）**という[1]．集団思考の典型例として，米国ケネディ政権期に発生した

ピッグス湾事件の対応が知られている．キューバ革命により誕生した社会主義政権を打倒すべく，1961年，ケネディ政権が立案実行したキューバ侵攻作戦である．この作戦は結果的にアメリカ中央情報局による作戦リスクの過小評価なども相まって大失敗に終わり，のちに無謀かつ杜撰な作戦ときわめて厳しく批判されることとなった．米国政府のようにきわめて優秀と考えられる人材の集団であるがゆえに発生したリーダーシップクライシスといえる．集団思考の落とし穴としては，①自分のチームの力と道徳性への過大評価，②閉鎖的な心理状態，③チームの斉一性による圧力（集団全体が統一されすぎていることにより自由な意見が言えない圧力）などが指摘されており，意思決定には細心の注意が必要である．

3. 明確で効果的なコミュニケーション

チームワークの構築には，良好なコミュニケーションは欠かすことができない．コミュニケーションがうまくいかなければ，円滑なチーム運営はできない．一般的に予定手術においては，術者と器械出し看護師，さらには外回り看護師と麻酔医との間のコミュニケーションは，「阿吽の呼吸」と表現されるように言葉少なく行う方がスマートであると考えられている[2]．しかし，外傷外科手術のような緊急性の高い手術においては，予定手術と同様の発想で対応すると，とんでもないコミュニケーションエラーが発生し，患者を危険な状態に陥れる可能性がある．したがって，外傷外科においては，**「外傷外科の特殊性」を理解し，阿吽の呼吸を脱却して，口頭による明確な意思表明とコミュニケーションを行う必要がある**．外傷外科手術においても，医療コミュニケーション学は大いに参考となる．

コミュニケーション学[3)4)]に照らし合わせて外傷外科手術を考えてみる（**図2**）．予定手術では，術前に戦略も戦術も決定しており，チーム員への意思統一が事前に可能である．このため看護師の視点からすれば，執刀医の進行状況に合わせて次に何を行うのかが理解でき，いわゆる，阿吽の呼吸で手術が進行していく．しかし，外傷外科手術では，術野が大量の出血などでわかりにくく，術野の状況は多くの場合，術者にしか見えていない．そのため，術野の情報をチーム員へと口頭で伝達しなければ，チーム員への情報共有化はできない．自分に見えているものが他のチーム員にも見えていると考えてはならない．逆に，看護師の視点で考えると，器械出し看護師には正確な術野の情報はほとんど見えず，次に用意すべき機器

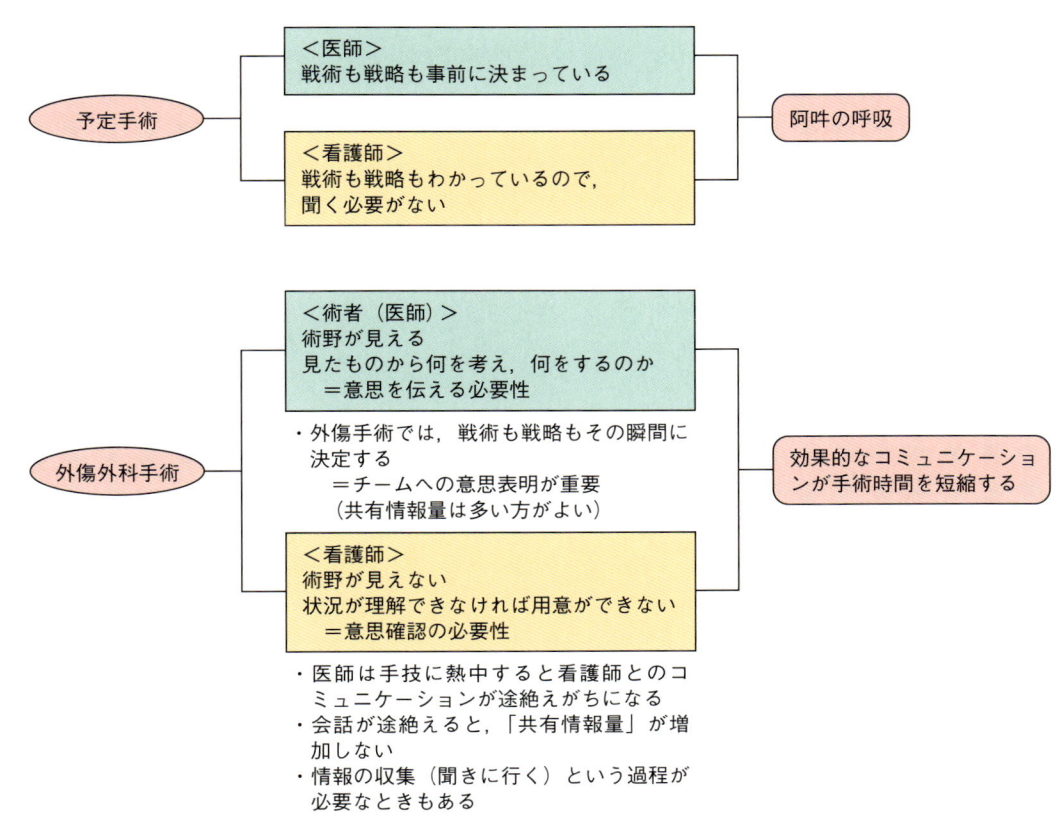

図2 ◆ 外傷外科手術でのコミュニケーション

準備は指示待ち状態となってしまい，予定手術と比較すると器械出しの迅速性が失われる．執刀医は概して手技に熱中すると看護師との良好なコミュニケーションが希薄化しがちである．こうなると看護師と執刀医の共有情報量は増加しなくなる．看護師がより早く次の戦略を予測するためには，執刀医に尋ね，情報を取りに行く必要がある．このように医師・看護師双方向から効果的なコミュニケーションを心がけることが，結果的に手術時間を短縮し，ダメージコントロール手術のような時間依存性の手術には効果を発揮すると考えられる．

3 おわりに

チームワークは一瞬にしてできあがるものではない．突然行われる外傷外科手術に対応するためには，普段からチーム員同士でチームワークについて考えておくことも重要である．特に指揮命令系統の確立は，災害医療では一般的な考え方でもあるが，日常診療ではあまり意識されない．このため，ベストチームを構築するためには，普段の診療を通じて各施設に合わせた理想的な指揮命令系統を整備するとともに，チームワークや共通認識の熟成に努めることが肝要である．

●文献

1)「人間理解のグループ・ダイナミックス」（吉田道雄/著），ナカニシヤ出版，2001
2) 土蔵愛子：手術室看護師が用いる看護技術の特徴：手術室準備から執刀までの外回り看護師の実践から．日手術看会誌，5：5-13，2009
3)「医療者のためのコミュニケーション入門」（杉本なおみ/著），精神看護出版，2005
4)「医療コミュニケーション・ハンドブック」（杉本なおみ/著），中央法規，2008

3章 外傷外科手術に必要なその他の手技・トピックス

6. 外傷外科トレーニングコース

久志本成樹，山内　聡，佐藤格夫

> 外科と外傷は密接な関連を保持し進歩し続けてきた．しかしながら，欧米における受傷機転の変化（穿通性外傷から鈍的外傷へ），予防対策の充実による重症度の低下，画像診断精度の著しい向上による非手術的治療の増加とともにinterventional radiologyの技術進歩による体幹外傷における非手術的止血例の増加などにより，外傷外科手術症例が減少したことは，"Acute Care Surgery"を必要とした直接の要因である．さらに，外科医には臓器別・部位別専門性を求める傾向が非常に強くなり，広い領域にわたる外傷外科トレーニングは限定的ある．このような背景のもと，off-the-job trainingである外傷外科トレーニングコースとして展開されている4コース，① Definitive Surgical Trauma Care™ (DSTC™) course，② Definitive Surgical Trauma Skills (DSTS) course，③ Advanced Trauma Operative Management (ATOM) course，④ Advanced Surgical Skills for Exposure in Trauma (ASSET) courseに関して，設立の背景と目的，それぞれの特徴などを比較呈示する．

1 はじめに

　外科治療，そのはじまりは外傷に対する治療であり，外科と外傷は密接な関連を保持し，進歩し続けてきた[1)2)]．そして，外傷に対する診療は，医療施設内だけで行われるものではなく，外傷診療システムによるアプローチとして，欧米とともにわが国でも広く展開されている[3)〜6)]．日本では，救急通報・搬送システム，病院前救護を担う救急隊と救急救命士，標準化した病院前救護のためのJPTEC™，医療施設におけるJATEC™，さらにはメディカルコントロールやtrauma registryなどが含まれ，これを支えている．米国では，このようなシステムの構築に基づく外傷診療により，55歳未満の外傷症例の死亡率が25％低下したことが報告されている[7)]．しかしながら，外傷診療に関する問題点も多く指摘され，その中心の1つが外傷外科，trauma surgeryである．

　欧米における受傷機転の変化（穿通性外傷から鈍的外傷へ），外傷患者の高齢化，予防対策の充実による重症度の低下，画像診断精度の著しい向上による非手術的治療の増加，interventional radiologyの技術進歩による体幹外傷における非手術的止血例の増加などにより，外傷外科手術症例が減少したことは，"Acute Care Surgery"を必要とした直接の要因である．さらに，外科医の育成をみると，臓器別・部位別専門性を求める傾向が非常に強くなり，広い領域にまたがる外傷診療とそのトレーニングは限定的あるいは欠如しているといわざるをえない[8)〜10)]．

　しかし，外傷診療システムの構築により，重症例の多くが医療施設に搬送されるようになり，さらに標準化された初期診療により蘇生の行われた外傷患者に対して，secondary damageを可能な限り減らし，よりよい転帰を求めるためには，適切なタイミングでの高いレベルでの外科的治療が重要である．

　このような背景のもと，本稿で述べるoff-the-job trainingである外傷外科トレーニングコースの多くは，Acute Care Surgeryとしての概念が明確となり，トレーニングプログラムが呈示される以前より展開されてきている．以下，4コースに関して，設立の背景と目的，コースの特徴などを呈示するとともに，コース内容の比較を述べる．

① Definitive Surgical Trauma Care™（DSTC™）course
② Definitive Surgical Trauma Skills（DSTS）course
③ Advanced Trauma Operative Management（ATOM）course
④ Advanced Surgical Skills for Exposure in Trauma（ASSET）course

2 各コースの概要紹介（背景，目的とコース内容）

1. The Definitive Surgical Trauma Care™（DSTC™）course

　重症外傷に対する外科的治療における適切なdecision-makingを行うためには，判断を行いうる知識とこれを支えるしっかりとした外科的手術手技能力が必要であり，単に外科的技能に優れるだけでは不十分である．一定の頻度で重症外傷の診療に携わり，外科治療能力のみでなく，多面的診療チームの一員としての役割を果たすことが求められる．しかしながら，専門化傾向の強い外科トレーニングにおいて，診療機会の限られた重症外傷に対する手術手技とsurgical decision-makingを修得することは不可能であり，1993年，サンフランシスコで開催されたthe American College of Surgeonsにおいて，Championら[11]により，これらを目的とした短期トレーニングプログラムコースの開催が企画された．外傷初期診療標準化コースであるATLSを補う内容であるとし，1999年以降，標準化コースマニュアルと講義用スライドが作成され，現在，世界20カ国以上において年間20回以上のコースが開催されている．DSTCはIATSIC（International Association for Trauma Surgery and Intensive Care）の商標登録である．

　本コースの基本的要素は標準化されているが，国，あるいは地域ごとに，柔軟にコース内容の変更・修正を行うことが認められていることが大きな特徴であろう．1999年，ウィーンでのInternational Surgical Weekにおいて，IATSICメンバーによりコースコアカリキュラムが承認され，2003年にcourse manual第1版の発行，2007年に第2版へと改訂されている．

　コースの目的は上記のように，以下の2点である．
　①外傷診療におけるsurgical decision-making能力の向上
　②重症外傷治療における外科手技の向上

　Medical licenseを有していることは受講の必須要件ではある．他の受講資格はコースにより異なるものの，一般外科トレーニング内容を十分に理解・把握し，ATLSの内容を理解していることが求められている．

　コース期間は一定ではなく，2日あるいは3日間のコースである（表1，2）．①講義，②cadaver session，③animal laboratory session，④case presentation sessionにより構成されている．受講料は，コース期間とともに主催者の意向により判断され，数万〜15万円程度である．

　Core surgical skillsは明示されているものの（表3），シラバスはコースごとに異なっており，cadaver sessionの含まれていないものも少なくない．

2. The Definitive Surgical Trauma Skills（DSTS）course

　英国における外傷死の1/3は防ぎ得た外傷死であり，そのもっとも大きな原因は出血の見落としと不確実な制御であることが報告された[14]．そして，Brooksらのアンケートにより，英国においては一般外科医への胸部，腹部，血管外傷に対するトレーニングが欠如していることが示され[15]，本コースは英国におけるニーズに応えるべく，設立，展開された．

　英国においては，①他の欧米諸国と異なり，外傷の多くが鈍的損傷であること，②外科トレーニングプログラムにおいて心臓血管外科領域での修練がほとんどなく，血管外科手技修練が限定的であること，の2点がコースデザインの決定において重要な因子であった．さらに，Defence Medical Servicesとして，外科医の海外派遣を早期に行うために"local course"を開設する必要性があったことも背景に存在したようである[16]．

　DSTS courseはthe Royal College of Surgeons of England, the Royal Defence Medical College, さらにthe Uniformed Services University of the Health Sciences in the United Statesによって企画，開

表1 ◆ DSTC™コースシラバス（3日間コースの例①）

Day 1					
08h00-08h15	Registration	Participants	10h30-11h00	Case Presentation	All Faculty
08h15-08h30	Welcome and introduction	Course Director	11h00-11h30	Break	
08h30-09h00	Course overview and surgical drcision making	Course Director	11h30-12h00	Trauma to the Neck	
09h00-09h30	the trauma laparotomy		12h00-12h15	Discussion	
09h30-09h45	Discussion		12h15-12h45	Case Presentation	All Faculty
09h45-10h15	Damage control		12h45-13h30	Lunch	
10h15-10h30	Discussion		13h30-17H00	Skills laboratory	

Day 2					
08h00-08h30	Thoracic injury		11h15-11h30	Trauma to the spleen	
08h30-08h45	Discussion		11h30-11h45	Discussion	
08h45-09h00	Technique：Pericardial window		11h45-12h00	Trauma to the pancreas and duodenum	
09h00-09h15	Discussion		12h00-12h15	Discussion	
09h15-09h30	Technique：Cardiac and lung repair		12h15-12h30	Urological trauma	
09h30-09h45	Discussion		12h30-12h45	Discussion	
09h45-10h15	Case Presentation	All Faculty	12h45-13h15	Case Presentation	All Faculty
10h15-10h45	Break		13h15 - 13h45	Lunch	
10h45-11h00	Trauma to the liver		13h45-17h00	Skills Laboratory	
11h00-11h15	Discussion				

Day 3					
08h00-08h30	Pelvic trauma		12h45 - 13h30	Lunch	
08h30-08h45	Discussion		13h30-13h45	Endpoints of resuscitation	
08h45-09h15	Case Presentation	All Faculty	13h45-14h00	Discussion	
09h15-09h30	Extremity injury		14h00-14h15	Massive haemorrhage and coagulopathy	
09h30-09h45	Discussion		14h15-14h30	Discussion	
09h45-10h00	Technique: Fasciotomy		14h30-14h45	Infection in trauma	
09h45-10h15	Discussion		14h45-15h00	Discussion	
10h15-10h45	Break		15h00-15h15	Nutrition in trauma	
10h45-11h00	Burns and escharotomy		15h15-15h30	Discussion	
11h00-11h15	Discussion		15h30-16h00	Case Presentation	All Faculty
11h15-11h45	Case presentation	All Faculty	13h45-15h45	Complex case studies	All Faculty
11h45-12h00	Interventional radiology		16h00-16h30	Closure / Discussion and input regarding course / Presentation of course certificates	Course Director
12h00-12h15	Discussion				
12h15-12h45	Case Presentation	All Faculty			

（文献12より引用）

設されたコースである．

2000年，コース運営開始時には，**表4**をコアカリキュラムとして，

① 講義：

  a. 受傷機転，疫学，decision making，蘇生，ダメージコントロール，FAST など

  b. 胸部・腹部・血管外傷に対する skill session を補足するもの

第3章　外傷外科手術に必要なその他の手技・トピックス

6．外傷外科トレーニングコース

表2 ◆ DSTC™コースシラバス（3日間コースの例②）

Day 1

時間	内容	時間	内容
07:00-08:00	Registration and Tea/Coffee Break	12:30-13:30	Lunch Break
08:00-08:15	Welcome and Introduction	13:30-16:30	Skills Laboratory : Cadaver Laboratory
08:15-08:30	Course Overview and Surgical Decision Making		Tea/Coffee Break
08:30-09:00	The Trauma Laparotomy	16:30-17:00	Thoracic Injury
09:00-09:15	Discussion	17:00-17:15	Discussion
10:00-10:45	Case Presentation	17:15-17:30	Pericardial Window
10:45-11:15	Tea/Coffee Break	17:30-17:45	Lung Injury
11:15-11:45	Trauma to the Neck	17:45-18:00	Discussion
11:45-12:00	Discussion	18:00-18:30	Case Discussion
12:00-12:30	Case Presentation		

Day 2

時間	内容	時間	内容
08:00-08:15	Trauma to the Liver	11:45-12:00	Interventional Radiology
08:15-08:30	Discussion	12:00-12:15	Discussion
08:30-08:45	Trauma to the Spleen	12:15-12:30	Major Extremity Trauma
08:45-09:00	Discussion	12:30-12:45	Fasciotomy
09:00-09:15	Trauma to the Pancreas and Duodenum	12:45-13:00	Discussion
09:15-09:30	Discussion	13:00-13:45	Lunch Break
09:30-09:45	Trauma to the Genitourinary System	13:45-17:00	Skills Laboratory : Animal Laboratory
09:45-10:00	Discussion	17:00-17:15	Burns and Escharotomy
10:00-10:30	Case Presentation	17:15-17:30	Discussion
10:30-11:00	Tea/Coffee Break	17:30-17:45	Case Presentation
11:00-11:30	Pelvic Trauma	19:00-19:30	Course Dinner
11:30-11:45	Discussion		

Day 3

時間	内容	時間	内容
08:00-08:15	Burns and Escharotomy	10:30-10:45	Infection in Trauma
08:15-08:30	Discussion	10:45-11:00	Discussion
08:30-08:45	Endpoints of Resuscitation	11:00-11:15	Nutrition in Trauma
08:45-09:00	Discussion	11:15-11:30	Discussion
09:00-09:15	Massive Haemorrhage and Coagulopathy	11:30-12:00	Case Presentation
09:15-09:30	Discussion	12:00-13:00	Lunch Break
09:30-10:00	Case Presentation	13:00-13:15	Closure Discussion and Input Regarding Course
10:00-10:30	Tea/Coffee Break		

② cadaver sessions

③ animal organ and tissue sessions

④ human volunteer sessions（FASTのみ）

⑤ case presentation and strategic thinking sessions

からなる3日間コースであった．そして，その内容は，上記背景に基づくため，あくまで腹部，胸部，そして血管外傷に対する外科手技を中心としたものである．

しかし，コース改訂が行われ，現在は，"外傷診療経験は十分ではないが，救命のための外科治療が必要となることのあるcivilian surgeons，そして，戦場や闘争地域で活動するsurgeonsのためのpractical cadaveric workshop course"となり，2日間コースである．Case scenarioを採用することにより実践的内容へと変更し，decision-makingに関する要素を多く含む．Cadaverを用いて，胸部，腹部，血管外傷

表3 ◆ DSTC™におけるcore surgical skills

D.1 THE NECK
1 Standard neck (pre-sternomastoid) incision
2 Control and repair of carotid vessels
　2.1 Zone Ⅱ
　2.2 Extension into zone Ⅲ
　2.3 Division of digastric muscle and subluxation or division of mandible
　2.4 Extension into zone Ⅰ
3 Extension by supraclavicular incision
　3.1 Ligation of proximal internal carotid artery
　3.2 Repair with divided external carotid artery
4 Access to, control of and ligation of internal jugular vein
5 Access to and repair of the trachea
6 Access to and repair of the cervical oesophagus

D.2 THE CHEST
1 Incisions
　1.1 Anterolateral thoracotomy
　1.2 Sternotomy
2 Thoracotomy
　2.1 Exploration of thorax
　2.2 Ligation of intercostal and internal mammary vessels
　2.3 Emergency department (resuscitative) thoracotomy
　　2.3.1 Supradiaphragmatic control of the aorta
　　2.3.2 Control of the pulmonary hilum
　　2.3.3 Internal cardiac massage
3 Pericardiotomy
　3.1 Preservation of phrenic nerve
　3.2 Access to the pulmonary veins
4 Access to and repair of the thoracic aorta
5 Lung wounds
　5.1 Oversewing　5.2 Stapling　5.3 Partial lung resection　5.4 Tractectomy　5.5 Lobectomy
6 Access to, and repair of, the thoracic oesophagus
7 Access to, and repair of, the diaphragm
8 Compression of the left subclavian vessels from below
9 Left anterior thoracotomy
　9.1 Visualization of supra-aortic vessels
10 Heart repair
　10.1 Finger control
　10.2 Involvement of coronary vessels
11 Insertion of shunt

D.3 THE ABDOMINAL CAVITY
1 Midline laparotomy
　1.1 How to explore (priorities)
　1.2 Packing
　1.3 Localization of retroperitoneal haematomas –when to explore?
　1.4 Damage control
　　1.4.1 Skin closure
　1.5 Extension of laparotomy incision
　　1.5.1 Lateral extension
　　1.5.2 Sternotomy
　1.6 Cross-clamping of the aorta at diaphragm (division at left crus)
2 Left visceral medial rotation
3 Right visceral medial rotation
4 Abdominal oesophagus
　4.1 Mobilization
　4.2 Repair
　　4.2.1 Simple
　　4.2.2 Mobilization of fundus to reinforce sutures
5 Stomach
　5.1 Mobilization
　5.2 Access to vascular control
　5.3 Repair of anterior and posterior wounds
　5.4 Pyloric exclusion
　5.5 Distal gastrectomy
6 Bowel
　6.1 Resection
　6.2 Small and large bowel anastomosis
　6.3 Staple colostomy
　6.4 Collagen fleece technique of anastomosis protection
　6.5 Ileostomy technique

D.4 THE LIVER
1 Mobilization (falciform, suspensory, triangular and coronary ligaments)
2 Liver packing
3 Hepatic isolation
　3.1 Control of infrahepatic inferior vena cava
　3.2 Control of suprahepatic superior vena cava
　3.3 Pringle's manoeuvre
4 Repair of parenchymal laceration
5 Technique of finger fracture
6 Tractotomy
7 Packing for injury to hepatic veins
8 Hepatic resection
9 Non-anatomical partial resection
10 Use of tissue adhesives
11 Tamponade for penetrating injury (Foley/Penrose drains/Sengstaken tube)

D.5 THE SPLEEN
1 Mobilization
2 Suture
3 Mesh wrap
4 Use of tissue adhesives
5 Partial splenectomy
　5.1 Sutures　5.2 Staples
6 Total splenectomy

D.6 THE PANCREAS
1 Mobilization of the tail of the pancreas
2 Mobilization of the head of the pancreas
3 Localization of the main duct and its repair
4 Distal pancreatic resection
　4.1 Stapler　4.2 Oversewing
5 Use of tissue adhesives
6 Diverticulization
7 Access to mesenteric vessels (division of pancreas)

D.7 THE DUODENUM
1 Mobilization of the duodenum
　1.1 Kocher's manoeuvre (rotation of duodenum)
　1.2 Cattel's anabranch manoeuvre (medial visceral rotation)
　1.3 Division of ligament of Treitz
　1.4 Repair of duodenum

D.8 GENITOURINARY SYSTEM
1 Kidney
　1.1 Mobilization　1.2 Vascular control　1.3 Repair
　1.4 Partial nephrectomy　1.5 Nephrectomy
2 Ureter
　2.1 Mobilization　2.2 Stenting　2.3 Repair
3 Bladder
　3.1 Repair of intraperitoneal rupture
　3.2 Repair of extraperitoneal rupture

D.9 ABDOMINAL VASCULAR INJURIES
1 Exposure and control
　1.1 Aorta
　　1.1.1 Exposure　1.1.2 Repair
　1.2 Inferior vena cava (IVC)
　　1.2.1 Suprahepatic IVC
　　1.2.2 Infrahepatic IVC
　　1.2.3 Control of haemorrhage with swabs
　　1.2.4 Repair through anterior wound
2 Pelvis
　2.1 Control of pelvic vessels
　　2.1.1 Packing
　　2.1.2 Suture of artery and vein
　　2.1.3 Ligation of artery and vein
　　2.1.4 Packing/anchor ligation of sacral vessels

D.10 PERIPHERAL VASCULAR INJURIES
1 Extremities：vascular access
　1.1 Axillary　1.2 Brachial　1.3 Femoral　1.4 Popliteal
2 Fasciotomy
　2.1 Upper limb　2.2 Lower limb

（文献13より引用）

表4 ◆ Core curriculum for the DSTS course

Day	Course content
One	・Epidemiology ・Decision making, resuscitation, and futile care ・Vascular trauma 　Anatomy 　Exposure of vessel in the pelvis, leg and root of neck 　Haemorrhage control 　Vascular techniques ・Emerging trends in trauma, including FAST
Two	・Damage control surgery ・Thoracic trauma 　Anatomy 　Sternotomy for mediastinal, cardiac and proximal vessel injuries 　Bilateral anterior thoracotomy 　Posterior thoracotomy 　Control of lung hilum and tractomy 　Wound closure ・Pelvic injuries and critical decision making 　Pelvic external fixation ・Head injury management
Three	・Liver trauma ・Abdominal injuries 　Anatomy 　Trauma laparotomy 　Retroperitoneal injuries ・Case studies with strategic thinking ・Course evaluation and debrief

に対する展開と外科的解剖の理解，さらに外科手技の修得を行うものである．コース受講料は1,040ユーロであり，4回/年，ロンドンにおいて開催されている．

3. Advanced Trauma Operative Management（ATOM）course

　米国を中心として，多くの国で行われている外傷外科トレーニングコースのうち，唯一，日本において受講可能なコースである．

　米国コネチカット州ハートフォード病院の外科医 レンワース・ジェイコブ医師によって開発されたコースである．近年，米国でも外傷外科において非手術的治療が広く浸透することにより手術の機会が減少し，一方で，手術を要する症例の重症度は著しく高くなっている．外傷の外科治療を行う外科医の直面するこのような状況において，外傷外科手術手技のトレーニングために1998年より始まった．米国東海岸を中心に広く普及し，カナダ，アフリカ，中東へも広がり，2008年より米国外科学会外傷外科委員会（American College of Surgeons Committee on Trauma）がATOMコースを監督することとなった．

　わが国では，2007年より有志の日本人外傷外科医，一般外科医そして救急医によりATOMコースの導入の準備が進められ，地域医療振興協会の主催により2008年12月，自治医科大学において米国よりATOMコースを担当する外傷外科医を招聘し，第1回日本ATOMコースを開催した．これを機に米国外科学会より自治医科大学は日本ATOMコースのサイトとして認められ，現在，九州大学，大阪市立大学，東北大学が正式なコース開催サイトとして認可され，年間3～4回の国内コースが開催されている．

　ATOMコースとは，胸腹部の穿通性外傷を中心とした手術に必要な外科的知識と手技を学ぶための1日で行われる教育トレーニングであり，以下を目標としている．

　1．外傷患者に対して適切な外科手技について説明することができる
　2．各臓器の外傷を診断し，外科的修復を行うための管理計画が立てられる
　3．以下のことが達成できる
　　・外傷患者の管理について自信をもつ

表5 ◆ コース内容

開始時間	終了時間	内容
7:30	7:40	はじめに
7:40	8:20	外傷外科総論
8:20	8:50	脾臓・横隔膜損傷
8:50	9:15	肝臓損傷
9:15	9:25	休憩
9:25	9:50	膵十二指腸損傷
9:50	10:15	泌尿生殖器損傷
10:15	10:40	心血管損傷
10:40	11:10	実験動物扱いに関する倫理講義
11:10	11:45	昼食・実技説明
11:45	12:00	実習室移動・着替え
12:00	3:00	animal laboratoryにおける実習
3:00	3:30	着替え・図書館コンピューターへの移動
3:30	4:00	ポストテスト
4:00	4:30	講評・修了式

表6 ◆ ATOMコースの実技の対象臓器

1. 膀胱
2. 尿管
3. 十二指腸
4. 腎臓
5. 胃
6. 横隔膜
7. 膵臓
8. 脾臓
9. 肝臓
10. 心臓
11. 下大静脈

・穿通性外傷患者の治療に関する知識を身につける
・コース中に行われるすべての外科手技について安全かつ確実に実施する

ATOMコース受講対象者は，外傷外科診療にかかわる一般外科医であり，国内コース受講条件は以下の通りである．

1. 日本外科学会の外科専門医または指導医の資格を有すること
2. 日本における外傷初期診療の標準化教育コースであるJATEC™またはPTLSを受講していること
3. 日常診療において救急・外科診療に従事していること

コースは1日であり，30分の講義7コマの後，麻酔下の実験用豚を用いた3時間の実技で行われ，4つの異なる外傷症例に対する外科実習が行われる（表5）．実技では受講生と指導者が1対1となり，シナリオに基づく症例が提示され，受講生は各臓器の外傷を同定し，修復を行う．対象となる臓器は，表6の通りである．

コース受講料は25万円である．受講生1名に実験豚を1頭ずつ割り当て，機器・薬剤，麻酔担当医・手術用看護師の人件費も含まれる（米国でのATOMコースの受講参加料は，1,700～2,000 USD）．現在，1コース1日あたりの受講生数は3人である．

4. Advanced Surgical Skills for Exposure in Trauma（ASSET）course

米国外科学会外傷外科委員会は教育プログラムとして，9コースの開発・展開を行っている（表7）．

外傷外科のためのトレーニングコースとしては，live animalを用いた前項のATOMがあり，これを補うべく開催されているのがAdvanced Surgical Skills for Exposure in Trauma（ASSET）courseである．Human cadaverを用いた，外傷外科手術にかかわる解剖学的構造の理解とsurgical exposureのトレーニングを目的とした1日コース（6.25時間）である．頸部，胸部，腹部，骨盤部と上下肢の5部位に関するcase-based overviewとcadaverによる実習により構成されるが，すべてスキルラボにおいて進められ，いわゆる講義はない．1つのcadaverに対して受講生4名，インストラクター1名により構成されるが，コースあたりの受講人数に関する規定はない．テキストの購入が必要であり，受講料は800 USDである．おおむね卒後3年目以上の外科レジデント，外科医やtrauma fellowなどを受講対象とし，ロサンゼルスなどで年間数回のコースが開催されている．

表7 ◆ 米国外科学会外傷外科委員会の9つの教育プログラム

- ATLS® (Advanced Trauma Life Support)
- TEAM (Trauma Evaluation and Managemant)
- ATOM (Advanced Trauma Operative Management)
- Optimal (Optimal Trauma Center Organization & Management Course)
- RTTDC (Rural Trauma Team Development Course)
- DMEP (Disaster Management & Emergency Preparedness)
- ASSET (Advanced Surgical Skills for Exposure in Trauma)
- Trauma CME Courses
- TOPIC (Trauma Outcomes and Performance Improvement Course)

表8 ◆ 外傷外科トレーニングコースの比較

	Definitive Surgical Trauma Care™ (DSTC™) course	Definitive Surgical Trauma Skills (DSTS) course	Advanced Trauma Operative Management (ATOM) course：日本	Advanced Surgical Skills for Exposure in Trauma (ASSET) course
受講対象	Medical licenseを有していることのみ必須．一般外科トレーニング内容を十分に理解・把握し，ATLSの内容を理解していること	明確な規定としてはっきりせず	・日本外科学会外科専門医または指導医の資格を有すること ・日本における外傷初期診療の標準化教育コースであるJATEC™またはPTLSを受講していること ・日常診療において救急・外科診療に従事していること	おおむね卒後3年目以上の外科レジデント，外科医やtrauma fellowなど
目的/概要など	①外傷診療におけるsurgical decision-making能力の向上 ②重症外傷治療における外科手技の向上	外傷診療経験は十分ではないが，救命のための外科治療が必要となることのあるcivilian surgeons，そして，戦場や闘争地域で活動するsurgeonsのためのpractical cadaveric workshop course	胸腹部の穿通性外傷を中心とした手術に必要な外科的知識と手技を学ぶこと	Human cadaverを用いた，外傷外科手術にかかわる解剖学的構造の理解とsurgical exposureのトレーニング
コース期間（日）	2～3日	2日	1日	1日
Live animal or cadaver	Live animal（コースによりcadaverを含む）	Cadaver	Live animal	Cadaver
スキルラボにおける受講生/インストラクター比			1/1	4/1
コース構成の概略	講義，cadaver session, animal laboratory session, case presentation sessionにより構成され，コース，開催地により内容が異なる		30分の講義7コマ．実験用豚を用いた3時間の実技で行われ，4つの異なる外傷症例に対する外科実習	頸部，胸部，腹部，骨盤部と上下肢の5部位に関するcase-based overviewとcadaverによる実習により構成される
コース受講料	数万～15万円程度	1,040ユーロ	25万円	800 USD

以上，4つのトレーニングコースの比較を**表8**にまとめた．

5. ATOM以外の日本における外傷外科トレーニングコース

　2012年1月現在，わが国において学会などによる認可のもとに開催されているコースは，米国外科学会により開催サイトとして認められているATOMコースのみである．しかし，Kurashiki Advanced Resuscitative Surgery for Trauma（KARST），Surgical Strategy and Treatment for Trauma（SSTT）コース，日本医科大学や東北大学でのlive animalを用いたコース，慶應義塾大学や東京医科大学などによる献体による外傷解剖学修得のためのコースなどが個々に展開されている．今後，これらの活動をもとにして，コース開催において共通に求められる事項，手技の設定，さらにはわが国独自のコース開発などが求められる．

●文献

1) On monsters and marvels（Paré A, Pallister JL），University of Chicago Press, Chicago, 1982
2) Accidental death and disability：the neglected disease of modern society（Committee on Trauma, Committee on Shock Division of Medical Sciences），National Academy of Sciences, Washington, D.C., 1966
3) PHTLS：basic and advanced prehospital trauma life support 5th ed（National Association of Emergency Medical Technicians, American College of Surgeons），Mosby, St. Louis, 2003
4) ATLS, advanced trauma life support program for doctors 7th ed（American College of Surgeons），American College of Surgeons, Chicago, 2004
5) Resources for optimal care of the injured patient（American College of Surgeons），American College of Surgeons, Chicago, 2006
6) American College of Surgeons（2007）Consultation/Verification Program. Available at http://www.facs.org/trauma/vcprogram
7) MacKenzie EJ, Rivara FP, Jurkovich GJ, et al：A national evaluation of the effect of trauma-center care on mortality. N Engl J Med, 354：366-378, 2006
8) Jurkovich GJ：Acute care surgery：the trauma surgeon's perspective. Surgery, 141：293-296, 2007
9) Engelhardt S, Hoyt D, Coimbra R, et al：The 15-year evolution of an urban trauma center：what does the future hold for the trauma surgeon? J Trauma, 51：633-638, 2001
10) Meredith J, Miller P, Chang M：Operative experience at ACS verified Level 1 trauma centers. Paper presented at Halstead Society, Cashiers, NC, 2002
11) Howard Champion, USA; Stephen Deane, Australia; Abe Fingerhut, France; David Mulder, Canada; and Don Trunkey, USA），members of the International Society of Surgery-Societe Internationale de Chirugie（ISS-SIC）-and the International Association for Trauma Surgery and Intensive Care（IATSIC）
12) http://www.estescongress2011.org/fileadmin/estescongress2011/userdaten/dokumente/Timetable-DSTC-2011.pdf
13) Manual of Definitive Surgical Trauma Care 2nd ed.（Boffard KD, ed），pp223-225, Hodder Arnold, London, 2007
14) Anderson ID, Woodford M, Conbal FT, et al：Retrospective study of 1000 trauma deaths from injury in England and Wales. BMJ, 296：1305-1308, 1989
15) Brooks A, Butcher W, Walsh M, et al：The experience and training of British general surgeons in trauma surgery for the abdomen, thorax and major vessels. Ann R Coll Surg Engl, 84：409-413, 2002
16) JM Ryan：Definitive surgical trauma skills：a new skills course for specialist registrars and consultants in general surgery in the United Kingdom. Trauma, 4：184-188, 2002

付録 日本外傷学会臓器損傷分類2008

▶ 肝損傷分類2008（日本外傷学会）

Ⅰ型	被膜下損傷	subcapsular injury
a.	被膜下血腫	subcapsular hematoma
b.	実質内血腫	intraparenchymal hematoma
Ⅱ型	表在性損傷	superficial injury
Ⅲ型	深在性損傷	deep injury
a.	単純深在性損傷	simple deep injury
b.	複雑深在性損傷	complex deep injury

▶ 脾損傷分類2008（日本外傷学会）

Ⅰ型	被膜下損傷	subcapsular injury
a.	被膜下血腫	subcapsular hematoma
b.	実質内血腫	intraparenchymal hematoma
Ⅱ型	表在性損傷	superficial injury
Ⅲ型	深在性損傷	deep injury
a.	単純深在性損傷	simple deep injury
b.	複雑深在性損傷	complex deep injury

▶ 膵損傷分類2008（日本外傷学会）

Ⅰ型	被膜下損傷	subcapsular injury
Ⅱ型	表在性損傷	superficial injury
Ⅲ型	深在性損傷	deep injury
a.	単純深在性損傷	simple deep injury
b.	複雑深在性損傷	complex deep injury

▶ 腎損傷分類2008（日本外傷学会）

Ⅰ型	被膜下損傷	subcapsular injury
a.	被膜下血腫	subcapsular hematoma
b.	実質内血腫	intraparenchymal hematoma
Ⅱ型	表在性損傷	superficial injury
Ⅲ型	深在性損傷	deep injury
a.	単純深在性損傷	simple deep injury
b.	複雑深在性損傷	complex deep injury

▶ 消化管損傷分類2008（日本外傷学会）

Ⅰ型	非全層性損傷	non-transmural injury
a.	漿膜・漿膜筋層裂傷	serosal or seromuscular tear
b.	壁内血腫	intramural hematoma
Ⅱ型	全層性損傷	transmural injury
a.	穿孔	perforation
b.	離断	transection

▶ 間膜・小網・大網損傷分類2008（日本外傷学会）

Ⅰ型	非血管損傷	non-vascular injury
Ⅱ型	血管損傷	vascular injury
a.	間膜内血腫	intramesenteric hematoma
b.	遊離腹腔内出血	extramesenteric bleeding

▶ 胸郭損傷分類2008（日本外傷学会）

Ⅰ型	軟部組織損傷	soft tissue injury
a.	非開放型	closed injury
b.	開放型	open injury
Ⅱ型	骨性胸郭損傷	bony tissue injury
a.	単純骨折型	simple fracture
b.	複雑または開放骨折型	complex or open fracture
Ⅲ型	複合損傷	complex injury (flail chest or stove-in chest)
a.	片側型	unilateral type
b.	両側型	bilateral type

▶ 気管・気管支損傷分類2008（日本外傷学会）

Ⅰ型	裂傷	laceration
a.	内膜損傷	intimal laceration
b.	全層性裂傷	transmural laceration
Ⅱ型	不完全断裂	incomplete transection
a.	部分断裂	partial transection
b.	気管支鞘被覆断裂	transection with bronchial sheath
Ⅲ型	完全断裂	complete transection
a.	単純型	simple transection
b.	複雑型	complex transection

▶ 肺損傷分類2008（日本外傷学会）

Ⅰ型	表在性損傷	superficial injury
a.	限局性挫傷	localized contusion
b.	表在性裂傷	superficial laceration
Ⅱ型	深在性損傷	deep injury
a.	びまん性挫傷	diffuse contusion
b.	深在性裂傷	deep laceration
Ⅲ型	肺門部損傷	hilar injury
a.	肺門部動静脈損傷	hilar vessel injury
b.	肺門部離断	total transection of hilum

［付記］無気肺の陰影は可及的に除外されなければならない．肺感染症による画像所見の修飾を避けるために，受傷より72時間以内に評価されることが望ましい

▶ 心損傷分類2008（日本外傷学会）

Ⅰ型	心膜損傷または心筋挫傷 pericardial injury or myocardial contusion	
a.	心外膜損傷	epicardial injury
b.	心筋挫傷	myocardial contusion
c.	心嚢損傷	pericardial sac injury
Ⅱ型	非全層性損傷	partial thickness injury
a.	心筋裂傷	partial thickness laceration
b.	心内損傷（intracardiac injury）または冠動脈損傷（coronary artery injury）	
Ⅲ型	全層性損傷	full thickness injury
a.	単純性	simple type
b.	複雑型	complex type

▶ 骨盤損傷分類2008（日本外傷学会）

Ⅰ型	安定型	stable type injury
a.	片側性安定型	unilateral stable type injury
b.	両側性安定型	bilateral stable type injury
Ⅱ型	不安定型	unstable type injury
a.	片側性不安定型	unilateral unstable type injury
b.	両側性不安定型	bilateral unstable type injury
Ⅲ型	重度不安定型	severe unstable type injury
a.	片側性重度不安定型	unilateral severe unstable type injury
b.	両側性重度不安定型	bilateral severe unstable type injury
c.	垂直性重度不安定型	vertical severe unstable type injury

▶ 横隔膜損傷分類2008（日本外傷学会）

Ⅰ型	挫傷	diaphragmatic contusion
Ⅱ型	非全層性裂傷	non-transmural laceration
Ⅲ型	全層性裂傷	transmural laceration
a.	横隔膜ヘルニアを伴わない	without diaphragmatic hernia
b.	横隔膜ヘルニアを伴う	with diaphragmatic hernia

▶ 大血管損傷分類2008（日本外傷学会）

Ⅰ型	内膜損傷（intimal injury）または外膜損傷（adventitial injury）	
a.	内膜損傷	intimal injury
b.	外膜損傷	adventitial injury
Ⅱ型	非全層性損傷	partial thickness injury
a.	内膜損傷解離	intimal dissecting injury
b.	外膜損傷解離	adventitial dissecting injury
Ⅲ型	全層性損傷	full thickness injury
a.	仮性瘤・破裂	pseudoaneurysm・rupture
b.	非全周性離断	incomplete transection
c.	全周性離断	complete transection

［付記］外傷性解離（dissection）に破裂合併症（血腫を伴っている）はⅢ型の仮性瘤扱いとする

▶ Appendix および損傷部の区域一覧

Appendix	
肝	肝静脈 HV，肝後面下大静脈 IVC，胆管 B，胆嚢 GB，胆汁嚢腫 BL
脾	脾門部血管 HV
膵	膵内胆管 B，Vater乳頭部 VP
腎	腎茎部血管 PV，血腫 H1，H2，尿漏 U1，U2
消化管	後腹膜腔 RP，Vater乳頭部 VP，肛門 AN
間膜・小網・大網	イレウス IL，腸管壊死 NE
胸郭	気胸 Pt，血胸 Ht，血気胸 HPt，縦隔気腫 Pm，縦隔血腫 Hm，緊張性気胸 TPt，緊張性血胸 THt
気管・気管支	なし
肺	空気塞栓 AE，肺動脈主幹 PAT，上肺静脈 UPV，下肺静脈 LPV
横隔膜	肺 L，脾 Sp，膵 P，胃 St，小腸 Sb，大腸 Lb，大網 Om
心	左冠動脈主幹部 LMT，前下行枝 LAD，対角枝 D，回旋枝 Cx，右冠動脈 RCA，心タンポナーデ Tp，前壁 ant，中隔 sep，側壁 lat，後壁 pos，下壁 inf，解離 dis，閉塞 occ，狭窄 ste
大血管	血管閉塞 O，動静脈瘻 AVF
骨盤	開放性骨盤骨折 Oi，直腸損傷 R，膣損傷 V，尿路損傷 U，単純X線 < XP >，CT像 < CT >

損傷部の区域	
肝	左葉外側区域（L），左葉内側区域（M），右葉前区域（A），右葉後区域（P），尾状葉（C）
脾	上部（U），中部（M），下部（L）
膵	頭部（Ph），体部（Pb），尾部（Pt）
腎	上部（U），中部（M），下部（L），右 r，左 l
消化管	食道 e（Ce），（I），（E） 胃 g 噴門部（C），体部（M），幽門部（A），前壁（ant），後壁（post） 十二指腸 d（D1），（D2），（D3），（D4） 空腸・回腸 s　部位は記載しない 結腸・直腸 c　盲腸（C），虫垂（V），上行結腸（A），横行結腸（T），下行結腸（D），S状結腸（S），直腸（R）
間膜・小網・大網	小網（L），大網（G），小腸間膜（M），上行結腸間膜（A），横行結腸間膜（T），下行結腸間膜（D），S状結腸間膜（S）
胸郭	右 r，左 l，肋骨（R），鎖骨（Cl），胸骨（St）
気管・気管支	右 r，左 l，胸骨後気管（T），気管分岐部（C），主気管支（MB），中間気管支（IB），上葉気管支（ULB），中葉気管支（MLB），下葉気管支（LLB）
肺	右 r，左 l，上葉（UL），中葉（ML），下葉（LL）
横隔膜	右 r，左 l，両側 bil，(Iph)，(R1)，(R2)，(R3)
心	右心房（RA），左心房（LA），右心室（RV），左心室（LV），三尖弁（T），僧帽弁（M），肺動脈弁（P），大動脈弁（A），心房中隔（AS），心室中隔（VS），冠動脈（CA）
大血管	上行大動脈（As），弓部大動脈（Ar），狭部大動脈（Is），下行大動脈（Ad），腹部大動脈（Ab），総腸骨動脈（CIA），腕頭動脈（Br），総頸動脈（CC），鎖骨下動脈（SA），腹腔動脈（Ce），上腸間膜動脈（SMA），腎動脈（RA），主肺動脈（mPA），肺動脈（PA），上大動脈（SVC），内頸静脈（IJV），無名静脈（IV），鎖骨下静脈（SV），腎上部下大静脈（sIVC），腎下部大静脈（iIVC），腎静脈（RV），総腸骨静脈（CIV）
骨盤	右 r，左 l，両側 bil，腸骨（I），恥骨（P），坐骨（Is），仙骨（S），仙腸関節（SIj），恥骨結合（SP），寛骨臼（A）

臓器損傷分類 2008（日本外傷学会）一覧

	Ⅰ型	Ⅱ型	Ⅲ型
肝	被膜下損傷 　a. 被膜下血腫 　b. 実質内血腫	表在性損傷 （創の深さが3cm未満）	深在性損傷 　a. 単純深在性損傷 　b. 複雑深在性損傷
脾	被膜下損傷 　a. 被膜下血腫 　b. 実質内血腫	表在性損傷 （実質の1/2の深さ未満）	深在性損傷 　a. 単純深在性損傷 　b. 複雑深在性損傷
膵	被膜下損傷	表在性損傷 （実質の1/2の深さ未満）	深在性損傷 　a. 単純深在性損傷 　b. 複雑深在性損傷
腎	被膜下損傷 　a. 被膜下血腫 　b. 実質内血腫	表在性損傷 （実質の1/2の深さ未満）	深在性損傷 　a. 単純深在性損傷 　b. 複雑深在性損傷
消化管	非全層性損傷 　a. 漿膜筋層裂傷 　b. 壁内血腫	全層性損傷 　a. 穿孔 　b. 離断	
間膜・小網・大網	非血管損傷	血管損傷 　a. 腸間膜内血腫 　b. 遊離腹腔内出血	
胸郭	軟部組織損傷 　a. 非開放型 　b. 開放型	骨性胸郭損傷 　a. 単純骨折型 　b. 複雑または開放骨折型	複合損傷 　a. 片側型 　b. 両側型
気管・気管支	裂傷 　a. 内膜損傷 　b. 全層性裂傷	不完全断裂 　a. 部分断裂 　b. 気管支鞘被膜断裂	完全断裂 　a. 単純型 　b. 複雑型
肺	表在性損傷 　a. 限局性挫傷 　b. 表在性裂傷	深在性損傷 　a. びまん性挫傷 　b. 深在性裂傷	肺門部損傷 　a. 肺門部動静脈損傷 　b. 肺門部離断
横隔膜	挫傷	非全層性裂傷	全層性裂傷 　a. 横隔膜ヘルニア（－） 　b. 横隔膜ヘルニア（＋）
心	心膜損傷または心筋挫傷 　a. 心外膜損傷 　b. 心筋挫傷 　c. 心嚢損傷	非全層性損傷 　a. 心筋裂傷 　b. 心内損傷または冠動脈損傷	全層性損傷 　a. 単純型 　b. 複雑型
大血管	内膜損傷または外膜損傷 　a. 内膜損傷 　b. 外膜損傷	非全層性損傷 　a. 内膜損傷解離 　b. 外膜損傷解離	全層性損傷 　a. 仮性瘤・破裂 　b. 非全周性離断 　c. 全周性離断
骨盤	安定型 　a. 片側性 　b. 両側性	不安定型 　a. 片側性 　b. 両側性	重度不安定型 　a. 片側性 　b. 両側性 　c. 垂直性

索 引
Index

数 字

1〜3 charge coupled device 246

欧 文

A〜C

Abdominal perfusion pressure ································ 137
ACS (abdominal compartment syndrome) ········ 35, 136, 241
Albert-Lembert縫合 ············ 188
American College of Surgeons Committee on Trauma ······ 278
Appendix ···························· 284
ASSET (Advanced Surgical Skills for Exposure in Trauma) course ···································· 274
ATLS ·································· 274
ATOM (Advanced Trauma Operative Management) course ···························· 274
bladder psoas hitch ············ 206
blunt cardiac injury ·············· 66
Boari flap ···························· 206
Cattell-Braasch ············ 120, 216
collar incision ······················ 87
CRASH-2 ···························· 131
critical decision ·················· 116
CT cystography ·················· 198

D

damage control techniques ································ 81, 82
damage control戦略 ········ 20, 22
DCの概念 ···························· 20
DCR (damage control resuscitation) ···················· 21, 131
DCRの治療戦略 ···················· 21
DCS (damage control surgery) ················ 21, 81, 164, 240

DCSの手術手技 ···················· 21
DCSの適応 ·························· 20
deadly triad 20, 25, 116, 124, 179, 240
DeBakey法 ························ 120
debridement ······················ 262
decision making ········ 125, 274
dependent viscera sign ······· 99
DIP (drip infusion pyelography) ································ 197
DPL ···································· 187
DSTC™ (Definitive Surgical Trauma Care™) course ···································· 274
DSTS (Definitive Surgical Trauma Skills) course ·················· 274
duodenal diverticularization ··· 174
Duodenum organ injury scale ···································· 167

E〜G

ENPD ································ 158
enteric fistula ············ 130, 132
enterothorax ······················· 99
ERBD (endoscopic retrograde biliary drainage) ················ 248
ERL (emergency room laparotomy) ···················· 240
ERP (endoscopic retrograde pancreatography) ·········· 153
ERT (emergency room thoracotomy) ·············· 52, 66, 242
extensive hepatorrhaphy ······ 127
FAST ················ 145, 177, 210
finger fracture法 ················ 150
functional end-to-end anastomosis（機能的端々吻合）···· 191
golden hour strategy ··········· 17

H〜J

hand-over-hand法 ················ 82
hepatotomy with selective vascular ligation ············ 127
IABO ··························· 39, 214

IABP (intraaortic balloon pumping) ···························· 71
IATSIC ································ 274
internal defibrillation ············ 243
International Association for Trauma Surgery and Intensive Care ·································· 274
Intra-abdominal hypertension ···································· 137
intra-abdominal pressure（腹腔内圧）······················ 137
ISS (injury severity score) ······ 16
IVP (intravenous pyelography) ···································· 197
IVR (interventional radiology) 49, 130, 151, 164, 176, 184, 195, 222, 231, **251**
JATEC™ ···························· 210

K・L

KARST (Kurashiki Advanced Resuscitative Surgery for Trauma) ···························· 281
Kocher maneuver ·················· 215
left-sided ···························· 214
left-sided medial visceral rotation ·························· 214
left visceral medial rotation 170
Letton & Wilson法 ············ 155
Locking plate system ········ 114

M・N

Martin法 ···························· 155
mass-like density（限局性気胸様所見）························ 100
Mattox操作 ················ 120, 214
MDCT ·································· 63
medial visceral rotation ······ 214
NBCA ································ 254
non-responder ············ 116, 177

O・P

off-the-job training ············ 273
open abdomen management ···································· 131

open cardiac massage ……… 242
OPSI (overwhelming postsplenectomy infection) ……… 165, 185
PCPS (percutaneous cardiopulmonary support) ……… 64, 67
PD ……… 159, 174
penetrating cardiac injury …… 66
planned giant ventral hernia … 134
planned reoperation ………… 125
planned ventral hernia ……… 131
PPPD ……… 160
Pringle法 ……… 119, 147
proximal vascular control ……… 117, 119
PTP ……… 93
pulmonary tractotomy ……58, 79
pyloric exclusion ……… 175

R
RCG ……… 198
resectional debridement ……… 127, 147
resuscitative thoracotomy …… 51
right-sided medial visceral rotation ……… 215
right visceral medial rotation … 169
Roux-en-Y再建 ……… 171
Royal College of Surgeons of England ……… 274
Royal Defence Medical College ……… 274

S
second look operation ……… 195
silo closure ……… 130, 132
simultaneously stapled pneumonectomy ……… 58
single en mass closure of the chest wall ……… 60
skin only closure ……… 132
SSL (simultaneously stapled lobectomy) ……… 57
SSTT (Surgical Strategy and Treatment for Trauma) …… 281
supraceliac aortic control … 212
supranormal resuscitation … 130

T
TAE ……… 151, 184, 228, 251
temporary abdominal closure … 131
temporary shunt tube ……… 232

towel clip closure ……… 132
trauma laparotomy ……… 119
Tチューブ ……… 96

U〜W
Uniformed Services University of the Health Sciences in the United States ……… 274
ureteral reimplantation ……… 204
VAC療法 ……… 267
vacuum pack closure (vacuum-assisted closure) ……… 133
vacuum wound closure ……… 61
Warshaw法 ……… 155
Wittman patch ……… 130
WSACS (World Society of the Abdominal Compartment Syndrome) ……… 137

和文

あ〜お
アシドーシス ……… 26
圧迫止血 ……… 146
アルゴンビームコアギュレータ … 246
一時的シャント ……… 126
一時的閉腹法 ……… 131
胃損傷 ……… 187
衣類の除去 ……… 29
陰圧持続吸引療法 ……… 267
ウェットドレッシング ……… 264
右後側方開胸 ……… 88
右側臓器正中脱転法 ……… 215
栄養療法 ……… 36
横隔膜損傷 ……… 99, 283

か
ガーゼパッキング ……… 225
開胸下胸部下行大動脈遮断 …… 118
開胸術 ……… 242
開胸心臓マッサージ ……… 244
外出血の制御 ……… 27
外傷患者のプレホスピタルケア …… 17
外傷緊急開腹 ……… 119
外傷外科の治療概念 ……… 16
外傷外科の特徴 ……… 16
外傷重症度スコア ……… 16
外傷初期診療ガイドライン ……… 210

外傷診療体制（外傷システム）…… 17
外傷性横隔膜ヘルニア ……… 247
外傷性胸腔内異物 ……… 247
外傷そのものによる線溶亢進を伴う凝固異常 ……… 130
開腹 ……… 116
下行大動脈遮断 ……… 55, 117
仮性動脈瘤 ……… 63, 223, 252
仮性動脈瘤形成 ……… 185
下大静脈遮断 ……… 151
下大静脈損傷 ……… 219
下大静脈フィルター ……… 223
肝壊死 ……… 127
肝区域 ……… 144
観血的整復固定術 ……… 108
肝後面下大静脈損傷 ……… 128
患者受け入れ準備 ……… 27
肝静脈 ……… 144
感染性血腫 ……… 222
感染対策 ……… 34
肝損傷 ……… 144, 282
肝動脈 ……… 144
冠動脈損傷 ……… 70
肝縫合術 ……… 148
間膜損傷 ……… 282
肝門部脈管遮断 ……… 119, 147

き
気管 ……… 84
基幹外傷センター ……… 22
気管支鏡 ……… 84
気管支損傷 ……… 84, 282
気管損傷 ……… 49, 84, 282
危機的出血への対応ガイドライン … 28
義歯 ……… 93
希釈性凝固障害 ……… 131
気道の確保 ……… 27
逆行性腎盂尿管造影 ……… 197
逆行性膀胱造影 ……… 198
救急救命士の業務拡大 ……… 18
救急室開胸 … 52, 66, 73, 75, 242
急速加温輸液・輸血システム …… 118
強アルカリ液 ……… 93
胸郭損傷 ……… 107, 282
胸腔鏡 ……… 100
胸腔鏡下手術 ……… 247
凝固異常 ……… 124

凝固障害……………………… 26	**さ・し**	深部静脈血栓症……………… 228
胸骨骨折……………………… 108	再灌流症候群………………… 236	心膜開窓術…………………… 66
胸骨縦切開開胸……………… 55	左横隔膜下膿瘍……………… 185	腎門一括遮断………………… 201
胸骨正中切開………………68, 88	左前側方開胸………………… 52	**す**
胸部大動脈損傷……………… 62	左側臓器正中脱転法………… 214	膵液瘻………………………… 185
緊急開胸……………………… 39	止血材（料）………………… 248	膵空腸吻合…………………… 160
緊急開腹手術………………… 240	膝窩動脈損傷………………… 232	膵切除………………………… 154
金属コイル…………………… 258	死の三徴	膵損傷…………………… 153, 282
筋膜切開……………………… 222	25, 116, 124, 179, 240	膵体尾側切除術……………… 248
く・け	縦隔拡大……………………… 62	膵頭十二指腸切除（PD） 159, 174
空気塞栓……………………… 55	縦隔気腫……………………84, 92	ステント……………………… 153
空腸瘻………………………… 94	周術期管理…………………… 24	ステントグラフト…………… 260
経静脈的腎盂尿管造影……… 197	十二指腸憩室化……………… 174	スプレー凝固………………… 246
頸椎保護……………………… 27	十二指腸損傷………………… 167	**せ**
経動脈的塞栓術……………… 127	十二指腸壁内血腫…………… 171	ゼラチンスポンジ…………… 254
経鼻膵管ドレナージ………… 158	自由壁破裂…………………… 69	線維芽細胞増殖因子………… 266
経皮的心肺補助法…………64, 67	主幹動脈損傷………………… 230	前側方開胸…………………51, 65
頸部外傷……………………… 44	出血性ショック……………24, 39	穿通性動脈損傷……………… 230
頸部食道瘻…………………… 94	循環管理……………………27, 32	線溶亢進……………………… 131
頸部損傷……………………… 44	消化管全層損傷……………… 128	線溶亢進型DIC……………… 21
頸部損傷のゾーン分類……… 44	消化管損傷…………………… 282	戦略の明確化………………… 270
血管外漏出像…………… 179, 252	晶質液………………………… 32	**そ**
血管系IVR……………… 130, 251	上腸間膜動脈起始部損傷…… 217	早期経腸栄養………………… 136
血管形成術…………………… 251	情報共有……………………… 270	臓器相関……………………… 19
血管損傷……………………… 210	静脈血栓塞栓症予防………… 35	双孔式人工肛門……………… 194
血管内シャント………… 218, 222	静脈損傷……………………… 218	総腸骨静脈…………………… 221
血管内治療（ステントグラフト）… 63	小網損傷……………………… 282	総腸骨動脈…………………… 221
血管内バルーン遮断法…… 39, 214	上腕動脈損傷………………… 233	象皮症………………………… 223
血栓症………………………… 185	食道異物……………………… 93	塞栓術………………………… 222
血尿………………… 196, 197, 198	食道切除術…………………… 94	側方開胸……………………… 68
剣状突起下心嚢ドレナージ… 68	食道損傷……………………… 92	蘇生…………………………… 27
剣状突起下心膜開窓術……… 67	植皮術………………………… 265	蘇生的開胸術………………… 51
こ	ショック……………………… 24	ソフトサイン………………… 45
膠質液………………………… 32	腎下大動脈遮断……………… 213	**た**
抗線溶療法…………………… 131	腎区域（または半，部分，楔状）切除	タイオーバー………………… 266
後腹膜出血…………………… 210	202	大血管損傷…………………62, 283
後腹膜到達法………………… 214	神経学的評価………………… 29	代謝性アシドーシス………… 124
後腹膜パッキング…………… 225	神経原性ショック…………… 25	対側尿管尿管吻合…………… 204
呼吸の維持…………………… 27	腎茎部予備的血流制御……… 200	大腿動脈損傷………………… 234
骨盤骨折……………………… 224	人工肛門………………… 128, 191	大動脈峡部…………………… 63
骨盤損傷……………………… 283	人工肛門造設………………… 128	大動脈遮断…………………39, 151
コミュニケーション………… 271	心室中隔穿孔………………… 70	大動脈損傷…………………… 218
コンパートメント症候群… 222, 236	腎全摘………………………… 202	体内式除細動………………… 243
根本治療のための予定再手術… 125	心損傷…………………… 66, 283	大網充填……………………… 148
	腎損傷…………………… 196, 282	
	診断的腹腔内洗浄…………… 100	
	心タンポナーデ……………54, 244	

大網損傷 282
多発外傷の特徴 19
ダメージコントロール 20, 33, 52, 122, **124**, 179, 218, 222
ダメージコントロール手技 147

ち・つ
チームワーク 268
膣損傷 228
遅発性脾破裂 185
超音波凝固切開装置 247
腸管損傷 187
腸骨動静脈領域の血管損傷 220
直腸損傷 228
鎮痛・鎮静法 33
椎骨動脈損傷 48

て・と
定型的肝切除 150
低体温 25, 29, 124
デブリードマン 262
デルマトーム 265
電気メス 246
動静脈瘻 223
同側尿管尿管吻合 204
頭部外傷合併 33
ドクターヘリ 17
特発性食道破裂 92
トラネキサム酸 131
トレーニングコース 273
ドレーン 264
鈍的心外傷 66
鋭的心損傷 66
鈍的動脈損傷 230

な・に
内頸動脈周囲の神経走行 47
内視鏡外科手術 246
内視鏡的逆行性膵管造影（ERP） 153
内視鏡的逆行性胆管ドレナージ術 248
内腸骨脈管の損傷 222
二期的PD 163
二次治癒 265
日本外傷学会臓器損傷分類2008 282
日本外傷学会による脾損傷分類 178
尿管再埋没再建 204

尿管損傷 197
尿道損傷 228
尿瘤 197

は
ハードサイン 44
肺炎球菌ワクチン 185
肺血管損傷 73
敗血症性ショック 195
肺血栓塞栓症 223
肺挫傷 74
肺損傷 73, 283
肺動脈気管支瘻 89
バイパス術 94
バイポーラ型電気メス 247
肺門部遮断 73
肺裂傷 74
パッキング 126
ハルトマン手術 192

ひ
非開胸食道抜去術 97
皮下気腫 92
非血管系IVR 251
脾臓温存腹腔鏡下膵体尾部切除術 248
脾臓の脱転 180
脾臓ラッピング 248
脾損傷 177, 282
左横隔膜下膿瘍 185
左側臓器正中脱転法 214
左前側方開胸 52
ビデオカメラ 246
脾摘後重症感染症（OPSI） 165, 185
脾摘後敗血症 156
脾摘出術 182
脾膿瘍 185
脾部分切除術 183
脾縫合術 183
脾門部血流の遮断 180

ふ
フィブリノゲン 131
フィブリン糊 248
腹腔鏡下外科手術 247
腹腔鏡下の膵体尾側切除術 248
腹腔動脈起始部損傷 216
腹腔動脈上大動脈遮断法 212

腹腔動脈・腎動脈間の大動脈損傷 217
腹腔内圧上昇 130
腹腔内パッキング 211
腹腔内破裂 197
腹部コンパートメント症候群 35, 241
腹膜外破裂 197
ブラッシング 262
プリングル法 127
フレイルセグメント 107
フレイルチェスト 107
プレート法 113
プレホスピタルケア 17

へ・ほ
米国外科学会外傷外科委員会 278
閉塞性ショック 25
膀胱損傷 197, 228
膀胱内圧 130
膀胱弁尿管形成 206

ま～も
慢性期吻合部狭窄 90
メディカルコントロール体制 18
右側臓器正中脱転法 215
右後側方開胸 88
モノポーラ型電気メス 246
門脈損傷 218

ゆ・よ
有茎大網弁 95
優先順位（priority） 20
幽門閉鎖術 175
遊離ガス 187
遊離分層植皮術 265
輸液療法 32
輸血療法 32
用手圧迫止血 121, 126

ら～わ
ラピッドカー 17
リーダーシップ 270
腕頭動脈気管瘻 89

編集委員プロフィール

編集委員長

真弓 俊彦 (Toshihiko MAYUMI)
● 一宮市立市民病院救命救急センター長（現・産業医科大学医学部救急医学講座教授）

1985年に名古屋大学医学部を卒業し，大垣市民病院で研修医，外科医員を務める．1991年からアメリカ Johns Hopkins 大学外科リサーチフェロー．名古屋大学第一外科医員を経て，1994年より同救急・集中治療部，2011年より一宮市立市民病院救命救急センター長，2013年より産業医科大学医学部救急医学講座教授．
医療の標準化のためガイドラインの作成・普及に取り組むとともに，次世代の育成にも情熱を燃やす．日本腹部救急医学会理事，ガイドライン委員会委員長．日本外科感染症学会ガイドライン委員会委員長，日本 Acute Care Surgery 学会世話人等．日本救急医学会指導医，日本集中治療医学会専門医，日本外科学会，日本消化器病学会，日本消化器外科学会の認定医．

編集委員（50音順）

大友 康裕 (Yasuhiro OTOMO)
● 東京医科歯科大学大学院医歯学総合研究科救急災害医学分野 教授

1984年に日本医科大学を卒業し，同大学救急医学教室に入局．同救命救急センターで救急科・救急外傷外科の研鑽を積む．1995年国立病院東京災害医療センター第二外科医長，日本医科大学講師．2002年同救命救急センター長．米ワシントン州ハーバービューメディカルセンター外傷外科留学．2006年より現職．
専門は外傷外科学，救急医学，災害医学．日本外科学会，日本救急医学会の指導医・専門医．日本外傷学会理事，日本集団災害医学会理事．日本 Acute Care Surgery 学会常任世話人．

北野 光秀 (Mitsuhide KITANO)
● 済生会横浜市東部病院救命救急センター長

1980年慶應義塾大学医学部を卒業．同年外科学教室に入局．1986年より済生会神奈川県病院外科にて腹部外傷，急性腹症手術を中心に一般外科診療を行う．2007年より済生会横浜市東部病院救命救急センター長として，Acute Care Surgery 部門，外科集中治療，ER 部門の確立に努めている．
日本外科学会，消化器外科学会，救急医学会の専門医・指導医．日本外傷学会理事を務める．
日本 Acute Care Surgery 学会常任世話人．

益子 邦洋 (Kunihiro MASHIKO)
● 日本医科大学千葉北総病院救命救急センター長，教授

1973年に日本医科大学を卒業し，第三外科で外科学研修ののち，1978年救命救急センターに出向．1984年講師，1985年米国ミネソタ州メイヨークリニックへ留学し，外傷外科とヘリコプター救急の研鑽．1991年助教授，1997年千葉北総病院救命救急部長，1999年同救命救急センター長，2004年より現職．専門は外傷外科学，救急医学，集中治療学．日本外科学会指導医，日本航空医療学会理事，日本外傷学会評議員，外傷専門医，日本救急医学会指導医・評議員，日本 Acute Care Surgery 学会代表世話人．

山下 裕一 (Yuichi YAMASHITA)
● 福岡大学医学部消化器外科 教授

1976年に久留米大学医学部を卒業し，自治医科大学病院でレジデントを終了した．都立墨東病院外科，静岡薬科大学，1984年コペンハーゲン大学王立病院消化器外科，1989年久留米大学病院第一外科講師，1992年福岡大学医学部第二外科助教授，2001年手術部教授，2004年より現職．
専門分野は癌手術療法，内視鏡外科手術，腹部救急外科．日本外科学会代議員・指導医，日本消化器外科学会指導医・専門医，日本内視鏡外科学会技術認定，日本腹部救急医学会．日本 Acute Care Surgery 学会常任世話人．

手術動画とシェーマでわかる
外傷外科手術スタンダード

| 2012年12月 1日 | 第1版第1刷発行 |
| 2016年 3月15日 | 第1版第3刷発行 |

編 集　日本 Acute Care Surgery 学会
編集委員　真弓俊彦・大友康裕・北野光秀・
　　　　　益子邦洋・山下裕一
発行人　一戸裕子
発行所　株式会社 羊 土 社
　　　　〒101-0052
　　　　東京都千代田区神田小川町 2-5-1
　　　　TEL　　03（5282）1211
　　　　FAX　　03（5282）1212
　　　　E-mail　eigyo@yodosha.co.jp
　　　　URL　　http://www.yodosha.co.jp/
装　幀　コミュニケーションアーツ株式会社
印刷所　広研印刷株式会社

© YODOSHA CO. LTD., 2012
Printed in Japan
ISBN978-4-7581-1727-2

本書の複写にかかる複製，上映，譲渡，公衆送信（送信可能化を含む）の各権利は（株）羊土社が保有します．
本書を無断で複製する行為（コピー，スキャン，デジタルデータ化など）は，著作権法上での限られた例外（「私的使用のための複製」など）を除き禁じられています．研究活動，診療を含み業務上使用する目的で上記の行為を行うことは大学，病院，企業などにおける内部的な利用であっても，私的使用には該当せず，違法です．また私的使用のためであっても，代行業者等の第三者に依頼して上記の行為を行うことは違法となります．

[JCOPY]〈（社）出版者著作権管理機構 委託出版物〉
本書の無断複写は著作権法上での例外を除き禁じられています．複写される場合は，そのつど事前に，（社）出版者著作権管理機構（TEL 03-3513-6969，FAX 03-3513-6979，e-mail：info@jcopy.or.jp）の許諾を得てください．

羊土社のオススメ書籍

救急・ICUの体液管理に強くなる
病態生理から理解する輸液、利尿薬、循環作動薬の考え方、使い方

小林修三, 土井研人／編

急性期の体液管理について，各病態ごとに，病態生理をふまえながらしっかり解説！輸液のほか，利尿薬や循環作動薬の解説も充実！病態に応じた使い分けや処方例も掲載．呼吸・循環を中心とした全身管理に役立つ！

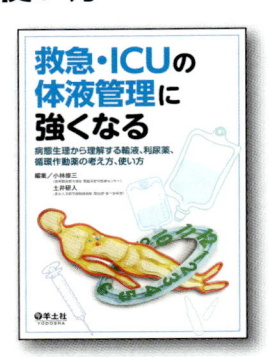

- 定価（本体4,600円＋税）　■ B5判
- 367頁　■ ISBN 978-4-7581-1777-7

救急ICU薬剤ノート
希釈まで早わかり！

清水敬樹／編

救急・ICUで頻用する180の薬剤が使いこなせる！「何で溶かして何分で投与する？」といった超具体的な希釈・投与方法がわかり，計算なしでも投与ができます。エキスパートからのアドバイスも盛りだくさん！

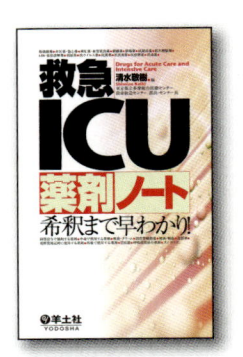

- 定価（本体4,500円＋税）　■ B6変型判
- 375頁　■ ISBN 978-4-7581-1764-7

ビジュアル 救急必須手技ポケットマニュアル 改訂版

箕輪良行, 児玉貴光／編

1～2次救急の必須手技をカラー写真で丁寧に解説！改訂版は最新ガイドラインに準拠，写真・図表も多数追加してより使いやすくなりました．現場で活躍する医師だから知っている手技のコツも満載！初期研修医は必携！

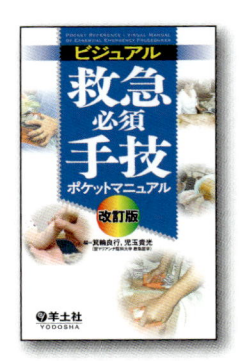

- 定価（本体3,900円＋税）　■ B6変型判
- 399頁　■ ISBN 978-4-7581-1719-7

正常画像と並べてわかる 救急画像 改訂版
時間経過で理解する

清田和也, 清水敬樹／編

刻一刻と移り変わる病変画像と正常画像が見比べられる大好評アトラス．よく出会う疾患・押さえておきたい重要疾患を追加して待望の改訂！救急医療に携わるすべての医師に，また実践を控えた若手の勉強にもおすすめ！

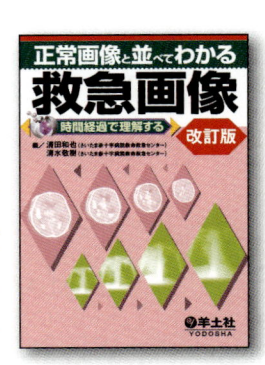

- 定価（本体3,500円＋税）　■ A6判
- 304頁　■ ISBN 978-4-7581-1175-1

発行 羊土社 YODOSHA
〒101-0052　東京都千代田区神田小川町2-5-1　TEL 03(5282)1211　FAX 03(5282)1212
E-mail：eigyo@yodosha.co.jp
URL：http://www.yodosha.co.jp/

ご注文は最寄りの書店，または小社営業部まで

羊土社のオススメ書籍

ER 実践ハンドブック
現場で活きる初期対応の手順と判断の指針

樫山鉄矢, 清水敬樹／編

救急初期診療に欠かせない知識を網羅した決定版. 初療からDispositionまでの対応手順と考え方を明確に示し「いつ何をすべきか」がわかる. 役立つ知恵とテクニックも満載. 知りたい情報をサッと探せる, 頼りになる1冊

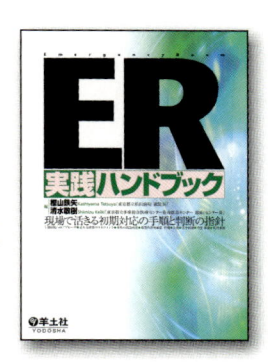

- 定価（本体5,900円＋税）
- A5判
- 620頁
- ISBN 978-4-7581-1781-4

ICU 実践ハンドブック
病態ごとの治療・管理の進め方

清水敬樹／編

ICUにおける診断・治療, 患者管理のための臨床マニュアル. 具体的なコントロール目標値, 薬剤投与量など現場ですぐに使える情報と, ガイドラインほか現時点でのエビデンスを交えた解説で実践の指針を簡潔に示す.

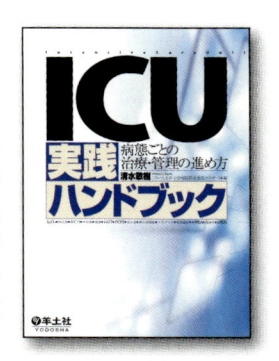

- 定価（本体6,500円＋税）
- A5判
- 598頁
- ISBN 978-4-7581-0666-5

教えて！ICU
集中治療に強くなる

早川桂, 清水敬樹／著

教科書に載っていない, でも現場で困ることをカンファレンス形式でやさしく解説！鎮静薬の選択, ARDSの呼吸管理, 経腸栄養の始め方などICU診療のツボがわかる入門書. 最新知見などICUのホットな話題も満載

- 定価（本体3,800円＋税）
- A5判
- 239頁
- ISBN 978-4-7581-1731-9

教えて！ICU Part 2
集中治療に強くなる

早川桂／著

レジデントノート誌の人気連載の単行本化, 待望の2巻目！教科書では教えてくれない, ICUの現場で必ずぶつかる疑問や, 日頃気になっているアレコレについて, 研修医目線でやさしく噛み砕いて教えます！

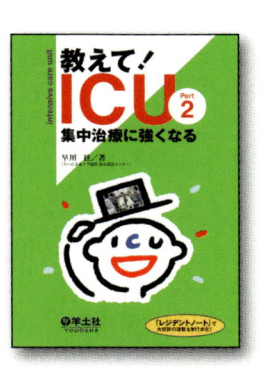

- 定価（本体3,800円＋税）
- A5判
- 230頁
- ISBN 978-4-7581-1763-0

発行 羊土社 YODOSHA
〒101-0052 東京都千代田区神田小川町2-5-1　TEL 03(5282)1211　FAX 03(5282)1212
E-mail：eigyo@yodosha.co.jp
URL：http://www.yodosha.co.jp/

ご注文は最寄りの書店, または小社営業部まで

羊土社のオススメ書籍

Dr.竜馬の やさしくわかる 集中治療 循環・呼吸編
内科疾患の重症化対応に自信がつく！

田中竜馬／著

敗血症，肺炎，COPDなど，病棟や外来でよくみる内科疾患が重症化したときの考え方を，病態生理に基づいて解説．集中治療の基本が面白いほどよくわかり，重症化への適切な対応が身につく！

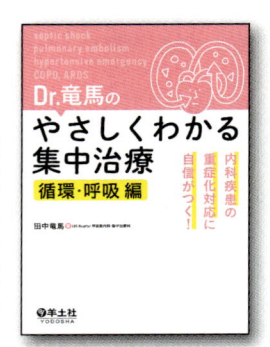

- 定価（本体3,800円＋税） ■ A5判
- 351頁 ■ ISBN 978-4-7581-1784-5

研修医のための 見える・わかる 外科手術
「どんな手術？ 何をするの？」基本と手順がイラスト300点でイメージできる

畑　啓昭／編

研修で出会いうる50の外科手術について，初期研修医向けに解説した1冊！所要時間・出血量などの基本情報や手術の手順を，イラストを用いて噛みくだいて解説．これを読めば，手術がイメージできるようになる！

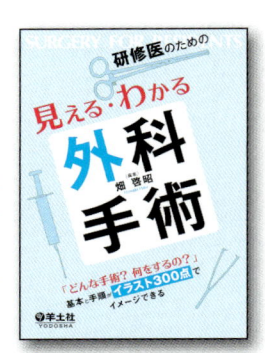

- 定価（本体4,200円＋税） ■ A5判
- 367頁 ■ ISBN 978-4-7581-1780-7

研修医に絶対必要な 器具・器械 がわかる本。
使い方と使い分けマスターガイド

野村　悠，田中　拓，箕輪良行／編

同じような器具だけど，どう違う？どう使う？ 日常診療，救急，手術の現場でよく使う器具の特徴や，意外と知らない同じ用途の器具同士の違いと使い分けがよくわかる！研修医の手技上達の近道となる1冊！

- 定価（本体2,900円＋税） ■ B6変型判
- 237頁 ■ ISBN 978-4-7581-1775-3

研修医のための 外科の周術期管理 ズバリおまかせ！

森田孝夫，東条　尚／編

初期研修医のための周術期管理解説書の決定版！周術期を4つのstepに分け，治療方針決定の考え方や合併症対策など，各stepでの必須事項を解説．患者の治療段階を把握し，今何をすべきかが見えてくる1冊！

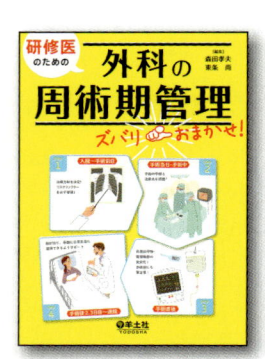

- 定価（本体4,200円＋税） ■ B5判
- 276頁 ■ ISBN 978-4-7581-1773-9

発行　羊土社 YODOSHA
〒101-0052　東京都千代田区神田小川町2-5-1　TEL 03(5282)1211　FAX 03(5282)1212
E-mail：eigyo@yodosha.co.jp
URL：http://www.yodosha.co.jp/

ご注文は最寄りの書店，または小社営業部まで

Surviving ICU シリーズ

実際どう治療すべきかみえてくる！

シリーズの特徴

① ICUで必要な知識と考え方を基本からかみくだいて解説.

② 症例やエキスパートの経験をふまえてた解説で，ベッドサイドでの治療戦略が見えてくる！

③ 最新のエビデンスはもちろん，議論の分かれる治療法をpro-conに分けて解説. 現在「わかっていること・いないこと」を把握できる！

外傷の術後管理のスタンダードはこれだ！
損傷別管理の申し送りからICU退室まで

清水敬樹／編　□ 定価（本体4,900円＋税）　□ B5判　□ 269頁　□ ISBN 978-4-7581-1206-2

ICUから始める早期リハビリテーション
病態にあわせて安全に進めるための考え方と現場のコツ

中村俊介／編　□ 定価（本体4,600円＋税）　□ B5判　□ 255頁　□ ISBN 978-4-7581-1205-5

ICU合併症の予防策と発症時の戦い方
真剣に向き合う！現場の知恵とエビデンス

萩原祥弘，清水敬樹／編　□ 定価（本体4,800円＋税）　□ B5判　□ 309頁　□ ISBN 978-4-7581-1204-8

重症患者の痛み・不穏・せん妄 実際どうする？
使えるエビデンスと現場からのアドバイス

布宮　伸／編　□ 定価（本体4,600円＋税）　□ B5判　□ 190頁　□ ISBN 978-4-7581-1203-1

重症患者の治療の本質は栄養管理にあった！
きちんと学びたいエビデンスと実践法

真弓俊彦／編　□ 定価（本体4,600円＋税）　□ B5判　□ 294頁　□ ISBN 978-4-7581-1202-4

敗血症治療
一刻を争う現場での疑問に答える

真弓俊彦／編　□ 定価（本体4,600円＋税）　□ B5判　□ 246頁　□ ISBN 978-4-7581-1201-7

ARDSの治療戦略
「知りたい」に答える、現場の知恵とエビデンス

志馬伸朗／編　□ 定価（本体4,600円＋税）　□ B5判　□ 238頁　□ ISBN 978-4-7581-1200-0

発行　羊土社 YODOSHA　〒101-0052　東京都千代田区神田小川町2-5-1　TEL 03(5282)1211　FAX 03(5282)1212
E-mail：eigyo@yodosha.co.jp
URL：http://www.yodosha.co.jp/

ご注文は最寄りの書店、または小社営業部まで

手術動画とシェーマでわかる
外傷外科手術スタンダード

編集／日本Acute Care Surgery学会
編集委員／真弓俊彦・大友康裕・北野光秀・益子邦洋・山下裕一

付録DVD

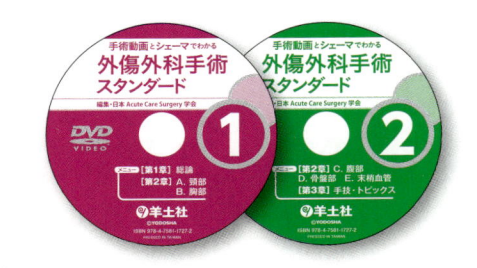

DVD仕様
- 本書付属のディスクはDVD-VIDEOディスクです
- DVD-VIDEOが再生可能な機器（DVDプレーヤー, パソコン, ゲーム機など）でご使用いただけます
- 一部機器では再生できない可能性がございます
- 本DVDの各動画にはBGMが入っています．再生の際は音量にご注意ください

DVDご利用の際の注意点
- 本DVDは本書「手術動画とシェーマでわかる 外傷外科手術スタンダード」の一部です
- 本書と同様に著作権法に基づき，複製，上映，譲渡，公衆送信（送信可能にすることを含む）することを禁じます
- 本DVDに不具合が生じた場合はFAXまたはe-mailで以下の要領にてお送りください

[不具合連絡要領] 次の情報をお送りください
 ☆不具合を具体的にお書きください．エラーメッセージなどが出ていれば，それも正確にお書きください
 ☆ご使用の機器（メーカー名, システム名, ソフトウェア名など）
 ☆ご連絡先（お名前, FAXまたはe-mail）
 ✉ 送信先：羊土社「手術動画とシェーマでわかる外傷外科手術スタンダード」DVDサポート係
  FAX：03-5282-1212　e-mail：book@yodosha.co.jp
- お電話でのお問い合せは受け付けておりません．予めご了承ください

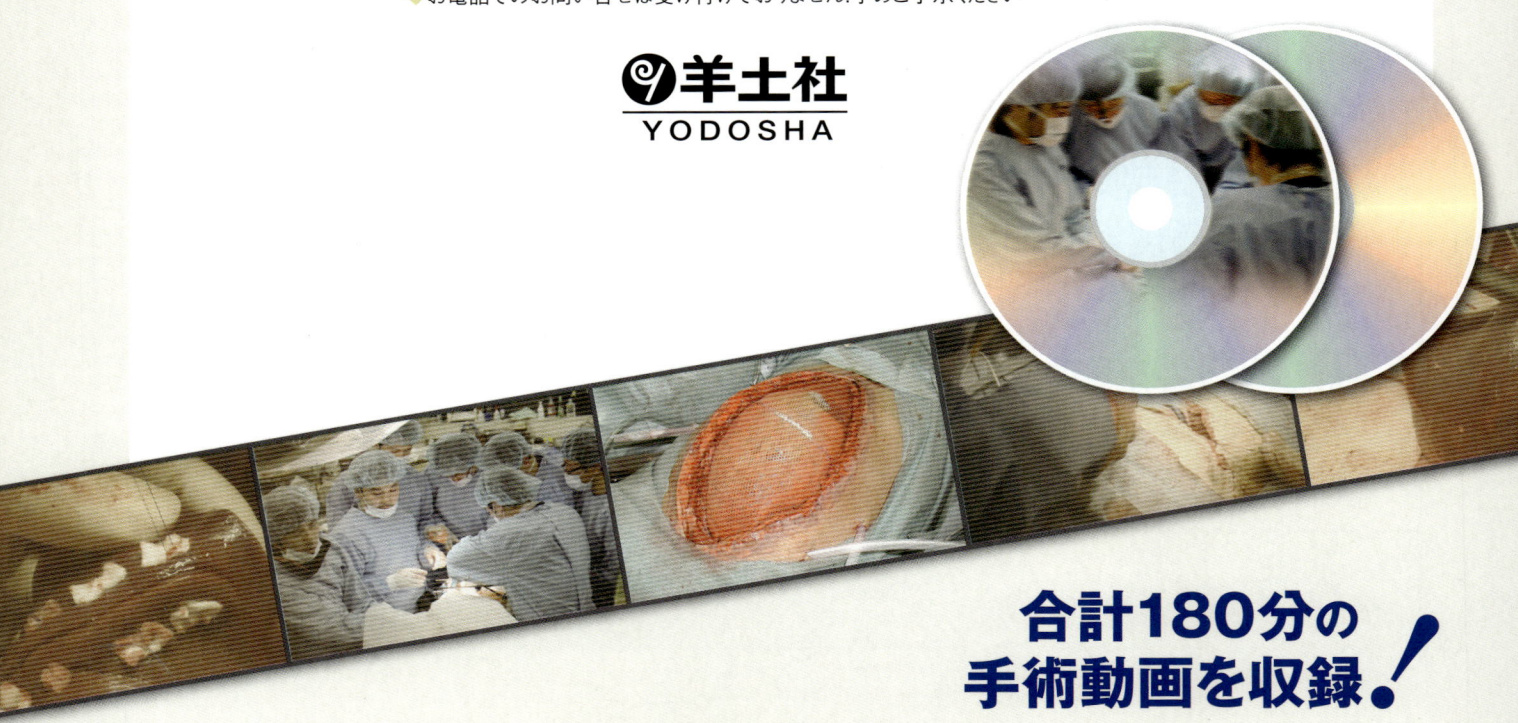

羊土社 YODOSHA

合計180分の手術動画を収録！